Kleine Kwalen en alledaagse klachten bij ouderen

Redactie
Just Eekhof
Sjoerd Bruggink
Marissa Scherptong-Engbers
Annemarije Kruis
Tobias Bonten

Kleine Kwalen en alledaagse klachten bij ouderen

Tweede, herziene druk

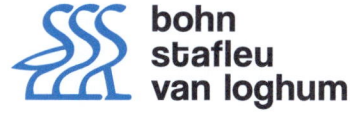

Houten 2021

Redactie
Just Eekhof
afdeling Public Health &
Eerstelijnsgeneeskunde
Leids Universitair Medisch Centrum
Leiden, Nederland

Marissa Scherptong-Engbers
Gezondheidscentrum Merenwijk,
Leiden, Nederland

Tobias Bonten
afdeling Public Health &
Eerstelijnsgeneeskunde
Leids Universitair Medisch Centrum
Leiden, Nederland

Sjoerd Bruggink
huisarts in Rijnsburg, verbonden
aan afdeling Public Health &
Eerstelijnsgeneeskunde
Leids Universitair Medisch Centrum
Leiden, Nederland

Annemarije Kruis
Huisartsenpraktijk Vathorst
Amersfoort, Nederland

ISBN 978-90-368-2548-1   ISBN 978-90-368-2549-8   (eBook)
https://doi.org/10.1007/978-90-368-2549-8

© Bohn Stafleu van Loghum is een imprint van Springer Media B.V., onderdeel van Springer Nature 2015, 2021

Alle rechten voorbehouden. Niets uit deze uitgave mag worden verveelvoudigd, opgeslagen in een geautomatiseerd gegevensbestand, of openbaar gemaakt, in enige vorm of op enige wijze, hetzij elektronisch, mechanisch, door fotokopieën of opnamen, hetzij op enige andere manier, zonder voorafgaande schriftelijke toestemming van de uitgever.

Voor zover het maken van kopieën uit deze uitgave is toegestaan op grond van artikel 16b Auteurswet j° het Besluit van 20 juni 1974, Stb. 351, zoals gewijzigd bij het Besluit van 23 augustus 1985, Stb. 471 en artikel 17 Auteurswet, dient men de daarvoor wettelijk verschuldigde vergoedingen te voldoen aan de Stichting Reprorecht (Postbus 3060, 2130 KB Hoofddorp). Voor het overnemen van (een) gedeelte(n) uit deze uitgave in bloemlezingen, readers en andere compilatiewerken (artikel 16 Auteurswet) dient men zich tot de uitgever te wenden.

Samensteller(s) en uitgever zijn zich volledig bewust van hun taak een betrouwbare uitgave te verzorgen. Niettemin kunnen zij geen aansprakelijkheid aanvaarden voor drukfouten en andere onjuistheden die eventueel in deze uitgave voorkomen. De uitgever blijft onpartijdig met betrekking tot juridische aanspraken op geografische aanwijzingen en gebiedsbeschrijvingen in de gepubliceerde landkaarten en institutionele adressen.

NUR 870
Basisontwerp omslag: Studio Bassa, Culemborg
Automatische opmaak: Scientific Publishing Services (P) Ltd., Chennai, India

Bohn Stafleu van Loghum
Walmolen 1
Postbus 246
3990 GA Houten

www.bsl.nl

Voorwoord

Historie kleine kwalen

Toen in 1975 in Leiden de huisartsopleiding begon werd duidelijk dat er veel kennis beschikbaar was over ernstige aandoeningen, zoals diabetes mellitus en ziekte van Cushing. Er was echter weinig informatie beschikbaar over aandoeningen die huisartsen vaak in de praktijk zien, maar waarover zij tijdens hun studie weinig tot niets over hadden geleerd, zoals wondroos, ragaden, koortslip en cerumenprop. Op de afdeling Huisartsgeneeskunde is men destijds onder leiding van de toenmalige hoogleraar Jan Mulder begonnen met het beschrijven van deze aandoeningen. Een student of huisarts in opleiding schreef het artikel onder begeleiding van een huisarts-staflid van de afdeling Huisartsgeneeskunde in Leiden. Veel van deze literatuuroverzichten zijn in de jaren tachtig en negentig van de vorige eeuw verschenen in het *Nederlands Tijdschrift voor Geneeskunde* en later in *Huisarts en Wetenschap*.

In 1993 verscheen de eerste druk van het boek *Kleine kwalen in de huisartspraktijk*. Inmiddels is hier een 8e druk van verschenen en in 2003 is ook het boek *Kleine kwalen bij kinderen* uitgebracht (inmiddels 4e druk). Naast dit boek is er in 2020 een eerste druk verschenen van *Kleine Kwalen en alledaagse klachten bij zwangeren*. De meeste van de hoofdstukken in alle vier de boeken zijn geschreven door Leidse studenten of huisartsen in opleiding onder begeleiding van een Leids huisarts-staflid.

Waarom een boek 'Kleine Kwalen en alledaagse klachten bij ouderen'?

Wanneer komen jullie nu eens met een boek *Kleine kwalen bij ouderen*? Deze vraag hebben wij vaak gehoord nadat we in 2003 ook het boek *Kleine kwalen bij kinderen* hadden uitgebracht. We hielden het lang af. We vonden het namelijk lastig een boek over kleine kwalen te maken die specifiek bij ouderen voorkomen. Veelvoorkomende kleine kwalen bij ouderen, zoals verruca seborrhoica (ouderdomswrat), droge huid of orthostase, komen immers ook regelmatig voor bij nog niet zo oude volwassenen. Daarnaast komt een gezonde oudere met klachten van een ingegroeide teennagel voor dezelfde eerstekeusbehandeling (partiële nagelextractie) in aanmerking als een jongere volwassene. Wanneer de oudere echter diabetes en/of een vaatstoornis van de benen heeft, zal voor zijn ingegroeide teennagel eerder voor een conservatieve dan voor een chirurgische behandeling worden gekozen. Vaak zal dus niet de leeftijd het verschil maken, maar vooral de relevante comorbiditeit.

In 2013 stelden Annet Wind (hoofd NHG-kaderopleiding Ouderengeneeskunde) en Agnes Valkhof (specialist Ouderengeneeskunde), beiden werkzaam bij de afdeling Public health en Eerstelijnsgeneeskunde LUMC, ons de vraag opnieuw. Zij hadden zich echter goed voorbereid: ze legden ons een lange lijst met mogelijke onderwerpen voor. Ook de doelgroep hadden ze goed voor ogen, namelijk alle professionals die betrokken zijn bij de medische zorg voor ouderen. Deze twee experts in ouderenzorg gaven aan dat er duidelijk behoefte is aan een boek over kleine kwalen bij ouderen.

'Kleine' kwalen bij ouderen

Uitdagend. Op hun lijst stonden, naast 'echte' kleine kwalen, ook veel problemen die vaak bij ouderen voorkomen, maar die niet als 'kleine kwaal' betiteld kunnen worden. Bijvoorbeeld eenzaamheid; een veelvoorkomend probleem bij ouderen. Als je als arts te maken krijgt met een eenzame patiënt, zul je eerst in kaart moeten brengen hoe het precies zit en hoe ernstig het voor deze oudere is. Hoe pak je het aan, waaraan moet je denken en wat zijn de eerste therapeutische opties als er sprake is van eenzaamheid? Allemaal vragen die bij dit probleem bij je opkomen: niet alleen voor de huisarts (in opleiding), maar ook voor de specialist Ouderengeneeskunde (in opleiding), de praktijkondersteuner, de wijkverpleegkundige en andere professionals die zich met de zorg rond ouderen bezighouden. Het bieden van handvatten voor de aanpak bij de eerste presentatie van dergelijke niet kleine, maar wel veel voorkomende kwalen bij ouderen leek ons waardevol voor professionals, betrokken bij de medische zorg voor ouderen. Door deze invalshoek werd het ons duidelijk dat we binnen de serie ook een boek over kleine kwalen bij ouderen konden maken. Om de aangepaste invalshoek recht te doen hebben we de titel ook aangepast: *Kleine Kwalen en alledaagse klachten bij ouderen*.

Het is een boek met praktische hoofdstukken die een leidraad geven voor alledaagse klachten bij ouderen. Ouderen hebben we gedefinieerd als patiënten met een leeftijd van ongeveer 75 jaar en ouder. De keuze voor deze leeftijd is enigszins arbitrair, maar wel een leeftijd dat kleine aandoeningen vanwege comorbiditeit een ander beloop kunnen hebben en dat klachten specifieke aspecten hebben bij de diagnostiek of behandeling. We zijn bij het selecteren van de onderwerpen bij de eerste druk gekomen tot vijftig hoofdstukken en in deze eerste herziening hebben we het uitgebreid naar zestig hoofdstukken. Mocht u nog onderwerpen missen die goed zouden passen binnen de geschetste contouren van het boek, laat het ons dan weten voor de volgende editie.

Definitie 'kleine kwalen bij ouderen'

Om de kleine kwalen en alledaagse klachten bij ouderen in kaart te brengen hebben we globaal de volgende definitie en criteria voor het boek gehanteerd: kleine kwalen zijn klachten of eenvoudig te diagnosticeren aandoeningen die vanzelf of met een simpele behandeling overgaan ofwel op termijn slechts geringe hinder geven.

Geschikt als hoofdstuk voor het boek *Kleine Kwalen en alledaagse klachten bij ouderen* zijn kleine kwalen (met bovenstaande definitie) of aandoeningen gerelateerd aan een leeftijd van 75 jaar en ouder die aan één of meer van de volgende huisartsgeneeskundig relevante criteria voldoen:

1. die de huisarts met enige regelmaat ziet;
2. die voor een belangrijk deel door de huisarts kunnen worden gediagnosticeerd en afgehandeld;
3. waarover makkelijk toegankelijke informatie voor de huisarts ontbreekt.

Opbouw hoofdstukken

Bij de opbouw van de hoofdstukken is dezelfde indeling als in de andere boeken aangehouden. Voor een gezonde oudere zonder medicatie zal de keuze voor het beleid in veel gevallen overeenkomen met die bij een volwassene. De comorbiditeit en de verminderde veerkracht zijn echter vooral van invloed bij de keuzes bij het beleid bij een oudere. Onder beleid staat dus in principe dezelfde tekst als wat voor gewone volwassene geldt. Er zijn twee specifieke kopjes toegevoegd.

Overwegingen bij comorbiditeit

Hier wordt aangegeven wat bij bepaalde comorbiditeit belangrijke overwegingen zijn voor het beleid. Bij de overweging om medicatie voor te schrijven zal bijvoorbeeld vaak rekening moeten worden gehouden met verminderde leverfunctie, verminderde nierfunctie en/of interacties met medicatie die de oudere patiënt al gebruikt. In het algemeen zal bij ouderen vaker voor een conservatief beleid worden gekozen.

Aandachtspunten bij de verzorging

Hier wordt aangegeven wat de oudere eventueel zelf kan doen, waarmee rekening moet worden gehouden en wat belangrijke informatie is voor als anderen de verzorging (moeten) doen.

Van aios, voor aios

Geheel in de traditie zijn voor dit boek in de serie 'Kleine Kwalen-boeken' de tien nieuwe hoofdstukken geschreven door huisartsen in opleiding. Daarnaast heeft ook een aantal huisartsen uit de (Leidse) opleiding tot kaderarts-ouderengeneeskunde een bijdrage geleverd. Aios schrijven een hoofdstuk in het kader van een wetenschappelijke opdracht in hun opleiding. Zij leren hierbij een goede zoekvraag te formuleren, literatuur te zoeken, literatuur te beoordelen en de verkregen informatie zo op te schrijven dat ze de opgedane kennis op een goed leesbare manier kunnen delen met collega-huisartsen en specialisten ouderengeneeskunde (al dan niet in opleiding).

Aan alle auteurs van de hoofdstukken uit de eerste druk hebben wij gevraagd of zij zelf hun hoofdstuk wilden herzien. Indien zij dat niet wilden, hebben wij huisartsen en verpleeghuisartsen in opleiding gevraagd het desbetreffende hoofdstuk te herzien. De opdracht daarbij was eerst zelf een gedegen literatuursearch te doen en de belangrijkste informatie uit de literatuur te destilleren. Zij moesten vooral aandacht hebben voor de *Frequently asked questions*: wat zijn nu de vragen in de dagelijkse praktijk die de patiënt aan de arts stelt of waarmee de arts zelf zit als hij met het onderwerp wordt geconfronteerd. We kiezen voor onze boeken nadrukkelijk voor de formule 'van aios, voor aios'. Onze boeken worden namelijk veel gebruikt door artsen in opleiding. De hoofdstukken worden vooral geschreven als wetenschappelijke opdracht in de (verpleeg)huisartsopleiding. En wanneer de auteur bij een volgende druk het hoofdstuk zelf niet wil of kan herzien, wordt het stokje doorgegeven door een nieuwe (Leidse) arts in opleiding. Kortom, 'van aios, voor aios'!

Referenten

De hoofdstukken zijn net zoals bij de andere boeken in de reeks beoordeeld door referenten. Vanuit de huisartsgeneeskunde hebben Annet Wind en Siep Thomas de hoofdstukken van commentaar voorzien. Daarnaast hebben Wilco Achterberg, Johan Verloop, Peter Buwalda en Floor Bron-Vernooy vanuit het specialisme Ouderengeneeskunde LUMC meegelezen of de hoofdstukken ook aansluiten bij de werkwijze in het verpleeghuis. Voor sommige hoofdstukken is artsen met specifieke kennis gevraagd het hoofdstuk mee te lezen. Hun namen vindt u aan het eind van het hoofdstuk onder het kopje Verantwoording.

Foto's

Ook in dit boek zijn foto's opgenomen om de tekst te verduidelijken. Ik (JE) ben daar tijdens mijn spreekuur al jaren alert op: ik maak een foto van een typische presentatie van een (veelvoorkomende) klacht. We hebben als arts altijd wel de typische presentatie van een aandoening in ons hoofd. De praktijk leert echter dat aandoeningen zich op het spreekuur vaak niet zo typisch presenteren. Voor de Kleine Kwalen-boeken blijven wij overigens nog altijd op zoek naar kwalitatief goede foto's met de typische presentatie van kleine kwalen bij ouderen, volwassenen en kinderen. Wij nodigen u hierbij dan ook van harte uit goede foto's met een typische presentatie naar ons te sturen.

Kleine Kwalen online

Er zijn inmiddels vier boeken in de reeks 'Kleine Kwalen' verschenen. Na *Kleine kwalen in de huisartsenpraktijk* (8^e druk 2019), *Kleine kwalen bij kinderen* (4^e druk 2016) en *Kleine Kwalen en alledaagse klachten bij ouderen* (1^e druk 2015) is in 2020 ook het boek *Kleine Kwalen en alledaagse klachten in de zwangerschap* verschenen. Ons streven is om elk boek eens in de vijf jaar te herzien. Sinds de zomer van 2018 is de inhoud van de gehele reeks ook via de website www.kleinekwalen.nl beschikbaar. Om de huisarts tijdens het spreekuur snel van informatie te voorzien, kan online eenvoudig in alle boeken in de reeks worden gezocht.

Op de website www.kleinekwalen.nl vindt u ook de systematische zoekstrategie (NHG- en/of Verenso-richtlijnen, Pubmed, de Cochrane Library en andere databases) die we bij de hoofdstukken hebben gehanteerd. Op de website kunt u ook vinden welke kennislacunes er bij de verschillende hoofdstukken zijn. We maken hiermee transparant hoe wij in de literatuur hebben gezocht en geven aan op welk specifiek gebied behoefte is aan vervolgonderzoek.

Tot slot

Na twintig jaar heeft Arie Knuistingh Neven besloten te stoppen als redactielid van de Kleine Kwalen-boeken. Zijn grote inzet, zijn geduld en zijn humor zullen wij erg missen. De Kleine Kwalen-reeks is mede door Arie zo succesvol geworden. Wij zijn hem hiervoor zeer dankbaar.

Wij hebben dit boek met veel plezier gemaakt. We zijn alle auteurs zeer erkentelijk voor hun bijdrage. Ook danken we de referenten voor hun belangrijke werk.

We hopen dat dit boek in eenzelfde mate in de behoefte voorziet als de andere delen in deze reeks. De doelgroep voor dit boek zijn huisartsen (van huisartsen in opleiding tot kaderartsen oudergeneeskunde), maar ook specialisten ouderengeneeskunde (in opleiding), geriaters, praktijkondersteuners, practice nurses, physician assistants, wijkverpleegkundigen en alle andere professionals die zich met de medische zorg voor ouderen bezighouden.

De redactie:
Just Eekhof, hoofdredacteur
Sjoerd Bruggink
Marissa Scherptong-Engbers
Annemarije Kruis
Tobias Bonten
Correspondentie: j.a.h.eekhof@lumc.nl

Kleine kwalen en alledaagse klachten bij ouderen

Inleiding door dr. Tony Poot
Dr. A.J. Poot is niet-praktiserend huisarts en hoofd van de NHG Kaderopleiding Geïntegreerde Eerstelijns Ouderengeneeskunde en staf-adviseur interprofessioneel opleiden in de ouderengeneeskunde bij de afdeling Public health en Eerstelijnsgeneeskunde van het Leids Universitair Medisch Centrum (LUMC)

Het tijdig constateren en behandelen van kleine kwalen en alledaagse klachten is juist bij oudere personen van levensbelang voor zowel het toevoegen van jaren aan leven als het toevoegen van leven aan jaren.

Deze boude stelling kan allerlei vragen oproepen.

Allereerst: wat is voor een ouder persoon een kleine kwaal? *Van Dale* leert ons dat een kwaal een langdurige of telkens terugkerende ziekte is of ook wel misstand of euvel. Deze betekenis lijkt de lading goed te dekken. We gaan er als hulpverlener tenslotte van uit dat een in korte tijd, zichzelf of met 'huis-tuin-en-keukenmiddelen' oplossend euvel niet tot het domein van de geneeskunde behoort. Wij zijn er voor het hardnekkige en/of gevaarlijk euvel. Een kwaal is in deze context dus een al dan niet bij ziekte behorend euvel dat over langere tijd storend is voor een persoon ondanks eventuele eigen pogingen om het te verhelpen. Hiermee hebben we dus de 'ondergrens' van de kleine kwaal gedefinieerd. Wat is echter de 'bovengrens' van een kleine kwaal?

Weerkerend tot *Van Dale* leren we dat 'klein' betekent: van minder dan gewone afmeting, niet volwassen, niet groot in aantal, niet helemaal. In de medische context zou 'van minder dan gewone afmeting', en 'niet helemaal' vertaald kunnen worden als niet op korte termijn verminkend, invaliderend of dodelijk. 'Niet volwassen' zou vertaald kunnen worden naar: kan zich indien onbehandeld ontwikkelen tot een wél bedreigend beeld. Kijkend naar de onderwerpenlijst van dit boek lijkt het begrip 'kleine kwaal' hier dus goed van toepassing. Een minder toepasselijke betekenis van de kwalificatie 'klein' is 'niet groot in aantal'. In haar voorwoord voor de eerdere druk van dit boek heeft mijn voorgangster als hoofd van de kaderopleiding, Annet Wind, overtuigend laten zien dat 'kleine kwalen' bij oudere personen juist veelvuldig voorkomen. Hiermee lijkt de bovengrens van het begrip 'kleine kwaal' bij oudere personen dus te definiëren als: veelvuldig voorkomend euvel dat niet op korte termijn verminkend, invaliderend of dodelijk is, maar dit indien onbehandeld soms wel kan worden. Als deze begrenzing overschreden wordt, hebben we het dus over een 'grote kwaal' oftewel (chronische) ziekte.

De onder- en bovenbegrenzing samenvoegend kunnen we een kleine kwaal bij oudere personen omschrijven als een veelvuldig voorkomend, al dan niet bij ziekte behorend euvel dat over langere tijd storend is ondanks eventuele eigen pogingen om deze te verhelpen, maar niet op korte termijn verminkend, invaliderend of dodelijk, maar dit indien onbehandeld soms wel kan worden.

In de titel van dit boek worden kleine kwalen en alledaagse klachten naast elkaar genoemd. Eerst was er alleen sprake van kleine kwalen en later werd het begrip 'alledaagse klachten' toegevoegd om het mogelijk te maken onderwerpen zoals eenzaamheid, mishandeling en vergeetachtigheid in de onderwerpenlijst op te nemen. Gebrek aan zingeving ontbreekt nog! Een positieve ontwikkeling aangezien juist deze onderwerpen van groot belang zijn voor oudere personen. Wat het echter ook doet is het criterium 'klagen' introduceren, alsof het 'euvel' pas relevant wordt als de oudere persoon het aankaart als 'klacht'. En dit terwijl wij uit de praktijk en de literatuur weten dat oudere personen juist weinig klagen. Juist zij relativeren kwalen vaak als behorend bij de oude dag met woorden als 'wat verwacht je op mijn leeftijd' en 'het zal mijn tijd wel duren'. Ook behoren ze tot de beleefde generatie die een dokter in hoog aanzien heeft staan en hem of haar niet lastig wil vallen met onbenulligheden of in verlegenheid wil brengen met een hulpvraag waar geen middel voor is. Een kwaal kan dus zeer storend zijn en aandacht van de dokter verdienen, ook al wordt het niet gepresenteerd als klacht.

Dit brengt mij bij het tweede deel van mijn openende stelling, namelijk dat het tijdig constateren en behandelen van kleine kwalen en alledaagse klachten *juist bij ouderen van levensbelang is voor zowel het toevoegen van jaren aan leven als het toevoegen van leven aan jaren.*

Hierbij speelt tijd een bepalende rol. Enerzijds het eenrichtingsverkeer van de voortschrijdende tijd. Oudere personen zelf verwoorden dit regelmatig als: 'je krijgt er met het ouder worden nou eenmaal wel klachtjes bij, maar ze gaan er zelden vanaf.' Anderzijds het opraken van tijd. Waar je je als jong persoon nog weleens de tijd kan permitteren om te zien of iets vanzelf ook weer verdwijnt, weet je als ouder persoon dat de resterende tijd beperkt is en dus kostbaar. Juist bij een ouder persoon is iedere dag dat een belemmerende kwaal bestaat er één te veel, terwijl er bij de persoon zelf, en soms ook bij de dokter, berusting en fatalisme ontstaan die kunnen resulteren in onnodige acceptatie.

Deze bepalende rol van de factor tijd maakt alléén al dat het tijdig constateren en behandelen van kleine kwalen en alledaagse klachten van levensbelang is, juist voor oudere personen. Daarnaast kan het adequaat en tijdig behandelen van een op zich kleine kwaal wel degelijk levensverlengend werken. Denk bijvoorbeeld aan gebitsproblemen, waarvan is aangetoond dat ze negatief correleren met meerdere grote kwalen [1]. Hoewel dit daadwerkelijk toevoegen van jaren voor ons dokters sterk appelleert aan onze vroegste motivatie om dokter te worden en veel oudere personen ons heel erg dankbaar zullen zijn voor meer lengte van leven, is hun hoogste doel meestal meer kwaliteit van leven. Voor veel oudere personen hangt kwaliteit van leven samen met sociale participatie, zelfstandigheid en zingeving. Kleine kwalen die onnodig onbehandeld voortbestaan, hebben een direct negatief gevolg op deze determinanten van kwaliteit van leven. Denk hierbij aan het desastreuze effect van urine- en fecesincontinentie op sociale participatie, de gevolgen van angst voor vallen en veelvoorkomende klachten van het bewegingsapparaat voor zelfstandigheid en de beperkingen van zintuiglijke klachten voor zingevende (sociale) bezigheden. In het meest extreme geval komt het afwegen van toevoegen van jaren en toevoegen van leven samen in één oudere persoon als de perceptie van een voltooid leven. Het onderzoek van Els van Wijngaarden laat zien dat in deze complexe materie een opstapeling van 'lichamelijke manco's', oftewel kleine kwalen, een bepalende rol kan spelen.

Na deze toelichting durf ik de stelling met stelligheid nogmaals te verkondigen: 'Het tijdig constateren en behandelen van kleine kwalen en alledaagse klachten is juist bij oudere personen van levensbelang voor zowel het toevoegen van jaren aan leven als het toevoegen van leven aan jaren.'

Daarom zie ik dit boek als een belangrijke bijdrage aan de kwaliteit van leven van oudere personen en hoop ik dat u het niet alleen zal zien als een naslagwerk om reactief naar te grijpen als er een oudere persoon met een veelvoorkomende klacht voor u zit of ligt, maar dat u het juist zal gebruiken als leerboek zodat u het initiatief kan nemen om proactief te handelen. Misschien dat u kan vragen waarom uw patiënt niet meer naar de winkel gaat of dat die droog uitziende huid niet verschrikkelijk jeukt? Misschien zit er een kleine kwaal achter die zich nog niet vertaald heeft tot een alledaagse klacht en kan u een belangrijke bijdrage leveren aan de kwaliteit van leven van deze oudere persoon!

Literatuur

1. Scannapieco FA, Cantos A. Oral inflammation and infection, and chronic medical diseases: implications for the elderly. Periodontol 2000 2016;72(1):153–75.

Alledaagse klachten in het verpleeghuis

Wilco Achterberg
Prof. dr. W.P. Achterberg is hoogleraar Institutionele zorg en ouderengeneeskunde, Leids Universitair Medisch Centrum (LUMC)

In het verpleeghuis verblijven mensen vanwege een medische indicatie. De combinatie van comorbiditeit, zorgafhankelijkheid en psychosociale kwetsbaarheid maakt dat zorg en behandeling te complex zijn geworden om thuis te worden uitgevoerd. Prevalenties van grote en kleine kwalen zijn bij ouderen daarmee over het algemeen veel en veel hoger dan in de algemene bevolking. Dat zorgt ervoor dat bij veel van de in dit boek besproken kwalen vaak structureel aandacht moet worden besteed aan de preventie en risico-inventarisatie ervan. Dat geldt bijvoorbeeld voor onderwerpen als gewichtsverlies en decubitus.

Daarnaast zijn er meerdere onderhoudende factoren die een kwaal in stand houden. Een zo op het oog eenvoudige alledaagse klacht vormt dan voor de arts een ware uitdaging op het gebied van gerichte diagnostiek en optimale behandeling.

Sommige klachten die normaliter tijdelijk zijn, zoals bacteriurie en urineweginfecties, kunnen bij kwetsbare ouderen zelfs chronisch worden.

Een groot deel van de populatie in het verpleeghuis is daar echter tijdelijk, bijvoorbeeld ouderen die na een heupfractuur of andere operatie revalideren. Alledaagse klachten bij deze postoperatieve patiënten zijn daarmee niet alleen gerelateerd aan de hoge leeftijd en comorbiditeit, maar ook aan de postoperatieve status.

De ouderen met dementie die in het verpleeghuis verblijven, zijn meestal in een ver gevorderde fase van de ziekte. Alledaagse klachten bij deze patientengroep hebben hun eigen dynamiek, omdat de oudere met dementie vaak moeite heeft om de klacht aan de arts duidelijk te maken: het begrip is te beperkt of de communicatiemogelijkheden zijn te veel gestoord. Pijn, maar ook bijvoorbeeld eenzaamheid kunnen daarmee een totaal andere presentatie hebben. Daarom is het bij de analyse van gedragsproblemen/onrust bij deze groep belangrijk juist ook op zoek te gaan naar alledaagse en veelvoorkomende kleine kwalen.

Verpleeghuizen hebben regelmatig ook gespecialiseerde afdelingen voor bijzondere doelgroepen, zoals afdelingen voor patiënten met het syndroom van Korsakov of de ziekte van Huntington. Ook deze patiënten hebben kleine, alledaagse klachten, waarbij soms vanwege de primaire morbiditeit een ander behandeladvies zal gelden dan in dit boek wordt beschreven.

Enkele uitzonderingen daargelaten is dit boek zeer bruikbaar in de verpleeghuissetting. Het is een belangrijke bron van kennis van alledaagse klachten voor de specialist ouderengeneeskunde. Het evidence-based behandelen van kleine ongemakken bij deze uiterst kwetsbare ouderen kan veel betekenen voor hun kwaliteit van leven. Het is daarmee ook een belangrijk naslagwerk voor artsen in opleiding tot specialist ouderengeneeskunde.

Omdat ook in het verpleeghuis steeds meer substitutie plaatsvindt van het werk van de specialist ouderengeneeskunde naar de verpleegkundig specialist, de nurse practitioner en de physician assistant, kan dit boek ook goed werken bij de ondersteuning van deze verpleegkundigen. Het zal helpen om geprotocolleerd te werken, en doelmatiger ook de alledaagse klachten te behandelen.

Inhoud

Deel I Algemeen

1 **Orthostatische hypotensie** 3
   Josta van Stappen

2 **Insomnia/slapeloosheid** 9
   Arie Knuistingh Neven

3 **Trappen in de slaap en rusteloze benen** 16
   Arie Knuistingh Neven

4 **Chronisch slaapmiddelengebruik** 21
   Jantine Koornneef-de Jong

5 **Problematisch alcoholgebruik** 26
   Bernard van Rossum

6 **Ouderenmishandeling** 33
   Eefje Louwers en Annemarije Kruis

7 **Eenzaamheid** 38
   Arlette de Voogd

8 **Vergeetachtigheid** 43
   Diede Vissers

9 **Apathie** 50
   Marileen Portegies

10 **Valangst** 56
   Sander Gransjean

11 **Essentiële tremor** 61
   Wendy van der Zande en Mariëtte Koster

| 12 | **Tremor van het hoofd** | 66 |

Wiebe Jan Lubbers

| 13 | **Polyneuropathie** | 69 |

Lisa Nijland

| 14 | **Laag gewicht/ondervoeding** | 76 |

Cynthia van Vliet en Marissa Scherptong-Engbers

Deel II Huid, haar en nagels

| 15 | **Pruritus senilis/ouderdomsjeuk** | 85 |

Esther de Jager en Arie Knuistingh Neven

| 16 | **Droge huid** | 90 |

Charlotte Bruijsten

| 17 | **Actinische keratose** | 95 |

Jacco Kroese

| 18 | **Verruca seborrhoica/ouderdomswrat** | 100 |

Siert Peters en Eline van der Stoep

| 19 | **Intertrigo/smetten van de huid** | 105 |

Stephanie Stassen

| 20 | **Lentigo solaris/levervlek** | 109 |

Natasja Foudraine-de Wolde

| 21 | **Haemangioma senilis/kersenwrat** | 115 |

Pieter Barnhoorn

| 22 | **Wondgenezing en wondbehandeling** | 118 |

Sophie Mooij

| 23 | **Scheur- of lapverwonding bij dunne huid (skin tear)** | 128 |

Niels Langhout

| 24 | **Erysipelas/cellulitis/wondroos** | 133 |

Sabine Bezstarosti en Manon van der Togt

| 25 | **Herpes zoster/gordelroos** | 139 |

Wim Opstelten

Deel III Keel, neus, oor en evenwichtsorgaan

| 26 | **Hese stem** | 147 |

Vishant Jankipersadsing

27	**Verslikken**	152
	Mayke Franssen	

28	**Loopneus**	158
	Louise Kooiman	

29	**Verminderd reukvermogen**	164
	Sharon Moerman en Saskia Anders	

30	**Epistaxis/neusbloeding**	168
	Froukje Boukes	

31	**Cerumenprop/prop in het oor**	172
	Just Eekhof	

32	**Verminderd gehoor, presbyacusis en problemen met hoortoestellen**	177
	Victor van Duuren en Just Eekhof	

33	**Duizeligheid**	184
	Arlette de Voogd	

Deel IV Mond

34	**Xerostomie/droge mond**	195
	Sumya Khaliq	

35	**Perlèche/ragaden aan de mondhoeken**	199
	Alev Karasu	

36	**Gebitsproblemen**	203
	Pelle Kloos	

37	**Sialorroe/overmatige speekselafscheiding**	209
	Nikki Bakker en Vicky Louwen	

Deel V Ogen

38	**Droge-ogensyndroom**	217
	Jan de Waard	

39	**Tranende ogen**	223
	Jan de Waard	

40	**Ectropion/naar buiten gekeerd ooglid**	228
	Sophie van Blijswijk	

41	**Entropion/naar binnen gekeerd ooglid**	233
	Sophie van Blijswijk	

42	**Syndroom van Charles Bonnet**.........................	238
	Rosier Hoogelander	

Deel VI   Romp

43	**Hyperkyfose/kromme rug**.............................	245
	Annemarije Kruis	

44	**Ribs-on-pelvissyndroom**	249
	Annie Bos en Anouk Meijer	

45	**Obstipatie**..	254
	Birgitta Cloosterman	

46	**Soiling/fecale incontinentie**	260
	Gerrit Roorda	

47	**Dyspareunie bij oudere vrouwen**	265
	Arie Knuistingh Neven	

48	**Prolaps/verzakking**	269
	Imke Esser en Suzanne van Markus-Floor	

49	**Nycturie**	275
	Willemijn de Graaf en Arie Knuistingh Neven	

50	**Urine-incontinentie**	281
	Els Visser	

51	**Bemoeilijkte mictie bij mannen**	287
	Jeannaïs Marchena	

52	**Urineweginfecties (acuut en recidiverend)**	293
	Charlotte Gijsbers	

Deel VII   Armen

53	**Noduli van Heberden (osteoartrose van de hand)**	303
	Josta van Stappen	

54	**Artrose van het CMC-I-gewricht**.......................	308
	Tom Alkemade en Rianne Remmerswaal	

Deel VIII Benen

55 Hypostatisch eczeem 317
Carolien Jonker

56 Hyperkeratose van de voet: eelt, eeltknobbels en eeltkloven ... 321
Martine van de Weert en Jacqueline Dekker

57 Hallux valgus 328
Ella Barg

58 Hamerteen 332
Anne van der Hoeven

59 Ingegroeide teennagel 336
Just Eekhof en Bart van Wijk

60 Clavus/eksteroog 342
Ruud Kievit

Illustratieverantwoording 347

Register 349

Medewerkers

Redactie

Dr. J.A.H. Eekhof Leiden

Dr. S.C. Bruggink Leiden

Dr. M.J. Scherptong-Engbers Warmond

Dr. A.L. Kruis Amsterdam

Dr. T.N. Bonten Oegstgeest

Auteurs

T. Alkemade Voorschoten

S. Anders Den Haag

N.J. Bakker Den Haag

E.C. Barg Santpoort-Zuid

P.C. Barnhoorn Leiden

S. Bezstarosti Leiden

S.C.E van Blijswijk Leidschendam

A.J.M. Bos Zuidschermer

F.S. Boukes Schoonhoven

C. Bruijsten Den Haag

B. Cloosterman Badhoevedorp

J.M. Dekker Lelystad

V. van Duuren Hazerswoude-Dorp

J.A.H. Eekhof Leiden

I.M. Esser Delft

N. Foudraine-de Wolde Voorburg

M.J. Franssen Scheveningen

C.M. Gijsbers Den Haag

W. de Graaf Nijmegen

S.P. Gransjean Pijnacker

A.C. van der Hoeven Leiden

R.P. Hoogelander Den Haag

E. de Jager Noordwijk

V. Jankipersadsing Den Haag

C. Jonker Apeldoorn

A. Karasu Den Haag

S. Khaliq Rotterdam

R.N. Kievit Leiden

P.C. Kloos Leiden

A. Knuistingh Neven Krimpen aan de Lek

L.M.P. Kooiman Bodegraven

J.K. Kroese Leiden

A.L. Kruis Amsterdam

J.W. Koornneef-de Jong Den Haag

M. Koster Schiedam

G.C. Langhout Sassenheim

V.G. Louwen Rotterdam

E. Louwers Berkel en Rodenrijs

W.J. Lubbers Hilversum

J. Marchena Den Haag

S. van Markus-Floor Den Haag

A.E. Meijer West-Graftdijk

S. Moerman Rotterdam

S. Mooij Leiden

L. Nijland Den Haag

W. Opstelten Amersfoort

S.T.A. Peters Amsterdam

M.L.P. Portegies Rotterdam

M. Remmerswaal Naaldwijk

G. Roorda Delft

B.J.M. van Rossum Berkel en Rodenrijs

M.J. Scherptong-Engbers Warmond

J.J. van Stappen Oegstgeest

S.A.M. Stassen Den Haag

E.W.S. van der Stoep Leiden

M. van der Togt Leiderdorp

E. Visser Norg

D.P. Vissers Den Haag

C. van Vliet Voorhout

A.Y. de Voogd Leiden

J. de Waard Kollum

M.M. van de Weert Amerongen

B. van Wijk Zevenbergen

W.L.M. van der Zande Leiden

Referenten

Dr. A.W. Wind hoofd NHG-kaderopleiding Ouderengeneeskunde, afd. PHEG, LUMC, Leiden

Prof. dr. S. Thomas emeritus hoogleraar Huisartsgeneeskunde, Erasmus Universiteit, Rotterdam

Prof. dr. W.P. Achterberg hoogleraar Institutionele zorg en Ouderengeneeskunde, LUMC, Leiden

Drs. J.G. Verloop specialist Ouderengeneeskunde, LUMC, Leiden

Drs. P.J.S. Buwalda specialist Ouderengeneeskunde, LUMC, Leiden

Drs. F.F.A Bron-Vernooy specialist Ouderengeneeskunde, LUMC, Leiden

Dr. H.J.L. van der Heide orthopeed, LUMC, Leiden

Dr. J.L.A. Eekhof neuroloog, Alrijne Ziekenhuis, Leiden

Dr. B.J. Knottnerus huisarts, afd. Huisartsgeneeskunde, Amsterdam UMC, locatie AMC

Dr. R.T. van Uum huisarts in opleiding, Utrecht

Dr. G. Griffioen gastro-enteroloog, LUMC, Leiden

Deel I
Algemeen

Orthostatische hypotensie

Josta van Stappen

Kernpunten

- Orthostatische hypotensie is een onvolledig herstel van de initiële bloeddrukdaling na opstaan, waarbij er een tijdelijke daling van de hersendoorbloeding optreedt.
- De oorzaak van orthostatische hypotensie is vaak multifactorieel; alle antihypertensiva en veel psychofarmaca kunnen het als bijwerking geven.
- Orthostatische hypotensie is geassocieerd met een verhoogd risico op vallen, cardiovasculaire aandoeningen, latere dementie en een verhoogde mortaliteit.
- De behandeling bestaat uit adviezen over houdingsveranderingen, het vermijden van uitlokkende factoren zoals dehydratie en evaluatie van de medicatie.

Definitie

Er bestaat internationaal consensus over de definitie van de volgende vormen van orthostatische hypotensie [1]:

- Orthostatische hypotensie (OH): een daling van de systolische bloeddruk met minstens 20 mmHg of van de diastolische bloeddruk met minstens 10 mmHg binnen drie minuten na opstaan vanuit zittende of liggende positie [1–4].
- Initiële orthostatische hypotensie (iOH): een snelle daling van de systolische bloeddruk van minstens 40 mmHg, en/of diastolische bloeddrukdaling van minstens 20 mmHg binnen de eerste 15 seconden na opstaan [1, 3].
- Vertraagde orthostatische hypotensie ('delayed OH'): de bloeddrukdaling treedt meer dan drie minuten na opstaan op [1, 3].

Etiologie/pathogenese

Houdingsafhankelijke bloeddrukveranderingen zijn het gevolg van de zwaartekracht. Bij rechtop gaan staan zakt het bloed vanuit de romp naar de beenvaten en de buikorganen (splanchnicus vaatbed). Het gevolg is een directe afname van de veneuze terugvloed naar het hart en dus een afname van het hartminuutvolume en een bloeddrukdaling. Dankzij een aantal regulatiemechanismen is het menselijk lichaam in staat deze bloeddrukdaling zo veel mogelijk te beperken [1, 2].

Zodra de bloeddrukdaling namelijk door de baroreceptoren wordt gesignaleerd, wordt het sympathische zenuwstelsel geactiveerd (baroreflex), wat leidt tot arteriële constrictie (verhoging vaatweerstand) en verhoging van de veneuze tonus (afname veneuze pooling). Het parasympathische zenuwstelsel wordt tegelijkertijd geremd (n. vagus), waardoor de hartfrequentie stijgt. Dit is de baroreflex. De verhoging van de veneuze tonus is geen zelfstandig herstelmechanisme, maar het gevolg van de baroreflex en van de spierpomp. Ook de spiercontracties bij opstaan in vooral de benen en buik zorgen voor een toename van veneuze terugstroom naar het hart, mede dankzij kleppen in het veneuze vaatbed. Tot slot is de reflexmatig optredende diepe inademing bij een bloeddrukdaling verantwoordelijk voor een daling van de intrathoracale druk, wat een aanzuigend effect heeft op het bloed in het veneuze vaatbed en dus een stijging van de bloeddruk [1].

Boven op deze regelmechanismen komt nog de cerebrale autoregulatie, het mechanisme dat de cerebrale vaatweerstand aanpast om een verandering in bloeddruk te compenseren. Dit gebeurt met enige vertraging, waardoor er altijd een zekere daling in de hersendoorbloeding zal optreden. Dit verklaart klachten van een 'licht gevoel' in het hoofd na opstaan wat iedereen weleens meemaakt. De cerebrale autoregulatie zorgt er wel voor dat de daling in hersendoorbloeding sneller herstelt dan de daling in bloeddruk [1].

De hersteltijd van de systolische bloeddruk na opstaan neemt toe met de leeftijd. Ook de maximale bloeddrukdaling na opstaan neemt toe terwijl de maximale hartslagstijging juist afneemt [1].

Bij OH is er een stoornis in het bloeddrukherstel na opstaan. De hierboven genoemde mechanismen die een bloeddrukdaling na opstaan beperken, kunnen falen of er kunnen situaties ontstaan waarbij er hogere eisen worden gesteld aan dit systeem. De oorzaak voor orthostatische hypotensie is vaak multifactorieel. Uitlokkende factoren zijn [1, 5]:

- een verlaagd circulerend volume (bijv. door dehydratie, diuretica, bloedverlies, braken, diarree);
- veneuze pooling door:
  - een verlaagde perifere vaatweerstand (bijv. door medicijnen, infectie, koorts, hitte);
  - een verminderde spierpompfunctie (bijv. door veneuze insufficiëntie, spierzwakte of langdurig staan);
- een toename van de doorbloeding van het splanchnicus vaatbed na eten (postprandiale hypotensie bij neurogene OH).
- een verminderde hartslagstijging (bijv. door bètablokkers of bij een pacemaker);
- een verminderde pompfunctie van het hart (bijv. aortastenose, hartfalen, myocardinfarct, myocarditis, pericarditis, tachyaritmie);
- cerebrovasculaire insufficiëntie (bijv. door CVA of MS);
- autonome disfunctie door een gestoorde sympathicusactivatie bij neurogene OH (bijv. bij diabetes mellitus en neurodegeneratieve ziekten zoals M. Parkinson);
- medicatie: de belangrijkste groepen geneesmiddelen die OH veroorzaken zijn diuretica, antidepressiva (met name de tricyclische antidepressiva, maar ook SSRI's), sympathicolytica (alfablokkers en bètablokkers) en de vaatverwijders (bijv. nitraten) [1].

Vaak is het een combinatie van factoren die tot klachten leidt, zoals het doorgebruiken van diuretica bij warm weer, of koorts bij een patiënt die ook behandeld wordt met een antidepressivum [1].

Differentiaaldiagnose

Een 'licht gevoel' in het hoofd na opstaan, of 'zwart voor de ogen', moet men onderscheiden van een draaiduizeligheid, vaak door een vestibulaire oorzaak.

Bij een 'licht gevoel' in het hoofd na opstaan moet men differentiaaldiagnostisch denken aan een vasovagale, cardiale, neurologische of psychogene oorzaak. Bij een vasovagale reactie treden de klachten meestal op tijdens stressvolle periodes, na langdurig staan, bij hevige emoties, honger of oververmoeidheid of in bepaalde omstandigheden (het zien van bloed of een injectienaald). Bij een cardiale oorzaak moet men denken aan ritme- en geleidingsstoornissen of structurele hartafwijkingen met een uitstroombelemmering (bijv. een aortastenose). Hierbij treden de klachten meestal aanvalsgewijs of inspanningsgebonden op. Oudere patiënten benoemen een onvast gevoel op de benen soms als duizeligheid. De klachten zijn er dan bij staan en lopen en verdwijnen bij zitten. Dit kan komen door gewrichtsaandoeningen, spierzwakte of andere aandoeningen van het houdings- en bewegingsapparaat. Vaak dragen meerdere factoren hieraan bij. Denk aan visusvermindering of neurologische aandoeningen met een beperking van de mobiliteit of sensibiliteit van de voeten. Tot slot kan het ook een onderdeel zijn van angstklachten, paniekstoornissen of depressieve klachten. De relatie met rechtop staan is dan afwezig [5].

Epidemiologie

In de huisartsenpraktijk komt OH vooral voor bij ouderen [1]. De klacht wordt geregistreerd onder ICPC-code K88 (orthostatische hypotensie). De incidentie in de huisartspraktijk is 1,9 per 1.000 patiënten per jaar (mannen 1,6 en vrouwen 2,2), oplopend naar 9,4 per 1.000 patiënten per jaar bij 75-plussers [6]. De prevalentie bij ouderen in de algemene bevolking wordt geschat rond de 15–30 %, verder oplopend tot meer dan 50 % in specifieke klinieken of verpleeghuizen [1].

Waarmee komt de patiënt?

De patiënt komt met klachten van een licht gevoel in het hoofd na opstaan uit liggende of zittende houding. Ook klachten van zwart voor de ogen na opstaan, een gevoel bijna flauw te vallen of een zweverig gevoel in het hoofd worden genoemd.

Anamnese

De huisarts vraagt naar:

- de aard van de duizeligheid (draaiduizeligheid, licht gevoel in het hoofd/gevoel flauw te vallen of onzekerheid bij bewegen);
- de uitlokkende factoren en de context waarin de klacht optreedt (na opstaan, beweging van het hoofd, verandering van houding, aanvalsgewijs of inspanningsgebonden);
- het gebruik van geneesmiddelen, alcohol of drugs;
- psychische klachten;
- visusklachten, neurologische klachten, gewrichts- of spierklachten;
- cognitieve klachten;
- gevolgen voor het dagelijks leven (vallen, angst, vermijdingsgedrag, ervaren beperking);
- bijkomende klachten (vegetatieve verschijnselen, hartkloppingen of een onregelmatige hartslag).

Onderzoek

Lichamelijk onderzoek

Laat de patiënt minimaal vijf minuten liggen en meet dan de bloeddruk in liggende houding. Meet de bloeddruk vervolgens staand elke minuut. Bij een daling van > 20 mmHg systolisch of > 10 mmHg diastolisch binnen drie minuten wordt de diagnose OH bevestigd (fig. 1.1). Stop als de bloeddruk verder daalt dan de afkapwaarden of na drie minuten. Overweeg om vijf minuten na opstaan nogmaals te meten bij een vermoeden op vertraagde OH [1].

Ouderen hebben vaak meer tijd nodig om van liggen naar staan te komen. Streef naar een overgang binnen 5 seconden en ondersteun ze daar waar nodig. Het is verdedigbaar om dezelfde afkapwaarden te gebruiken bij een meting vanuit een zittende houding naar staand [1]. Een negatieve meting sluit OH niet uit. De mate van OH kan gedurende de dag en van dag tot dag variëren. Herhaald meten kan dan duidelijkheid geven.

Let bij inspanningsgebonden klachten op ritmestoornissen, ausculteer het hart en let op aanwijzingen voor hartfalen. Beoordeel bij klachten vermoedelijk door bewegingsonzekerheid de visus, balans, kracht, coördinatie, mobiliteit en pijnlijkheid van heup-, knie- en enkelgewricht en de sensibiliteit van de voeten [5].

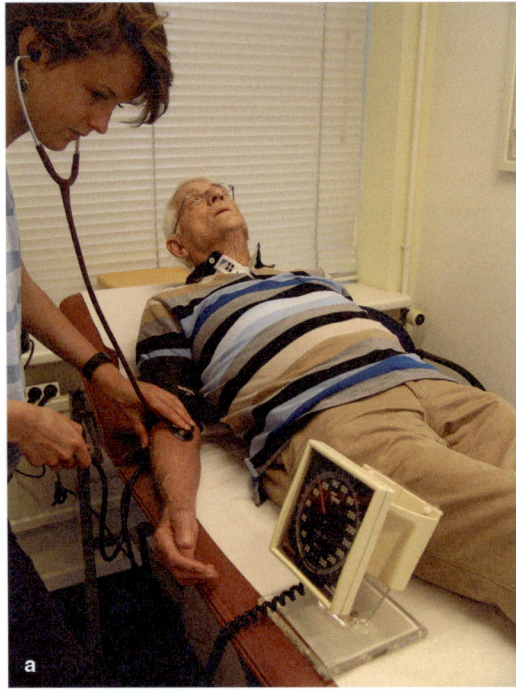
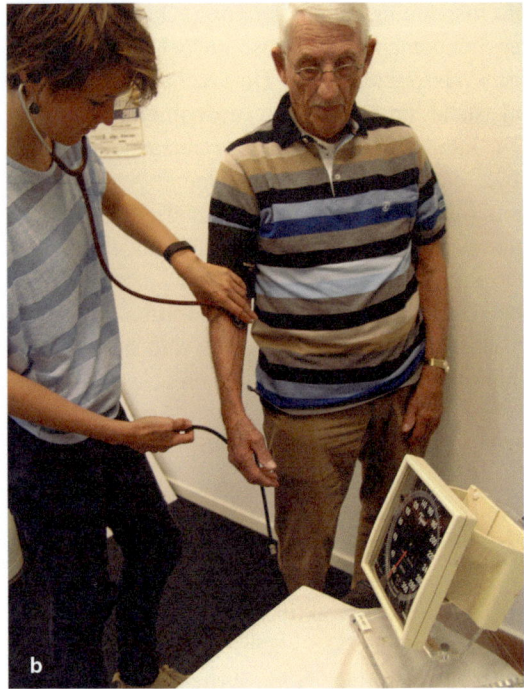

Figuur 1.1 Meten van de bloeddruk: (**a**) eerst een liggende bloeddrukmeting; (**b**) vervolgens een staande bloeddrukmeting

Aanvullend onderzoek

Aanvullend onderzoek draagt niet bij aan het stellen van de diagnose OH. Bij aanwijzingen voor hartritmestoornissen kan een ECG of langere ritmemonitoring worden overwogen. Op indicatie volgt bloedonderzoek [5].

Beleid

Het beleid dient gericht te zijn op vermindering van klachten en het verkleinen van het valrisico.

Uitleg en geruststelling
Leg uit dat de klachten ontstaan door een tijdelijke bloeddrukdaling door opstaan en dat het lichaam even tijd nodig heeft dit om op te vangen. Geruststelling kan de klacht acceptabel maken voor de patiënt [5].

Adviezen
Adviseer voorzichtig, in etappes op te staan, bijvoorbeeld door vanuit een liggende houding eerst even te gaan zitten, dan pas te gaan staan. Overweeg het hoofdeinde van het bed wat te verhogen.

Klachten kunnen in sommige gevallen worden voorkomen door uitlokkende factoren te mijden: vermijd intrathoracale drukverhoging zoals bij hoesten of persen, vermijd langdurige bedrust, zorg voor voldoende water- en zoutinname, vermijd postprandiale hypotensie door maaltijden over de dag te verspreiden en koolhydraten te beperken.

Sommige patiënten hebben baat bij bepaalde manoeuvres zoals aanspannen van been-, bil- en buikspieren direct na opstaan, de benen kruisen, hurken of gaan zitten met het hoofd tussen de benen [1, 4, 7].

Elastische kousen

Overweeg samen met de patiënt om overdag therapeutische elastische kousen te gebruiken tot het niveau van de heupen, minimaal drukklasse 3, bij voorkeur in combinatie met een elastische buikband. Houd er rekening mee dat de compliance van ingestelde behandeling laag kan zijn, vooral in de zomer [1, 4, 7].

Bijwerkingen medicatie

Weeg de voor- en nadelen af van medicatie met een orthostatische bijwerking [1–3, 7]. Verandering van medicatie, aanpassing van de dosis en/of betere spreiding over de dag kunnen de klachten verminderen [5].

De belangrijkste geneesmiddelengroepen die moeten worden heroverwogen zijn [1]:

- diuretica, maar alleen als ze leiden tot hypovolemie;
- antidepressiva, met name de tricyclische antidepressiva, maar ook SSRI's;
- sympathicolytica: alfablokkers, in het bijzonder middelen voor hypertensie en benigne prostaathypertrofie, en bètablokkers;
- vaatverwijders, bijvoorbeeld nitraten.

Optimale bloeddruk

Zorg voor een optimale bloeddrukinstelling bij de combinatie van OH en hypertensie. Streef naar een systolische bloeddruk van 120–140 mmHg en bij 80-plussers naar een systolische bloeddruk van 150–160 mmHg en een diastolische bloeddruk > 70 mmHg [5, 8]. Als de systolische bloeddruk < 130 mmHG is, dan is op proef aanpassen van de antihypertensiva goed te verdedigen [1]. Als de systolische bloeddruk > 150 mmHg is, zal de orthostatische hypotensie bij vermindering van de antihypertensiva eerder toenemen dan afnemen [1].

Bloeddrukverhogende medicatie

Voor de eerste lijn wordt medicatie niet geadviseerd. Het enige tot op heden geregistreerde medicijn in Nederland met als indicatie neurogene orthostatische hypotensie is midodrine [9]. Ook middelen als fludrocortison of atomoxetine worden in de tweede lijn incidenteel voorgeschreven, maar het effect ervan is beperkt en ze geven bij kwetsbare ouderen vaak bijwerkingen [1–3].

> **Wat is aangetoond?**
> De twee relevante Nederlandse richtlijnen (NHG, Federatie van Medisch Specialisten) concluderen dat de bewijskracht van zowel niet-medicamenteuze als medicamenteuze behandelingen van orthostatische hypotensie laag is. Verschillende systematische reviews laten namelijk zien dat de kwaliteit van de > 20 geïncludeerde onderzoeken sterk uiteenloopt en de resultaten niet gepoold konden worden. Van de genoemde adviezen worden alleen plaatsing van het bed in anti-Trendelenburgpositie en elastische compressietherapie door gerandomiseerd onderzoek gesteund [4, 5, 7].

Overwegingen bij comorbiditeit

Het optreden van orthostatische hypotensie is sterk geassocieerd met hypertensie en diabetes mellitus, maar ook met hart- en vaatziekten, zoals myocardinfarct, hartfalen en CVA. Vooral bij de medicamenteuze behandeling van hypertensie en psychische stoornissen bij ouderen moet men rekening houden met orthostatische hypotensie als bijwerking. Als zich bij gebruik van een middel orthostatische hypotensie ontwikkelt, moet de indicatie van het middel worden afgewogen tegen de ernst en het risico van de hypotensie. Bij de behandeling van hypertensie bij ouderen moet worden gedoseerd volgens het adagium *start low, go slow*. Er is een lichte voorkeur voor een diureticum en/of een calciumantagonist, maar indien hypotensie een probleem vormt, lijken ACE-remmers – al dan niet met een calciumantagonist – minder klachten te geven. Eventueel kan men antihypertensiva roteren op zoek naar het gunstigste bijwerkingenprofiel voor de patiënt in kwestie [8].

Let bij het geven van de leefstijladviezen op of ze voor de betreffende patiënt geschikt zijn. Denk dan bijvoorbeeld aan de vocht- en zoutinname bij hartfalen en nierinsufficiëntie. De bekende manoeuvres zoals met de benen gekruist staan zijn bij ouderen af te raden vanwege het valrisico.

Aandachtspunten bij de verzorging

Mantelzorg en/of thuiszorg kan een belangrijke functie hebben bij het signaleren en vervolgens vermijden van uitlokkende factoren, bijvoorbeeld voldoende vochtinname. Ook kunnen ze de dagelijkse ondersteuning bieden bij het uitvoeren van adviezen zoals rustig opstaan, eventuele manoeuvres bij opstaan en het gebruik van andere hulpmiddelen in het kader van valpreventie zoals rollator of alarmering.

Wanneer verwijzen?

Verwijs patiënten met ernstige klachten van orthostatische hypotensie die onvoldoende reageren op leefstijladviezen en medicatie-aanpassingen of bij wie medicamenteuze bloeddrukverhoging wordt overwogen, naar een expertisecentrum of een internist. Verwijs ook bij twijfel over de oorzaak of bij een vermoeden van een onderliggende cardiale of neurologische oorzaak. Overweeg in het kader van valpreventie te verwijzen naar een fysiotherapeut [2].

Literatuur

1. Claassen JAHR. Orthostatische hypotensie bij de oudere patiënt. Ned Tijdschr Geneeskd. 2018;162:D1943.
2. Hale GM, Valdes J, Brenner M. The treatment of primary orthostatic hypotension. Ann Pharmacother. 2017;51(5):417–28.
3. Frith J, Parry SW. New Horizons in orthostatic hypotension. Age Ageing. 2017;46(2):168–74.
4. Subbarayan S, Myint PK, Martin KR, Abraha I, Devkota S, O'Mahony D, et al. Nonpharmacologic management of orthostatic hypotension in older people: a systematic review. The SENATOR ONTOP series. J Am Med Dir Assoc. 2019;20(9):1065–73.
5. Bouma M, De Jong J, Dros J, Maarsingh OR, Moormann KA, Smelt AFH, Van den Dool-Markus CAM, Van Dongen JJAM. NHG-Standaard Duizeligheid (eerste herziening). Huisarts Wet. 2017;60(7):348–56.
6. NIVEL. Zorgregistraties eerste lijn. Incidenties en prevalenties. Available from: https://www.nivel.nl/nl/nivel-zorgregistraties-eerste-lijn/incidenties-en-prevalenties (geraadpleegd december 2019).
7. Verenso-richtlijnen: https://richtlijnendatabase.nl/richtlijn/preventie_van_valincidenten_bij_ouderen/valpreventie_bij_orthostatische_hypotensie.html (geraadpleegd december 2019).
8. NHG-Standaard Cardiovasculair Risicomanagement (CVRM). Utrecht: NHG; 2019.
9. Farmacotherapeutisch Kompas. Diemen: Zorginstituut Nederland. Available from: www.farmacotherapeutischkompas.nl (geraadpleegd december 2019).

Insomnia/slapeloosheid

Arie Knuistingh Neven

Kernpunten

- Ouderen slapen lichter en worden vaker wakker.
- Secundaire insomnie speelt vooral bij ouderen een grote rol.
- Negatieve conditionering is er vaak de oorzaak van dat het slaapprobleem chronisch wordt.
- Centraal staan slaapadviezen, gebaseerd op cognitief-gedragstherapeutische principes.
- Met (non-)benzodiazepinen moet men bij ouderen terughoudend zijn gezien bijwerkingen, zoals sufheid overdag en de kans op vallen.

Definitie

Insomnie of slapeloosheid is de klacht over een subjectief slaaptekort, gepaard gaande met slechter functioneren overdag, zoals moeheid, prikkelbaarheid, verminderde concentratie en prestaties [1]. De NHG-Standaard hanteert een praktische definitie [2]:

> Minstens driemaal per week gedurende minstens drie weken achtereen klachten hebben van moeite met inslapen en/of doorslapen en/of te vroeg ontwaken, hetgeen gepaard gaat met slechter functioneren overdag in de vorm van moeheid, slaperigheid, prikkelbaarheid en vermindering van concentratie en prestaties.

'Kortdurende slapeloosheid' is slapeloosheid die minder dan drie weken bestaat. Bestaat de klacht langer dan drie weken, dan spreekt men van 'langer durende slapeloosheid'. In de literatuur wordt slapeloosheid die langer dan drie maanden aanhoudt, 'chronische insomnie' genoemd.

Etiologie/pathogenese

Fysiologie van de slaap

De normale slaap bestaat uit slaapcycli van 90–100 minuten. Een slaapcyclus bestaat uit REM-slaap en niet-REM-slaap. De niet-REM-slaap wordt ingedeeld in drie stadia: stadium 1 en 2 vormen de lichte slaap, stadium 3 is de diepe slaap of 'slow wave sleep' (SWS). Slaapstadium 3 is van belang voor het herstel van lichaam en geest, heeft een functie bij het geheugen en speelt een rol in de stofwisseling (groeihormoon). Een volwassene slaapt gemiddeld 7–8 uur per nacht, 60-plussers slapen gemiddeld 6,5 uur per nacht.

De slaaparchitectuur verandert bij het ouder worden [3]. De hoeveelheid REM-slaap en lichte slaap (niet-REM-slaap (N)1 en N2) neemt toe (fig. 2.1). De hoeveelheid diepe slaap (N3) is op 60-jarige leeftijd duidelijk verminderd vergeleken met jongvolwassenen. Dat geldt ook voor de totale slaaptijd. Het circadiane ritme wordt zwakker en raakt verstoord, de productie van

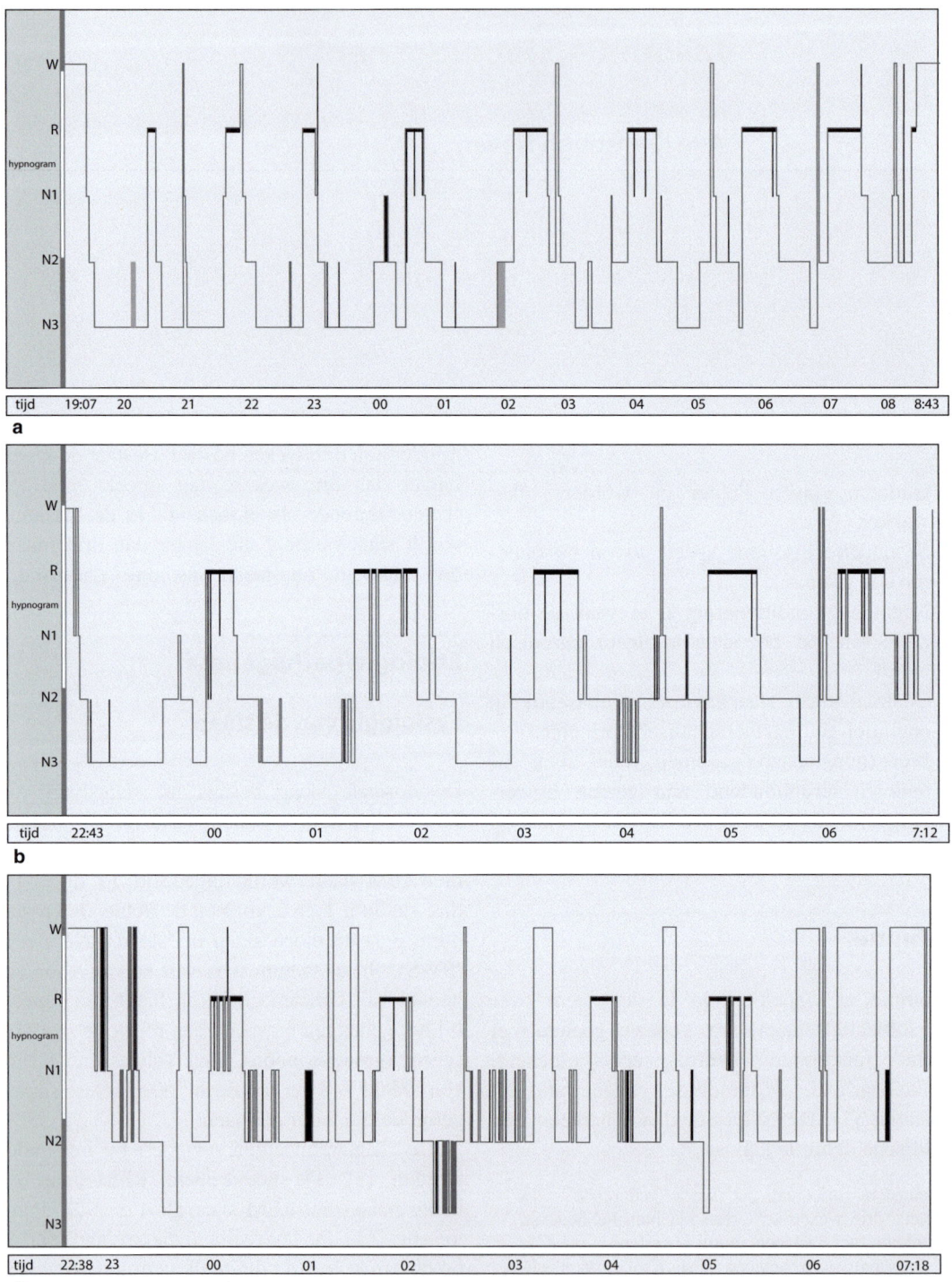

Figuur 2.1 Voorbeelden van een hypnogram op verschillende leeftijden: (**a**) van een kind; (**b**) van een volwassene; (**c**) van een oudere. Duidelijk zichtbaar zijn de snellere fasewisseling, het frequente nachtelijk ontwaken (W) en de afname van de REM-slaap (R) bij ouderen. De diepe slaap (SWS), vroeger opgedeeld in de slaapstadia 3 en 4, wordt thans benoemd als stadium N3 (N = niet-REM-slaap)

melatonine neemt af. Bij het ouder worden verschuift het slaap-waakritme naar voren, met als gevolg dat veel ouderen eerder naar bed gaan en ook vroeger wakker worden. Uit slaaponderzoek is bekend dat ouderen vaker 's nachts wakker worden.

Insomnia bij ouderen

Bij alle ouderen verandert de slaaparchitectuur. De prevalentie van insomnia neemt toe met de leeftijd [3].

Er wordt onderscheid gemaakt tussen primaire en secundaire insomnia. Slapeloosheid veroorzaakt door een onderliggende medische aandoening of door bijwerkingen van medicatie, psychische of psychosociale problematiek [2, 3] wordt secundaire insomnie genoemd. Als er geen onderliggende oorzaak gevonden kan worden, is er sprake van primaire insomnie. Men onderscheidt daarin diverse subtypen: idiopathische, paradoxale en – het meest voorkomend – psychofysiologische insomnie. Bij laatstgenoemd subtype spelen bezorgdheid en angst om niet of niet voldoende te kunnen slapen en negatieve conditionering een belangrijke rol.

Lichamelijke klachten die tot secundaire insomnie kunnen leiden en bij ouderen meer voorkomen [2, 3], zijn pijnklachten door bijvoorbeeld artrose of reuma, hoestklachten of kortademigheid bij COPD en hartfalen of jeukklachten. De slaap kan tevens verstoord worden door frequente nycturie bij diabetes, bij hartfalen of bij prostaataandoeningen. Ook restless legs syndrome (RLS) of vaatlijden kan voor insomnie zorgen. Tevens spelen psychiatrische problemen, zoals angst en depressieve gevoelens bij ouderen, een rol.

Medicatiegebruik (en vaak polyfarmacie) die de slaap kunnen verstoren zijn SSRI's, NSAID's, (vooral kortwerkende) diuretica, bètablokkers, corticosteroïden, antiparkinsonmiddelen en middelen tegen hypothyreoïdie [2, 3]. Cafeine (koffie, thee), nicotine en alcohol hebben een slaapverstorend effect. Door een veranderd metabolisme is een sterker effect van deze middelen bij ouderen te verwachten.

Differentiaaldiagnose

Verstoring van de slaap bij ouderen kan het gevolg zijn van slaapademhalingsstoornissen, zoals het obstructieveslaapapneusyndroom (OSAS), en bewegingsstoornissen zoals RLS en schokkende of trappende bewegingen in de slaap (PLMS). RLS is doorgaans een inslaapprobleem [2]. Het overigens zeldzame PLMD (periodic leg movement disorder) presenteert zich als een doorslaapprobleem.

Epidemiologie

In de algemene bevolking zijn er veel ouderen met slaapklachten: uit onderzoek komt een percentage van 40-50% naar voren. Slapeloosheid wordt bij de huisarts geregistreerd onder ICPC-code P06 [4]. Insomnie komt meer voor bij vrouwen dan bij mannen. De incidentie bij mannen van 66–74 is 29,2; de prevalentie 34,4 per 1.000 patiënten per jaar; bij vrouwen is dit 44,9 (inc) resp. 55,0 (prev). Bij 75-plussers is de incidentie 43,2 bij mannen en 64,5 bij vrouwen; de prevalentie is 53,6 bij mannen en 86,3 bij vrouwen.

Waarmee komt de patiënt?

De patiënt heeft als klacht dat hij moeilijk de slaap kan vatten en/of (te) vroeg wakker wordt en/of vaak wakker wordt en dan moeilijk weer kan inslapen en/of 's morgens niet uitgerust is of zich zelfs geradbraakt voelt. Ook kunnen er klachten zijn van slaperigheid overdag en niet goed functioneren. Doorgaans geeft de patiënt ook de aanleiding aan, bijvoorbeeld een stressvolle gebeurtenis. Vaak zijn er in combinatie daarmee ook somatische problemen, zoals frequent plassen, benauwdheid, hoesten, pijn of jeuk.

Anamnese

De huisarts vraagt [2]:

- of er inslaapproblemen of doorslaapproblemen zijn;
- wanneer de klachten begonnen zijn;
- of er een duidelijke aanleiding was;
- of er al eerder slapeloosheidsklachten geweest zijn;
- naar dromen of nachtmerries;
- naar het gebruik van slaapmiddelen en melatonine;
- naar het gebruik van homeopathische middeltjes (in drankjes zit vaak alcohol);
- naar het gebruik van zoetstoffen (veroorzaken RLS);
- naar het gebruik van slaapverstorende stoffen zoals alcohol en medicatie;
- naar snurken of ademstops (volgens de bedpartner);
- naar nycturie, nachtzweten, nachtelijke hartkloppingen, enzovoort;
- naar trappen met de benen, benauwd wakker worden, heftig dromen;
- naar wat de patiënt er zelf aan gedaan heeft;
- naar stress, spanningsklachten, depressiviteit;
- naar de huidige medicatie (ook zelf gekochte);
- of er klachten zijn zoals frequente nycturie, benauwdheid, hoesten, pijn of jeuk;
- naar slaaptijden;
- naar dutjes overdag;
- naar vreemde gedragingen 's nachts;
- naar slaperigheid overdag.

Onderzoek

Lichamelijk onderzoek

Specifiek lichamelijk onderzoek bij insomnia is niet zinvol. Uiteraard is onderzoek naar somatische aspecten bij secundaire slapeloosheid wel van belang.

Aanvullend onderzoek

Gericht laboratoriumonderzoek (ferritine, ijzerstatus, Hb en MCV, TSH, nierfuncties, vitamines B en D) kan aangevraagd worden om diverse aandoeningen uit te sluiten waarbij vermoeidheid op kan treden, zoals primaire en secundaire RLS.

Om de oorzaak van de insomnie te bepalen kan het invullen van een slaapdagboek gedurende één week inzicht geven (zie www.thuisarts.nl).

In de tweede lijn kan om slaapmisperceptie uit te sluiten een actigrafie worden uitgevoerd. Klinisch slaaponderzoek – in de vorm van polysomnografie (PSG) of eventueel beperkt tot ademregistratie – is een optie wanneer er geen oorzaak voor de klachten aanwijsbaar is of bij een vermoeden van OSAS of RLS/PLMD.

Beleid

Beoordeel eerst of er lichamelijke oorzaken van de insomnia zijn en zoek pas daarna naar mogelijke psychofysiologische aanknopingspunten [2]. Behandel de lichamelijke oorzaak zo mogelijk causaal of anders symptomatisch.

Beoordeel de medicatie die mogelijk van invloed is op de slaap op noodzaak, dosering en combinatie.

Niet-medicamenteuze behandeling

Niet-medicamenteuze behandeling is de basis [2, 5]:

- Geef uitleg over de oorzaken van insomnie en over slaaphygiëne, en adviseer de patiënt om overdag of op vroege avond actief te zijn. Adviseer om één uur voor het slapen licht van de televisie of smartphone te vermijden.
- Licht de adviezen om de slaaphygiëne te bevorderen toe en wijs de patiënt op www.thuisarts.nl (slaapproblemen) (kader 2.1).

Beleid

- Lichamelijke inspanning heeft een gunstig effect op inslaapproblemen, maar het effect op de slaapduur en het functioneren overdag zijn niet duidelijk aangetoond. Er is bewijs dat het gebruik van hypnotica hierdoor afneemt [6].
- De adviezen zijn gebaseerd op gedragstherapeutische principes en betreffen relaxatie, stimuluscontrole en slaaprestrictie. De huisarts of POH GGZ kan een rol spelen in deze 'cognitieve gedragstherapie'. In de toekomst zal dit wellicht kunnen worden aangeboden via een app [7].
- Verwijs bij onvoldoende effect van bovenstaande behandeling of bij ernstig disfunctioneren naar een psycholoog voor intensieve(re) begeleiding. Cognitieve gedragstherapie kan het gebruik van hypnotica beperkt houden, maar is in de dagelijkse praktijk vaak moeilijk toepasbaar bij oudere patiënten met comorbiditeit [6].
- Blootstelling aan helder licht in de ochtend of in de avond bij verschuiving van het circadiane ritme bij ouderen is onvoldoende bewezen [6].

> **Kader 2.1 Slaapadviezen**
> - Blijf niet te lang in bed zonder te slapen.
> - Handhaaf vaste tijden van naar bed gaan en opstaan.
> - Ga uit bed als u niet kunt slapen.
> - Beperk dutjes tot maximaal 30 minuten.
> - Beweeg regelmatig.
> - Probeer vooral in de namiddag en de vooravond buiten te zijn.
> - Stel u zelf bloot aan licht, zowel zonlicht als kunstlicht.
> - Gebruik eventueel 's avonds slechts een lichte maaltijd.
> - Vermijd cafeïne, tabak en alcohol na lunchtijd.
> - Beperk de vochtinname in de avond.

Medicamenteuze behandeling

- (Niet-)benzodiazepinen zijn bij ouderen de meest gebruikte hypnotica. Benzodiazepinen onderdrukken zowel de diepe slaap (N3) als de REM-slaap, maar de lichte slaap (N2) neemt toe. Het klinische effect is bekend: de inslaaptijd wordt verkort en patiënten worden minder vaak wakker. Een belangrijk nadeel bij ouderen is de grotere gevoeligheid voor het effect en de grotere kans op bijwerkingen (vallen 's nachts en sufheid in de ochtend). Afhankelijkheid ontstaat al na tien dagen; stoppen leidt tot rebound-REM-slaap met nare dromen, waardoor de patiënt vaker direct wil herstarten met de medicatie.
- Schrijf bij hoge lijdensdruk, ondanks slaapadviezen, kortdurend (eenmalig 5 tot 10 tabletten) een kortwerkend slaapmiddel voor: 10 mg temazepam of 5 mg zolpidem. Adviseer om het slaapmiddel niet dagelijks te gebruiken, maar bijvoorbeeld elke derde nacht (mogelijk minder kans op verslaving) en laat de patiënt terugkomen op het spreekuur als een herhaling van de medicatie nodig is. Benoem ook de rijveiligheidsadviezen.
- Bij ouderen neemt de productie van melatonine door de pijnappelklier af. Behandeling van slapeloosheid met melatonine lijkt logisch. Mogelijk heeft melatonine een bescheiden effect op de globale slaapuitkomsten [8]. Melatonine wordt in de NHG-Standaard (2014) niet aangeraden. In de richtlijn in de tweede lijn wordt melatonine aangewezen als eerste keus indien medicamenteuze behandeling nodig geacht wordt [9]. Eventueel kan gedurende maximaal 13 weken melatonine 2 mg 1× per dag, 1 tot 2 uur voor het slapengaan worden gestart [10]. Langdurig gebruik van melatonine wordt niet aangeraden (mogelijk hoger fractuurrisico). Melatonine lijkt veilig en effectief te zijn, hoewel dit niet specifiek bij ouderen is aangetoond.

Wat is aangetoond?
De meeste gegevens zijn ontleend aan onderzoek bij volwassenen in het algemeen. De conclusies zijn derhalve beperkt toepasbaar bij ouderen.

In een Cochrane-review werden gedragstherapeutische interventies geëvalueerd bij patiënten van 60 jaar en ouder [11]. Er werd een matig gunstig effect gevonden op doorslapen.

Het effect van lichamelijke activiteit en het gebruik van lichttherapie op slaapproblemen bij ouderen (> 60 jaar) is niet bewezen. Dit betrof slechts een klein onderzoek (43 patiënten) [12].

In een meta-analyse van 105 RCT's is het effect geanalyseerd van hypnotica bij patiënten met chronische insomnie [13]. Benzodiazepinen verbeterden de inslaaptijd, vastgesteld met polysomnografie, met 10 minuten. Met niet-benzodiazepinen was dit 13 minuten en met antidepressiva 7 minuten. Gemeten met een slaapdagboek verbeterden de inslaaptijden respectievelijk met 19, 17 en 12 minuten. Onderzoeken die benzodiazepinen vergeleken met niet-benzodiazepinen, gaven geen verschil in effectiviteit te zien. Wel gaven de niet-benzodiazepinen minder bijwerkingen. De onderzochte patiëntenpopulatie bestond echter niet alleen uit ouderen.

Vier systematische reviews en twee RCT's van matige kwaliteit rapporteren dat melatonine een bescheiden effect heeft op de globale slaapuitkomsten, functioneren en gemoed in een brede populatie. Of melatonine effect heeft op de kwaliteit van leven is minder duidelijk [8]. In een meta-analyse is de effectiviteit van niet-benzodiazepinen bij primaire insomnie vergeleken met placebo [14]. Niet-benzodiazepinen gaven een lichte verbetering van de inslaaptijd. De resultaten werden echter niet uitgesplitst in leeftijdscategorieën en in de verschillende stoffen.

In een meta-analyse werd het effect van benzodiazepinen vergeleken met niet-benzodiazepinen, en antidepressiva bij patiënten met primaire insomnia [15]. Benzodiazepinen en niet-benzodiazepinen waren effectiever dan antidepressiva.

Overwegingen bij comorbiditeit

Slaapstoornissen zijn bij ouderen vaak het gevolg van comorbide aandoeningen. Deze moeten in kaart worden gebracht, inclusief de gebruikte medicatie, en zo mogelijk gericht behandeld worden.

Aandachtspunten bij de verzorging

Voorlichting over insomnia en adviezen ten aanzien van preventie van insomnia, gegeven aan de verzorging en/of mantelzorger van een oudere, kunnen bijdragen aan betere compliantie van de adviezen. In verpleeghuizen kan bij slaapmisperceptie een extra observatie gedurende de nacht uitgevoerd worden [9].

Wanneer verwijzen?

Indien genoemde therapeutische opties falen en er een grote invaliditeit is door het slaaptekort, kan de huisarts overwegen de patiënt te verwijzen naar een centrum waar uitgebreid slaaponderzoek plaatsvindt. Verwijs naar de tweede lijn bij een vermoeden van aandoeningen zoals OSAS, voor onderzoek en behandeling (CPAP). Verwijs ook indien eerstelijnsbehandeling van RLS/PLMD onvoldoende effectief is.

Preventie en voorlichting

Geef uitgebreide voorlichting over slaap, slaaptijd en slaaphygiëne. Leg uit dat het een fysiologisch fenomeen is dat men naarmate men met de leeftijd minder diep slaapt en vaak ook korter. Overdag slapen vermindert de slaap gedurende de nacht. Geef aan dat bij mensen met insomniaklachten het daadwerkelijke slapen vaak onderschat wordt. Patiënteninformatie is te vinden via Thuisarts: https://www.thuisarts.nl/slaapproblemen.

Literatuur

1. Knuistingh Neven A. Slapeloosheid (primaire insomnia). In: De Vries H, De Jongh TOH, redactie. Therapie van alledaagse klachten. Houten: Bohn Stafleu van Loghum; 2018.
2. NHG-werkgroep Slaapproblemen en slaapmiddelen. NHG-Standaard Slaapproblemen en slaapmiddelen (tweede herziening). Huisarts Wet. 2014;57:352–61.
3. Wennberg AM, Canham SL, Smith MT, Spira AP. Optimizing sleep in older adults: treating insomnia. Maturitas. 2013;76:247–52.
4. NIVEL. Zorgregistraties eerste lijn. Incidenties en prevalenties. Utrecht: NIVEL; 2015–2016. Available from: https://www.nivel.nl/nl/nivel-zorgregistraties-eerste-lijn/incidenties-en-prevalenties (geraadpleegd augustus 2019).
5. Lam S, Macina LO. Therapy update for insomnia in the elderly. Consult Pharm. 2017;32(10):610–22.
6. Alessi C, Vetiello MV. Insomnia (primary) in older people: non-drug treatments. BMJ Clin Evid. 2015;2015:2302.
7. Horsch CH, Lancee J, Griffioen-Both F, Spruit S, Fitrianie S, Neerincx MA, et al. Mobile phone-delivered cognitive behavioral therapy for insomnia: a randomized waitlist controlled trial. J Med Internet Res. 2017;19(4):e70.
8. Gray C, Ryce A. Melatonin for the treatment of insomnia: a review of clinical effectiveness, cost-effectiveness, and guidelines. Ottawa (ON): Canadian Agency for Drugs and Technologies in Health; 2019.
9. https://richtlijnendatabase.nl/richtlijn/slaapproblemen_bij_acuut_opgenomen_ouderen/slaapproblemen_-_korte_beschrijving.html (geraadpleegd juli 2020).
10. Farmacotherapeutisch Kompas. Diemen: Zorginstituut Nederland. Available from: https://www.farmacotherapeutischkompas.nl/bladeren/preparaatteksten/m/melatonine.
11. Montgomery P, Dennis J. Cognitive behavioural interventions for sleep problems in adults aged 60+. Cochrane Database Syst Rev. 2003.
12. Montgomery P, Dennis J. Physical exercise for sleep problems in adults aged 60+. Cochrane Database Syst Rev. 2002;(4):CD003404.
13. Buscemi N, Vandermeer B, Friesen C, et al. The efficacy and safety of drug treatments for chronic insomnia in adults: a meta-analysis of RCT's. J Gen Intern Med. 2007;22:1335–50.
14. Huedo-Medina TB, Kirsch I, Middlemass J, Klonizakis M, Siriwardena AN. Effectiveness of niet-benzodiazepine hypnotics in treatment of adult insomnia: meta-analysis of data submitted to the Food and Drug Administration. BMJ. 2012;345:e8343.
15. Winkler A, Auer C, Doering BK, Rief W. Drug treatment of primary insomnia: a meta-analysis of polysomnographic randomized controlled trials. CNS Drugs. 2014;28(9):799–816.

3 Trappen in de slaap en rusteloze benen

Arie Knuistingh Neven

Kernpunten

- 'Periodic leg movement disorder' (PLMD) is het stelselmatig ontwaken door PLMS met arousals, zonder dat de patiënt klachten heeft van RLS.
- Het restless legs syndrome (RLS) is een aandoening waarbij mensen slecht slapen door onrust in de benen.
- PLMD is zeer zeldzaam en kan een oorzaak zijn van insomnie.
- 'Periodic leg movements in sleep' (PLMS) zijn periodieke beenbewegingen die bij slaaponderzoek vastgesteld kunnen worden. Zij blijven zeer vaak onbewust en hoeven dus geen klinische betekenis te hebben.
- Dopamineagonisten zijn eerste keuze bij de behandeling van RLS.
- Medicatie moet uitsluitend worden voorgeschreven aan patiënten die een aantoonbare verstoring van de slaap hebben, waardoor overdag klachten en slaperigheid ontstaan.

Definitie

Rusteloze benen, ofwel het restless legs syndrome (RLS), wordt gedefinieerd als een onweerstaanbare drang om de benen te bewegen, hetgeen meestal gepaard gaat met onaangename sensaties in de benen. De klachten wordt uitgelokt door periodes van rust of inactiviteit en worden verlicht door weer te bewegen. Ze treden vooral 's avonds en 's nachts op. Andere oorzaken van de klachten moeten worden uitgesloten [1, 2].

Men spreekt over 'periodic leg movement disorder' (PLMD) als de schokkende bewegingen de slaap verstoren en overdag slaperigheid veroorzaken, zónder dat er sprake is van RLS [3]. PLMD wordt beschouwd als de motorische variant van RLS [2]. Vroeger werd de aandoening myoclonus nocturnus genoemd, omdat men dacht dat het een vorm van epilepsie was.

Trekkingen van de benen moeten onderscheiden van de zogeheten *hypnic jerks*. Dit is een inslaapfenomeen.

Etiologie/pathogenese

Bij 80 % van de patiënten met RLS worden tijdens de slaap 'periodic leg movements in sleep' (PLMS) gemeten [3, 4]. Meestal maakt een patient daarbij trappende bewegingen; in ernstige gevallen zijn ook de armen erbij betrokken. De bewegingen zijn doorgaans van korte duur (0,5–10 seconden) en herhalen zich in een reeks van minimaal vier met een interval van 5–90 seconden [3]. Het bewegingspatroon van de benen lijkt een beetje op een Babinski-reflex, maar dan spontaan, zonder stimulus. PLMS kunnen gepaard gaan met arousals en kunnen leiden tot doorslaapstoornissen en slaperigheid overdag. De RLS-patiënt heeft vaak moeite met inslapen en kan er ook wakker van worden, met als gevolg een doorslaapstoornis. Vaak heeft ook de bedpartner last van de schoppende bewegingen.

Er zijn veel aandoeningen waarbij PLMS voorkomen zonder RLS-klachten. Dergelijke aandoeningen kunnen worden ontdekt bij uitgebreid slaaponderzoek (polysomnografie). Er zijn aanwijzingen dat PLMD een negatief effect heeft op het cardiovasculaire systeem [5]. Door de vele arousals ontstaat een langdurig verhoogde sympathicustonus met als gevolg hypertensie, ritmestoornissen en hart- en vaatziekten.

De pathofysiologie van RLS is onduidelijk. Dopaminedisfunctie, gestoorde ijzerstofwisseling en genetische factoren spelen een rol. De oorzaak is voor ongeveer 70 % erfelijk bepaald. Men spreekt dan van primaire RLS.

Secundaire RLS kan ontstaan door medicatiegebruik (SSRI's, lithium, neuroleptica), een lage concentratie ferritine in het bloed en diverse auto-immuunziekten, waaronder diabetes mellitus, reumatoïde artritis en schildklieraandoeningen. RLS-klachten kunnen uitgelokt worden of verergeren door alcohol- en nicotinegebruik. Ook bij stoppen met sedativa kunnen beentrekkingen optreden.

Differentiaaldiagnose

Differentiaaldiagnostisch dienen bij RLS verschillende aandoeningen overwogen te worden. In de eerste plaats moeten nachtelijke kuitkrampen nadrukkelijk onderscheiden worden van RLS. Bij nachtelijke kuitkrampen staat pijn op de voorgrond. Ook varices (inspectie), claudicatio intermittens (pijn bij lopen hetgeen weer verdwijnt in rust) en perifere neuropathie (diverse wisselende klachten) moeten bij de overwegingen betrokken worden.

Epidemiologie

Naar schatting 4–11 % van alle volwassenen heeft RLS-klachten [3]; in Nederland wordt de prevalentie geschat op 7 % [6]. Dat percentage stijgt met de leeftijd: bij 65-plussers wordt melding gemaakt van 10–35 %. De aandoening komt vaker voor bij vrouwen dan bij mannen.

De prevalentie van PLMD is waarschijnlijk erg laag. In een slaapcentrum werd bij 4 % van de patiënten met chronische insomnie zonder duidelijke somatische of psychofysiologische aanknopingspunten de diagnose PLMD gesteld [7].

In de huisartsenpraktijk is de prevalentie van RLS (ICPC-code N04) 3,4 per 1.000 patiënten per jaar [8]. Bij patiënten van 65 jaar en ouder is de incidentie 3,7 en de prevalentie 8,1. De incidentie bij mannen is 2,2 en de prevalentie 4,8, bij vrouwen is de incidentie 5,1 en de prevalentie 11,3. Bij 75-plussers is de incidentie 5,2 en de prevalentie 11,8: bij mannen in deze leeftijdscategorie is de incidentie 3,6 en de prevalentie 7,5, bij vrouwen zijn de getallen 6,2 respectievelijk 14,8.

PLMD heeft geen eigen ICPC-code. De huisarts codeert de aandoening waarschijnlijk als RLS (N04).

Waarmee komt de patiënt?

Patiënten melden zich meestal bij de huisarts met klachten van slapeloosheid en vooral vanwege moeite met inslapen. Bij gericht navragen zijn het onaangename sensaties in de benen die het inslapen en het doorslapen belemmeren. De klachten worden beschreven als kriebelend, tintelend, jeukend of branderig. Soms ervaart men het 'alsof er beestjes in de kuiten lopen'.

PLMS, schokkende en trappende bewegingen in de slaap, worden niet vaak gemeld als ingangsklacht. Vaak merkt de patiënt zelf er weinig van. Soms maakt de bedpartner hem opmerkzaam op het onrustige slaapgedrag en is dat de aanleiding tot het spreekuurbezoek. In sommige gevallen is overmatige slaperigheid overdag de reden om de arts te raadplegen. Zowel RLS als PLMD kan aan de klacht ten grondslag liggen.

Anamnese

De huisarts vraagt:

- wanneer de klachten begonnen zijn;
- of er door de onaangename sensaties drang is de benen te bewegen;
- of het nare gevoel kortdurend verdwijnt door te bewegen;
- wanneer de klachten beginnen (voornamelijk in rust?);
- wanneer de klachten optreden (in de voor-avond en nacht, niet overdag?);
- of de klachten als pijnlijk ervaren worden (past meer bij kuitkrampen);
- of het in de familie voorkomt;
- naar schokkende bewegingen tijdens de slaap (bedpartner!);
- naar de slaapgewoonten (slapen patiënt en partner op gescheiden bedden?);
- naar doorslaapproblemen;
- naar overmatige slaperigheid overdag (te meten met de Epworth Sleepiness Score);
- naar medicatiegebruik (SSRI's, tricyclische antidepressiva, neuroleptica);
- naar alcoholgebruik en roken;
- of er andere aandoeningen zijn (neurologisch, diabetes, schildklieraandoeningen, nierproblemen, anemie).

Onderzoek

Lichamelijk onderzoek

Bij het lichamelijk onderzoek wordt gekeken naar het bestaan van varices. Ook blijkt bij het lichamelijk onderzoek dat de verschijnselen van polyneuropathie ontbreken. Andere aandoeningen genoemd bij de differentiaaldiagnose, zoals claudicatio en nachtelijke kuitkrampen, worden anamnestisch geëvalueerd.

Aanvullend onderzoek

Gericht laboratoriumonderzoek (ferritine, ijzerstatus, Hb en MCV, TSH, nierfuncties, vitamines B en D) moet aangevraagd worden om primaire en secundaire RLS te onderscheiden.

Bij doorslaapstoornissen kan de patiënt verwezen worden voor polysomnografie (PSG) om te beoordelen of er sprake is van gestoorde slaap.

Beleid

Niet-medicamenteus

Bij matige klachten hebben niet-medicamenteuze adviezen de voorkeur bij de aanpak van RLS [3]. Een goede slaaphygiëne is van belang. Het gebruik van cafeïne en alcohol 's avonds moet vermeden worden. Lichte mentale arbeid (puzzeltjes, sudoku's) en massages helpen vaak goed.

Medicamenteus

Als medicatie overwogen wordt, zijn dopamineagonisten eerste keus bij RLS. Pramipexol en ropinirol zijn bewezen effectief [1, 2]. Ook de minder bekende rotigotinepleister is effectief bij RLS. Deze middelen zijn echter niet werkzaam bij PLMD.

Middelen als levodopa, cabergoline, gabapentine, pregabaline en clonidine zijn in Nederland niet geregistreerd voor RLS. Bij de neurologen hebben de anti-epileptica, gabapentine en pregabaline, overigens inmiddels wel een belangrijke plaats bij de behandeling van RLS.

Het medicatiegebruik moet regelmatig geëvalueerd worden. Behandeling van een eventuele onderliggende aandoening kan de klachten reduceren of doen verdwijnen. Indien dit niet mogelijk is, dan is pramipexol of ropinirol een optie.

> **Wat is aangetoond?**
> In 2012 verscheen een systematische review over medicatie bij RLS (met PLMS) en PLMD [9]. De International Restless Legs Rating Scale (IRLS) was het ijkpunt. Pramipexol bleek effectief ten opzichte van placebo (7 onderzoeken; n = 755 versus 643; IRLS −6,72 (95 %-BI −8,4 tot −4,9)). Dat gold ook voor ropinirol (5 onderzoeken; n = 465 versus 471; IRLS −3,99 (95 %-BI −5,97 tot −2,01)).
> De effectiviteit van pramipexol werd in een systematische review onderzocht [10]. Vergeleken met placebo was pramipexol significant effectiever op de eindmaat (IRLS).
> Levodopa, cabergoline, gabapentine en pregabaline blijven, gezien het indicatiegebied, buiten beschouwing. Clonidine, carbamazepine en pregabaline zijn onvoldoende onderzocht en worden niet geadviseerd bij RLS. Met betrekking tot PLMD (PLMS met klachten over slaap of hypersomnie) is geen gecontroleerd onderzoek bekend.

Overwegingen bij comorbiditeit

Milde vormen van PLMD en RLS/PLMS kunnen verergeren door het gebruik van antidepressiva en neuroleptica. SSRI's dienen dan in overleg met de behandelend psychiater te worden vervangen door middelen die deze bijwerking niet hebben. In geaccrediteerde slaapcentra werken naast somnologen ook psychiaters die hierbij advies kunnen geven.

Bij onderliggende aandoeningen, zoals nier- of schildklierproblemen, obstructieveslaapapneusyndroom (OSAS), anemie of reuma, is uiteraard gerichte behandeling nodig.

Wanneer verwijzen?

Patiënten met klachten over de slaap en trappende bewegingen tijdens de slaap kunnen voor een volledig slaaponderzoek (PSG) verwezen worden naar een geaccrediteerd algemeen slaapcentrum. Ook patiënten met chronische insomnie zonder duidelijke oorzaak moeten verwezen worden naar een geaccrediteerd algemeen slaapcentrum.

Preventie en voorlichting

Er zijn weinig aanknopingspunten voor preventie, anders dan uitleg over het ziektebeeld. Medicamenteuze behandeling valt alleen te overwegen als er duidelijke klachten zijn, bijvoorbeeld slaperigheid overdag. Niet-medicamenteuze adviezen hebben de voorkeur.

De huisarts kan de patiënt verwijzen naar informatie op Thuisarts: https://www.thuisarts.nl/rusteloze-benen.

Literatuur

1. Rijsman R, De Weerd AW, Poirrier R. Restless legs syndroom. In: Verbraeken J, Buysse B, Hamburger H, Van Kasteel V, Van Steenwijk R, redactie. Leerboek Slaap en slaapstoornissen. Leuven/Den Haag: Acco; 2013.
2. NHG-werkgroep Slaapproblemen en slaapmiddelen. NHG-Standaard Slaapproblemen en slaapmiddelen (tweede herziening). Huisarts Wet. 2014;57:352–61.
3. Trotti LM. Restless legs syndrome and sleep-related movement disorders. Continuum (Minneap Minn). 2017;23(4, Sleep Neurology):1005–16.
4. Ferri R, Koo BB, Picchietti DL, Fulda S. Periodic leg movements during sleep: phenotype, neurophysiology, and clinical significance. Sleep Med. 2017;31:29–38.
5. Högl B, Stefani A. Restless legs syndrome and periodic leg movements in patients with movement disorders: Specific considerations. Mov Disord. 2017;32(5):669–81.
6. Rijsman R, Knuistingh Neven A, Graffelman AW, Kemp B, De Weerd AW. The epidemiology of restless legs in the Netherlands. Eur J Neurol. 2004;11:607–11.

7. Neerings-Verberkmoes NE, Vlak MH, De Lau ML, Hamburger HL. Chronische insomnie: niet altijd psychofysiologisch. Ned Tijdschr Geneeskd. 2014;158:A6791.
8. NIVEL. Zorgregistraties eerste lijn. Incidenties en prevalenties. Utrecht: NIVEL; 2015–2016. Available from: https://www.nivel.nl/nl/nivel-zorgregistraties-eerste-lijn/incidenties-en-prevalenties (geraadpleegd augustus 2019).
9. Aurora RN, Kristo DA, Bista SR, et al. The treatment of restless legs syndrome and periodic limb movement disorder in adults: an update for 2012: practice parameters with an evidence-based systematic review and meta-analyses: an American Academy of Sleep Medicine Clinical Practice Guideline. Sleep. 2012;35:1039–62.
10. Liu GJ, Wu L, Lin Wang S, Xu LL, Ying Chang L, Fu Wang Y. Efficacy of pramipexole for the treatment of primary restless leg syndrome: a systematic review and meta-analysis of randomized clinical trials. Clin Ther. 2016;38(1):162–79.e6.

Chronisch slaapmiddelengebruik

Jantine Koornneef-de Jong

Kernpunten

- Bijwerkingen van slaapmiddelen zijn sufheid, vallen, afhankelijkheid en geheugenstoornissen.
- Het gebruik van slaapmiddelen geeft een verhoogd risico op het krijgen van een heupfractuur. Binnen twee weken na de start van de slaapmedicatie is dit risico nog groter.
- Het sederende effect van benzodiazepinen kan al na enkele dagen tot weken gebruik afnemen door het ontstaan van tolerantie. Voor het angstremmende effect lijkt minder tolerantie op te treden.
- Een stopbrief aan chronische gebruikers is een effectieve minimale-interventiestrategie.
- Gereguleerde dosisreductie onder begeleiding is effectief en eenvoudig toepasbaar.

Definitie

Chronisch slaapmiddelengebruik is het gebruik van slaapmiddelen (hypnotica) gedurende meer dan zestig dagen in de afgelopen drie maanden [1]. De in dit hoofdstuk besproken hypnotica zijn benzodiazepinen en daaraan verwante middelen, zoals zolpidem en zopiclon. Vanwege de bijwerkingen, zoals sufheid en vallen, acht men langdurig gebruik van hypnotica ongewenst.

Etiologie/pathogenese

Benzodiazepineagonisten hebben een dempende werking doordat zij de neurotransmitter gamma-aminoboterzuur (GABA) versterken [2]. Zij grijpen aan op de $GABA_A$-receptor, een remmend ionkanaal dat bestaat uit vijf subunits. Alle benzodiazepinen binden op vrijwel dezelfde wijze aan $GABA_A$-receptoren met een $\alpha 1$-, $\alpha 2$-, $\alpha 3$- of $\alpha 5$-subunit, maar de kracht van die binding verschilt. Daarom verschillen ook de aanbevolen doseringen per middel.

Benzodiazepinen hebben naast een hypnotische en anxiolytische werking ook anticonvulsieve en spierrelaxerende eigenschappen. Omdat de niet-benzodiazepinen zolpidem en zopiclon een specifieke affiniteit hebben voor $GABA_A$-receptoren met een $\alpha 1$-subunit [3], hebben zij alleen een hypnotisch effect. Zij worden daarom alleen als slaapmiddel gebruikt.

Het sederende en hypnotische effect van benzodiazepinen kan al na enkele dagen tot weken gebruik afnemen door het ontstaan van tolerantie. Daarom wordt geadviseerd een benzodiazepine bij slapeloosheid niet langer dan veertien dagen achter elkaar voor te schrijven. Voor het angstremmende effect lijkt minder tolerantie op te treden, daarom kunnen benzodiazepinen bij angststoornissen wel langdurig gegeven worden.

De tolerantie voor zolpidem en zopiclon lijkt minder uitgesproken dan voor benzodiazepinen, maar dit is momenteel nog onvoldoende duidelijk [3, 4]. De bijwerkingen zijn echter vergelijkbaar met die van benzodiazepinen [4].

De bijwerkingen van benzodiazepinen kunnen invaliderend zijn. Sufheid overdag, grotere kans op vallen en fracturen kunnen het gevolg zijn [4, 5]. Ook zijn er aanwijzingen dat langdurig gebruik van benzodiazepinen de kans op verschijnselen van dementie vergroot [6]. Omdat met de leeftijd ook de variatie in farmacokinetiek (absorptie, distributie en eliminatie) toeneemt, adviseert men bij ouderen een lagere dosering aan te houden [2]. Voor de bijwerkingen maakt het niet uit of men een kort dan wel een langwerkende benzodiazepine gebruikt. Een hooggedoseerde kortwerkende benzodiazepine kan overdag nog sufheid en slaperigheid geven, terwijl een laaggedoseerd langwerkend preparaat overdag al weer uitgewerkt kan zijn. Van belang zijn dus vooral de dosering en de frequentie van het gebruik. Het valrisico is de eerste twee weken na start van de medicatie groter dan erna [5].

Epidemiologie

Per 1 januari 2009 heeft het ministerie van Volksgezondheid, Welzijn en Sport de vergoeding van benzodiazepinen en daaraan verwante middelen, zoals zopiclon en zolpidem, geschrapt uit de basisverzekering. De vergoeding is nog slechts toegestaan (code B2) bij behandeling van epilepsie, resistente angststoornissen, meervoudige psychiatrische problematiek, spierspasmen en bij palliatieve sedatie. De afschaffing van de vergoeding zorgde ervoor dat het gebruik van benzodiazepinen, uitgedrukt in defined daily doses (DDD's), daalde. In 2008 verstrekten de Nederlandse apotheken nog 209 miljoen DDD's, in 2011 was dit gedaald naar 177 miljoen DDD's: een daling van 15 %. De sterkste daling was waarneembaar bij de senioren [7]. Sinds 2012 nemen de verstrekkingen jaarlijks met gemiddeld 1,8 % af (fig. 4.1) [8]. Vrouwen gebruiken 2,6 keer zoveel benzodiazepinen als mannen [8].

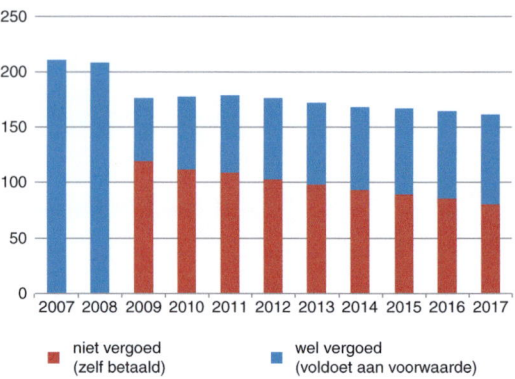

Figuur 4.1 Hoeveelheid verstrekte benzodiazepinen in DDD's (× miljoen), al dan niet zelf betaald. Bron: Stichting Farmaceutische Kengetallen [8]

Waarmee komt de patiënt?

Sommige patiënten komen naar het spreekuur omdat zij zelf willen stoppen met het chronisch slaapmiddelengebruik. Andere patiënten willen stoppen vanwege bijwerkingen, zoals sufheid, concentratieproblemen, geheugenproblemen, vallen en fracturen. En patiënten kunnen ook op het spreekuur komen met de vraag om meer of andere slaapmiddelen, omdat de huidige slaaptabletten niet effectief genoeg (meer) zijn. De arts kan het probleem ook zelf aan de orde stellen tijdens een regulier consult.

Anamnese

De huisarts vraagt naar [1]:

- mogelijke bijwerkingen van chronisch benzodiazepinegebruik, zoals slaperigheid overdag, concentratieproblemen, geheugenproblemen of vallen;
- de duur, het beloop en de frequentie van de klachten;

- klachten overdag en gevolgen voor het dagelijks functioneren (moeheid, verminderde concentratie);
- mogelijke redenen van de slapeloosheid;
- gebruik van slaapmiddelen (frequentie, dosering);
- slaappatroon (hoe ziet het slaappatroon eruit en hoe zag het eruit voordat de patiënt slaapmiddelen gebruikte?);
- het opvolgen van slaapadviezen;
- verwachtingen over de slaap;
- wat de patiënt zelf al heeft geprobeerd om te stoppen met de slaapmiddelen en wat hij daarvan merkte (ontwenningsverschijnselen, toegenomen slapeloosheid?);
- het bestaan van andere verschijnselen, zoals snurken, ademstops, rusteloze benen of nachtelijke kuitkrampen;
- de verwachtingen die de patiënt heeft van mogelijke manieren om te stoppen met slaapmiddelen en van oplossingen voor de slapeloosheid (hulpvraag).

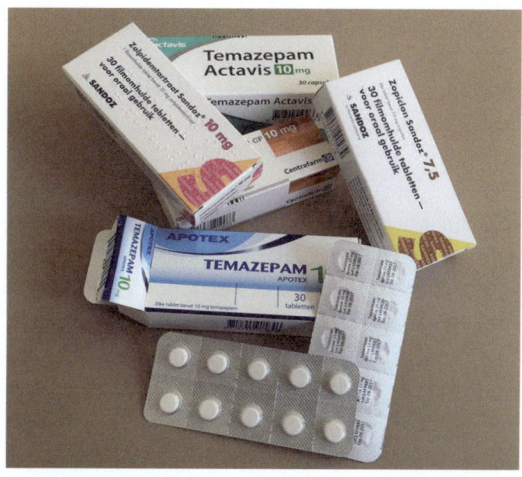

Figuur 4.2 Ouderen gebruiken veel meer benzodiazepinen dan volwassenen

Onderzoek

Lichamelijk onderzoek is vaak niet nodig. Alleen als andere oorzaken van slaapproblemen worden vermoed, wordt gericht lichamelijk onderzoek geadviseerd [1].

Beleid

Of een interventie bij chronisch slaapmiddelengebruik kans van slagen heeft, is afhankelijk van de motivatie van de patiënt. De patiënt zal het advies krijgen te stoppen met benzodiazepinen. De ervaring leert echter dat ouderen die al jarenlang een slaaptablet slikken, niet snel bereid zijn een stoppoging te starten (fig. 4.2). Eventueel aanwezige comorbiditeit kan daarbij een belangrijke rol spelen.

De huisarts zal beginnen met voorlichting over de risico's, de nadelige effecten, de beperkte effectiviteit en de gewenning bij langdurig gebruik van benzodiazepinen. Daarna krijgt de patiënt het advies het middel langzaam – in verband met de ontwenningsverschijnselen die kunnen ontstaan – af te bouwen. Hierdoor kunnen de slaapproblemen tijdelijk toenemen, zodat de patiënt de indruk krijgt dat hij niet zonder het slaapmiddel kan [9].

Als het de patiënt zelf niet lukt om te stoppen, is gereguleerde dosisreductie een mogelijkheid. Bij deze methode begeleidt de huisarts de patiënt bij het afbouwen. De benzodiazepine wordt omgezet naar een equivalent van diazepam (de omrekentabel is te vinden in de NHG-Standaard Slaapproblemen) [1]. De huisarts geeft een afgepast recept mee voor twee weken diazepam in tabletten van 2 mg. Door het dosisequivalent in tabletten van 2 mg voor te schrijven, wordt de patiënt zich bewust van de hoeveelheid die hij gebruikt. Daarna wordt de dosering wekelijks met 25 % van de uitgangsdosis verminderd, telkens met een afgepast recept voor één week. De huisarts ziet de patiënt wekelijks en besteedt tijdens het consult aandacht aan de ontwenningsklachten. Een nadeel van diazepam is dat het een lange halfwaardetijd heeft en kan leiden tot slaperigheid overdag. Daarom wordt verkeersdeelname bij diazepamgebruik afgeraden. Indien dit bezwaarlijk is, kan de gereguleerde dosisreductie toegepast worden op de eigen, tot dan toe gebruikte, benzodiazepine [9, 10].

De huisartsenpraktijk kan ook kiezen voor een proactief beleid via de zogeheten 'minimale-interventiestrategie'. Hierbij stuurt de huisarts een stopbrief naar alle chronische gebruikers in zijn praktijk. De stopbrief adviseert de gebruiker te stoppen met de benzodiazepinen en benoemt de risico's van langdurig gebruik. Gebleken is dat een kwart van de patiënten het gebruik stopt of vermindert na het ontvangen van deze brief [9, 10].

> **Wat is aangetoond?**
> In Nederland is een interventieonderzoek uitgevoerd bij ruim 2000 chronische gebruikers van benzodiazepinen. De deelnemers – niet specifiek ouderen – kregen een stopbrief met informatie over de nadelen van langdurig gebruik en het advies geleidelijk te minderen en indien mogelijk geheel te stoppen. Na drie tot zes maanden werd degenen die niet gestopt waren, begeleide dosisreductie aangeboden. Hoewel slechts 17 % gemotiveerd bleek voor deelname aan het dosisreductieprogramma, waren beide interventies effectief. Na de stopbrief stopte 24 % van de gebruikers (tegen 12 % in de controlegroep die geen brief kreeg) en het dosisreductieprogramma slaagde bij twee derde van de deelnemers. Na tien jaar bleek dat de meeste patiënten die gestopt waren, dat nog steeds waren. Patiënten die het gebruik hervat hadden, gebruikten minder benzodiazepinen dan aan de start van het onderzoek [10].
> In een meta-analyse uit 2017 werd de relatie tussen het gebruik van slaapmiddelen en het ontstaan van een heupfractuur onderzocht. Een heupfractuur op oudere leeftijd geeft een verhoogd risico op mortaliteit, morbiditeit en een verminderde kwaliteit van leven. Er werden 18 onderzoeken geïncludeerd (gemiddelde leeftijd 72 tot 84 jaar). Patiënten die benzodiazepinen gebruikten, hadden een 1,5 keer groter (significant) risico op het krijgen van een heupfractuur versus geen gebruikers (RR 1,5; 95 %-BI 1,4 tot 1,7). Bij patiënten die benzodiazepinen korter dan twee weken gebruikten, was het risico nog groter (RR 2,4; 95 %-BI 1,9 tot 3,1). Bij andere slaapmiddelen ('Z-medicatie' zoals zolpidem en zopiclon) waren de resultaten vergelijkbaar, met een 1,9 keer groter risico op een heupfractuur bij gebruikers (RR 1,9; 95 %-BI 1,7 tot 2,1) en een nog groter risico bij patiënten die deze medicijnen twee weken of korter gebruikten (RR 2,4; 95 %-BI 1,7 tot 3,3) [5].

Overwegingen bij comorbiditeit

Bij ouderen speelt naast chronisch slaapmiddelengebruik vaak ook andere chronische problematiek, bijvoorbeeld pijn als gevolg van artrose, hartfalen, diabetes of COPD. Deze aandoeningen zorgen relatief vaak voor slaapproblemen die om behandeling vragen. De motivatie om drastisch te stoppen met hypnotica zal derhalve niet groot zijn.

Wanneer verwijzen?

Patiënten die het niet lukt te stoppen met het chronisch gebruik van slaapmiddelen, kan de huisarts doorsturen naar de praktijkondersteuner geestelijke gezondheidszorg (POH GGZ), naar de specialistische GGZ of naar de verslavingszorg. Daar kan begeleiding dan wel cognitieve gedragstherapie worden ingezet [11].

Voor een analyse van de slaapproblemen kan de patiënt desgewenst verwezen worden naar een neuroloog of naar een geaccrediteerd slaapcentrum. Indien obstructieveslaapapneusyndroom (OSAS) wordt vermoed, wordt de patiënt verwezen naar de KNO- of longarts. OSAS is een contra-indicatie voor het gebruik van slaapmiddelen in verband met toename van slaapapneu.

Preventie en voorlichting

Men kan de patiënt voorlichting geven over de normale fysiologie van de slaap. Het is normaal dat ouderen minder en lichter slapen en daardoor 's nachts vaker wakker worden. Ook moet de patiënt voorlichting krijgen over de nadelige gevolgen van langdurig benzodiazepinegebruik, zoals sufheid, concentratieproblemen, geheugenproblemen, vallen en fracturen. Benadruk het nut van slaapadviezen.

Schrijf een benzodiazepine liever niet voor bij ouderen. Probeer medicatie die slaapproblemen kan veroorzaken te reduceren of te stoppen. Indien men toch een benzodiazepine voorschrijft, dan liefst de laagste dosering. Geef benzodiazepinen mee voor maximaal twee weken (maximaal 5 tot 10 tabletten), en geef daarbij ook voorlichting over gewenning en verminderde werking bij langdurig gebruik [1]. Tracht langdurig gebruik te voorkomen door controles in te bouwen.

De huisarts kan de patiënt verwijzen naar informatie op www.thuisarts.nl.

Literatuur

1. NHG-werkgroep Slaapproblemen en slaapmiddelen. NHG-Standaard Slaapproblemen en slaapmiddelen (tweede herziening). Huisarts Wet. 2014;57:352–61.
2. Ruigt G, Van Gastel A. Farmacologische behandeling van insomnie. Hamburger HL, Herman, AG. Insomnie door farmaca. In: Verbraeken J, Buysse B, Hamburger H, Van Kasteel V, Van Steenwijk R, redactie. Leerboek Slaap en slaapstoornissen. Leuven/Den Haag: Acco; 2013.
3. Vinkers CH, Tijdink JK, Luykx JJ, Vis R. Kiezen voor de juiste benzodiazepine: werkingsmechanisme en farmacokinetiek. Ned Tijdschr Geneeskd. 2012;156:A4900.
4. Glass J, Lanctôt KL, Herrmann N, Sproule BA, Busto UE. Sedative hypnotics in older people with insomnia: meta-analysis of risks and benefits. BMJ. 2005;331:1169.
5. Donnelly K, Donnelly K, Bracchi R, Hewitt J, Routledge PA, Carter B. Benzodiazepines, Z-drugs and the risk of hip fracture. A systematic review and meta-analysis. PLoS ONE. 2017;12:e0174730.
6. Lucchetta RC, Paes Miglioli da Mata B, De Carvalho Mastroianni P. Association between development of dementia and use of benzodiazepines: a systematic review and meta-analysis. Pharmacotherapy. 2018;38(10):1010–20.
7. Stichting Farmaceutische Kengetallen. Minder ouderen aan de benzodiazepinen. Pharmaceutisch Weekblad. 2012;147:36.
8. Stichting Farmaceutische Kengetallen. Gebruik benzodiazepines vorig jaar verder afgenomen. Pharmaceutisch Weekblad. 2018;153:3. Avaliable from: https://www.sfk.nl/publicaties/PW/2018/gebruik-benzodiazepines-vorig-jaar-verder-afgenomen.
9. Gorgels WJMJ. Stoppen met benzodiazepinen. Huisarts Wet. 2009;52:91–7.
10. De Gier NA, Gorgels WJ, Lucassen PL, Oude Voshaar R, Mulder J, Zitman F. Discontinuation of long-term benzodiazepine use: 10-year follow-up. Fam Pract. 2011;28:253–9.
11. Van de Ven G, Meulepas M, Gorgels W, Verbeek I, Laurant MGH. Inzet POH ggz bij chronisch slaapmiddelengebruik. Huisarts Wet. 2011;54:638–45.

5 Problematisch alcoholgebruik

Bernard van Rossum

Kernpunten

- Het aantal ouderen met alcoholproblematiek is de laatste jaren gestegen en zal naar verwachting met de toenemende vergrijzing verder stijgen.
- Bij ouderen leidt alcoholinname eerder tot fysieke en/of psychische klachten dan bij jongeren.
- Hoeksteen van de aanpak is signalering. Wees erop bedacht dat de geriatrische presentatie atypisch is.

Definitie

Van problematisch alcoholgebruik is sprake wanneer het drinkpatroon leidt tot lichamelijke klachten en/of tot psychische of sociale problemen. De gebruikte hoeveelheid alcohol speelt hierin geen doorslaggevende rol. Niet alle patiënten met problematisch alcoholgebruik zullen voldoen aan de DSM-5-criteria voor een 'stoornis in het gebruik van alcohol' (kader 5.1) [1]. In de DSM-5 wordt niet langer onderscheid gemaakt tussen alcoholmisbruik en -afhankelijkheid [2].

In dit hoofdstuk wordt verder uitgegaan van 'problematisch alcoholgebruik'.

Kader 5.1 DSM-5-criteria voor een stoornis in het gebruik van alcohol

Een stoornis in het gebruik van alcohol is een problematisch patroon van alcoholgebruik dat leidt tot klinisch significante beperkingen of lijdensdruk, zoals blijkt uit minstens twee van de volgende kenmerken, die binnen een periode van een jaar optreden.

- Alcohol wordt vaak gebruikt in grotere hoeveelheden of langduriger dan de bedoeling was.
- Er zijn vergeefse pogingen ondernomen om het alcoholgebruik te minderen of te stoppen.
- Veel tijd wordt besteed aan activiteiten die nodig zijn om aan alcohol te komen, alcohol te gebruiken of te herstellen van de effecten ervan.
- Hunkering of drang tot alcoholgebruik.
- Recidiverend alcoholgebruik met als gevolg dat de belangrijkste rolverplichtingen niet worden nagekomen op het werk of thuis.
- Blijven gebruiken van alcohol ondanks dat het problemen meebrengt in het relationele vlak.

- Belangrijke sociale, beroepsmatige of vrijetijdsactiviteiten zijn opgegeven of verminderd vanwege het alcoholgebruik.
- Recidiverend alcoholgebruik in situaties waarin dit fysiek gevaar oplevert.
- Voortdurend gebruik van alcohol ondanks weet hebben dat het gebruik lichamelijke of psychische problemen met zich meebrengt of verergert.
- Tolerantie, zoals gedefinieerd door een van de volgende kenmerken:
  - behoefte aan een duidelijk toegenomen hoeveelheid alcohol om een intoxicatie of het gewenste effect te bereiken;
  - een duidelijk verminderd effect bij voortgezet gebruik van dezelfde hoeveelheid alcohol.
- Onthoudingsverschijnselen, zoals blijkt uit minstens een van de volgende kenmerken:
  - het kenmerkende onthoudingssyndroom van alcohol;
  - alcohol wordt gebruikt om onttrekkingssymptomen te verlichten of te voorkomen.

Etiologie/pathogenese

Problematisch alcoholgebruik ontstaat als resultaat van een wisselwerking tussen genetische, biologische, psychosociale en omgevingsfactoren. Risicofactoren zijn onder andere mannelijk geslacht, lagere opleiding, fysieke beperkingen, chronische pijn, psychische problemen en sociale factoren zoals eenzaamheid en rouw [3, 4]. Problematisch alcoholgebruik wordt lang niet altijd als zodanig erkend door de patiënt zelf of zijn omgeving.

Bij ouderen onderscheidt met 'early onset' en 'late onset' drinkers. 'Early onset' drinkers hebben hun hele leven al problematisch alcoholgebruik gehad. Bij 'late onset' drinkers is er pas later in het leven sprake van problematisch alcoholgebruik, ofwel doordat dezelfde hoeveelheid alcohol wordt gedronken die echter pas op latere leeftijd problematische gevolgen heeft, ofwel doordat er wordt gestart met drinken in reactie op een levensgebeurtenis of stress [3, 4]. Voorbeelden hiervan zijn eenzaamheid, afnemende sociale functie, pensionering en rouw [5].

Ouderen zijn gevoeliger voor de negatieve gezondheidseffecten van alcohol. Eenzelfde hoeveelheid alcohol zal leiden tot een hogere bloedspiegel vanwege farmacokinetische veranderingen (distributievolume wordt kleiner en het metabolisme verloopt trager). Daarnaast zijn de farmacodynamische effecten van alcohol groter door multimorbiditeit, zodat eenzelfde bloedspiegel tot meer klachten leidt dan bij jongeren [6].

Het Voedingscentrum adviseert om geen alcohol te drinken, of in ieder geval niet meer dan één eenheid per dag, omdat de mogelijke voordelen van alcohol niet opwegen tegen de nadelen [7]. Dit is een algemeen advies, voor alle leeftijden, voor zowel mannen als vrouwen.

Differentiaaldiagnose

Denk bij de oudere patiënt aan alcoholgebruik bij de volgende klachten: vallen en letsels, depressie, cognitieve veranderingen of slaapproblemen [8]. Ook onverklaarbare somatische klachten, zoals moeheid, tremoren of palpitaties, kunnen samenhangen met alcoholgebruik [8].

Epidemiologie

Ongeveer de helft van de bevolking boven de 65 jaar drinkt alcohol [9]. De gerapporteerde prevalentie van problematisch alcoholgebruik varieert van 1 tot 16 % (afhankelijk van de definitie en de methodologie van de steekproef) [8]. Overmatig drinken komt voor bij bijna 10 % van de mannen (> 21 glazen alcohol/week) en ongeveer 7 % van de vrouwen (> 14 glazen alcohol/week) van 65 jaar en ouder (CBS 2018) [10]. Problematisch alcoholgebruik wordt bij ouderen door de atypische geriatrische presentatie niet altijd als zodanig herkend of het wordt niet adequaat behandeld vanuit therapeutisch nihilisme (de oudere het alcoholgebruik niet willen afnemen). Daardoor is het een onderschat probleem [11].

De verwachting is dat problematisch alcoholgebruik onder ouderen zal toenemen vanwege de vergrijzing. Daarnaast is de huidige generatie ouderen meer gewend om alcohol te gebruiken dan voorgaande generaties [8].

Waarmee komt de patiënt?

De belangrijkste stap in het tegengaan van problematisch alcoholgebruik is het signaleren ervan. Dit is bij ouderen vaak een moeizaam proces, omdat zij niet vaak spontaan hun alcoholgebruik zullen aankaarten, en de uitingen aspecifiek zijn, gemaskeerd worden door andere gezondheidsproblemen of worden aangezien voor symptomen van normale veroudering [2].

Alcoholgebruik dat problematisch is door de somatische en psychiatrische gevolgen, komt de huisarts op het spoor door alert te zijn op aspecifieke gevolgen van alcoholgebruik bij ouderen. Kader 5.2 geeft een overzicht van de negatieve gevolgen van alcoholgebruik in de geriatrische populatie. Duidelijk is dat er bij veel ouderen aanleiding kan zijn om te vragen naar het alcoholgebruik.

Ouderen voor wie alcoholgebruik met name interfereert op psychosociaal vlak, komen in beeld via familie, buurt of politie vanwege psychiatrische of psychosociale problematiek, zoals verwaarlozing, verwardheid, agressie, depressie of eenzaamheid [12].

Kader 5.2 Negatieve gevolgen van alcoholgebruik in geriatrische populatie

Algemeen
- ondervoeding
- maligniteiten (vooral van mond en keel, ook borst)

Hart
- hypertensie
- hartritmestoornissen
- cardiomyopathie

Longen
- adult respiratory distress syndrome (ARDS)

Maag-darmstelsel
- peptische ulcera
- leverziekten
- pancreatitis

Bewegingsapparaat
- osteopenie
- fracturen

Urogenitaal stelsel
- impotentie

Zenuwstelsel
- cognitieve stoornissen
- wernicke-encefalopathie
- syndroom van Korsakov
- subduraal hematoom
- delier
- perifere neuropathie
- insulten

Endocrien
- hypoglykemie
- diabetes mellitus

Psychiatrisch
- depressie
- angst
- slaapstoornissen

Bronnen: Kalapatapu et al., 2010 [13]; Caputo et al., 2012 [14]

Anamnese

De huisarts [1]:

- Bespreekt het vermoeden van problematisch alcoholgebruik en brengt zo mogelijk de gepresenteerde klacht in verband met alcoholgebruik.
- Verkent de gebruikte hoeveelheid alcohol.
- Gaat de reden van het alcoholgebruik na.
- Maakt een inschatting van de ernst van het alcoholgebruik.
- Inventariseert de motivatie voor (hulp bij) verandering van het drinkgedrag.
- Gaat na of de patiënt voldoet aan de DSM-5-criteria voor een stoornis in het gebruik van alcohol (vraagt naar hunkering, gewenning, onttrekkingsverschijnselen, controleproblemen (meer drinken dan iemand wil), vergeefse pogingen om het te staken, doorgaan ondanks problemen) en interferentie met het sociale functioneren (kader 5.1).

Screenende vragenlijsten (zoals de Five Shot-vragenlijst) om een indruk te krijgen van de mate van alcoholgebruik hebben geen meerwaarde boven een gerichte anamnese naar het gebruik van alcohol [1].

Onderzoek

Lichamelijk onderzoek

Meet de bloeddruk, vanwege een tweemaal zo hoge kans op cardiovasculaire morbiditeit en mortaliteit. Voer verder lichamelijk onderzoek uit op indicatie [1]. Let op tekenen van ondervoeding, zoals een ingevallen gelaat en afgenomen spiermassa of spierkracht [15]. Onderzoek op indicatie de buik; let hierbij op hepatomegalie en ascites. Bij het neurologisch onderzoek wordt in het bijzonder gelet op het looppatroon: bij een polyneuropathie kan dit breedbasisch zijn waarbij de balans verstoord is [12].

Aanvullend onderzoek

Van oudsher worden diverse uitkomsten van laboratoriumonderzoek geassocieerd met alcoholgebruik: MCV, gamma-GT, ASAT, ALAT, urinezuur en het koolhydraatdeficiënt transferrinepercentage (CDT%). In de huisartsenpraktijk is de voorafkans op een afwijkende laboratoriumuitslag echter zodanig laag dat routinematige bepaling niet wordt aanbevolen. Indien het onderzoek om een andere reden is verricht, kan de uitslag wel aanleiding zijn om te vragen naar problematisch alcoholgebruik en de uitslag te gebruiken om de patiënt te motiveren om te minderen [1].

Beleid

Niet-medicamenteuze behandeling

- *Psycho-educatie.* De huisarts legt het verband uit tussen de klachten en alcoholgebruik, en bespreekt de risico's ervan. Als aanvulling kan de huisarts verwijzen naar informatie op www.thuisarts.nl.
- *Motiverende ondersteunende gesprekken.* De huisarts stelt zich niet-oordelend op. De bedoeling is dat de patiënt de nadelen gaat inzien en alternatieven vindt voor de ervaren voordelen van alcoholgebruik. Er moet aandacht zijn voor onderliggende problematiek. Wees proactief en evalueer.
- *Wijs op patiëntenorganisaties.* Bijvoorbeeld Anonieme Alcoholisten (AA).
- *Online interventies.* Dit is een optie voor patiënten die niet gemotiveerd zijn voor behandeling in de huisartspraktijk. Attendeer de patiënt bijvoorbeeld op de website www.minderdrinken.nl, waar hij of zij onder andere een zelftest kan doen.

Medicamenteuze behandeling

Medicamenteuze behandeling bij problematisch alcoholgebruik bestaat uit thiaminesuppletie en behandeling van (matig) ernstige onthoudingsverschijnselen [1].

Thiaminesuppletie (vitamine B$_1$)

Een vitaminedeficiëntie kan ontstaan door een onvolwaardig dieet en kan leiden tot neurologische beelden zoals polyneuropathie, wernicke-encefalopathie en het syndroom van Korsakov. De kans hierop is het grootst bij drastisch verminderen of staken van het alcoholgebruik. Thiaminesuppletie moet daarom gegeven worden bij problematisch alcoholgebruik en tijdens ontwenning. Thiamine wordt oraal gegeven (4dd 25 mg), of intramusculair als orale inname niet lukt.

Bestrijding van onthoudingsverschijnselen

Het belangrijkste doel hiervan is preventie van insulten. Daarnaast worden symptomen onderdrukt.

- Lichte onthoudingsverschijnselen (kater, slapeloosheid, levendige dromen): geen behandeling noodzakelijk.
- Matig-ernstige verschijnselen (tachycardie, koorts, zweten, maag-darmklachten zoals misselijkheid en overgeven, lichtschuwheid, tremoren, prikkelbaarheid, angst en agitatie, hoofdpijn en hypertensie): lorazepam 3dd 1 mg (chloordiazepoxide bij ouderen vermijden vanwege risico op langdurige sedatie), afbouwen met 1 mg per 2 dagen vanaf het moment dat de verschijnselen onder controle zijn (doorgaans na 2 dagen).
- Ernstige verschijnselen (tactiele, visuele of auditieve hallucinaties, delier met desoriëntatie en verwardheid, insulten/convulsies en hartritmestoornissen): klinische detoxificatie.

Medicamenteuze terugvalpreventie

Medicamenteuze behandeling (altijd in combinatie met psychologische interventie) wordt door de verslavingsarts gestart [1]. In Nederland hiervoor geregistreerde middelen zijn acamprosaat (vermindert hunkering) en naltrexon (opioidantagonist; werkingsmechanisme niet geheel bekend). Disulfiram (aversieve werking) wordt nauwelijks gebruikt bij ouderen in de thuissituatie vanwege de vele contra-indicaties [12].

In uitzonderlijke gevallen, als verwijzing niet haalbaar is, kan de huisarts na overleg met een verslavingsarts zelf starten.

Wat is aangetoond?

In 2017 is een meta-analyse uitgevoerd, gericht op interventies om overmatig alcoholgebruik bij ouderen te voorkomen of te behandelen (totaal 13 studies) [16]. Er is enig bewijs (3 studies) dat intensievere interventies, zoals advies van een arts in combinatie met gepersonaliseerde feedback, foldermateriaal en follow-up effectiever zijn dan een enkelvoudige interventie, zoals een e-learning of een advies met motiverende gespreksvoering. Het is niet duidelijk welke componenten van de interventies het effectiefst zijn. Ons advies is om met de patiënt een passende interventie te kiezen, en een cyclus te onderhouden van interventie en evaluatie.

Er is onvoldoende onderzoek verricht (2 RCT's uitgevoerd bij volwassenen) om een goed advies te kunnen geven over de dosering, frequentie, toedieningswijze en duur van een thiaminebehandeling bij problematisch alcoholgebruik [17]. Onderzoek bij ouderen ontbreekt. De huidige richtlijnen zijn gebaseerd op klinische ervaring en farmacotherapeutische kennis.

Overwegingen bij comorbiditeit

Bij ouderen wordt de behandeling van problematisch alcoholgebruik gecompliceerd door lichamelijke en psychosociale comorbiditeit. Een specialist ouderengeneeskunde kan helpen om in die gevallen een behandelplan op te stellen.

- *Lichamelijk.* Veel ouderen hebben comorbide aandoeningen die kunnnen verergeren door alcoholgebruik, zoals hypertensie, diabetes mellitus (hogere kans op hypoglykemie), atriumfibrilleren of hartfalen [4]. Daarnaast kan het effect van medicatie door alcohol geremd of juist versterkt worden [3]. Alcohol verhoogt bijvoorbeeld het risico op leverschade bij gebruik van paracetamol, versterkt het ulcerogene effect van NSAID's, beïnvloedt de werking van cumarinederivaten en versterkt de sedatieve werking van antipsychotica, benzodiazepinen en opiaten.
- *Psychiatrisch.* Het gebruik van alcohol is sterk verweven met psychische/psychiatrische problematiek, zoals angst, depressie en slaapstoornissen, waarbij oorzaak en gevolg moeilijk te onderscheiden zijn [3, 4]. Alcohol kan gebruikt worden om negatieve gevoelens te dempen, tegelijkertijd werkt het de ontwikkeling van psychische klachten in de hand. Bijna 20 % van de ouderen met een depressie heeft een stoornis in het gebruik van alcohol, en meer dan 90 % van de ouderen met een stoornis in het gebruik van alcohol heeft een voorgeschiedenis van depressie [14]. De combinatie verhoogt het suïciderisico [13].
- *Cognitief.* Als iemand informatie niet kan onthouden of niet kan afwegen door cognitieve problemen is het niet goed mogelijk om deze patiënt te motiveren tot stoppen of verminderen van het alcoholgebruik. Mantelzorg, thuiszorg of dagbehandeling kan ondersteuning en dagstructuur bieden en een rol spelen in het zo min mogelijk beschikbaar laten zijn van alcohol [12].
- *Sociaal.* Bij psychosociale problematiek, zoals eenzaamheid, verwaarlozing of schulden, kan verwezen worden naar het sociale wijkteam. Thuiszorg kan worden aangeboden voor behoud van de dagstructuur, controle van voedingstoestand, hulp bij ADL en het monitoren van isolement [12].

Aandachtspunten bij de verzorging

Kinderen, mantelzorgers en verzorgenden spelen een belangrijke rol bij het signaleren van een alcoholprobleem en bij de ondersteuning van de behandeling en zorg voor de oudere.

Wanneer verwijzen?

De meeste ouderen met een alcoholprobleem kunnen in de eerste lijn behandeld worden. Verwijzing is geïndiceerd indien intensieve psychologische interventie en/of medicamenteuze behandeling geïndiceerd is. Tevens is verwijzing (eerder) nodig bij psychiatrische comorbiditeit, ernstige vormen van alcoholafhankelijkheid en als er een indicatie is voor (poli)klinische detoxificatie [1]. De huisarts kan verwijzen naar een verslavingsarts (GGZ), een Consultatiebureau voor Alcohol en Drugs (CAD) of naar de zelfhulporganisatie Anonieme Alcoholisten (AA). Het CAD beschikt over behandelprogramma's speciaal voor ouderen met alcoholproblematiek. Het is een gezamenlijke verantwoordelijkheid van de huisarts en de patient om de best passende hulp te vinden.

Preventie en voorlichting

Alcoholproblematiek bij ouderen is een onderschat probleem. Het kan zijn dat de patiënt het onderwerp niet ter sprake brengt of dat de patient zijn/haar klachten niet relateert aan alcoholgebruik. De huisarts kan een rol spelen door actief te vragen naar het alcoholgebruik en door voorlichting te geven over het drinkgedrag en de effecten op de gezondheid. Voor veel oudere patiënten is de huisarts een laagdrempelige vertrouwenspersoon, en dat kan zorgen voor hogere therapietrouw. Vroegtijdige signalering van alcoholproblematiek kan het positieve effect van een interventie vergroten.

De huisarts kan de patiënt verwijzen naar informatie op www.thuisarts.nl en mirro.nl/module/consument-alcohol-en-ouderen (alcohol en ouderen).

Literatuur

1. Di Boomsma LJ, Larsen IM, Luijkx JJHM, Meerkerk GJ, Valken N, Verduijn M, et al. NHG-Standaard Problematisch alcoholgebruik (derde herziening). Huisarts Wet. 2014;57(12):638–46.
2. Noteborn MWJ, Sanderson RAM, Deckers K, Haar MMBB, Alphen S. Alcoholproblematiek bij ouderen. Is dit nou m'n laatste van gister of m'n eerste van vandaag? GZ-Psychologie. 2014;3:10–5.
3. Kuerbis A. Substance use among older adults: an update on prevalence, etiology, assessment, and intervention. Gerontology. 2019:1–10.
4. DiBartolo MC, Jarosinski JM. Alcohol use disorder in older adults: challenges in assessment and treatment. Issues Ment Health Nurs. 2017;38(1):25–32.
5. Andersen K, Bogenschutz MP, Buhringer G, Behrendt S, Bilberg R, Braun B, et al. Outpatient treatment of alcohol use disorders among subjects 60+ years: design of a randomized clinical trial conducted in three countries (Elderly Study). BMC Psychiatry. 2015;15:280.
6. Bommersbach TJ, Lapid MI, Rummans TA, Morse RM. Geriatric alcohol use disorder: a review for primary care physicians. Mayo Clinic Proceedings. 2015;90(5):659–66.
7. Voedingscentrum. Alcohol. Available from: voedingscentrum.nl/encyclopedie/alcohol.aspx.
8. Barry KL, Blow FC. Drinking over the lifespan: focus on older adults. Alcohol Res Curr Rev. 2016;38(1):115–20.
9. Borok J, Galier P, Dinolfo M, Welgreen S, Hoffing M, Davis JW, et al. Why do older unhealthy drinkers decide to make changes or not in their alcohol consumption? Data from the Healthy Living as You Age study. J Am Geriatr Soc. 2013;61(8):1296–302.
10. Zantinge EM. Alcoholgebruik, cijfers en context, huidige situatie, 2019. Available from: Volksgezondheidenzorg.info.
11. O'Connell H, Chin AV, Cunningham C, Lawlor B. Alcohol use disorders in elderly people–redefining an age old problem in old age. BMJ (Clinical research ed). 2003;327(7416):664–7.
12. Klieverik AO. Verslavingssyndromen. In: Luijendijk HJ, redactie. Handboek sociale geriatrie. Utrecht: De Tijdstroom; 2006.
13. Kalapatapu RK, Paris P, Neugroschl JA. Alcohol use disorders in geriatrics. Int J Psychiat Med. 2010;40(3):321–37.
14. Caputo F, Vignoli T, Leggio L, Addolorato G, Zoli G, Bernardi M. Alcohol use disorders in the elderly: a brief overview from epidemiology to treatment options. Exp Gerontol. 2012;47(6):411–6.
15. Mensink P. Landelijke eerstelijns samenwerkings afspraak ondervoeding. Huisarts Wet. 2010;53(7):S7–10.
16. Kelly S, Olanrewaju O, Cowan A, Brayne C, Lafortune L. Interventions to prevent and reduce excessive alcohol consumption in older people: a systematic review and meta-analysis. Age Ageing. 2018;47(2):175–84.
17. Day E, Bentham PW, Callaghan R, Kuruvilla T, George S. Thiamine for prevention and treatment of Wernicke-Korsakoff Syndrome in people who abuse alcohol. Cochrane Database Syst Rev. 2013;7:CD004033.

Ouderenmishandeling

Eefje Louwers en Annemarije Kruis

Kernpunten

- Ouderen met dementie hebben een hoger risico om het slachtoffer te worden van mishandeling.
- Het natuurlijke beloop van chronische of acute ziekten bij ouderen kan de aanwezigheid van mishandeling of verwaarlozing maskeren.
- Vroegtijdig met mantelzorgers in gesprek gaan over de belasting van de zorg voor ouderen kan ouderenmishandeling voorkomen.
- Mantelzorgers die een overbelaste indruk maken, onverschillig overkomen of weinig interesse tonen, moeten de huisarts alert maken op de mogelijkheid van mishandeling of verwaarlozing.
- Veilig Thuis, het advies- en meldpunt huiselijk geweld en kindermishandeling, geeft advies bij een vermoeden van ouderenmishandeling.

Definitie

Ouderenmishandeling betreft 'al het handelen of het nalaten van handelen van al degenen die in een terugkerende persoonlijke of professionele relatie met de oudere (iemand van 65 jaar of ouder) staan, waardoor de oudere persoon lichamelijke en/of psychische en/of materiële schade lijdt en waarbij van de kant van de oudere sprake is van een vorm van gedeeltelijke of volledige afhankelijkheid'. De vijf hoofdvormen betreffen lichamelijke mishandeling, psychische mishandeling, financieel misbruik, verwaarlozing en seksueel misbruik [1].

Etiologie/pathogenese

Ouderenmishandeling is vaak het resultaat van een lang proces waarbij de oudere, de vermoedelijke dader en de context waarin ze met elkaar omgaan, een belangrijke rol spelen [2, 3]. Bijvoorbeeld de mantelzorger die belast wordt op meerdere vlakken (mantelzorg, werk, eigen gezin) en de oudere die steeds meer zorg nodig heeft of die somber is vanwege de situatie.

Men onderscheidt verschillende typen ouderenmishandeling [1, 3, 4]:

- *Lichamelijke mishandeling.* Iemand pijn doen, slaan, schoppen, vastbinden of met opzet noodzakelijke interventies achterwege laten die nodig zijn om een goede geestelijke en lichamelijke gezondheid te behouden, bijvoorbeeld medicatie niet of niet op de juiste wijze toedienen.
- *Emotionele mishandeling.* Iemand verbaal of non-verbaal emotionele of mentale angst toebrengen, bijvoorbeeld door kwetsende opmerkingen te maken of door de oudere

consequent te negeren. Ook fysieke dwang, intoxicatie (met medicatie bijvoorbeeld) en isolatie worden als emotionele mishandeling beschouwd.
- *Financiële of materiële mishandeling.* Uitgaven doen of eigendommen gebruiken zonder toestemming van de oudere of diens wettelijk gemachtigde vertegenwoordiger. De oudere zijn financiële middelen ontzeggen.
- *Verwaarlozing.* In gebreke blijven in de verzorgende taken, waardoor de oudere bijvoorbeeld onvoldoende te eten of te drinken krijgt. Maar bijvoorbeeld ook de oudere in een (te) klein kamertje zetten, het huis niet onderhouden, niet voor nieuwe kleding zorgen, de noodzakelijke medicatie niet geven of de toegang tot gezondheidszorg ontzeggen.
- *Seksueel misbruik.* Ongewenste seksuele handelingen met of in het bijzijn van de oudere, ongewenst aanraken tijdens de verzorging, in ernstige gevallen zelfs verkrachting.

Het risico op ouderenmishandeling wordt groter in situaties waar verschillende risicofactoren samenkomen. De huisarts moet daarom alert zijn op zulke situaties en rekening houden met meerdere risicofactoren. Zo is kwetsbaarheid een risicofactor die toeneemt naarmate de betrokkene ouder is en voor de algemene dagelijkse levensverrichtingen (ADL) afhankelijker wordt van mantelzorgers. Ook beperkingen in de geestelijke gezondheid of de cognitie doen het risico op mishandeling toenemen, mede doordat zij gepaard kunnen gaan met gedragsproblemen of met de neiging zich te isoleren [3–5].

Problemen bij de mantelzorgers vergroten het risico op ouderenmishandeling eveneens. De belasting van de mantelzorg zal groter zijn voor iemand die te kampen heeft met stress, een psychiatrische ziekte of een verslaving. De druk van de ervaren zorgplicht kan leiden tot machtsmisbruik, zeker als de dader financieel afhankelijk is van de oudere [3, 4].

Het natuurlijke beloop van een chronische of acute ziekte kan tekenen van mishandeling of verwaarlozing maskeren. Het is soms moeilijk te onderscheiden of iemands verslechterende fysieke conditie te wijten is aan de natuurlijke progressie van een ziekte of aan het achterwege laten van interventies of juist actieve handelingen door de mantelzorger [5].

Differentiaaldiagnose

Zeldzaam – maar niet geheel uitgesloten – bestaat ook een kans dat de patiënt delirant is of psychotische klachten heeft en hierdoor (emotionele) mishandeling rapporteert, of de mantelzorger manipuleert waardoor deze ten onrechte wordt beschuldigd.

Epidemiologie

Onderzoek in Nederland in 2018 toont dat jaarlijks 1 op de 50 ouderen (2 %) slachtoffer wordt van ouderenmishandeling [1]. Wereldwijd lopen de cijfers uiteen. Uit internationaal onderzoek blijkt dat de gecombineerde 1-jaarsprevalentie voor alle vormen van ouderenmishandeling 15,7 % is: ongeveer 1 op de 6 ouderen [6].

Waarmee komt de patiënt?

De patiënt kan met allerlei klachten komen, maar zal zelden zelf vermelden dat mishandeling of verwaarlozing hiervan de oorzaak is. De huisarts kan op die gedachte worden gebracht als de oudere verwaarloosde kleding draagt, als het huis er verwaarloosd uitziet, als er onverklaarbare valpartijen en/of verwondingen zijn, bij tekenen van ondervoeding of van functionele achteruitgang of door het gedrag van de oudere, bijvoorbeeld erg teruggetrokken of angstig. Soms ook bellen familieleden, buren of een medewerker van de thuiszorg de huisarts omdat zij mishandeling vermoeden. Ook herhaalde suïcidepogingen kunnen een aanwijzing zijn voor mishandeling. Uitingen van stress door de omgeving moeten serieus genomen worden [3–5].

Anamnese

De huisarts kan de oudere patiënt de volgende vragen stellen om de kans op ouderenmishandeling in te schatten. Het kan nodig zijn een veilige setting te creëren door de verzorgende(n) te vragen u even alleen te laten met de patiënt.

- Bent u in de afgelopen twaalf maanden afhankelijk geweest van iemand voor een van de volgende situaties: wassen, aankleden, boodschappen doen, bankzaken beheren of maaltijden bereiden?
- Heeft iemand u in de afgelopen twaalf maanden verhinderd eten, kleren, medicijnen, een bril, een gehoorapparaat te kopen, medische hulp in te schakelen of mensen te ontmoeten die u graag wilt zien?
- Heeft u zich in de afgelopen twaalf maanden beschaamd of bedreigd gevoeld door wat iemand tegen u heeft gezegd?
- Heeft iemand u in de afgelopen twaalf maanden gedwongen om documenten te ondertekenen of uw geld te gebruiken tegen uw wil?
- Heeft iemand u in de afgelopen twaalf maanden bang gemaakt, aangeraakt op een manier die u niet wenst of pijn gedaan?

Ook zijn er vragen die de huisarts zichzelf kan stellen: heb ik – vandaag of in de afgelopen twaalf maanden – signalen opgemerkt zoals moeite om oogcontact te behouden, teruggetrokken houding, ondervoeding, problemen met hygiëne, snijwonden, blauwe plekken, onaangepaste kleding of problemen met therapietrouw? Ouderenmishandeling kan gepaard gaan met zulke signalen [3].

Onderzoek

Mishandeling of verwaarlozing kan veel verschillende klachten geven; het oppikken van de signalen vereist een oplettende houding van de huisarts. Mantelzorgers die een overbelaste indruk maken, onverschillig overkomen of weinig interesse tonen, moeten de huisarts alert maken op de mogelijkheid van mishandeling of verwaarlozing.

Bij letsel is het van belang na te gaan of dat past bij de opgegeven toedracht en of de anamnese omtrent het letsel consistent is [5]. Bij twijfel is het zinvol om de oudere geheel te onderzoeken op andere tekenen van lichamelijk letsel.

Hematomen komen bij veel ouderen voor; ze ontstaan relatief snel door de geringere dikte van de huid, de grotere losheid van de weefsels en de grotere kwetsbaarheid van de bloedvaten. Dit kan de beoordeling bemoeilijken. Soms is de arts daardoor minder alert op ouderenmishandeling bij het zien van hematomen [1].

Een huisbezoek kan zinvol zijn bij een vermoeden van (financiële) mishandeling of verwaarlozing. Een onhygiënisch huis en een lege koelkast kunnen het vermoeden versterken. Depressieve klachten, angsten, teruggetrokkenheid of een suïcidepoging kunnen het gevolg zijn van emotionele of financiële mishandeling [3].

Beleid

Gesprek

Het is belangrijk om bij bezorgdheid over de situatie in gesprek te gaan met de oudere. Zorg ervoor dat het gesprek plaatsvindt zonder de vermoedelijke daders erbij, zodat de patiënt vrijuit kan spreken. Vertel uw zorgen aan de patiënt en vraag of de problemen een gevolg zijn van mishandeling of verwaarlozing. Beschuldig niemand, maar deel vooral uw zorgen en bied ondersteuning aan. Zoek vervolgens samen met de patiënt naar een goede oplossing. Vaak zijn patiënten loyaal aan de daders, en zeer vaak ook afhankelijk van hen [1].

Opname

Bij acuut gevaar voor de veiligheid van de patiënt moet acute opname op een geriatrische afdeling of in een verzorgings- of verpleeghuis worden overwogen. Met toestemming van de patiënt kan aangifte worden gedaan bij de politie. Dan kan er ook een huisverbod voor de dader worden geregeld.

Overleg

Is er geen acuut gevaar, maar zijn er bijvoorbeeld tekenen van verwaarlozing door overbelaste mantelzorgers, probeer dan gezamenlijk naar een oplossing te zoeken, bijvoorbeeld door het inschakelen van thuiszorg of van familieleden. Bespreek de zorgen met de mantelzorgers. Beschuldig deze niet, maar zoek samen naar een oplossing om de situatie voor beide partijen te verbeteren.

Ondersteunende organisaties

Veilig Thuis, het advies- en meldpunt huiselijk geweld en kindermishandeling, kan adviseren bij een vermoeden van ouderenmishandeling. Als er sprake is van mishandeling kan de oudere worden aangemeld bij dit meldpunt. Dit moet in overleg met de patiënt.

Melding

Volg bij een vermoeden van ouderenmishandeling het stappenplan van de KNMG-meldcode kindermishandeling en huiselijk geweld [1].

> **Wat is aangetoond?**
> In een systematische review zijn de risicofactoren voor ouderenmishandeling onderzocht [1]. Uit observatieonderzoek blijkt dat ouderen met een cognitieve stoornis een hoger risico hebben op ouderenmishandeling (OR 3,0; 95 %-BI 1,1 tot 7,7). Bij ouderen met dementie wordt het risico op ouderenmishandeling groter bij een grotere mate van cognitieve achteruitgang (OR 1,2; 95 %-BI 1,0 tot 1,4). In vijf onderzoeken werd een significante toename van ouderenmishandeling gevonden wanneer ouderen ADL-hulp nodig hadden, met oddsratio's tussen 1,3 (95 %-BI 1,1 tot 1,8) en 4,39 (95 %-BI 2,44 tot 7,88). Risicofactoren bij zorgverleners om tot ouderenmishandeling over te gaan, waren onervarenheid met hulpverlening, psychische stress, psychiatrische aandoeningen en alcoholmisbruik [1].

> In een Cochrane-review werden interventies en trainingsprogramma's onderzocht, gericht op educatie en het vergroten van de kennis omtrent ouderenmishandeling. De studies waren van slechte kwaliteit en het was onduidelijk of deze programma's daadwerkelijk de kennis vergroten onder patiënten en hulpverleners, en of dit kan leiden tot veranderingen omtrent ouderenmishandeling [2].

Overwegingen bij comorbiditeit

In de meeste gevallen van ouderenmishandeling zal er sprake zijn van comorbiditeit. De huisarts moet hierbij inschatten of extra maatregelen nodig zijn. Patiënten met cognitieve stoornissen of met een laag IQ zijn extra kwetsbaar; bij hen kan de huisarts eerder kiezen voor opname of intensieve thuiszorg. Bij zorgen over het juiste medicatiegebruik kan een baxter worden aangevraagd. Patiënten met incontinentie die verwaarloosd worden, kan de huisarts alvast helpen door incontinentiemateriaal voor te schrijven.

Wanneer verwijzen?

Ouderen die fysiek mishandeld zijn, moeten uiteraard verwezen worden wanneer specialistische hulp nodig is voor de behandeling van het letsel. Bij psychische mishandeling is verwijzing naar een ouderenpsychiater of naar een GGZ-instelling met een ouderenafdeling mogelijk.

Preventie en voorlichting

Ouderenmishandeling kan worden voorkomen als men vroegtijdig met mantelzorgers in gesprek gaat over de belasting die de mantelzorg vormt. De huisarts of POH is hier de aangewezen persoon. Als men de signalen van overbelaste mantelzorgers serieus neemt, kunnen interventies tijdig plaatsvinden.

De overheid brengt ouderenmishandeling onder de aandacht via voorlichtingscampagnes. Helaas zijn er nog geen preventieve interventies beschreven die een significant effect hebben op de prevalentie van ouderenmishandeling [2].

Organisaties

Op de website www.vooreenveiligthuis.nl (= https://www.ikvermoedhuiselijkgeweld.nl/ouderenmishandeling) zijn de contactgegevens te vinden van Veilig Thuis, het advies- en meldpunt huiselijk geweld en kindermishandeling in uw regio.

Op de website van Slachtofferhulp Nederland (www.slachtofferhulp.nl) kunnen slachtoffers van mishandeling terecht voor vragen over het doen van aangifte, juridisch advies en ondersteuning in het strafproces en het verhalen van schade.

Bij Korrelatie (www.korrelatie.nl) kunnen ouderen terecht voor psychische en psychosociale hulp en om anoniem over ouderenmishandeling te praten.

Ook de ANBO, de belangenorganisatie voor ouderen, geeft informatie op haar website: https://tinyurl.com/mishandeling-uitbuiting.

Literatuur

1. Nederlandse Vereniging voor Klinische Geriatrie. Richtlijn vermoeden van ouderenmishandeling in het medisch-specialistische domein. Utrecht 2018, beschikbaar via https://richtlijnendatabase.nl/richtlijn/vermoeden_van_ouderenmishandeling_om/startpagina_-_vermoeden_ouderenmishandeling.html#algemeen.
2. Baker PR, Francis DP, Hairi NN, Othman S, Choo WY. Interventions for preventing abuse in the elderly. Cochrane Database Syst Rev. 2016:CD010321.
3. Daly JM, Merchant ML, Jogerst GJ. Elder abuse research: a systematic review. J Elder Abuse Negl. 2011;23:348–65.
4. Johannesen M, LoGiudice D. Elder abuse: a systematic review of risk factors in community-dwelling elders. Age Ageing. 2013;42:292–8.
5. Cooper C, Selwood A, Livingston G. The prevalence of elder abuse and neglect: a systematic review. Age Ageing. 2008;37:151–60.
6. Yon Y, Mikton CR, Gassoumis ZD, Wilber KH. ELder abuse prevalence in community settings: a systematic review and meta-analysis. Lancet Glob Health. 2017;5:e147–56.

7 Eenzaamheid

Arlette de Voogd

Kernpunten

- Eenzaamheid komt vaak voor onder ouderen: 63 % van de 85-plussers voelt zich eenzaam en 15 % voelt zich ernstig eenzaam.
- Signalen die kunnen wijzen op eenzaamheidsproblematiek zijn fysiek, psychisch, sociaal en gedragsmatig van aard.
- Eenzaamheid bestrijden vraagt om een multidisciplinaire aanpak. De effectiviteit van verschillende interventies moet nog worden aangetoond.
- De rol van de huisarts is signalerend, ondersteunend en verwijzend.

Definitie

Eenzaamheid wordt gezien als een individueel en maatschappelijk probleem, met negatieve gevolgen voor de gezondheid en maatschappelijke participatie. Eenzaamheid is geen ziekte, maar een gevoel door gemis aan (betekenisvolle) relaties. De term verwijst naar een subjectieve ervaring en hangt vaak – maar niet altijd – samen met een verminderd aantal of verminderde frequentie van sociale contacten [1].

Eenzaamheid geeft een verhoogd risico op morbiditeit en mortaliteit [2, 3]. Omgekeerd kunnen chronische ziekten en beperkingen het gevoel van eenzaamheid veroorzaken [2, 3]. Er kan onderscheid worden gemaakt tussen emotionele en sociale eenzaamheid. Emotionele eenzaamheid ontstaat bij een gemis aan een hechte band met een partner, familielid of een hartsvriend(in) en sociale eenzaamheid is meer gekoppeld aan het gemis van betekenisvolle relaties met een bredere groep van mensen [1]. De laatste jaren wordt naast emotionele en sociale eenzaamheid ook existentiële eenzaamheid beschreven. Deze vorm verwijst naar het onvervulde individuele verlangen om een zinvol leven te leiden, ertoe te doen en op je plek te zijn [4].

Etiologie/pathogenese

Het ontstaan van eenzaamheid is multifactorieel bepaald. Oorzaken kunnen worden ingedeeld in individuele oorzaken, veranderingen in het sociale netwerk en maatschappelijke oorzaken [2]. Verschillende factoren kunnen elkaar versterken of afzwakken. Voorbeelden van individuele factoren zijn functiebeperkingen, chronische aandoeningen, gebrek aan sociale vaardigheden en het hebben van onrealistische verwachtingen. Voorbeelden van veranderingen in het sociale netwerk zijn verlies van een dierbare of een verhuizing. Maatschappelijke factoren die worden beschreven zijn individualisering, toenemende welvaart met meer mobiliteit en emancipatie van de jongere generatie. Sociale verbanden die voorheen in het dorp, de buurt of de gemeente als vanzelfsprekend ontstonden, moeten nu veel actiever worden opgezocht, onderhouden en gepland.

Volgens de 'Evolutionary theory of loneliness' is het gevoel van eenzaamheid een signaal vergelijkbaar met honger. Het zou mensen motiveren om heraansluiting te zoeken bij anderen. Het wijst mensen erop dat zij, voor hun eigen behoud, hun sociale relaties moeten verbeteren. Dit leidt er vervolgens toe dat mensen zich tijdelijk terugtrekken om hun sociale gedrag te evalueren en te heroverwegen. Tegelijkertijd ontstaat er verhoogde waakzaamheid voor sociale signalen, ten bate van het aangaan van nieuwe contacten en het verbeteren van bestaande contacten. Ook worden cortisol en adrenaline aangemaakt om de cognitieve waakzaamheid te ondersteunen. Als dit proces goed verloopt, is het effect dat mensen wederkerige en betekenisvolle relaties met anderen opbouwen en onderhouden. Lukt dat niet, dan ontstaat er een negatieve spiraal waarin de waakzaamheid voor sociale signalen zichzelf versterkt en sociale informatie steeds negatiever wordt geïnterpreteerd: 'mijn familieleden bellen me nauwelijks, ze vinden me niet belangrijk.' Daarnaast ontstaan er gevoelens van stress en slaapproblemen als gevolg van de langdurig verhoogde cortisolwaarden, wat de negatieve spiraal weer versterkt [5].

Epidemiologie

In 2016 gaf 43 % van de volwassen bevolking in Nederland aan eenzaam te zijn en 10 % voelde zich ernstig of zeer ernstig eenzaam. Eenzaamheid neemt toe met leeftijd. Van de groep 85-plussers voelt 63 % zich eenzaam en 15 % zich (zeer) ernstig eenzaam. Eenzaamheid komt vaker voor bij mensen met een niet-westerse migratieachtergrond, bij weduwen/weduwnaren, gescheiden mensen, laagopgeleiden, mensen met beperkingen en bij mensen met gezondheidsproblemen [3].

Hoe vaak eenzaamheid onderwerp van gesprek is op het spreekuur van de huisarts, is niet goed te zeggen. Eenzaamheid wordt gecodeerd onder ICPC-code Z04 (probleem met sociale/culturele achtergrond; subcode Z04.03). De incidentie en prevalentie hiervan zijn respectievelijk 0,4 en 0,5 voor mannen en 0,8 en 0,9 voor vrouwen per 1.000 patiënten per jaar [6].

De kans op eenzaamheid op oudere leeftijd nam het afgelopen decennium af: meer ouderen hebben nog een partner, hun netwerk is diverser en groter en zij ervaren gemiddeld genomen meer regie over hun leven [7]. Toch groeit als gevolg van de vergrijzing het absoluut aantal ouderen dat kampt met eenzaamheid. Eenzaamheid onder 85-plussers die in verpleeghuizen wonen, is lager is dan het percentage eenzaamheid onder 85-plussers die nog zelfstandig wonen [7].

Risicofactoren op eenzaamheid en eenzaamheid als risicofactor

Gezondheidsproblemen die eenzaamheid kunnen geven, zijn onder te verdelen in vier categorieën: fysieke (verminderde ADL, mobiliteit, chronisch aandoeningen), cognitieve (bijv. cognitieve achteruitgang, dementie), sensorische (verminderd gehoor en visus) en psychische (onder andere depressie, angst) gezondheidsproblemen. Chronische aandoeningen kunnen tot ernstige eenzaamheid leiden, niet alleen omdat er functiebeperkingen ontstaan, maar ook omdat er meer steun nodig is vanuit het sociale netwerk en de patiënt tegelijkertijd minder instrumentele steun kan bieden in de relatie. Dit geldt dan vooral voor aandoeningen die een wisselend, onvoorspelbaar beloop hebben, zoals vaatlijden, longziekten en artritis [7].

Eenzaamheid verhoogt het risico op de ziekte van Alzheimer, coronaire hartziekten, hypertensie, depressie, suïcide, alcoholverslaving, cognitieve achteruitgang, verminderde afweer, slaapproblemen, verminderd functioneren, minder fysieke activiteit en verminderd subjectief welbevinden [3, 8, 9]. En eenzaamheid verhoogt de kans op overlijden met 26 % (gecorrigeerd voor andere risicofactoren) [10].

Waarmee komt de patiënt?

Mensen komen zelf zelden met de klacht 'eenzaamheid' naar de huisarts. Signalen die kunnen wijzen op eenzaamheid zijn lichamelijk, psychisch, sociaal of gedragsmatig van aard. Soms wordt de huisarts via de mantelzorg, wijkverpleging of het sociaal wijkteam actief betrokken om de negatieve spiraal waarin een eenzame patiënt terecht lijkt te komen, te doorbreken. Meestal betreft het dan een vraag om functionele beperkingen en ziektelast te verminderen. De rol van de huisarts is vooral signalerend, ondersteunend en verwijzend.

Anamnese

De huisarts brengt chronische aandoeningen en functiebeperkingen in kaart en vraagt naar:

- gevoelens van eenzaamheid, ernst en beloop, en houdt rekening met onderrapportage;
- uitzonderingen: momenten dat de persoon zich niet of minder eenzaam voelt;
- betekenisvolle contacten/belangrijke derden;
- personen van wie de patiënt praktische en/of emotionele steun ontvangt;
- sociale activiteiten (dag, week, maand);
- stemming: somberheid, angst, onrust, agitatie.

Tot slot inventariseert de huisarts de behoefte aan het herstellen of opnieuw creëren van betekenisvolle relaties, gesprekken over levensvragen, sociale activiteiten.

Onderzoek

In de toolkit 'Eenzaamheid/sociale participatie' van de Stichting Effectieve Ouderenzorg wordt de eenzaamheidsschaal van De Jong-Giervelds en Kamphuis aanbevolen om de mate en de soort eenzaamheid vast te stellen (kader 7.1) [12]. Hoewel deze schaal alleen is gevalideerd voor het meten van eenzaamheid op populatieniveau en onvoldoende is getest als diagnostische tool, biedt de vragenlijst een ingang voor gesprek en kan er een inschatting gemaakt worden van de ernst en het type eenzaamheid.

> **Kader 7.1 Eenzaamheidsschaal**
> De eenzaamheidsschaal van De Jong-Giervelds en Kamphuis (1985) bestaat uit de volgende vragen:
>
> 1. Er is altijd wel iemand in mijn omgeving bij wie ik met mijn dagelijkse problemen terechtkan. (s)*
> 2. Ik mis een echt goede vriend of vriendin. (e)*
> 3. Ik ervaar een leegte om mij heen. (e)
> 4. Er zijn genoeg mensen op wie ik in geval van narigheid kan terugvallen. (s)
> 5. Ik mis gezelligheid om me heen. (s)
> 6. Ik vind mijn kring van kennissen te beperkt. (e)
> 7. Ik heb veel mensen op wie ik volledig kan vertrouwen. (s)
> 8. Er zijn voldoende mensen met wie ik me nauw verbonden voel. (s)
> 9. Ik mis mensen om me heen. (e)
> 10. Vaak voel ik me in de steek gelaten. (e)
> 11. Wanneer ik daar behoefte aan heb, kan ik altijd bij mijn vrienden terecht. (s)
>
> * *(s) staat voor sociale eenzaamheid, (e) voor emotionele eenzaamheid.*
>
> De handleiding voor het gebruik van de schaal is te vinden op https://tinyurl.com/manual-loneliness-scale

Naast bepalen van de mate en soort eenzaamheid kunnen op indicatie bijvoorbeeld de volgende onderzoeken plaatsvinden:

- MMSE/MoCa-test;
- 4DKL/Geriatrische Depressie Schaal;
- visus;

- gehoortests;
- coördinatie en evenwicht;
- lichamelijk en aanvullend onderzoek bij (vermoeden op) cardiovasculaire problematiek of longaandoeningen.

Beleid

Gevoelens van eenzaamheid horen bij het leven. Als er sprake lijkt te zijn van emotionele en/of existentiële eenzaamheid, is het bieden van emotionele steun en eventueel een gesprek over zingeving op zijn plaats. Als blijkt dat de eenzaamheid problematisch dreigt te worden, verwijst de huisarts door naar een hulpverlener uit het sociale wijkteam. Deze kan een analyse verrichten van de verschillende factoren die bijdragen aan eenzaamheid en kiest met de patiënt een interventie die aansluit bij het type eenzaamheid en de voorkeur en behoefte van de patiënt [2].

Interventies om eenzaamheid te voorkomen, te verminderen of te bestrijden zijn gericht op het aangaan van relaties, het verbeteren of intensiveren van bestaande relaties, het bijstellen van onrealistische wensen en te hoge verwachtingen ten aanzien van relaties, en het leren omgaan met gevoelens van eenzaamheid. Een overzicht van interventies is te vinden op de websites https://www.movisie.nl/databank-effectieve-sociale-interventies en https://tinyurl.com/leefstijlinverventiesInterventieoverzichten.

Wat is aangetoond?
Groepsinterventies bij ouderen zijn effectiever dan één-op-ééninterventies [2]. Er is enig bewijs dat groepsinterventies gericht op verbeteren van eigenwaarde en persoonlijke controle, op sociale activiteiten en steun (zoals steungroep voor rouwende mensen), met een educatief aspect en voor specifieke groepen effectief zijn [2].

Er is beperkt bewijs voor dan één-op-ééninterventies [2]. Mogelijk is dat het gevolg van het ontbreken van wederkerigheid bij huisbezoeken door vrijwilligers. Wederkerigheid ontstaat eerder wanneer de deelnemers aan de één-op-ééninterventies van dezelfde generatie zijn ('peers'), interesses delen en dezelfde sociale of culturele achtergrond hebben als de eenzame oudere.

Uit een meta-analyse blijkt dat computer- en internetinterventies bij ouderen eenzaamheid significant verminderen (gestandaardiseerd verschil 0,546 (95 %-BI 0,033 tot 1,059; p=0,037), wat gelijkstaat aan gemiddeld groot effect (medium effect). De onderzoekers concluderen dat het gebruik van de computer en het internet ouderen helpt om met hun familie en vrienden te communiceren, en hen bovendien ondersteunt met het vinden van nieuws en praktische informatie. Voorbeelden zijn videoconferencing, samen spelen op de Wii-spelcomputer en het inzetten van een robothond [2]. Er is geen duidelijk bewijs dat de inzet van dieren bij het verminderen van eenzaamheid effectief is.

Overwegingen bij comorbiditeit

Bij mensen met psychiatrische aandoeningen, (beginnende) dementie, 'mild cognitive impairment:eenzaamheid', functiebeperkingen en chronische aandoeningen verdient het aanbeveling extra alert te zijn op gevoelens van (ernstige) eenzaamheid. Deze patiënten dienen tijdig te worden verwezen naar relevante instanties om (verergering van) eenzaamheid te voorkomen.

Aandachtspunten bij de verzorging

Verzorgenden kunnen de signaleringskaart van VWS [13] gebruiken om signalen van mogelijke eenzaamheid te herkennen, een luisterend oor bieden en – als de patiënt daar behoefte aan heeft – te wijzen op de verschillende informatieve websites en hulpverleningsinstanties.

Wanneer verwijzen?

Wanneer de huisarts vermoedt dat er sprake is van sociale eenzaamheid kan hij verwijzen naar een hulpverlener van het WMO-loket, ouderenadviseur, maatschappelijk werker, activiteitenbegeleider of welzijnswerker. Is er meer sprake van emotionele eenzaamheid dan is overleg met of verwijzing naar de POH GGZ, een eerstelijnspsycholoog of GGZ-ouderen op zijn plaats. Bij het omgaan met functionele beperkingen kan een verwijzing naar ergo- of fysiotherapeut of specialistisch verpleegkundige zinvol zijn. Bij existentiële eenzaamheid kan de huisarts verwijzen naar een geestelijk verzorger/hulpverlener. Voor vragen over het te voeren beleid bij somatische of psychiatrische comorbiditeit overlegt en/of verwijst de huisarts met/naar de desbetreffende specialist.

Preventie en voorlichting

Vanuit de overheid is in 2018 het programma 'Eén tegen eenzaamheid' gestart met als doel eenzaamheid onder ouderen eerder te signaleren en doorbreken [11]. De huisarts kan hierbij aansluiten door in de wachtkamer en op de website relevante patiënteninformatie beschikbaar te stellen. Tevens kan de huisarts, eventueel in samenwerking met de POH Ouderenzorg, mensen met een verhoogd risico op eenzaamheid actief benaderen en onderzoeken wat nodig is om (ernstige) eenzaamheid te voorkomen.

Voor voorlichting/patiënteninformatie kan de huisarts verwijzen naar informatieve websites, zoals www.thuisarts.nl, http://www.eenzaamheid.nl/ en/of www.deluisterlijn.nl.

Literatuur

1. Van Tilburg T, De Jong-Gierveld J. Zicht op eenzaamheid: achtergronden, oorzaken en aanpak. Amsterdam: Van Gorcum; 2007.
2. Van de Maat JW, De Vries S, Van der Zwet R. Wat werkt bij de aanpak van eenzaamheid. Movisie, 2020.
3. https://www.volksgezondheidenzorg.info/onderwerp/eenzaamheid/cijfers-context/oorzaken-en-gevolgen.
4. Jorna T, redactie. Mag een mens eenzaam zijn? Studies over existentiële eenzaamheid en zingeving. Amsterdam: HUP/SWP; 2012.
5. Cacioppo S, Grippo AJ, London S, Goossens L, Cacioppo JT. Loneliness: clinical import and interventions. Perspect Psychol Sci. 2015;10(2):238–49.
6. NIVEL. Zorgregistraties eerste lijn. Incidenties en prevalenties. Available from: https://www.nivel.nl/nl/nivel-zorgregistraties-eerste-lijn/incidenties-en-prevalenties (geraadpleegd januari 2020).
7. Van Campen C, Vonk F, Van Tilburg T. Kwetsbaar en eenzaam? Risico's en bescherming in de ouder wordende bevolking. Den Haag: Sociaal en Cultureel Planbureau; 2018.
8. Ong AD, Uchino BN, Wethington E. Loneliness and health in older adults: a mini-review and synthesis. Gerontology. 2016;62:443–9.
9. Yanguas J, Pinazo-Henandis S, Tarazona-Santabalbina FJ. The complexity of loneliness. Acta Biomed. 2018;89(2):302–14.
10. Holt-Lunstad J, Smith TB, Baker M, Harris T, Stephenson D. Loneliness and social isolation as risk factors for mortality: a meta-analytic review. Perspect Psychol Sci. 2015;10(2):227–37.
11. Actieprogramma Eén tegen eenzaamheid. Available from: https://www.rijksoverheid.nl/documenten/publicaties/2018/03/20/actieprogramma-een-tegen-eenzaamheid (geraadpleegd juli 2020).
12. https://effectieveouderenzorg.nl/toolkit/sociaal/eenzaamheidsoc-participatie.
13. https://www.eentegeneenzaamheid.nl/wp-content/uploads/2019/12/Een-tegen-eenzaamheid-ministerie-van-VWS-signaleringskaart-web.pdf.

Vergeetachtigheid

Diede Vissers

Kernpunten

- Vergeetachtigheid bij ouderen komt veel voor en is een normaal fysiologisch proces van de ouder wordende hersenen.
- In de meeste gevallen is vergeetachtigheid geen uiting van een onderliggende neurocognitieve ziekte, maar wel een licht verhoogd risico op het ontwikkelen van dementie.
- Screeningstests, zoals de MMSE, kloktekentest, MoCA en RUDAS kunnen helpen om onderscheid te maken tussen vergeetachtigheid ten gevolge van een normaal fysiologisch proces en een neurocognitieve ziekte.
- De huisarts geeft voorlichting aan patiënten en naasten die zich presenteren met vergeetachtigheid. Hierbij dient aandacht te zijn voor zorgen en angsten.
- De heteroanamnese is van belang om de ernst van de klachten in te schatten.

Definitie

Vergeetachtigheid wordt omschreven als het verminderd vermogen om informatie te onthouden, op te slaan en weer op te halen. Er bestaan twee typen geheugen: het korte- en langetermijngeheugen. Met het ouder worden merken patiënten dat het geheugen niet meer zo goed werkt als voorheen. Meestal begint dat met het kortetermijngeheugen. Vaak beïnvloedt dit het dagelijks functioneren niet, maar gaat het wel gepaard met veel zorgen. Enige mate van vergeetachtigheid die toeneemt met toenemende leeftijd, vooral na het 50^e levensjaar, wordt als normaal gezien. De rol van de huisarts is om tijdig te signaleren of er sprake is van een normale vorm van vergeetachtigheid of dat er meer onderzoek nodig is naar een andere oorzaak van vergeetachtigheid [1, 2].

Etiologie/pathogenese

Door het ouder worden verlopen de processen in de hersenen trager, is er minder concentratie en wordt informatie minder goed opgeslagen en teruggehaald [3]. Als gevolg hiervan kunnen er klachten van het geheugen optreden. Normale ouderdomsvergeetachtigheid beïnvloedt het dagelijks functioneren vaak niet. Een veel genoemde klacht is het vergeten van dingen van het ene op het andere moment. Ook komt het vaak voor dat iemand niet op een naam of woord kan komen. Bepaalde klachten zijn geassocieerd met een groter risico op onderliggend cognitief lijden, zoals verdwalen en moeite met het volgen van een gesprek [4].

Vergeetachtigheid kan geïsoleerd voorkomen, maar kan ook samen optreden met stoornissen in andere cognitieve domeinen, waaronder het taalbegrip, visuospatiële vaardigheden (verwerken van ruimtelijke informatie zoals plek, vorm, kleur en grootte), executieve functies (plannen, organiseren, handelen, abstraheren) en gedrag en persoonlijkheid. Indien het zelfstandig functioneren wordt verstoord of er een stoornis in meerdere cognitieve domeinen wordt gezien, moet er meer onderzoek plaatsvinden naar onderliggende neurocognitieve stoornissen of andere mogelijk reversibele oorzaken van de vergeetachtigheid (zie Differentiaaldiagnose). Er is nog weinig zicht op welke patiëntkenmerken en omstandigheden het beloop bij vergeetachtigheid positief kunnen beïnvloeden [1].

Patiënten met de ziekte van Parkinson of het syndroom van Down hebben een vergroot risico op een onderliggende neurocognitieve ziekte [1]. Ook Nederlanders met een Turkse, Surinaamse en Marokkaanse migratieachtergrond hebben een 3–4 keer verhoogd risico op het ontwikkelen van een neurocognitieve stoornis [5]. Cardiale risicofactoren zoals hypertensie, diabetes mellitus, roken en dyslipidemie geven een vergroot risico op het ontwikkelen cognitieve stoornissen, maar in de literatuur is nog geen eenduidig bewijs dat behandeling hiervan cognitieve achteruitgang vermindert of voorkomt [1]. De verwachting is dat in verband met de vergrijzing het aantal mensen met geheugenklachten de komende jaren alleen maar zal stijgen.

Differentiaaldiagnose

- *Normale ouderdomsvergeetachtigheid*: na het 50^e jaar is het normaal dat er enige mate van fysiologische vergeetachtigheid optreedt zonder achteruitgang van het dagelijks functioneren.
- *Mild cognitive impairment (MCI)*: lichte vorm van cognitieve achteruitgang, met een verhoogd risico op een neurocognitieve stoornis, maar veel van de patiënten ontwikkelen uiteindelijk geen dementie. Het is geen diagnose waarvan het zinvol is dat deze door de huisarts wordt gesteld, omdat er nog veel onduidelijkheid over bestaat in de literatuur [1].
- *Neurocognitieve stoornissen (dementie)* [6]:
  - significante cognitieve achteruitgang ten opzichte van eerder functioneren in één of meerdere cognitieve domeinen die het dagelijks functioneren beïnvloeden, zonder aanwijzingen voor een andere onderliggende oorzaak;
  - verschillende vormen: ziekte van Alzheimer (70 %), vasculaire dementie (16 %), overige vormen waaronder Lewy-body-dementie, frontotemporale dementie en Parkinson-dementie (14 %) [7].
- *Somatische oorzaken*:
  - interne oorzaken waaronder schildklierziekten, hart- en/of longaandoeningen, anemie, diabetes, nierfunctiestoornissen, infectieziekten en vitaminedeficiënties [1, 2];
  - neurologische oorzaken: ziekte van Parkinson, CVA, intracraniële afwijkingen, 'normal-pressure hydrocephalus' (NPH) [1, 2];
  - delier.
- *Psychische oorzaak*: depressie, angst, slaapstoornissen, psychoses [1].
- *Medicamenteuze oorzaken*, bijvoorbeeld geneesmiddelen met anticholinerge effecten (bepaalde antihistaminica, sommige anti-emetica, anti-epileptica, antiparkinsonmiddelen, antipsychotica, sommige middelen tegen incontinentie/prostaathypertrofie, tricyclische antidepressiva, benzodiazepinen) [1].
- *Intoxicaties*: overmatig alcoholgebruik (Korsakov-syndroom), drugsgebruik [1, 2].

Epidemiologie

Vergeetachtigheid komt veel voor bij ouderen en de prevalentie neemt toe met de leeftijd: van 41 % van de 55–65-jarigen naar 52 % van de 70–85-jarigen naar 88 % van de 85-plussers [8]. De klacht wordt geregistreerd onder ICPC-code P20 (geheugen, concentratie- en oriëntatiestoornissen). De incidentie in de huisartspraktijk in 2018 bedroeg 5,6 per 1.000 personen per jaar (man 5,2, vrouw 5,9) en de prevalentie 10,2 per 1.000

Anamnese

patiënten per jaar (man 9,4, vrouw 11,0) [9]. Vrouwen worden gemiddeld ouder en presenteren zich vaker met geheugenklachten op het spreekuur van de huisarts. Het risico op dementie is groter bij een hogere leeftijd: < 1 % bij patiënten onder de 65, 8 % bij mensen tussen de 65–80, 25 % tussen de 80–90 jaar en 40 % bij 90-plussers [7].

Waarmee komt de patiënt?

Wanneer een patiënt zich op het spreekuur van de huisarts presenteert met geheugenklachten, speelt er meestal angst voor dementie, waarvoor momenteel in de maatschappij veel aandacht is [1]. De hulpvraag komt soms van de patiënt, maar kan ook komen van personen in diens omgeving die vragen of de patiënt op zijn geheugen getest kan worden. Soms hebben patiënten online al een geheugentest ingevuld, waarbij aangegeven wordt dat ze naar de huisarts moeten gaan. Bij mensen met een niet-westerse migratieachtergrond is de drempel om naar de huisarts te gaan vaak groter en worden signalen van dementie niet altijd herkend. Er spelen vaak veel zorgen rondom de klachten; het is dus erg belangrijk dat de huisarts de hulpvraag serieus neemt [10].

Anamnese

De huisarts vraagt bij de patiënt en naasten naar [1]:

- Aard van de geheugenklachten: wat merken ze? Korte- of langetermijnklachten? Vergeten van afspraken? Vergissen in tijd? Moeite met boodschappen? Vaak verdwalen? Dingen kwijt? Vragen of verhalen herhalen?
- Begin en beloop van de klachten: langzame achteruitgang of periodes van stilstand/vermindering van de klachten? Wisselende klachten? Eerdere soortgelijke klachten?
- Andere cognitieve functies, zoals bewustzijn, aandacht, concentratie, oriëntatie in tijd, plaats en persoon, taal (woordvindstoornissen/begrip), omgaan met emoties, herkennen van voorwerpen, plannen en uitvoeren van taken (beheren van medicatie of regelen van financiën)?
- De mate van impact, last in het sociaal functioneren met partner, vrienden of op het werk? Sociaal functioneren?
- Aanwijzingen voor somatische oorzaak: mictieklachten, incontinentie of juist niet goed uitplassen? Gewichtsverlies of -toename, koorts, andere specifieke klachten?
- Aanwijzingen voor psychiatrische klachten: stemming en angstklachten, hallucinaties, wanen, stress, slaapproblemen?
- Recentelijke live events: overlijden van naaste(n), ziekenhuisopname, recent hoofdletsel/anticoagulantiagebruik?
- Cardiovasculaire risicofactoren: hypertensie, dyslipidemie, DM, roken, leefstijl?
- Erfelijke factoren dementie?
- Medicatiegebruik?
- Middelengebruik: alcohol, drugs?
- Problemen met zintuigen, visus/gehoor?
- Opleidingsniveau/beroep (vanwege beoordeling screeningstests)?

Het is een bekend gegeven dat patiënten zelf hun geheugenproblemen ontkennen. Voor het stellen van de diagnose dementie is een (uitgebreide) heteroanamnese van wezenlijk belang: het is wenselijk de mantelzorger of informant apart te spreken. De heteroanamnese met de partner geeft inzicht of de partner de klachten beaamt of juist niet herkent. De huisarts vraagt behalve bovenstaande vragen nog naar:

- veranderingen in persoonlijkheid en gedrag: verminderd inzicht in eigen functioneren, initiatiefverlies, verhoogde impulsiviteit?
- ongepast gedrag: agressie, apathie of ander sociaal onwenselijk gedrag?

Eventueel kan gebruik worden gemaakt van vragenlijsten of checklists om de klachten te objectiveren, zoals de observatielijst voor vroege symptomen van dementie (OLD) voor hulpverleners (gevalideerd bij ouderen > 75 jaar). De IQCODE of NPI-Q voor naasten.

Onderzoek

Lichamelijk onderzoek

Observeer de persoonlijke verzorging en het gedrag van de patiënt: is er sprake van apraxie of afasie? Is er sprake van een 'head turning sign': de patiënt kijkt naar naaste om diens antwoord op de vraag te verifiëren. Dit kan een signaal zijn voor een onderliggende neurocognitieve aandoening.

Bij normale ouderdomsvergeetachtigheid is verder lichamelijk onderzoek niet nodig. Indien er een verdenking is op een onderliggende cognitieve of somatische stoornis wordt aanbevolen om verder somatisch onderzoek te verrichten:

- temperatuur, pols, bloeddruk, pols, saturatie, auscultatie van hart en longen, aanwijzingen voor urineretentie (bij delier), gewicht/lengte (bij tekenen van ondervoeding);
- op indicatie neurologisch onderzoek (bij mogelijk doorgemaakt CVA, parkinsonisme, vermoeden NPH bij onzeker breed gangspoor).

Aanvullend onderzoek

Indien er een verdenking is op een onderliggende cognitieve stoornis of een delier wordt aanvullend onderzoek gedaan:

- laboratoriumbepalingen: Hb, BSE, glucose, TSH, creatinine.

Wanneer er gedacht wordt aan de diagnose dementie wordt gericht ander onderzoek overwogen (zie NHG-Standaard Dementie) [1].

Cognitieve screeningstests

Er bestaan veel verschillende screeningstests die kunnen helpen de diagnose dementie te ondersteunen of minder waarschijnlijk te maken (fig. 8.1). Het is van belang om de testresultaten in een groter geheel te zien en te koppelen aan de informatie uit de (hetero)anamnese.

Mini Mental State Examination

De MMSE is de test waar de meeste ervaring mee is. Hiermee worden de oriëntatie, geheugen, concentratie, taal, rekenen, praxis en visuoconstructie getest [1]. De executieve functies worden niet getest. De score loopt van 0–30 met < 24 als afkapwaarde voor een onderliggende cognitieve stoornis. Er zijn normen op basis van leeftijd en opleidingsniveau vastgesteld. Taalbegrip kan de test negatief beïnvloeden. De test heeft een positief voorspellende waarde (PVW) van 71–73 % en een hoge negatief voorspellende waarde (NVW) van 90 %.

De MMSE kan gebruikt worden om een onderliggende neurocognitieve stoornis aannemelijker te maken, maar op basis ervan kan geen diagnose worden gesteld. Een normale MMSE maakt een onderliggende neurocognitieve ziekte onwaarschijnlijker, maar sluit de diagnose niet uit [11].

Kloktekentest

De kloktekentest test de executieve functies die in de MMSE onderbelicht zijn, maar ook aandacht, geheugen en visuospatiële vaardigheden worden getest. Voordeel is dat de test gemakkelijk en snel is af te nemen en minder afhankelijk is van taalbegrip [1]. De test heeft een negatief voorspellende waarde van > 89 % in de gehele populatie en kan daarom goed gebruikt worden als aanvulling op de MMSE om een neurocognitieve stoornis onwaarschijnlijker te maken [1].

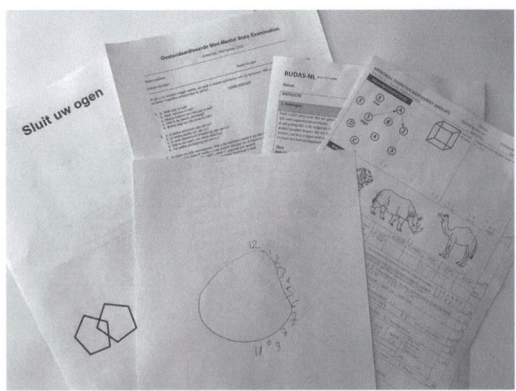

Figuur 8.1 Vragenlijsten die kunnen worden afgenomen bij verdenking dementie

Montreal Cognitive Assessment
De MoCA is ontworpen voor een snelle screening op geringe cognitieve stoornissen. Met deze test meet je veel verschillende cognitieve functies, zoals aandacht en concentratie, executieve functies, het geheugen, taal, visuoconstructie, rekenen en oriëntatie [1]. De MoCA heeft de hoogste negatief voorspellende waarde van 94 % en kan goed worden gebruikt worden om een neurocognitieve stoornis onwaarschijnlijk te maken bij een lage verdenking [11]. Deze test is bij hoogopgeleide mensen geschikter dan de MMSE om een cognitieve stoornis op te sporen.

Rowland Universal Dementia Assessment Scale
De RUDAS is speciaal ontwikkeld voor laagopgeleide patiënten met een diverse culturele achtergrond [9] en is beschikbaar in verschillende talen.

Beleid

Uitleg
Bij normale ouderdomsvergeetachtigheid is het van belang dat de huisarts uitgebreide voorlichting geeft om zo de angst voor dementie weg te nemen. Vergeetachtigheid komt veel voor: de processen in het brein verlopen op oudere leeftijd trager en daarom neemt de vergeetachtigheid toe bij het ouder worden. Soms kan (tijdelijk) verandering optreden door spanningen of bepaalde levensgebeurtenissen [12]. De kans op het ontwikkelen van dementie is bij patiënten onder de 65 jaar laag (<1 %). Dit risico neemt wel toe met de leeftijd: boven de 80 jaar is het risico 25 % [7].

Vergeetachtigheid kan de kwaliteit van leven verminderen of geassocieerd zijn met angst en depressieve klachten of gevoelens van schaamte. Besteed hier aandacht aan [13].

Adviezen
Hulpmateriaal zoals een schriftje of een kalender om zaken op te schrijven kan helpen om dingen niet te vergeten. Adviseer de patiënt om de klachten bespreekbaar te maken met mensen om hem/haar heen. Het is belangrijk om sociaal en fysiek actief te blijven. Stimuleer de dagelijkse bezigheden te blijven doen. Beweging, muziektherapie en kruiswoordpuzzels kunnen mogelijk positief bijdragen aan het cognitief functioneren.

Contactadvies
Geef instructies dat opnieuw contact dient te worden opgenomen indien de vergeetachtigheid verandert, toeneemt of wanneer er andere lichamelijke of psychische klachten of veranderingen in gedrag waargenomen worden. Het hebben van klachten van vergeetachtigheid geeft een licht verhoogd risico op het ontwikkelen van dementie gedurende de rest van het leven.

Vermoeden pathologie
Bij vermoeden op een neurocognitieve stoornis zie NHG-Standaard Dementie. Bij vermoeden op onderliggende somatische/psychiatrische/medicamenteuze oorzaak dient verder onderzoek en behandeling plaats te vinden. Zo nodig verwijst de huisarts patiënt door naar de neuroloog.

Wat is aangetoond?

Het risico op het ontwikkelen van dementie neemt toe met de leeftijd: 60-plussers met vergeetachtigheid hebben een 1,5–3 keer verhoogd risico op het ontwikkelen van neurocognitieve stoornissen gedurende het leven vergeleken met 60-plussers zonder klachten [14]. Ook op middelbare leeftijd hebben mensen met vergeetachtigheid een verhoogd risico (RR 1,82; 95 %-BI 1,12 tot 2,97) op het ontwikkelen van een neurocognitieve stoornis [15].

Vergeetachtigheid kan geassocieerd zijn met angst en somberheid [16], gevoelens van schaamte, achteruitgang van dagelijks functioneren en sociale interactie [17] en met een lagere kwaliteit van leven (met name in de leeftijdscategorie 54–69 jaar; op oudere leeftijd is de relatie minder sterk aangetoond) [10, 18].

> Beweging (minstens 3 keer per week), muziektherapie en het maken van kruiswoordpuzzels hebben in enkele onderzoeken een aangetoond positief effect hebben op het cognitief functioneren. Er zal nog meer onderzoek nodig zijn om deze effecten definitief te kunnen aantonen [13].

Overwegingen bij comorbiditeit

De diagnostiek naar een onderliggende neurocognitieve stoornis is moeilijker bij bepaalde groepen patiënten, zoals bij patiënten met de ziekte van Parkinson of een verstandelijke of lichamelijke beperking zoals bij het syndroom van Down. Juist deze groepen patiënten hebben een verhoogd risico op dementie, daarom is het van belang deze patiënten snel te verwijzen voor verder onderzoek.

Wanneer verwijzen?

Verwijzing is geïndiceerd bij het vermoeden op onderliggende somatische ziekten, waaronder de ziekte van Parkinson, en bij een psychiatrische, medicamenteuze oorzaak die niet door de huisarts behandeld kan worden of waarbij verdere diagnostiek nodig is.

Bij sterke verdenking op dementie wordt de patiënt zo nodig verwezen voor verder onderzoek naar de geriater, specialist ouderengeneeskunde, neuroloog of GGZ-ouderen voor geheugenonderzoek [1].

Voorlichting

De huisarts kan de patiënt verwijzen naar informatie op www.thuisarts.nl [12].

Literatuur

1. Dieleman-Bij de Vaate AJM, Eizenga WH, Lunter-Driever PGM, Moll van Charante EP, Perry M, Schep-Akkerman A, et al. NHG-Standaard Dementie 2020 (vierde herziening). Huisarts Wet. 2020;63:55.
2. Wind AW, De Vries H, Pijnenburg YAL. Vergeetachtigheid. Huisarts Wet. 2003;46(5):267–71.
3. Jolles J, Verhey FR, Riedel WJ, Houx PH. Cognitive impairment in elderly people. Drugs Aging. 1995;7(6):459–79.
4. Amariglio RE, Townsend MK, Grodstein F, Sperling RA, Rentz DM. Specific subjective memory complaints in older persons may indicate poor cognitive function. J Am Geriatr Soc. 2011;59(9):1612–7.
5. Vissenberg R, Uysal-Bozkir Ö, Goudsmit M, Buurman-Van Es BM, Van Campen JP. Dementie bij oudere migranten. Huisarts Wet. 2019;62:42–5.
6. APA. Handboek voor de classificatie van psychische stoornissen (DSM-5), Nederlandse vertaling van diagnostic and Statistical Manual of Mental Disorders 5th Edition. Arlington: American Psychiatric Association; 2014.
7. https://www.alzheimer-nederland.nl/ (geraadpleegd 12-2019).
8. Commissaris CJ, Ponds RW, olles J. Subjective forgetfulness in a normal Dutch population: possibilities for health education and other interventions. Patient Educ Couns. 1998;34(1):25–32.
9. NIVEL. Zorgregistraties eerste lijn. Incidenties en prevalenties. Available from: https://www.nivel.nl/nl/nivel-zorgregistraties-eerste-lijn/incidenties-en-prevalenties (geraadpleegd 12-2019).
10. Mol M, Carpay M, Ramakers I, Rozendaal N, Verhey F, Jolles J. The effect of perceived forgetfulness on quality of life in older adults; a qualitative review. Int J Geriatr Psychiatry. 2007;22(5):393–400.
11. Janssen J, Koekkoek P, Moll van Charante E, Kappelle J, Biessels GJ, Rutten G. Hoe weet je of cognitieve stoornissen waarschijnlijk zijn? Huisarts Wet. 2018;61(8). https://doi.org/10.1007/s12445-018-0222-0.
12. https://www.thuisarts.nl/snel-dingen-vergeten/ik-vergeet-snel-dingen (geraadpleegd 12-2019).
13. Klimova B, Valis M, Kuca K. Cognitive decline in normal aging and its prevention: a review on non-pharmacological lifestyle strategies. Clin Interv Aging. 2017;12:903–10.
14. Mendonça MD, Alves L, Bugalho P. From subjective cognitive complaints to dementia: who is at risk?: a systematic review. Am J Alzheimers Dis Other Demen. 2016;31(2):105–14.

Literatuur

15. Ishtiak-Ahmed K, Hansen AM, Mortensen EL, Garde AH, Grynderup MB, Gyntelberg F, et al. Midlife forgetfulness and risk of dementia in old age: results from the danish working environment cohort study. Dement Geriatr Cogn Disord. 2019;47:264–73.
16. Cooper C, Bebbington P, Lindesay J, Meltzer H, McManus S, Jenkins R, Livingston G. The meaning of reporting forgetfulness: a cross-sectional study of adults in the English 2007 adult psychiatric morbidity survey. Age Ageing. 2011;40(6):711–7.
17. Imhof L, Wallhagen MI, Mahrer-Imhof R, Monsch AU. Becoming forgetful: how elderly people deal with forgetfulness in everyday life. Am J Alzheimers Dis Other Demen. 2006;21(5):347–53.
18. Mol MEM, Van Boxtel MPJ, Willems D, Verhey FRJ, Jolles J. Subjective forgetfulness is associated with lower quality of life in middle-aged and young-old individuals: a 9-year follow-up in older participants from the Maastricht Aging Study. Aging Mental Health. 2009;13(5):699–705.

9 Apathie

Marileen Portegies

Kernpunten

- Bij apathie is er sprake van verminderde doelgerichte activiteit in gedrag, emotie en sociale interactie.
- Apathie komt veel voor in het kader van dementie, maar kan ook bestaan als losstaand syndroom.
- Voor de diagnose is met name de heteroanamnese van belang.
- De behandeling van apathie is gericht op het bieden van structuur, het geven van visuele of auditieve aanwijzingen en het zoeken van stimulerende activiteiten passend bij de patiënt.

Definitie

Apathie komt van het Griekse woord 'apatheia', wat 'zonder gevoel' of 'zonder passie' betekent. In het dagelijks leven wordt iemand apathisch genoemd bij gebrek aan interesse, enthousiasme, bezorgdheid of emotie. De klinische definitie van apathie is door de tijd heen steeds verder aangepast. Aanvankelijk werd het gedefinieerd als gebrek aan motivatie [1, 2]. Geleidelijk aan bleek deze definitie niet afdoende, aangezien apathie zich op verschillende manieren kan uiten. Inmiddels wordt apathie opgedeeld in verschillende domeinen, namelijk gedrag, emotie en sociale interactie [3]. Er moet voor de diagnose apathie volgens internationale psychiatrische consensus sprake zijn van verminderde doelgerichte activiteit in ten minste twee van deze drie domeinen. De symptomen moeten ten minste vier weken het grootste deel van de tijd aanwezig zijn en zorgen voor een beperking in het functioneren (kader 9.1) [3].

Kader 9.1 Criteria apathie
Diagnostische psychiatrische criteria voor apathie, zoals die in 2018 zijn opgesteld door de 'The 2018 international consensus group' [3].

- **A**: Een kwantitatieve vermindering van doelgericht gedrag in de domeinen gedrag & cognitie, emotie, of sociale interactie, in vergelijking tot iemands eerdere niveau van functioneren. Deze veranderingen mogen door de patiënt zelf of door anderen geobserveerd zijn.
- **B**: Ten minste twee van de volgende drie domeinen moeten – voor een periode van ten minste vier weken – het grootste deel van de tijd aanwezig zijn.
  - **B1. Gedrag en cognitie**
    Verlies van of vermindering van doelgericht gedrag of cognitieve activiteit, gekenmerkt door een van de volgende symptomen:
    - *Algehele niveau van activiteit*: verlies van activiteit thuis of op

© Bohn Stafleu van Loghum is een imprint van Springer Media B.V., onderdeel van Springer Nature 2021
J. Eekhof et al. (Red.), *Kleine Kwalen en alledaagse klachten bij ouderen*,
https://doi.org/10.1007/978-90-368-2549-8_9

het werk, minder initiatief om taken te beginnen of hulp nodig om de taken te beginnen.
- *Volhouden van activiteit*: de patient kan minder goed een activiteit of gesprek volhouden, het vinden van oplossingen wordt moeilijker.
- *Maken van keuzes*: het is moeilijker om keuzes te maken (bijv. tv-programma kiezen, maaltijden klaarmaken, kiezen uit een menu).
- *Interesse in externe onderwerpen*: de patiënt heeft minder interesse in of reageert minder op nieuws en er is minder interesse in het doen van nieuwe dingen.
- *Persoonlijk welzijn*: de patiënt heeft minder interesse in de eigen gezondheid of het uiterlijk.

— B2. Emotie

Verlies van of vermindering van emotie, gekenmerkt door een van de volgende symptomen:
- *Spontane emoties*: de patiënt laat minder spontane emoties zien of lijkt minder geïnteresseerd in dingen die belangrijk voor hem/haar zijn of in mensen die hij/zij goed kent.
- *Emotionele reacties op de omgeving*: de patiënt laat minder emoties zien in reactie tot positieve of negatieve gebeurtenissen in de omgeving.
- *Impact op anderen*: de patiënt maakt zich minder zorgen over de invloed van zijn/haar acties op de omgeving.
- *Empathie*: de patiënt laat minder empathie zien in reactie op emoties of gevoelens van anderen.
- *Verbale of fysieke uitdrukkingen*: de patiënt laat minder verbale of fysieke uitingen zien van zijn/haar emoties.

— B3. Sociale interactie

Verlies van of vermindering van deelname aan sociale interactie, gekenmerkt door een van de volgende symptomen:
- *Spontane sociale initiatieven*: de patiënt neemt minder initiatief in het spontaan voorstellen van activiteiten.
- *Gestimuleerde sociale interactie uit de omgeving*: de patiënt doet minder mee aan activiteiten die worden voorgesteld door de omgeving.
- *Verbale interactie*: de patiënt begint minder snel een conversatie of trekt zich eruit terug.
- *Huisgebonden*: de patiënt blijft liever thuis, toont minder interesse in uitgaan en om anderen te ontmoeten.
- **C**: Deze symptomen geven significante beperkingen op het gebied van persoonlijke, sociale, beroepsgerichte of andere niveaus van functioneren.
- **D**: De symptomen worden niet allemaal verklaard door fysieke beperkingen, een verminderd niveau van bewustzijn of de fysiologische effecten van een medicijn of drugs, of door grote veranderingen in iemands omgeving.

Etiologie/pathogenese

De etiologie van apathie is nog niet volledig duidelijk. De huidige opvatting is dat apathie ontstaat als schade optreedt in de hersengebieden die vrijwillige acties starten en controleren. In de hersenen lopen verschillende frontostriatale circuits die een rol spelen bij motivatie, beloning, plannen, executief functioneren en het reguleren van acties, waarvan er twee het belangrijkst zijn in het ontstaan van apathie [4]. Het ene circuit hangt samen met motivatie en beloning en loopt van de anterieure cingulate cortex naar het ventrale striatum en via de globus pallidus en thalamus terug naar de anterieure cingulate cortex. Het andere circuit hangt samen met executief functioneren, plannen en reguleren van acties en loopt van de dorsolaterale prefrontale cortex naar de dorsale basale kernen, de mediodorsale thalamus en terug naar de dorsolaterale prefrontale cortex. Naast deze circuits laten beeldvormende studies zien dat de inferieure pariëtale cortex van belang kan zijn bij apathie. Deze cortex speelt een rol bij opzettelijke beweging en het bewustzijn van beweging [4].

Een laesie in een van bovenstaande gebieden kan leiden tot apathie. Dit kan een laesie zijn ten gevolge van een infarct of neurodegeneratie. Daarnaast kan het disfunctioneren van neurotransmitters als acetylcholine en dopamine in deze circuits ook leiden tot apathie [5]. Apathie komt dan ook veel voor in het kader van neurologische of psychiatrische ziekten, zoals dementie, de ziekte van Parkinson, beroertes en schizofrenie [3]. Mogelijk dat de locatie van de laesie ook een rol speelt in het type apathie: of het meer samenhangt met gedrag en cognitie, emotie of sociale interactie.

Apathie is vaak een chronisch probleem dat gedurende de tijd verslechtert. Het is geassocieerd met een afname van cognitie en functioneren, een slechte voedingsstatus en een grotere kans op overlijden. Daarnaast zorgt het voor een verminderde kwaliteit van leven van mantelzorgers [1, 5].

Differentiaaldiagnose

Apathie komt veel voor in het kader van neurologische (dementie, de ziekte van Parkinson, CVA, tumoren) of psychiatrische ziekten (depressie, schizofrenie), maar kan ook voorkomen als losstaand syndroom.

Hierbij kan het lastig zijn het onderscheid met depressie te maken, aangezien apathie en depressie veel overlappende symptomen hebben, zoals affectvervlakking, verminderde interesse, vermindering van initiatief en motivatie en daarbij verminderde activiteit [2, 6]. Dit onderscheid is echter wel van belang, aangezien depressie beter te behandelen is. Depressie reageert vaak wel op de behandeling met SSRI's, maar apathie niet. Een ander belangrijk verschil is dat patiënten met depressie zich vaak leeg voelen en somber, terwijl patiënten met apathie emoties juist ook minder sterk ervaren [2, 6].

Een ander onderscheid om te maken, is dat met dementie. Dementie kan lijken op apathie door het verminderde vermogen om dingen te doen ten gevolge van de cognitieve problematiek. De aandoeningen kunnen ook samen voorkomen; veel mensen met dementie zijn ook apathisch [2].

Andere aandoeningen om in de differentiaaldiagnose te overwegen zijn het stil delier en bijwerkingen van medicatie. Antipsychotica, antidepressiva en neuroleptica kunnen apathisch gedrag uitlokken of versterken [1].

Epidemiologie

De prevalentie en incidentie van apathie zijn uit Nederlandse morbiditeitsregistraties niet af te leiden omdat er geen aparte ICPC-codering voor is. Er zijn slechts enkele observationele studies die hebben gekeken naar het voorkomen van apathie in een cognitief normale populatie. Deze studies laten prevalenties zien van 1,4 tot 7,6 % [7].

Apathie komt veel voor in het kader van de ziekte van Alzheimer (bij ongeveer 49 %) [8], de ziekte van Parkinson (bij 20–36 %) [9], na een beroerte (bij ongeveer 36 %) [10] en bij psychiatrische ziekten zoals depressie en schizofrenie [3]. Er is weinig bekend over verschil in percentages tussen mannen en vrouwen of voor specifieke leeftijden.

Waarmee komt de patiënt?

Patiënten zelf hebben vaak weinig ziekte-inzicht ten gevolge van de apathie. Het zal dus met name voorkomen dat een partner, kinderen of andere betrokkenen bij de arts aan de bel zullen trekken. Voor mantelzorgers is apathie namelijk een lastig verschijnsel, met veel invloed op hun kwaliteit van leven. Zij zien dat de patiënt minder initiatief neemt om aan activiteiten deel te nemen, minder interesse heeft in nieuwe ervaringen en ook minder reageert op positieve of negatieve gebeurtenissen. Daarbij is het echter ook het geval dat mantelzorgers het gedrag van de patiënt vaak verkeerd interpreteren, namelijk als luiheid of een reactie op hun ziekte. Ook zij zullen het dus niet altijd spontaan noemen. Daarom is het van belang bij patiënten met neurologische problemen ook specifiek naar apathie te vragen [6].

Anamnese

Gezien het verminderde ziekte-inzicht bij de patiënt is een goede heteroanamnese van groot belang [6]. De huisarts vraagt naar [3, 6]:

- hoe de dag van de patiënt eruitziet en hoe dit veranderd is, bijvoorbeeld:
  – wat voor activiteiten deed de patiënt voorheen en moet hij daar nu meer in gestimuleerd worden?
  – wat vond de patiënt voorheen leuk om te doen en hoe is de interesse daar nu in?
  – blijft hij vaker of liever thuis?
- het maken van keuzes en het vinden van oplossingen;
- verwaarlozing;
- verandering van emoties, emotionele reacties of empathie;
- een afname van gesprekken;
- somberheid, hopeloosheid of gevoelens van schuld (meer passend bij depressie);
- wanneer de klachten begonnen zijn, wat het beloop is in de tijd?
- wat voor invloed de klachten hebben op de patiënt en de mantelzorger?
- achteruitgang van het geheugen;
- andere aandoeningen die apathie kunnen veroorzaken (depressie, CVA, Parkinson, enz.);
- medicatiegebruik (met name antipsychotica, antidepressiva en neuroleptica).

Onderzoek

Van belang is de algemene indruk. Er kan sprake zijn van verwaarlozing, verminderde deelname aan het gesprek of verminderd ziekte-inzicht.

Aanvullend onderzoek

In de tweede lijn bestaan er gestructureerde vragenlijsten, zoals de Apathie Evaluatie Schaal (AES), maar de onderbouwing hiervan voor de praktijk is beperkt [2]. In de eerste lijn is vooral van belang om onderscheid te maken met dementie en depressie. Beoordeel op indicatie dus de cognitie met de Mini-Mental State Examination (MMSE), kloktekentest en/of de Montreal Cognitieve Assessment (MoCA), en de aanwezigheid van depressieve symptomen middels de Vier Dimensionale Klachtenlijst (4DKL) of Geriatric Depression Scale (GDS).

Beleid

Uitleg
Een goede uitleg is belangrijk omdat apathie voor een mantelzorger vaak een ingrijpend probleem is. De partner is veranderd, heeft minder aandacht voor de ander en neemt minder tot geen initiatief. Apathie is geen luiheid of onwil van de patiënt, maar komt door een probleem in de hersenen, soms als symptoom van een ziekte, soms als opzichzelfstaand probleem. Het heeft geen zin de patiënt te veroordelen. Erken dat dit ook op de mantelzorger veel effect kan hebben [6, 11, 12].

Adviezen
De mantelzorger/zorgverlener kan de patiënt op verschillende manieren begeleiden. Visuele of auditieve aanwijzingen kunnen helpen om een patiënt te herinneren aan activiteiten die hij zou gaan doen. Denk daarbij aan een agenda

waarin de activiteiten voor de dag vermeld staan of een alarm dat aangeeft dat de patiënt ergens heen moet. Daarnaast is het van belang om een dagelijkse routine te creëren. Zorg daarbij dat de patiënt activiteiten kan doen, maar hierin niet te veel keuzes moet maken [11, 13].

Optimaliseer zicht en gehoor
Een beperking hierin kan een extra belemmering zijn in het uitvoeren van activiteiten [6]. Daarom is het belangrijk om als huisarts na te gaan of hierin nog verbetering mogelijk is.

Activiteiten
Binnen een verpleeghuis is het vaak mogelijk om stimulerende activiteiten aan de patiënt aan te bieden. Voor iemand die nog thuis woont is het goed om te kijken of dit in de thuissituatie mogelijk is, of binnen bijvoorbeeld een dagopvang in de buurt. Daarbij kan gedacht worden aan bewegingstherapie, cognitief stimulerende activiteiten zoals geheugenoefeningen of aandachtsoefeningen, creatieve bezigheden zoals zingen, muziek maken of schilderen, of luisteren naar livemuziek. Hierbij is het van belang rekening te houden met de voorkeuren van de patiënt en de hobby's die hij voorheen had [11–13].

Medicatie
Aangezien antipsychotica, antidepressiva en neuroleptica apathisch gedrag kunnen uitlokken, is het van belang na te gaan of deze medicatie gestaakt kan worden [1–6]. Ondanks dat er medicijnen zijn die veelbelovend lijken (kader 'Wat is aangetoond?'), zijn er vooralsnog geen bewezen effectieve medicamenteuze adviezen voor apathie [11, 14].

> **Wat is aangetoond?**
> We vonden geen vergelijkend onderzoek naar de behandeling van apathie zonder onderliggende aandoening. Een systematische review van studies bij patiënten met dementie laat zien dat verschillende vormen van activering veilig zijn en een positief effect kunnen hebben op apathisch gedrag bij dementie. Hierbij zijn studies geïncludeerd die onderzoek deden naar onder andere bewegen, muziek of schilderen. Daarnaast kunnen visuele aanwijzingen en routines helpen om het dagelijks functioneren van apathische patiënten te verbeteren [13]. De heterogeniteit door onder andere de diversiteit van de behandelingen en de kleine aantallen van de studies maakt het echter lastig om het effect goed te kwantificeren. De Verenso-richtlijn sluit zich bij de review aan en adviseert het bieden van structurele stimulans en op het individu afgestemde activering [11].

Wat betreft de medicamenteuze behandelingen, is er onderzoek gedaan naar cholinesteraseremmers, modafinil, antipsychotica, antidepressiva en methylfenidaat bij apathie en dementie [14, 15]. Een recente Cochrane-review heeft studies bij patiënten met Alzheimer op een rij gezet en liet zien dat methylfenidaat mogelijk een verbetering van apathie kan geven [14]. Het bewijs hiervoor is echter van slechte kwaliteit. Aan het effect van de overige middelen kon door de slechte kwaliteit geen conclusie verbonden worden. De Verenso-richtlijn en de NHG-Standaard geven dan ook aan dat medicamenteuze therapie niet aan te bevelen is [11, 12].

Ten aanzien van overige neurodegeneratieve aandoeningen waarbij apathie voorkomt, is er ook geen duidelijk bewijs voor effectieve medicamenteuze behandeling [15].

Overwegingen bij comorbiditeit

Apathie komt vaak voor in het kader van dementie, de ziekte van Parkinson, beroertes, depressie en schizofrenie.

Overweeg bij ernstige lijdensdruk bij patienten met apathisch gedrag bij Lewy-bodydementie rivastigmine (startdosering: 4,6 mg, maximale dosering 9,5 mg). Continueer op basis van effect en staak bij bijwerkingen [11].

Bij verdenking op depressie kan een antidepressivum geprobeerd worden, bijvoorbeeld een SSRI. Dit moet wel gestopt worden als het ineffectief is. Soms kan een SSRI namelijk juist symptomen van apathie versterken [6].

Aandachtspunten bij verzorging

Voor mantelzorg of thuiszorg is het aanhouden van een dagelijkse routine van belang. Daarnaast helpt het om auditieve of visuele aanwijzingen te geven om gewenst gedrag te stimuleren, bijvoorbeeld met behulp van een kalender of een alarmsignaal [6, 13].

Wanneer verwijzen?

Overweeg bij diagnostische twijfel of ernstige lijdensdruk te verwijzen naar psychiater, neuroloog of geriater.

Literatuur

1. Ishii S, Weintraub N, Mervis JR. Apathy: a common psychiatric syndrome in the elderly. J Am Med Dir Assoc. 2009;10(6):381–93.
2. Drijgers RL, Aalten P, Leentjens AF, Verhey FR. Apathy: from symptom to syndrome. Tijdschr Psychiatr. 2010;52(6):397–405.
3. Robert P, Lanctôt KL, Agüera-Ortiz L, Aalten P, Bremond F, Defrancesco M, et al. Is it time to revise the diagnostic criteria for apathy in brain disorders? The 2018 international consensus group. Eur Psychiatry. 2018;54:71–6.
4. Kos C, Van Tol MJ, Marsman JB, Knegtering H, Aleman A. Neural correlates of apathy in patients with neurodegenerative disorders, acquired brain injury, and psychiatric disorders. Neurosci Biobehav Rev. 2016;69:381–401.
5. Lanctôt KL, Agüera-Ortiz L, Brodaty H, Francis PT, Geda YE, Ismail Z, et al. Apathy associated with neurocognitive disorders: recent progress and future directions. Alzheimers Dement. 2017;13(1):84–100.
6. Stanton BR, Carson A. Apathy: a practical guide for neurologists. Pract Neurol. 2016;16(1):42–7.
7. Sherman C, Liu CS, Herrmann N, Lanctôt KL. Prevalence, neurobiology, and treatments for apathy in prodromal dementia. Int Psychogeriatr. 2018;30(2):177–84.
8. Zhao QF, Tan L, Wang HF, Jiang T, Tan MS, Tan L, et al. The prevalence of neuropsychiatric symptoms in Alzheimer's disease: systematic review and meta-analysis. J Affect Disord. 2016;190:264–71.
9. Pagonabarraga J, Kulisevsky J, Strafella AP, Krack P. Apathy in Parkinson's disease: clinical features, neural substrates, diagnosis, and treatment. Lancet Neurol. 2015;14(5):518–31.
10. Caeiro L, Ferro JM, Costa J. Apathy secondary to stroke: a systematic review and meta-analysis. Cerebrovasc Dis. 2013;35(1):23–39.
11. Verenso. Richtlijn probleemgedrag bij mensen met dementie. 2018.
12. Dieleman-Bij de Vaate AJM, Eizenga WH, Lunter-Driever PGM, Moll van Charante EP, Perry M, Schep-Akkerman A, et al. NHG-Standaard Dementie 2020 (vierde herziening). Huisarts Wet. 2020;63:55.
13. Theleritis C, Siarkos K, Politis AA, Katirtzoglou E, Politis A. A systematic review of non-pharmacological treatments for apathy in dementia. Int J Geriatr Psychiatry. 2018;33(2):e177–92.
14. Ruthirakuhan MT, Herrmann N, Abraham EH, Chan S, Lanctôt KL. Pharmacological interventions for apathy in Alzheimer's disease. Cochrane Database Syst Rev. 2018;5:CD012197.
15. Drijgers RL, Aalten P, Winogrodzka A, Verhey FR, Leentjens AF. Pharmacological treatment of apathy in neurodegenerative diseases: a systematic review. Dement Geriatr Cogn Disord. 2009;28(1):13–22.

10 Valangst

Sander Gransjean

Kernpunten

- Bij de helft van de ouderen met een valhistorie ontstaat valangst, maar valangst kan ook zonder valhistorie ontstaan.
- Onzekerheid bij het lopen is het belangrijkste teken van valangst.
- Zoek naar somatische oorzaken van valangst, zoals neurologische of orthopedische aandoeningen.
- Fysiotherapie is waarschijnlijk de meest praktische en effectiefste interventie voor valangst.

Definitie

In 1982 werd valangst, onder de naam *postfall syndrome*, voor het eerst beschreven door Murphy en Isaacs [1]. Zij onderscheidden een ernstige en milde variant van dit syndroom. Van de ernstige variant is sprake als de patiënt na een val en in afwezigheid van neurologische of orthopedische aandoeningen niet meer in staat was om te staan of lopen zonder hulp. Bij de milde variant is de patiënt met aanmoediging in staat om zonder hulp te staan en te lopen. Later werd dit syndroom ook beschreven bij patiënten zonder valhistorie.

Etiologie/pathogenese

Bij de helft van de patiënten met een valhistorie ontstaat valangst, maar valangst kan ook bestaan bij patiënten die nooit eerder gevallen zijn [2, 3]. Vallen is een onafhankelijke risicofactor voor valangst. Vrouwelijk geslacht, leeftijd, duizeligheid, depressie en problemen met houding en balans worden ook genoemd als risicofactor. Minder sterke risicofactoren zijn cognitieve achteruitgang, lage sociaal-economische status en ADL-afhankelijkheid.

Patiënten met valangst hebben een groter risico om daadwerkelijk te vallen. Door de angst kunnen zij in een negatieve spiraal terechtkomen waarin zij angstig zijn om te vallen, minder activiteiten ondernemen, nog banger worden om te vallen en vervolgens in een sociaal isolement raken. Uit onderzoeken naar risicofactoren voor vallen blijkt dat alle anxiolytica het risico op vallen eerder vergroten dan wegnemen [4].

Differentiaaldiagnose

Differentiaaldiagnostisch kan gedacht worden aan neurologische en orthopedische oorzaken, zoals loopapraxie bij vasculaire cerebrale schade, ziekte van Parkinson, artrose, osteoporose of quadricepszwakte. Ook visusstoornissen kunnen bijdragen.

Epidemiologie

Voor valangst bestaat geen ICPC-code. De incidentie en prevalentie zijn daardoor moeilijker te bepalen. In de literatuur worden prevalenties met zeer uiteenlopende percentages genoemd. Deze onderzoeken hebben niet allemaal dezelfde definitie gebruikt, noch hetzelfde meetinstrument. De incidentie in de bevolking boven de 65 jaar is 10–20 % bij patiënten die geen valhistorie hebben, en 20–40 % bij patiënten na een val [2]. De incidentie bij 75-plussers ligt waarschijnlijk hoger.

Waarmee komt de patiënt?

Patiënten vertellen dat ze erg onzeker zijn bij het staan en bij het lopen. In de helft van de gevallen zal er een valhistorie zijn die aanleiding heeft gegeven aan de valangst. In de wachtkamer en op weg naar de spreekkamer zullen deze patiënten moeite hebben met opstaan, zich vastpakken aan objecten in het zicht of aan de arm van een naaste lopen. Zij hebben vaak een irregulariteit in hun looppatroon [4].

Anamnese

De huisarts vraagt naar [3]:

- eerder vallen: omstandigheden en toedracht van de val, aantal valincidenten in het afgelopen jaar, plaats, letsel en valangst;
- de mogelijkheid van syncope (cardiovasculaire of neurologische evaluatie);
- indien geen syncope: of de patiënt bekend is met een loopstoornis, wat de actieradius van het lopen is en het gebruik van een loophulpmiddel;
- gebruik van medicatie, bijvoorbeeld anxiolytica;
- mogelijke balansstoornissen, duizeligheid, evenwicht;
- pijn in spieren en gewrichten, rugpijn;
- spierzwakte, conditionele beperking;
- aandoeningen van het bewegingsapparaat;
- mogelijk verminderde visus;
- het lichamelijk, psychisch, sociaal en dagelijks functioneren;
- risicofactoren voor osteoporose.

Onderzoek

Het onderzoek naar valangst begint al bij het binnenroepen van de patiënt: hoe staat een patiënt op uit de stoel, gebruik van hulpmiddelen of naasten, gebruik van objecten, looppatroon, *stops-walking-when-talking*.

Kijk in de spreekkamer naar lengte, gewicht en BMI van de patiënt. Meet de bloeddruk, zowel liggend als staand. Beoordeel pols op irregulariteit. Test naast oriënterend neurologisch onderzoek ook de visus, het gehoor en de cognitie. Onderzoek de mobiliteit: let op loopsnelheid, staplengte en stapsymmetrie, de balans en evenwichtszin en de spierkracht. De Timed Get-Up-and-Go-Test (TGUGT) is een handig hulpmiddel om te bepalen of nadere evaluatie nuttig is [3].

Bij de TGUGT moet de patiënt opstaan uit de stoel, drie meter naar de muur lopen, zich omdraaien zonder de muur aan te raken, teruglopen naar de stoel en weer gaan zitten. De patiënt oefent dit patroon tweemaal en voert het daarna driemaal uit, waarna de arts de gemiddelde duur berekent. Normaal kan dit binnen 10 seconden, kwetsbare ouderen kunnen er 11–20 seconden over doen. Bij meer dan 20 seconden kan een nadere evaluatie nuttig zijn.

Ook kan gebruik worden gemaakt van de Short Falls Efficacy Scale-International, die ook in het Nederlands beschikbaar is [5]. Deze vragenlijst kan een beeld geven van hoe bezorgd de patiënt is om te vallen.

Beleid

Blijkt bij het onderzoek dat aan de valangst neurologische of orthopedische ziektebeelden ten grondslag liggen, dan worden deze behandeld volgens de geldende richtlijnen. Medicamenteuze aanpak van valangst is niet aangewezen.

De behandeling van valangst berust op het vergroten van het vertrouwen in de eigen balans om de angst te verminderen en de stabiliteit te vergroten (fig. 10.1) [6]. Dit kan door middel van:

Oefentherapie

Adviseer spier- en balansversterkende oefentherapie onder begeleiding van een algemeen of geriatrisch fysiotherapeut. Oefeningen versterken bepaalde spiergroepen die de balans en het vertrouwen in de balans verbeteren. De spierversterkende oefeningen zijn gericht op versterking van de extensoren en abductoren van de heup, de flexoren en extensoren van de knie en de plantair- en dorsaalflexoren van de enkel. Balansoefeningen zijn onder andere: staan met de ene voet pal voor de andere, lopen door de ene voet direct voor de andere te zetten (koorddansgang), lopen op de tenen of de hakken, achteruit lopen, zijwaarts lopen, zich omdraaien, over een object stappen, buigen en een object oppakken, traplopen, opstaan vanuit zittende positie en *squats* (hurkoefeningen).

Een specifieke vorm van oefentherapie die uit de literatuur als effectief naar voren komt is tai chi. Onder begeleiding van een tai chi-docent leert de patiënt hoe hij zijn gewicht moet verplaatsen als hij beweegt en wordt hij zich bewust van zijn balans. Tegelijk met de coördinatie-oefeningen van armen, benen en romp worden ademhalingsoefeningen gedaan [6, 7].

Cognitieve gedragstherapie (CGT)

Patiënten met valangst hebben vaak negatieve gedachten over de consequenties van het vallen. Met CGT kan worden geprobeerd deze negatieve gedachten om te zetten naar gedrag dat helpt om minder angstig te zijn, zoals de eerder genoemde oefeningen [8].

Multifactoriële, multidisciplinaire interventie

Deze bestaat uit een combinatie van een terugblik op de eventuele valhistorie, spierversterkende oefeningen en balansoefeningen, psychologische ondersteuning, ergotherapie, onderzoek naar neurologische en orthopedische oorzaken, het doornemen van de medicatie en het maken van een plan voor de toekomst. De multifactoriële interventies zijn veelal niet primair gericht op de valangst, maar op vallen in het algemeen. Dergelijke multidisciplinaire programma's zijn goed op te zetten in verpleeg- of verzorgingshuizen en in ziekenhuizen; voor thuiswonende patiënten zijn de twee eerstgenoemde opties praktischer [6].

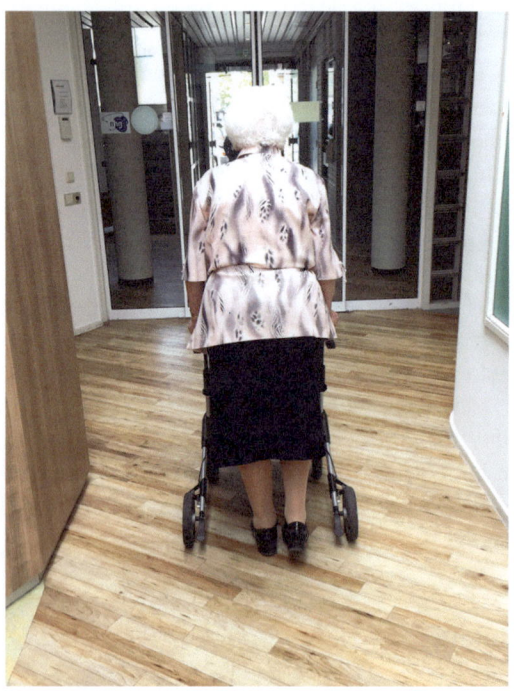

Figuur 10.1 Een 92-jarige vrouw die vanwege de angst voor vallen haar huis niet meer uit durfde. Na aanschaf van een rollator loopt ze weer buiten en kan ze zelfstandig dingen ondernemen

Wat is aangetoond?
In een systematische review zijn 12 gerandomiseerde onderzoeken van goede kwaliteit gevonden die valangst als uitkomstmaat hadden [6]. Fysiotherapie aan huis, tai chi en een multifactoriële interventie waren alledrie significant effectief. De onderzoekspopulaties waren echter klein.

> In een Cochrane-meta-analyse is het effect van oefentherapie bij patiënten met valangst geëvalueerd [7]. Er was een klein effect direct na de oefensessies (SMR 0,37; 95 %-BI 0,18 tot 0,56; 24 studies; n = 1692). De kwaliteit van het bewijs was echter slecht en na zes maanden was dit effect nagenoeg verdwenen.
>
> In een andere meta-analyse van 15 RCT's bij werd het effect van op CGT gebaseerde interventies in combinatie met oefeningen op valangst bekeken. De analyse toonde een significant effect op zowel korte termijn (SMR 0,32; 95 %-BI 0,15 tot 0,49; n = 3165) als zes maanden na de therapie (SMR 0;30; 95 %-BI 0,14 tot 0,45). De studies toonden echter heterogeniteit en een aantal studies waren erg klein [8].

Overwegingen bij comorbiditeit

Diverse somatische problemen (bijv. cardiale, pulmonale en neurologische aandoeningen en gewrichtsaandoeningen) kunnen de mogelijkheid om een effectieve oefentherapie uit te voeren beperken. Ook medicatie kan bijwerkingen hebben die het volgen of continueren van oefentherapie bemoeilijken.

Aandachtspunten bij de verzorging

Problemen bij het douchen en bij de nachtelijke toiletgang moeten eventueel ondervangen worden met hulpmiddelen. Als het zelfstandig niet lukt, kan de thuiszorg ingeschakeld worden. Ook huishoudelijke hulp is vaak nodig.

Wanneer verwijzen?

Verwijs als de valangst het gevolg lijkt te zijn van een onderliggend neurologisch of orthopedisch probleem volgens de betreffende richtlijnen. Zo nodig kan de patiënt worden verwezen naar een ergotherapeut voor aanpassingen thuis en/of naar een psycholoog om zo een multifactoriële aanpak te organiseren. Indien de behoefte bestaat om somatische oorzaken uit te sluiten kan worden verwezen naar een valpolikliniek in het ziekenhuis.

Preventie en voorlichting

Patiënten met valangst hebben een groter risico om te vallen. Als dit gebeurt, moeten zij iemand kunnen waarschuwen. Met alarmering, waarbij de patiënt een alarmknop om de nek heeft hangen, kan een veiliger gevoel worden gecreëerd [9]. Het Rode Kruis organiseert telefooncirkels. Een deelnemer krijgt iedere dag een telefoontje van iemand en belt daarna zelf een volgende. Als er een keer niet wordt opgenomen, gaat een vrijwilliger van het Rode Kruis langs. Naast dat patiënten zo een praatje maken, krijgen zij ook een veiliger gevoel.

Valpreventie door aanpassingen in huis en goed schoeisel, bril en gehoorapparaat en regelmatige evaluatie van de medicatie kunnen voorkomen dat mensen vallen of angstig worden om te vallen.

Literatuur

1. Murphy J, Isaacs B. The post-fall syndrome. A study of 36 elderly patiënts. Gerontology. 1982;28:265–70.
2. Scheffer AC, Schuurmans MJ, Van Dijk N, Van der Hooft T, De Rooij SE. Fear of falling: measurement strategy, prevalence, risk factors and consequences among older persons. Age Ageing. 2008;37:19–24.
3. Neyens JCL, Dijcks BPP, De Kinkelder A, et al. Richtlijn Preventie van valincidenten bij ouderen. Utrecht: Nederlandse Vereniging voor Klinische Geriatrie/CBO; 2017.
4. Ganz DA, Bao Y, Shekelle PG, Rubenstein LZ. Will my patiënt fall? JAMA. 2007;297:77–86.
5. Kempen GIJM, Yardley L, Van Haastregt JCM, Zijlstra GAR, Beyer N, Hauer K, et al. The Short FES-I: a shortened version of the Falls Efficacy Scale International to assess fear of falling. Age Ageing. 2008;37:45–50.

6. Zijlstra GA, Van Haastrecht JCM, Van Rossum E, Van Eijk JTM, Yardley L, Kempen GIJM. Interventions to reduce fear of falling in community-living older people: a systematic review. J Am Geriatr Soc. 2007;55:603–15.
7. Kendrick D, Kumar A, Carpenter H, Zijlstra GAR, Skelton DA, Cook JR, et al. Exercise for reducing fear of falling in older people living in the community. Cochrane Database Syst Rev. 2014;11:CD009848.
8. Chua CHM, Jiang Y, Lim DS, Wu VX, Wang W. Effectiveness of cognitive behavior therapy-based multicomponent interventions on fear of falling among community-dwelling older adults: a systematic review and meta-analysis. J Adv Nurs. 2019;00:1–17.
9. Thuisarts.nl. Ik woon alleen en voel me niet altijd veilig. Utrecht: NHG; 2017. Available from: www.thuisarts.nl (geraadpleegd september 2019).

Essentiële tremor

Wendy van der Zande en Mariëtte Koster

Kernpunten

- Essentiële tremor verergert bij beweging en neemt af in rust.
- Het onderscheid tussen essentiële tremor en een tremor bij de ziekte van Parkinson of een cerebellaire tremor is van belang voor zowel de prognose als behandeling.
- Uitleg en geruststelling staan centraal.
- Bij medicamenteuze behandeling is propranolol eerste keus voor zowel continue als intermitterende behandeling.

Definitie

Een essentiële tremor uit zich in een trillende beweging, voornamelijk gelokaliseerd in de handen en armen. Per definitie is er sprake van een ongewild, afwisselend en ritmisch aanspannen van agonistische en antagonistische spiergroepen. Het is een zogenoemde actietremor, wat inhoudt dat de tremor afneemt in rust en verergert bij inspanning. De aandoening is meestal bilateraal, waarbij het wel asymmetrisch aanwezig kan zijn. De frequentie van de tremor is typisch van 6 tot 12 Hz [1, 2].

Etiologie/pathogenese

De pathogenese is grotendeels onbekend, maar erfelijkheid speelt een belangrijke rol. Er is een positieve familieanamnese bij 30–70 % van de patiënten, voornamelijk bij jong gediagnosticeerde patiënten. Meerdere genen zijn betrokken, maar geen van deze genen geeft volledige penetrantie, wat past bij het heterogene beeld [1].

De tremor varieert van mild tot beperkend bij dagelijkse activiteiten. Het kan wel toenemen in de tijd, waarbij de tremor zich kan uitbreiden naar hoofd, stem en soms benen.

De tremor kan verergeren bij angst, opwinding of andere adrenerge activatie. Cafeïne heeft, in tegenstelling tot wat eerder werd gedacht, geen effect op de tremor. Bij 50–70 % van de patiënten geeft alcohol verlichting van de klachten [1, 3, 4].

Differentiaaldiagnose

In de praktijk is met name het onderscheid met een Parkinson-tremor van belang. Niettemin zijn er meerdere typen tremoren te onderscheiden:

- *Parkinson-tremor*: rusttremor in plaats van actietremor. De tremor is trager (4–7 Hz) en uit zich typisch als zogeheten 'geldteltremor'. Vaak in combinatie met andere symptomen

van de ziekte van Parkinson, zoals hypokinesie en rigiditeit [2].
- *Cerebellaire tremor*: aanwezig in zowel rust als bij actie, maar met name bij intentie (toename bij nadering van een doel). De tremor is voornamelijk traag (<4 Hz). Vaak in combinatie met andere kenmerken van cerebellaire ziekten, zoals ataxie en dysmetrie [2].
- *Versterkte fysiologische tremor (medicamenteus/metabool)*: symmetrisch, lage amplitude, hoge frequentie (8–12 Hz). Actietremor van bovenste extremiteiten [1]. Voorbeelden hiervan zijn lithium, levothyroxine, bronchusverwijders, prednisolon, cinnarizine, flunarizine, metoclopramide of antidepressiva, spiervermoeidheid, hyperthyreoïdie, hypoglykemie, koorts, feochromocytoom [1].
- Een *dystone tremor* is een zeldzame bewegingsstoornis die met name stem, hoofd en nek raakt. Het is echter geen tremor in engere zin, maar een complexe stoornis van wisselende aanspanningspatronen van vaak meerdere spiergroepen [1].

Epidemiologie

Essentiële tremor is de meest voorkomende oorzaak van een actietremor bij volwassenen. Wereldwijd worden prevalentiecijfers gegeven van 0,4–6 %. De incidentie neemt toe met de leeftijd: het komt bij 4–5 % van de 65-plussers voor. Er zijn studies waarbij het bij mannen vaker voor lijkt te komen [1, 2, 5].

Waarmee komt de patiënt?

De redenen om naar de huisarts kan gaan, zijn onder andere het invaliderende aspect van de tremor, zoals problemen bij het schrijven, eten/drinken of aankleden (fig. 11.1), maar ook hinder op cosmetisch vlak met schaamte speelt soms een rol. Vaak ook komt de patiënt met angst voor de ziekte van Parkinson.

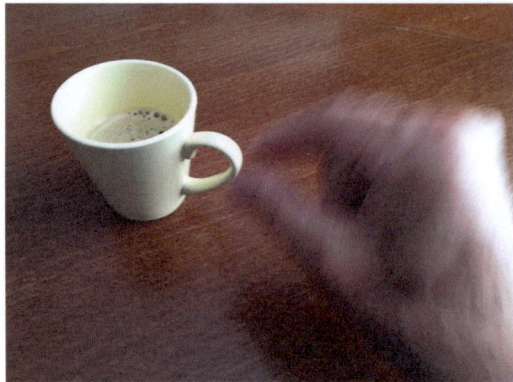

Figuur 11.1 De patiënt heeft hinder bij de tremor bij de fijne motoriek, bijvoorbeeld bij iets pakken

Anamnese

De huisarts vraagt naar:

- wanneer de tremor is ontstaan;
- de mate van progressie in de tijd;
- welke lichaamsdelen betrokken zijn;
- factoren die verlichting of verergering geven (vraag hierbij expliciet of de tremor afneemt bij alcoholgebruik);
- familiair voorkomen;
- de invloed op het dagelijks leven;
- schaamte.

Bij een vermoeden van de ziekte van Parkinson of hyperthyreoïdie kan de anamnese uitgebreid worden.

Onderzoek

Lichamelijk onderzoek

Dit is gericht op het uitsluiten van andere neurologische aandoeningen. Waar de huisarts op kan letten is de frequentie van de tremor, de amplitude en welke lichaamsdelen aangedaan zijn. Er kan bekeken worden of de tremor toeneemt bij toenemende psychologische stress, bijvoorbeeld door de patiënt de handen uit te laten steken en tegelijk te laten rekenen (100-7, daarna weer -7 enz.) [1].

Verder moet gelet worden op aanwezigheid van hypokinetisch-rigide kenmerken, wat kan wijzen op andere neurologische aandoeningen.

Aanvullend onderzoek

De diagnose is gebaseerd op klinische symptomen. In de regel wordt wel eenmaal laboratoriumonderzoek verricht om andere oorzaken uit te sluiten, met specifiek aandacht voor de glucosestatus en hyperthyreoïdie. Beeldvormend onderzoek (zoals MRI of CT) is niet geïndiceerd bij typische klinische symptomen van essentiële tremor [1].

Beleid

Uitleg
Vaak zijn uitleg en geruststelling voldoende als de klachten mild en weinig invaliderend zijn.

Medicamenteus
- *Propranolol* is het middel van eerste keus. Startdosering: 1dd 40 mg, elke vier weken op te hogen naar maximaal 320 mg/dag. Verdeel de dosis > 40 mg over 2–3dd of geef 1dd een retardcapsule. Belangrijke bijwerkingen zijn bradycardie, hypotensie, verergering van longklachten en depressiviteit. Bij onvoldoende effect of een contra-indicatie tot verder ophogen is het advies om in drie weken af te bouwen en over te gaan op de behandeling van tweede keus [1, 4, 5].
- *Primidon* is de tweede keus, zij het wel off-label [1, 4]. Startdosering bij ouderen is 1dd 10 mg (let op: dit is geen standaarddosering; de apotheek kan voor de bereiding zorgen), vervolgens per week met 10 mg ophogen tot de werkzame dosis of tot 100 mg 1dd na zes weken. Hierna desgewenst verder ophogen naar 2dd 125 mg tot maximaal 3dd 250 mg [6, 7]. Primidon geeft milde tot ernstige bijwerkingen bij meer dan 30 % van de gebruikers, vooral optredend in de eerste drie weken en bij een hogere dosis (750 mg dd). Bekende bijwerkingen zijn onder andere misselijkheid, verwardheid, paresthesieën en ataxie. Indien onvoldoende effectief is het belangrijk primidon niet ineens te stoppen, maar af te bouwen in de loop van 4–6 weken. Eventueel kan de huisarts bij geringe ervaring met het middel met de neuroloog overleggen.
- *Benzodiazepinen*. Vooral als mensen zelf bemerkt hebben dat alcohol verlichting geeft, kunnen kortwerkende benzodiazepinen als clonazepam of alprazolam in lage dosering worden overwogen. Deze middelen zijn bij ouderen vanwege de bijwerkingen relatief gecontra-indiceerd [1].

Intermitterende behandeling
Dit is een optie bij patiënten bij wie de tremor invaliderend wordt in stressvolle sociale situaties, bijvoorbeeld tijdens feestjes of gezamenlijke eetmomenten. In die gevallen kan een enkele dosis van een van beide middelen gegeven worden ca. 30–60 min voorafgaand aan de betreffende situatie.

Combinatiebehandeling
Ongeveer 30–50 % van alle patiënten reageert niet of onvoldoende op monotherapie. In dat geval kan een combinatie van propranolol en primidon nog geprobeerd worden als laatste optie voor verwijzing naar de tweede lijn [4, 8].

Wat is aangetond?
Het beleid berust op een oude eerstelijnsrichtlijn en recentere tweedelijnsrichtlijnen die zijn gebaseerd op meerdere oude, kleine RCT's en consensus [1, 6, 9, 10].

Een recentelijke review beschrijft de uitkomsten van 11 kleine RCT's (met 10–24 patiënten) waarin onder meer propranolol (60–240 mg per dag) met placebo werd vergeleken gedurende 2–4 weken behandeling. In alle onderzoeken werd gevonden dat propranolol een significante vermindering van de tremor gaf ten opzichte van placebo (zowel klachtreductie als objectieve tremorregistratie). De absolute risicoreductie (ARR) in de onderzoeken varieerde van 32–80 % met een number needed to treat (NNT) van 1 tot 3 patiënten als gekeken werd naar zowel de afname van de tremoramplitude bij tremorregistratie als vermindering van klachten van de patiënt [8, 11].

In drie kleine studies (13–25 patiënten) werd er met propranolol en primidon een vergelijkbare vermindering op de mate van tremor gevonden versus placebo. In deze onderzoeken varieerde de uitval van patiënten bij primodon echter tussen de 10 tot 30 % door bijwerkingen als slaperigheid, misselijkheid, duizeligheid, ataxie en verwardheid. Vooral vlak na het starten met primidon was de kans op bijwerkingen groot [8].

De effectiviteit van benzodiazepinen zoals alprazolam en clonazepam, andere bètablokkers en andere anti-epileptica voor essentiële tremor staat niet vast. Mede gezien het bijwerkingenprofiel van deze middelen bij ouderen is het advies alleen propranolol, primidon en eventueel intermitterend benzodiazepinen in de eerste lijn te gebruiken en andere medicatie alleen in overleg met een neuroloog voor te schrijven.

Overwegingen bij comorbiditeit

Medicatie kan alleen gestart worden indien de comorbiditeit dit toelaat. Voor propranolol is voorzichtigheid geboden bij o.a. DM, hypotensie, bradycardie, perifere vaataandoeningen en astma/COPD. Contra-indicaties voor primidon zijn o.a. verwardheid of dementie, het gebruik van orale anticoagulantia met een moeilijk instelbare INR, ernstige nier- en leverfunctiestoornissen, depressie en alcoholmisbruik. Bij huidafwijkingen dient direct gestaakt te worden wegens het voorkomen van toxische epidermale necrolyse. Voor verdere overwegingen wordt verwezen naar de preparaatteksten in het Farmacotherapeutisch Kompas [12].

Aandachtspunten bij de verzorging

Patiënten kunnen tijdens verschillende ADL-momenten, zoals bij het eten/drinken of aankleden, klachten ondervinden van de tremor. Hierbij kan een ergotherapeut adviezen geven. Sommige patiënten kunnen door de impact van de essentiële tremor in een sociaal isolement raken. Wees hierop bedacht en bied indien nodig psychologische hulp aan [13]. De verzorgenden moeten op de hoogte zijn van de diagnose om te voorkomen dat zij eventuele angst voor de ziekte van Parkinson aanwakkeren.

Wanneer verwijzen?

Verwijzing naar de neuroloog is geïndiceerd bij twijfel over de aard van de tremor (voor tremorregistratie), bij een mengbeeld met hypokinetisch-rigide kenmerken, bij een snelle toename van de tremor of bij invaliderende en therapieresistente klachten [1]. In de tweede lijn behoren naast medicatie, zoals anti-epileptica, ook botulinetoxinebehandeling of zelfs diepe hersenstimulatie tot de mogelijkheden.

Preventie en voorlichting

De huisarts kan de patiënt verwijzen naar informatie op Thuisarts: https://www.thuisarts.nl/essentiele-tremor.

Literatuur

1. UpToDate. Overview of tremor. Essential tremor: clinical features and diagnosis. Essential tremor: treatment and prognosis. Available from: www.utdol.com (geraadpleegd december 2019).
2. Kuks JB, Snoek JW, Fock JM. Praktische neurologie. Houten: Bohn Stafleu van Loghum; 2004. p. 215.
3. Prakash KM, Fook-Choong S, Yuen Y, Tan EK. Exploring the relationship between caffeine intake and essential tremor. J Neurol Sci. 2006;251(1–2):98–101.
4. Eekhof J, Knuistingh Neven A, Opstelten W, redactie. Kleine kwalen in de huisartsenpraktijk (pag. 316–9). Houten: Bohn Stafleu van Loghum; 2015.

Literatuur

5. Shanker V. Essential tremor: diagnosis and management. BMJ. 2019;366:l4485.
6. https://www.erasmusmc.nl/nl-nl/link-pages/neurologie-richtlijnen-voor-artsen trefwoord: tremor.
7. https://www.neurologie.nl/publiek/patientenvoorlichting/tremor (geraadpleegd maart 2020).
8. Haubenberger D, Hallett M. Essential Tremor. N Engl J Med. 2018;378(19):1802–10.
9. Zesiewicz TA, Elble RJ, Louis ED, Gronseth GS, et al. Evidence-based guideline update: treatment of essential tremor: report of the Quality Standards subcommittee of the American Academy of Neurology. Neurology. 2011;77(19):1752–5.
10. http://download.nhg.org/FTP_NHG/standaarden/FTR/EssentieleTremor_text.html (geraadpleegd maart 2020).
11. Ferreira J, Sampaio C. Essential tremor. Clin Evid. 2005;13:1608–21.
12. Farmacotherapeutisch Kompas. Diemen: Zorginstituut Nederland. Available from: www.farmacotherapeutischkompas.nl (geraadpleegd maart 2020).
13. https://www.thuisarts.nl/essentiele-tremor (geraadpleegd maart 2020).

12 Tremor van het hoofd

Wiebe Jan Lubbers

Kernpunten

- Een tremor van het hoofd is meestal een essentiële (primaire) tremor.
- De diagnose wordt per exclusionem en op grond van patroonherkenning gesteld.
- Meestal volstaan uitleg en geruststelling.
- Bij wens tot medicatie is propranolol eerste keus.

Definitie

Een tremor is een zichtbare, ritmische contractie van willekeurig bestuurde spieren. Een tremor van het hoofd is meestal een essentiële (primaire) tremor (H. 11 Essentiële tremor) waarvan de oorzaak onbekend is. De aandoening wordt ook wel titubatie, seniele, benigne of familiaire tremor genoemd.

Etiologie/pathogenese

Essentiële tremor komt in 17–70 % van de gevallen familiair voor. Bij nauwgezet en herhaald onderzoek lijkt dit percentage zelfs meer dan 95 % te zijn, maar deze gegevens zijn omstreden [1, 2]. Over de etiologie van de aandoening is weinig bekend, maar recent onderzoek wijst erop dat een tekort aan de neurotransmitter GABA centraal lijkt te staan [2–4]. Het is een autosomaal dominante aandoening met een wisselende expressie. De tremor is houdinggerelateerd: wanneer het hoofd wordt gesteund of neergelegd is hij afwezig, maar hij neemt toe bij rechtop zitten, staan en lopen. De tremor manifesteert zich vooral bij 65-plussers. In 1–10 % van de gevallen bestaat een geïsoleerde tremor van het hoofd; meestal is er ook een tremor van de armen, romp en soms ook de lippen waarneembaar.

Differentiaaldiagnose

De essentiële tremor (4–8 Hz) moet onderscheiden worden van andere tremoren, zoals de tremor bij het hypokinetisch-rigide syndroom (Parkinson, de rusttremor), de intentietremor bij ataxie en de fysiologische tremor (iets sneller, 8–12 Hz) en tremoren bij dystonie (torticollis). Tremoren kunnen ook optreden bij stofwisselingsziekten. De diagnose essentiële tremor wordt per exclusionem en op grond van patroonherkenning gesteld.

Epidemiologie

Incidentie- en prevalentiecijfers hangen sterk af van de gehanteerde onderzoeksmethode (vragenlijst of neurologisch onderzoek). De prevalentie van de essentiële tremor in de bevolking is geschat op 4–40 per 1.000 personen en neemt toe met de leeftijd, evenals de incidentie [2]. De geschatte incidentie bij personen>65 jaar wisselt eveneens sterk: 0,6–6 per 1.000 personen per jaar [2]. Bij een screening op essentiële tremor bleek dat ongeveer 75 % van degenen bij wie een tremor werd aangetroffen, nog niet een arts geconsulteerd had. Bij 95 % van de essentiële tremoren zijn de armen betrokken, bij ongeveer 35 % (ook) het hoofd.

Waarmee komt de patiënt?

Meestal komt de patiënt niet. Als hij komt, zal dat zijn wegens hinder of ongerustheid. De hinder heeft meestal te maken met een tremor van de armen (schrijven, kopje vasthouden) en zelden met een tremor van het hoofd. Patiënten zijn vaak ongerust dat de tremor wellicht een symptoom is van de ziekte van Parkinson.

Anamnese

De huisarts vraagt:

- wanneer de tremor is ontstaan;
- welke lichaamsdelen bij de tremor betrokken zijn;
- wanneer de tremor optreedt (rust, beweging);
- welke factoren de tremor versterken of verminderen (alcohol, koffie, stress);
- of de tremor familiair voorkomt.

Bij een vermoeden van de ziekte van Parkinson of schildklierafwijkingen moet de anamnese worden uitgebreid. Medicatie (bèta-agonisten, prednison, lithium) kan een tremor veroorzaken of versterken. Soms worden middelen als alcohol en benzodiazepinen gebruikt als zelfmedicatie.

Onderzoek

Observatie volstaat. Zo nodig kan met aanvullend neurologisch onderzoek een onderliggende neurologische aandoening worden uitgesloten.

Beleid

Uitleg

Meestal zal uitleg volstaan. Zo nodig wordt gewezen op de middelen die de tremor versterken of verminderen.

Medicatie

- *Propranolol* is het middel van eerste keus. Startdosering: 1dd 40 mg, elke vier weken op te hogen naar maximaal 320 mg/dag. Verdeel de dosis>40 mg over 2-3dd of geef 1dd een retardcapsule. Belangrijke bijwerkingen zijn bradycardie, hypotensie, verergering van longklachten en depressiviteit. Bij onvoldoende effect of een contra-indicatie tot verder ophogen is het advies om in drie weken af te bouwen en over te gaan op de behandeling van tweede keus [5].
- *Primidon* is de tweede keus, zij het wel off-label [1, 4]. Startdosering bij ouderen is 1dd 10 mg (let op: dit is geen standaarddosering; de apotheek kan voor de bereiding zorgen), vervolgens per week met 10 mg ophogen tot de werkzame dosis of tot 100 mg 1dd na zes weken. Hierna desgewenst verder ophogen naar 2dd 125 mg tot maximaal 3dd 250 mg. Primidon geeft milde tot ernstige bijwerkingen bij meer dan 30 % van de gebruikers, vooral optredend in de eerste drie weken en bij een hogere dosis (750 mg dd). Bekende bijwerkingen zijn onder andere misselijkheid, verwardheid, paresthesieën en ataxie. Indien onvoldoende effectief is het belangrijk primidon niet ineens te stoppen, maar af te bouwen in de loop van 4–6 weken [5]. Overleg eventueel met de neuroloog bij het starten van primidon.

Eventueel kunnen de middelen voorgeschreven worden voor speciale dagen en momenten; vooral propranolol lijkt daarvoor geschikt (analoog aan het gebruik bij examenangst). Specialisten kunnen medicamenten zoals mirtazapine, gabapentine en benzodiazepinen voorschrijven.

Botox
In enkele specialistische centra worden botox-injecties gegeven. Botox zou vooral bij tremoren van de nekspieren zin kunnen hebben, omdat orale medicatie in die gevallen vaak minder effectief is dan bij tremoren van de armen [2].

Thalamotomie
Dit wordt ook wel toegepast, aanvankelijk door middel van coagulatie, maar tegenwoordig lijkt *deep brain stimulation* effectiever te zijn en minder bijwerkingen te hebben. Dit zijn ingrijpende behandelingen met veel bijwerkingen, dus ze worden uiteraard alleen bij uitzondering toegepast.

> **Wat is aangetoond?**
> Van propranolol en primidon is aangetoond dat ze effectief zijn bij de behandeling van tremoren van de armen. Bij 25–55 % van de patiënten is er geen verbetering, bij de rest is het effect wisselend. Op tremoren van het hoofd hebben deze middelen minder effect [4, 6].
>
> De overige medicatie (mirtazapine, gabapentine en benzodiazepinen) is vooral onderzocht bij tremoren van de armen, maar hun effect is geringer dan dat van propranolol en primidon [5]. In een patiëntenserie en een klein gerandomiseerd, placebogecontroleerd onderzoek is een effect van botulinetoxine op tremor van het hoofd beschreven [7, 8].

Overwegingen bij comorbiditeit

Behandeling van de tremor met propranolol is gecontra-indiceerd bij ouderen met astma/COPD, onbehandeld hartfalen of ernstig perifeer vaatlijden. Daarnaast kunnen bijwerkingen van propranolol, zoals slaapstoornissen, koude acra, bradycardie en vermoeidheid, bij ouderen meer op de voorgrond staan.

Wanneer verwijzen?

Bij een atypische presentatie of twijfel over de diagnose kan verwijzing worden overwogen. Ook bij ernstig invaliderende klachten die niet reageren op medicatie, kan verwijzing geïndiceerd zijn.

Preventie en voorlichting

Met de huidige kennis van zaken is preventie niet of nauwelijks mogelijk. Er moet aan omgevingsfactoren en metabole oorzaken gedacht worden. In de voorlichting staan uitleg en geruststelling centraal, zie bijvoorbeeld https://www.thuisarts.nl/essentiele-tremor.

Literatuur

1. Busenbark K, Barnes P, Lyons K, Ince D, Villagra F, Koller WC. Accuracy of reported family histories of essential tremor. Neurology. 1996;47:264–5.
2. Louis ED. Essential tremor. Lancet Neurol. 2005;4:100–10.
3. Albanese A, Sorbo FD. Dystonia and tremor: the clinical syndromes with isolated tremor. Tremor Other Hyperkinet Mov (N Y). 2016;6:319.
4. Louis ED. Essential tremor: from bedside to bench and back to bedside. Curr Opin Neurol. 2014;27(4):461–7.
5. https://www.erasmusmc.nl/nl-nl/link-pages/neurologie-richtlijnen-voor-artsen treftwoord: tremor (geraadpleegd juli 2020).
6. Louis ED. Clinical practice. Essential tremor. N Engl J Med. 2001;345:887–91.
7. Wissel J, Masuhr F, Schelosky L, Ebersbach G, Poewe W. Quantitative assessment of botulinum toxin treatment in 43 patients with head tremor. Mov Disord. 1997;12:722–6.
8. Pahwa R, Busenbark K, Swanson-Hyland EF, Dubinsky RM, Hubble JP, Gray C, et al. Botulinum toxin treatment of essential head tremor. Neurology. 1995;45:822–4.

Polyneuropathie

Lisa Nijland

Kernpunten

- Polyneuropathie is een veelvoorkomende, multifactoriële en progressieve aandoening van de perifere zenuwen bij ouderen.
- De zenuwen zijn vaak symmetrisch en meer distaal dan proximaal aangedaan en kunnen zowel sensibele als motorische afwijkingen geven.
- Bij ouderen zijn de meest voorkomende oorzaken van polyneuropathie langdurig alcoholgebruik, diabetes mellitus, medicatie en vitaminedeficiënties.
- Onderzoek en behandeling van de oorzaak zijn belangrijk om progressie van de ziekte te voorkomen.
- Pijnlijke polyneuropathieën worden symptomatisch behandeld, maar de behandelingen zijn matig succesvol en geven bij ouderen vaak risico's op bijwerkingen.

Definitie

Polyneuropathie is een symmetrische aandoening die per definitie meerdere zenuwen betreft. Het ziektebeeld wordt gekenmerkt door sensibele en/of motorische afwijkingen die in de regel meer distaal dan proximaal en meer aan de benen dan aan de armen aanwezig zijn.

Polyneuropathie is een klinische diagnose en is een vorm van een perifere neuropathie, dat wil zeggen: op het niveau van motorneuron, dorsale ganglia of autonome ganglia. Multipele mononeuropathie is een ander voorbeeld van een perifere neuropathie. Dit zijn ofwel naast elkaar voorkomende mononeuropathieën of betreft een multifocale neuropathie, bijvoorbeeld ten gevolge van een infarct van de bloedvoorziening van enkele zenuwen op basis van een vasculitis. Neuropathie is een kapstokterm en omvat ook centrale neurologische aandoeningen. Bovenstaande termen worden in de praktijk vaak door elkaar gebruikt, maar zijn strikt genomen geen synoniemen [1, 2].

Polyneuropathie kan een acuut, subacuut of chronisch tijdsbeloop hebben. Bij een acute polyneuropathie, zoals het Guillain-Barré-syndroom, is er progressie van klachten in minder dan een maand. Een subacute polyneuropathie ontwikkelt zich binnen één tot drie maanden. Voorbeelden zijn een paraneoplastische neuropathie of vasculitisneuropathie. Bij ouderen is een chronische polyneuropathie het meest voorkomend; deze ontstaat in een periode langer dan drie tot zes maanden. Om deze reden zullen acute en subacute polyneuropathie zeer beperkt aan de orde komen in dit hoofdstuk [3].

Tabel 13.1 Mogelijke oorzaken van acute, subacute en chronische polyneuropathie[a]

etiologie	voorbeelden
toxische stoffen	alcohol, medicatie, chemotherapie, zware metalen, oplosmiddelen
metabool	diabetes mellitus, nierfalen (uremie), schildklier- en leverziekten
auto-immuunziekte	Guillain-Barré-syndroom, chronische inflammatoire demyeliniserende polyneuropathie (CIDP)
erfelijk	ziekte van Charcot-Marie-Tooth
infectieuze oorzaak	ziekte van Lyme, hiv
voedingsdeficiënties	vitamine B_1 (thiamine), B_6, B_{12}, foliumzuur
maligniteit	paraneoplastische uiting
systeemziekten	vasculitis, bindweefselziekte, amyloïdose, sarcoïdose, psoriasis
hematologisch	paraproteïnemie, multipel myeloom
idiopathisch	

[a]Deze lijst is niet compleet.

Etiologie/pathogenese

Chronische polyneuropathie bij ouderen is vaak multifactorieel: verschillende oorzaken kunnen naast elkaar voorkomen. De meest voorkomende oorzaken bij ouderen zijn langdurig alcoholgebruik, diabetes mellitus, medicatie en vitaminedeficiënties. Andere mogelijke oorzaken staan vermeld in tab. 13.1. De pathofysiologie van chronische polyneuropathie bij ouderen wordt meestal verklaard door schade van de perifere zenuw zelf (axonale polyneuropathie). Demyelinisatie, schade van de geleidingslaag, komt minder vaak voor [2, 3].

Bij diabetische polyneuropathie zijn sensorische symptomen meestal meer prominent aanwezig. Motorische symptomen kunnen in een laat stadium ontstaan. De pathofysiologie van alcoholgeïnduceerde polyneuropathie berust met name op de directe toxische effecten van alcohol op de zenuw en bijkomende malnutritie, die zich uit in vitaminedeficiënties waarbij een thiaminedeficiëntie berucht is [1, 4].

Polyneuropathie heeft een progressief beloop en is, afhankelijk van de oorzaak, doorgaans alleen symptomatisch te behandelen. Wanneer vitaminedeficiënties bij ouderen tijdig worden gesuppleerd is herstel mogelijk. Daarnaast is het beloop vaak langdurig en sluimerend, waarbij als complicatie ook schade van het autonome zenuwstelsel kan ontstaan. Dit leidt tot klachten zoals droge mond en ogen, retentieblaas en orthostatische hypotensie.

Differentiaaldiagnose

Er is helaas geen simpel diagnosticum of algoritme om onderscheid te maken tussen de verschillende typen polyneuropathieën [1]. Zeldzaam bij ouderen – maar een alarmsymptoom! – is een snel progressief tijdsbeloop van klachten in één tot drie maanden. Voorbeelden zijn het droge beriberi (thiaminedeficiëntie) of IgM-neuropathie bij hematologische maligniteit [2].

Differentiaaldiagnostisch moet er bij lichamelijk onderzoek zo goed mogelijk onderscheid worden gemaakt tussen een centrale of perifere oorzaak om de oorsprong van de ziekte te kunnen achterhalen en juiste behandeling te kunnen instellen. Dit kan lastig zijn omdat symmetrische spierzwakte en pijnloze sensibiliteitsstoornissen op zowel een polyneuropathie als ruggenmergletsel kan wijzen. Probeer onderstaande aandoeningen meer of minder waarschijnlijk te maken [1].

Centraal zenuwstelsel

- Een ruimte-innemend proces van het ruggenmerg moet worden overwogen bij patiënten bekend met een maligniteit (in de voorgeschiedenis) of aanwijzingen voor een maligniteit bij laboratoriumonderzoek. Bij neurologisch onderzoek wijst een Babinski-reflex of unilateraal krachtsverlies hierbij meer op een centrale oorzaak.

Anamnese

Perifeer zenuwstelsel

- Bij multipele mononeuropathie (mononeuropathie multiplex) zijn er ook verschillende zenuwen aangedaan, die vaak pijn, zwakte en paresthesieën veroorzaken. De aanvang van de klachten is echter vaak asymmetrisch en wordt veroorzaakt door een onderliggende ziekte, zoals reumatoïde artritis, vasculitis of sarcoïdose.
- Neuromusculaire ziekte, met name van de neuromusculaire overgang zoals myasthenia gravis, moet worden overwogen bij geïsoleerde spierzwakte. Neuromusculaire ziekte uit zich zeldzaam op oudere leeftijd. Hierbij staat vaak proximale spierzwakte in plaats van distale spierzwakte meer op de voorgrond.
- Bij een hernia nuclei pulposi is de uiting van sensorische en motorische symptomen eenzijdig volgens het aangedane dermatoom te verwachten.

Epidemiologie

In Nederland hebben naar schatting 250.000–300.000 mensen een chronische polyneuropathie [5]. De eerste klachten ontstaan gemiddeld rond het 55^e jaar [3].

In de huisartsenpraktijk kan polyneuropathie worden geregistreerd met ICPC-code N94 (andere perifere neuritis/neuropathie) of als symptoombeschrijving onder de ICPC-code N05 (tintelingen vingers/voeten/handen). Op basis van deze gegevens wordt een incidentie van respectievelijk 5,4 of 3,5 per 1.000 patiënten per jaar gevonden. De prevalentie van geregistreerde neuropathie is 10,2 per 1.000 patiënten (mannen 9,6; vrouwen 10,8) [6]. In de tweede lijn, met een EMG-bevestigde diagnose, werd een (veel lagere) incidentie van 0,7 per 1.000 patiënten per jaar gevonden [7]. Patiënten met diabetes mellitus hebben tot 50 % kans op het ontwikkelen van polyneuropathie. Onder chronisch alcoholgebruikers komt bij 13–66 % polyneuropathie voor [3].

Waarmee komt de patiënt?

De meest voorkomende klachten zijn verminderd gevoel of tintelingen van handen of voeten, gevolgd door neuropathische pijn of distale spierzwakte. Andere, meer aspecifieke klachten zijn spierzwakte, spierkrampen of balansproblemen (vallen) [3, 8]. Neuropathische pijn komt bij diabetische polyneuropathie in ongeveer de helft van de gevallen voor.

Anamnese

De huisarts vraagt naar:

- de aard van de klachten: sensorische klachten (branderig, tintelend, prikkelend, verminderd gevoel, doofheid, wattengevoel, verergering door wrijven, pijnervaring op een niet-pijnlijke prikkel, gestoorde balans) en motorische klachten (spierzwakte, veranderd looppatroon);
- het ontstaan en beloop van de klachten, met name wat betreft locatie en aard van de klachten (symmetrisch ontstaan en beloop, distale of proximale betrokkenheid, betrokkenheid van handen en/of voeten);
- predisponerende factoren: medicatie- (vraag naar veranderingen, cytostatica) en alcoholgebruik, (risico op) vitaminedeficiënties, klachten passende bij diabetes mellitus of mogelijkheid van een (on)bekende maligniteit;
- mogelijke directe oorzaken: recente virale ziekte, blootstelling aan zware metalen, oplosmiddelen of andere neurotoxische stoffen;
- mogelijke bijkomende autonome klachten die kunnen wijzen op uitbreiding van ziekte naar de dunne vezels (complicatie), zoals een veranderd transpiratiepatroon, 'facial flushing', droge ogen of droge mond, erectiestoornissen, orthostatische hypotensie en gastro-intestinale verschijnselen (op basis van gastroparese);

- de intensiteit (op een schaal van 0 tot en met 10), met name om neuropathische pijn te kwantificeren;
- de invloed op dagelijkse fysieke activiteiten en op psychisch en sociaal functioneren (vermijden van activiteiten);
- factoren die de klachten verlichten of verergeren;
- zelfzorg (dosering en duur van medicatie) en behandeling tot nu toe;
- zorgen, ongerustheid, specifieke vragen en verwachtingen van de patiënt.

Onderzoek

Lichamelijk onderzoek

Het neurologisch onderzoek bestaat idealiter uit onderzoek van de spierkracht, sensibiliteit (fig. 13.1) en peesreflexen van de aangedane ledematen. Bij inspectie kan gelet worden op atrofie en verlies van tonus van met name de intrinsieke voet- en onderbeenspieren. Aangezien vaak eerst distale spieren zijn aangedaan, is het raadzaam om eerst deze spieren te testen en zo nodig ook proximaal de kracht verder te testen. Bij sensorisch onderzoek kan zowel een gestoorde vibratiezin (met 128 Hz stemvork), positiezin, pijnzin (scherp stokje) als tastzin (watje) wijzen op polyneuropathie.

Bij ouderen is het ook raadzaam screenend de test van Romberg te doen, die positief kan zijn bij zowel polyneuropathie als cerebellaire ataxie. Bij onderzoek van de reflexen wordt initieel vooral hyporeflexie of areflexie van de achillespeesreflexen gevonden. Hoe meer afwijkingen bij lichamelijk onderzoek worden gevonden, des te waarschijnlijker is de diagnose 'polyneuropathie'.

Aanvullend onderzoek

De gouden standaard voor het stellen van de diagnose 'polyneuropathie' is elektromyografie (EMG) in combinatie met klinische verschijnselen en bevindingen bij lichamelijk onderzoek. EMG kan bij voorkeur worden ingezet in het geval twijfel aan de diagnose of bij alarmsymptomen zoals vermeld in kader 13.1.

> **Kader 13.1 Alarmsymptomen bij anamnese en lichamelijk onderzoek**
> - Snelle progressie: progressie in 4–6 weken die leidt tot beperkingen bij het lopen of vaardigheidsstoornissen aan de armen.
> - Asymmetrie: duidelijke asymmetrie in beloop van ontstaan van neurologische uitval en/of neurologisch onderzoek die wijst op betrokkenheid van meerdere zenuwen (multipele mononeuropathie).
> - Puur motorisch of motor predominant: krachtsverlies zonder op de voorgrond staande sensibele klachten en geen of weinig sensibele afwijkingen bij het neurologisch onderzoek.
> - Ataxie: uitgesproken gnostische stoornissen (fijne tast, bewegingszin, positiezin, vibratiezin) bij relatief gespaarde vitale sensibiliteit (pijn, temperatuur en grove tast).
> - Niet-lengteafhankelijke verdeling van klachten: afwijkend patroon van sensibele of motorische afwijkingen met het neurologisch onderzoek (dus armen

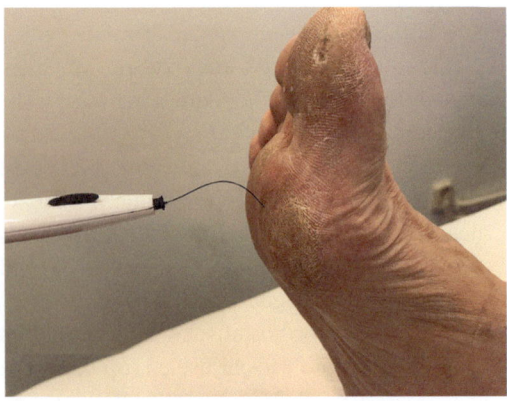

Figuur 13.1 Het testen van de sensibiliteit van de voetzool met een filament

> meer dan benen of proximaal meer dan distaal symptomen).
> - Autonome stoornissen (zie Anamnese) vroeg in het beloop.
> - Ernstige pijn: kan kenmerkend zijn voor enkele specifieke oorzaken die veelvoorkomend zijn, zoals diabetes mellitus of alcohol, maar ook meer zeldzaam en ernstig, zoals vasculitis-neuropathie of paraneoplastisch [2].

Er zijn geen specifieke richtlijnen of literatuur, gericht op diagnostiek in de eerste lijn. Om geen mogelijke behandelbare oorzaken te missen, zoals nierfunctiestoornissen of vitaminedeficiënties, die vaak als comorbiditeit voorkomen bij diabetes mellitus en overmatig alcohol, wordt vanuit de tweede lijn aanbevolen om de volgende bepalingen te doen: glucose, HbA$_{1c}$ (diabetes mellitus), gamma-GT (overmatig alcoholgebruik), ALAT (primaire of secundaire leverziekte), vitamine B$_1$, vitamine B$_6$ (zowel deficiëntie als intoxicatie), vitamine B$_{12}$, foliumzuur, creatinine (nierinsufficiëntie), TSH (schildklierafwijking), BSE (systemische aandoening), M-proteïne (uitsluiten paraproteïnemie) en algeheel bloedbeeld (uitsluiten hematologische ziekte die symptomen kan verklaren) [2].

Beleid

- *Informatie over beloop en multifactoriële oorsprong.* Het gaat om een progressieve aandoening die vaak multifactorieel bepaald wordt. Er dient aandacht te worden besteed aan individuele en externe factoren (volgens het biopsychosociale model) van de patiënt die op zijn/haar pijnbeleving van invloed zijn. Volledige verbetering van de klachten is dus meestal niet mogelijk.
- *Oorzaak behandelen of vermijden* om progressie van ziekte te voorkomen. In het geval van diabetes mellitus betekent dit verbetering van de regulatie van glucosehuishouding door middel van lifestyle en medicatie. Dit kan verbetering van klachten geven.
- *Actieve voetcontrole* door patiënt of professional. Bij verlies van sensibiliteit van de voeten is instructie aan de patiënt tot regelmatige voetcontrole op wondjes erg belangrijk. Zo nodig kan een medisch pedicure worden ingeschakeld. In het geval van diabetes mellitus verloopt dit via de ketenzorg.
- *(Geriatrische) fysiotherapie, ergotherapie of een loophulpmiddel* kunnen worden ingeschakeld bij ouderen met loopstoornissen of een verhoogd valrisico dat geassocieerd is met polyneuropathie op basis van sensibiliteitsstoornissen of krachtsverlies.
- *Lokale pijnstilling:* lidocaïnezalf of capsaicine in de vorm van crème 3–4 keer per dag of als monotherapie bij zeer lokale pijn. Bij onvoldoende reactie op systemische therapie kan lokale pijnstilling worden ingezet als adjuvante therapie.
- *Pijnstilling bij pijnlijke polyneuropathie:* bij ouderen heeft start van een lage dosering nortriptyline (10 mg 1 keer per dag 1 tablet) de voorkeur, ten opzichte van amitriptyline vanwege het wat kleinere risico op anticholinerge bijwerkingen. Het is belangrijk de patiënt voor te lichten over mogelijke anticholinerge bijwerkingen. Anti-epileptica gabapentine of pregabaline (anti-epileptica) kunnen ook overwogen worden. Beide middelen zijn echter nauwelijks onderzocht in de oudere populatie. Tot slot kunnen SNRI's, te weten venlafaxine of duloxetine, worden overwogen. Stelregel bij systemische behandeling is om te starten met lage doseringen. Ophogen kan op geleide van het effect en eventuele bijwerkingen. Pijnreductie moet het behandeldoel zijn, maar pijnvrij is meestal niet haalbaar. Vraag structureel naar bijwerkingen en beschouw een behandeling als niet-effectief wanneer het middel meerdere malen is opgehoogd en minimaal drie weken geprobeerd is in adequate dosering [2].

Mogelijkheden in de tweede lijn

TENS (transcutane elektroneurostimulatie) kan worden overwogen bij lokale pijn, onvoldoende werkzaamheid van therapie of veel (kans op) bijwerkingen. Hiervoor is verwijzing nodig naar een pijncentrum.

> **Wat is aangetoond?**
> Er is zeer beperkt onderzoek gedaan naar polyneuropathie bij ouderen. De meeste artikelen gaan over diabetische pijnlijke polyneuropathie, waarvan de resultaten over het algemeen worden geëxtrapoleerd naar andere pijnlijke polyneuropathieën. Door Cochrane is in een meta-analyse pregabaline bewezen effectief bevonden bij pijnlijke diabetische neuropathische pijn. Reductie van pijnintensiteit is het hoogst (>50 %) en NNT is het laagst [7, 8] bij een dagdosis van 600 mg pregabaline [8]. Tramadol of opioïden worden afgeraden [9].
>
> In een systematisch review uit 2015 van alle gerandomiseerde dubbelblinde studies met betrekking tot orale of topicale farmacotherapie bij neuropathische pijn bij volwassenen is tab. 13.2 gepubliceerd [10]. Op basis van een meta-analyse werden NNT voor de onderzochte middelen berekend. Tevens werden de voor- en nadelen van de bekende pijnstillers bij neuropathische pijn bij volwassenen op een rijtje gezet. Het betreft een heterogene groep uit 221 geïncludeerde studies, waarbij 55 % van de patiënten werd vertegenwoordigd door diabetische pijnlijke polyneuropathie of postherpetische neuralgie. NNT is berekend op het behalen van 50 % pijnintensiteitsreductie en kon worden berekend in 77 % van de gepubliceerde placebogecontroleerde trials [10].

Wanneer verwijzen?

Verwijzing naar de neuroloog is geïndiceerd bij alarmsymptomen, zoals een snelle progressie, of bij de noodzaak dan wel wens tot nadere diagnostiek.

Bij onvoldoende behandelbare pijn kan de patiënt worden verwezen naar een pijnpolikliniek, revalidatiearts of psycholoog.

Tabel 13.2 Neuropathische pijnstilling (NNT 50 % pijnreductie) bij volwassenen. (Bron: Finnerup et al., 2015 [10])

middel	NNT	voor- en nadelen
TCA (o.a. nortriptyline)	3,6	voorzichtigheid bij glaucoom, orthostase, (verhoogd risico op) QT-verlenging, AV-geleidingsstoornissen, recent myocardinfarct, nier- en/of leverfunctiestoornissen, suïcidale gedachten, gebruik andere antidepressiva verhoogd risico op valincidenten, met name >65 jaar
SNRI (duloxetine of venlafaxine)	6,4	contra-indicaties: creatineklaring <30 ml/min leverfunctiestoornissen, ongecontroleerde hypertensie voorzichtigheid bij gebruik andere antidepressiva, tramadol en middelen met invloed op bloedstolling
gabapentine	7,2	voordeel: weinig interacties, geen invloed leverenzymen
pregabaline	7,7	voorzichtigheid met versneld optreden van perifeer oedeem, asthenie, myoclonieën of andere bewegingsstoornissen en invloed op angstklachten
zwakke opioïden	4,7	relatief veel bijwerkingen, matig effect veel interacties; om deze redenen afgeraden bij ouderen
sterke opioïden	4,3	afgeraden bij chronische niet-maligne pijn, o.a. in verband met afhankelijkheid, verhoogde kans op depressie, osteoporose, erectiestoornissen en allodynie

Preventie en voorlichting

Het is van belang de patiënt te infomeren dat polyneuropathie op oudere leeftijd een progressief beloop heeft zolang de oorzaak niet behandeld wordt. Het is een chronische aandoening ten gevolge van beschadiging van de zenuwuiteinden. Genezing is dus niet mogelijk. De klachten kunnen zich op veel verschillende manieren uiten en zijn afhankelijk van welke zenuwen zijn aangedaan. De behandeling is doorgaans symptomatisch.

In het geval van chronische pijn, is het mogelijk de patiënt of verzorgers extra informatie te geven, zoals via https://www.thuisarts.nl/zenuwpijn/ik-heb-zenuwpijn. Als de patiënt voldoende vaardigheden bezit, is het ook mogelijk om een e-learning over de omgang met pijn aan te bevelen, zoals https://tinyurl.com/cursus-omgaan-met-pijn.

Literatuur

1. Rutkove SB, Shefner JM, Goddeau RP (2019). UpToDate – polyneuropathy. Available from: https://www.uptodate.com.
2. Notermans NC, Van Esch C, Verhamme C, Van Doorn PA, Faber CG, Stalpers XL, et al. NVN richtlijn polyneuropathie, 2019. Available from: https://richtlijnendatabase.nl/richtlijn/polyneuropathie/startpagina_-_polyneuropathie.html.
3. Hanewinckel R, Van Oijen M, Ikram MA, Van Doorn PA. The epidemiology and risk factors of chronic polyneuropathy. Eur J Epidemiol. 2016;31:5–20.
4. Schäfers M, Sommer C. Polyneuropathies. Deutsches Ärzteblatt International 2018.
5. Hanewinckel R, Drenthen J, Verlinden VJA, et al. Polyneuropathy relates to impairment in daily activities, worse gait, and fall-related injuries. Neurology. 2017;89(1):76–83.
6. NIVEL. Zorgregistraties eerste lijn. Incidenties en prevalenties. Available from: https://www.nivel.nl/nl/nivel-zorgregistraties-eerste-lijn/incidenties-en-prevalenties.
7. Visser N, Notermans NC, Linssen R, Van den Berg LH, Vrancken AF. Incidence of polyneuropathy in Utrecht, the Netherlands. Neurology. 2015;84(3):259–64.
8. Derry S, Bell RF, Straube S, Wiffen PJ, Aldington D, Moore RA. Pregabalin for neuropathic pain in adults. Cochrane Database Syst Rev. 2019;1:CD007076.
9. Duehmke RM, Derry S, Wiffen PJ, Bell RF, Aldington D, Moore RA. Tramadol for neuropathic pain in adults. Cochrane Database Syst Rev. 2017;6:CD003726.
10. Finnerup NB, Attal N, Haroutounian S, McNicol E, Baron R, Dworkin RH, et al. Pharmacotherapy for neuropathic pain in adults: systematic review, meta-analysis and updated NeuPSIG recommendations. Lancet Neurol. 2015;14(2):162–73.

14 Laag gewicht/ ondervoeding

Cynthia van Vliet en Marissa Scherptong-Engbers

Kernpunten

- Bij ouderen kenmerkt ondervoeding zich door ten minste functieverlies en ongewenst gewichtsverlies en/of een acute of chronische disbalans tussen inname en verbruik.
- 7 tot 35 % van de thuiswonende ouderen is ondervoed. Wees extra alert op ondervoeding indien een oudere thuiszorg heeft.
- De ondervoeding kan een lichamelijke oorzaak hebben, bijvoorbeeld mondproblemen of vermindering van smaak. Ook psychosociale factoren kunnen meespelen, bijvoorbeeld een cognitieve stoornis, verlies van zelfredzaamheid of alleen moeten eten na het verlies van een dierbare.

Definitie

Ondervoeding is een acute of chronische toestand waarbij een tekort of disbalans van energie, eiwit en andere voedingsstoffen leidt tot meetbare, nadelige effecten op lichaamssamenstelling, functioneren en klinische resultaten [1]. Specifiek bij geriatrische patiënten kenmerkt ondervoeding zich door ten minste functieverlies en ongewenst gewichtsverlies en/of een acute of chronische disbalans tussen inname en verbruik [2].

Van ondervoeding is sprake als een patiënt voldoet aan ten minste één fenotypische (kenmerkende) factor EN ten minste één etiologische (oorzakelijke) factor. Fenotypische factoren zijn bovengemiddeld verminderde spiermassa, onbedoeld gewichtsverlies meer dan 10 % in de laatste zes maanden of meer dan 5 % in de laatste maand of bij ouderen > 70 jaar: een body mass index (BMI) lager dan 22 kg/m^2. Etiologische factoren van ondervoeding zijn: minimaal één week minder dan de helft of minimaal twee weken een verminderde inname of opname van voeding, of aanwezigheid van een ziekte waardoor de energieopname verminderd is en/of het verbruik verhoogd is, zoals een chronische (maag-darm)aandoening of chronische ziekte gerelateerd aan inflammatie, een acute ziekte of trauma.

In dit hoofdstuk wordt uitdrukkelijk niet de patiënt beschreven met recent gewichtsverlies dat vermoedelijk veroorzaakt wordt door een nog onbekende, onderliggende ziekte.

Etiologie/pathogenese

Ondervoeding heeft het karakter van een geriatrisch syndroom en is daarmee een multifactoriële aandoening. Op oudere leeftijd is ondervoeding de belangrijkste oorzaak van ondergewicht [3]. Bij oudere patiënten met een slank of mager postuur moet men bedacht zijn op ondervoeding, maar ondervoeding hoeft niet altijd samen te gaan met een laag BMI [1, 2, 4].

Ondervoeding kan ontstaan door een verhoogde energiebehoefte, een verminderde inname van voedsel of door onvoldoende opname van voedsel dan wel versnelde uitscheiding [1, 5]. Bij een chronische ziekte zoals COPD, chronisch hartfalen, kanker en nierziekten is er een verhoogde energiebehoefte. Hierbij ontstaat vaker cachexie, een doorgaand verlies van skeletspiermassa (met of zonder verlies van vetmassa) dat niet volledig kan worden gekeerd door conventionele voedingsbehandeling en leidt tot progressieve achteruitgang in functioneren.

Verminderde intake bij ouderen kan komen door lichamelijke, psychosociale en functionele factoren. Op lichamelijk gebied kunnen er kauw- en/of slikproblemen zijn. Een ziekte, medicatie of pijn tast de eetlust aan, en ook het verlies van zintuiglijke functies zoals reuk, smaak en gezicht hebben hier invloed op [1, 5]. Psychosociale factoren zijn cognitieve achteruitgang, depressieve klachten, stress en eenzaamheid. Dit maakt dat de patiënt maaltijden kan vergeten of een afname van eetlust heeft [5]. Soms is er geen mantelzorg of zijn er onvoldoende financiële middelen om gezonde voeding of een maaltijdservice te bekostigen. Ouderen eten vaker alleen, bijvoorbeeld door (recent) verlies van hun partner, waardoor het eetpatroon of het sociale aspect van eten verloren kan zijn gegaan. Ook een verminderde functionaliteit kan leiden tot minder voedselinname, door het niet in staat zijn om zelf boodschappen te doen of het niet langer kunnen klaarmaken of nuttigen van de maaltijd door bijvoorbeeld verlies van de fijne motoriek [1].

Ondervoeding bij ouderen is geassocieerd met een verhoogde kans op opname in een ziekenhuis of verpleeghuis, frequenter huisartsbezoek, een verminderde kwaliteit van leven, een hogere kans op decubitus, verminderd functioneren, een hoger valrisico en een hoger risico op overlijden [1, 6].

Differentiaaldiagnose

Maak onderscheid tussen acute of chronische ondervoeding. Acute ondervoeding ontstaat door snel optredend tekort aan eiwitten. Dit ontstaat niet primair door onvoldoende voedselopname, maar vaker bij een acute ziekte of een grote operatie [6]. Bij chronische ondervoeding is de lichaamssamenstelling vaak afwijkend: een lagere vetmassa en afnemende spiermassa [2]. Dit ontstaat vaker bij een chronische ziekte met inflammatie.

Ondervoeding kan ook leiden tot sarcopenie, oftewel een verlies van spierkracht. Deze progressieve en gegeneraliseerde skeletspierstoornis (spierfalen) is gerelateerd aan een verhoogde kans op ongunstige uitkomsten, waaronder vallen, breuken, lichamelijke beperkingen en sterfte. Ondervoeding en sarcopenie zijn twee verschillende aandoeningen die tegelijkertijd kunnen voorkomen [1].

Epidemiologie

De prevalentie van ondervoeding stijgt met de leeftijd [3] en is bij zelfstandig wonende ouderen zonder thuiszorg 7–12 %. Bij ouderen die thuiszorg ontvangen, is de prevalentie van ondervoeding aanzienlijk hoger, naar schatting 35 %. In de huisartsenpraktijk wordt ondervoeding gecodeerd met ICPC-code T08 (gewichtsverlies/cachexie). Op basis van deze gegevens vindt men een incidentie van 5,7 per 1.000 patiënten per jaar (mannen 4,8; vrouwen 6,5) en een prevalentie van 6,2 per 1.000 patiënten per jaar (mannen 5,3; vrouwen 7,2) [7].

Waarmee komt de patiënt?

De patiënt kan zelf op het spreekuur komen vanwege gewichtsverlies, verminderde eetlust of krachtsverlies, of een partner of mantelzorger kan deze problemen melden (fig. 14.1). Vaak komt de patiënt niet zelf met specifieke klachten over ondervoeding, maar valt het de partner, verzorgende of arts op dat de patiënt mager of vermagerd is. De huisarts heeft hiermee ook een belangrijke signalerende functie.

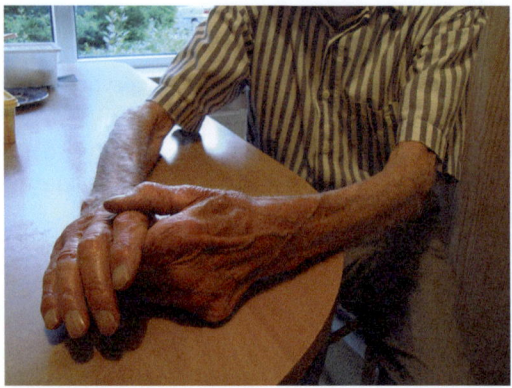

Figuur 14.1 Ondervoeding bij een alleenwonende 87-jarige patiënt, gepaard gaande met verlies van spiermassa en functionaliteit. Hij werd toenemend afhankelijk van mantelzorgers; ook ten aanzien van de maaltijd, waardoor de voedselinname bij patiënt verminderd is

Anamnese

Bij aanwijzingen van ondervoeding vraagt de huisarts naar:

- (onbedoeld) gewichtsverlies in de afgelopen maand en de laatste zes maanden;
- het hoogste gewicht in de afgelopen vijf jaar en het beloop van het gewichtsverlies;
- evaluatie van de maaltijden: frequentie, grootte en variatie binnen de maaltijd;
- gebruik van tabak en alcohol;
- comorbiditeiten en medicatie;
- mondproblemen (bijv. met de gebitsprothese of met slikken);
- vermindering van reuk, smaak, visus of speekselaanmaak;
- pijnklachten of gastro-intestinale klachten (pyrosis, vol gevoel);
- afname functie en kracht om eten zelf te bereiden of op te eten;
- cognitieve stoornissen (bijv. vergeten te eten);
- aanwijzingen voor een tekort aan zelfzorg, afhankelijkheid van anderen;
- eenzaamheid (bijv. alleen moeten eten na het verlies van een dierbare);
- gevoelens van stress van angst.

Onderzoek

Bepaal de BMI:

> het gewicht in kilogram, gedeeld door het kwadraat van de lengte in meters

Let op uiting van een ingevallen gelaat, afgenomen spiermassa of ruim zittende, 'te grote' kleding. Bij oudere patiënten met een slank of mager postuur moet men bedacht zijn op ondervoeding, maar ondervoeding hoeft niet altijd samen te gaan met een laag BMI [1, 2, 4].

Screen patiënten bij verdenking op ondervoeding: via een gevalideerd instrument, bijvoorbeeld via SNAQ65+. Kijk voor instructie voor uitvoeren van de SNAQ65+ op [1]: https://www.youtube.com/watch?v=_pwUdt_CnSM. Hierbij wordt gevraagd naar onbedoeld gewichtsverlies (4 kg of meer in de laatste zes maanden, bovenarmomtrek (<25 cm), verminderde eetlust en functionaliteit. Op basis daarvan komt men tot de conclusie: niet ondervoed, risico op ondervoeding of ondervoed [1, 8].

Er is geen biochemische marker voor de diagnose 'ondervoeding'. Het albumine- of creatinineconcentratie in het bloed heeft geen aanvullende waarde bij een vermoeden van ondervoeding. Natuurlijk is aanvullend onderzoek wel geïndiceerd als men een onderliggende ziekte wil opsporen of uitsluiten [1, 8]. Bij verwijzing naar een diëtist kunnen bepaalde laboratoriumwaarden van belang zijn: nierfunctie (ureum, creatinine, MDRD), leverfunctie (bilirubine totaal, ASAT, ALAT, G-GT, AF), glucose, HbA_{1c}, CRP, elektrolyten, albumine, vitamines (A, D, B_1, B_{12}, foliumzuur) [8].

Beleid

- Geef algemene adviezen over ondervoeding (zie ook www.thuisarts.nl) [8, 9].
- Verhoog bij een lage voedselinname het aantal maaltijden tot zesmaal per dag. Let op de inname aan eiwit, energie en micronutriënten [1]. Gebruik zo nodig volle-melkproducten en energierijke tussendoortjes.

- Beweeg voldoende: dit geeft meer eetlust, en stop met roken.
- Maak het koken gemakkelijker door bijvoorbeeld voorgesneden groenten te kopen of laat maaltijden bezorgen ('tafeltje-dek-je'). Gebruik aangepast keukengerei.
- Probeer bij eenzaamheid samen te eten met familie, kennissen of in een zorgcentrum in de buurt.
- Verwijs laagdrempelig naar een diëtist. Bijvoeding kan geadviseerd worden, zoals medische drinkvoeding (via diëtist) of snacks die ook in de supermarkt te verkrijgen zijn.
- De behandeling van ondervoeding richt zich zo mogelijk op de oorzakelijke factoren [2]. Als lichamelijke of psychosociale klachten ten grondslag liggen aan de verminderde voedselinname, kan dit resulteren in een verwijzing naar tandarts, medisch specialist of psycholoog. Ook kan de POH (praktijkondersteuner huisarts) GGZ worden ingeschakeld voor bijvoorbeeld behandeling van een stemmingsstoornis.
- Let op het gebruik van medicatie die de eetlust zou kunnen verminderen. Het verminderen van het aantal medicamenten kan ook de eetlust bevorderen [1, 8].

Wat is aangetoond?
Te weinig eiwitinname is een predisponerende factor voor het ontstaan van ziekte, voor vertraagd herstel van ziekte en het vermindert de kwaliteit van leven. Toevoegen van extra eiwitten aan de normale voeding via de diëtiste in verzorgingshuizen heeft een aangetoond gunstig effect op het gewicht, de BMI en de hoeveelheid energie-inname in vergelijking met het aanbieden van de normale voeding [10]. Een dieetadvies op maat kan bij bewoners van verpleeghuizen de individuele voedingsstatus verbeteren [11]. Hoewel niet onderzocht, kan dit mogelijk ook bij thuiswonende ouderen zinvol zijn.

Een Cochrane-review uit 2009 concludeerde dat het starten van bijvoeding die rijk is aan eiwit, vitamines en energie (bijv. medische drinkvoeding) kan leiden tot gewichtstoename. Het effect van bijvoeding op de functionele status en zelfredzaamheid bij thuiswonende ouderen is nog niet duidelijk [12].

Ondervoede ouderen die uit het ziekenhuis komen, lijken een betere functionele status te hebben als ze in de drie maanden na het ontslag nog voedingsondersteuning, zoals drinkvoeding, krijgen [13].

Tele-health bij thuiswonende ouderen kan een goede manier zijn om interventies in het kader van ondervoeding onder de aandacht te brengen. Er bleek onder andere een positief effect op de eiwitinname, voedingsstatus en lichamelijke functie [14].

Overwegingen bij comorbiditeit

Aandacht voor ondervoeding is met name van belang bij risicogroepen [3]. In de huisartsenpraktijk kan de POH somatiek/ouderenzorg hierin een rol vervullen [5, 15]. Aangewezen groepen om te screenen op ondervoeding zijn kwetsbare ouderen thuis, in een verzorgingshuis of woonzorgcentrum, en patiënten met (multi)morbiditeiten zoals, COPD, CVA, decubitus, dementie, depressie, hartfalen, inflammatoire darmziekten, maligniteiten en reumatoïde artritis. Schakel een diëtist in bij comorbiditeiten, zoals COPD, waarbij de grenswaarde voor ondervoeding hoger ligt. Bij nierfalen (klaring < 30 ml/min) dient de eiwitinname verlaagd te wordt, terwijl bij dialysepatiënten de eiwitbehoefte juist weer verhoogd is [2].

Denk aan ondervoeding bij patiënten met verminderde mobiliteit, bij patiënten met kauw- of slikproblemen en bij verwaarlozing [1]. Wees alert op ondervoeding als een oudere met een (acute) ziekte of een recente ziekenhuisopname minder dan de helft eet gedurende minimaal 3–7 dagen [1, 2, 4].

Bepaalde (combinaties van) medicatie kan van invloed zijn op de voedselinname of

-opname (pijnmedicatie, cytostatica, antibiotica, neuroleptica, insuline, orale antidiabetica, protonpompremmers, diuretica) of op het metabolisme (corticosteroïden) [5, 8].

Aandachtspunten bij de verzorging

Ondervoeding bij ouderen vraagt om een multidisciplinaire aanpak. Bij thuiswonende ouderen valt de regie van die aanpak toe aan de huisarts en kan de praktijkondersteuner van de huisarts (POH somatiek) worden ingezet voor (gedeelten van) de diagnostiek, de behandeling en de evaluatie van de ondervoeding [2]. Mantelzorg en thuiszorg kunnen in kaart brengen of en hoe de oudere eet, begeleiding of gezelschap bieden, en bij de maaltijd de oudere helpen om meer te eten. Meet wekelijks tot maandelijks het gewicht bij ouderen met een laag gewicht of gewichtsverlies [1, 6, 8, 9, 15].

Wanneer verwijzen?

Verwijs alle patiënten met ondervoeding naar een diëtist [6]. Een diëtiste kan advies en informatie geven over de beste aanpak van de ondervoeding, toegespitst op de patiënt.

Een ergotherapeut kan adviezen en hulpmiddelen bieden bij de praktische uitvoering van het eten van een maaltijd indien er bijvoorbeeld sprake is van een verminderde fijne motoriek.

Consultatie van een specialist ouderengeneeskunde (SO) in de eerste lijn of verwijzing naar een klinisch geriater of internist ouderengeneeskunde kan worden overwogen bij vragen over de ondervoeding of voor het opsporen van behandelbare oorzaken van ondervoeding [1, 16].

Bij specifieke klachten die de eetlust of de voedselinname beperken, verwijst de huisarts de patiënt naar een medisch specialist of tandarts. Ook als er aanwijzingen zijn voor een onderliggende aandoening kan de patiënt vanzelfsprekend worden doorverwezen naar de tweede lijn.

Preventie en voorlichting

Vertel ouderen, mantelzorgers en verzorgenden dat ondervoeding vaker voorkomt met het stijgen van de leeftijd en dat voldoende en gevarieerd eten belangrijk is. De huisarts kan de patiënt verwijzen naar informatie op https://www.thuisarts.nl/ondervoeding of https://www.goedgevoedouderworden.nl.

Leg uit dat ondervoeding leidt tot meer ziekten, zoals decubitus door slechtere wondheling. Geef informatie over goede voeding (Voedingscentrum) en laat de oudere zijn gewicht controleren [1].

Literatuur

1. Stuurgroep Ondervoeding. Richtlijn ondervoeding. Herkenning, diagnosestelling, en behandeling van ondervoeding bij volwassenen. Januari 2019. Available from: https://www.stuurgroepondervoeding.nl (geraadpleegd mei 2020).
2. Nederlandse Vereniging voor Klinische Geriatrie (NVKG). Richtlijn ondervoeding bij de geriatrische patiënt. Utrecht: NVKG; 2013. Available from: https://richtlijnendatabase.nl/richtlijn/ondervoeding_bij_de_geriatrische_patient/ondervoeding_geri_pati_nt_-_korte_beschrijving.html (geraadpleegd mei 2020).
3. Neelemaat F, Kruizenga HM, Maier AB, Van Bokhorst-de van der Schueren MAE. Ondervoeding bij de geriatrische patiënt. Tijdschr Ouderengeneeskd. 2014:6.
4. Van Asselt DZB, Van Bokhorst-de van der Schueren MAE, Olde Rikkert MGM. Leidraad ondervoeding bij de geriatrische patiënt. Utrecht: Academic Pharmaceutical Productions bv; 2010.
5. Ten Dam VH, Dautzenbeg PLJ, Van Maurik-Brandon S. Protocollaire ouderenzorg, editie 2015. Available from: https://www.bibliotheek.nl/catalogus/titel.401548392.html/protocollaire-ouderenzorg/.
6. Mensink PAJS, De Bont MAT, Remijnse-Meester TA, Kattemölle-van den Berg S, Liefaard AHB, Meijers JMM, et al. LESA Ondervoeding. Huisarts Wet. 2010;53:S7–10. Available from: https://www.nhg.org/themas/publicaties/lesa-ondervoeding (geraadpleegd mei 2020).
7. NIVEL Zorgregistraties eerste lijn. Utrecht: NIVEL; 2020. Available from: https://www.nivel.nl/NZR/zorgregistraties-eerstelijn (geraadpleegd mei 2020).

8. Nederlandse Vereniging van Diëtisten. Gewichtsverlies en ondervoeding, refeedingsyndroom. Available from: http://www.artsenwijzer.info/site/index.php?page=20&lg=nl, (geraadpleegd juli 2020).
9. Thuisarts. Utrecht: NHG; 2015. 'Ondervoeding' en 'Ik ben ongewild veel afgevallen en wil genoeg en gezond eten'. Available from: https://www.thuisarts.nl/ondervoeding (geraadpleegd juli 2020).
10. Stow R, Ives N, Smith C, Rick C, Rushton A. A cluster randomised feasibility trial evaluating nutritional interventions in the treatment of malnutrition in care home adult residents. Trials. 2015;16:433.
11. Pölönen S, Tiihonen M, Hartikainen S, Nykänen I. Individually tailored dietary counseling among old home care clients – effects on nutritional status. J Nutr Health Aging. 2017;21(5):567–72.
12. Milne AC, Potter J, Vivanti A, Avenell A. Protein and energy supplementation in elderly people at risk from malnutrition. Cochrane Database Syst Rev. 2009;(2):CD003288.
13. Neelemaat F, Bosmans JE, Thijs A, Seidell JC, Van Bokhorst-de van der Schueren MAE. Oral nutritional support in malnourished elderly decreases functional limitations with no extra costs. Clin Nutr. 2012;31:183–90.
14. Marx W, Kelly JT, Crichton M, et al. Is telehealth effective in managing malnutrition in community-dwelling older adults? A systematic review and meta-analysis. Maturitas. 2018;111:31–46.
15. Verlee E, Van der Sande R, Abel R, Brandon S, De Groot J, Quist-Anholts GWL, et al. LESA Zorg voor kwetsbare ouderen. Huisarts Wet. 2017;60(6). Available from: https://www.nhg.org/sites/default/files/content/nhg_org/uploads/hw06_lesa_zorg_voor_kwetsbare_ouderen_lr.pdf (geraadpleegd juli 2020).
16. VerenSo, 2014. Handreiking Geriatrisch assessment door de specialist ouderengeneeskunde. Available from: https://www.verenso.nl/richtlijnen-en-praktijkvoering/praktijkvoering/geriatrisch-assessment (geraadpleegd juli 2020).

Deel II
Huid, haar en nagels

Pruritus senilis/ouderdomsjeuk

Esther de Jager en Arie Knuistingh Neven

Kernpunten

- Pruritus senilis is jeuk op oudere leeftijd zonder bekende oorzaak.
- De jeuk gaat vaak samen met een droge huid.
- Niet-medicamenteuze adviezen (zoals beperkt zeepgebruik) en gebruik van indifferente middelen (zoals Cetomacrogolzalf of (vet)crème FNA®) zijn de hoeksteen van de behandeling.
- Orale antihistaminica zijn zelden geïndiceerd en geven vooral bij ouderen vaak bijwerkingen.

Definitie

Pruritus senilis is jeuk bij oudere mensen, waarvoor per definitie geen oorzaak gevonden wordt [1]. Het betreft dus een diagnosis per exclusionem. De term xerosis (ofwel xerose) wordt gebruikt om een droog aanvoelende, licht schilferende huid te beschrijven.

Etiologie/pathogenese

De precieze pathogenese van pruritus senilis is nog niet bekend. Het is waarschijnlijk een samenspel van exogene en endogene factoren [2–4]. Exogene factoren zijn warme en droge lucht van de omgeving, zoals voorkomt in de winter en het late voorjaar. Droge lucht en een hoge omgevingstemperatuur in huis en verpleeghuizen spelen ook een rol. Daarnaast leidt (overmatig) gebruik van zeep, (te) frequent en (te) warm douchen tot een droge huid. Endogene factoren bij ouderen zijn de verandering van de barrièrefunctie van de huid. Met de stijgende leeftijd vermindert de hydratie van de huidoppervlakte, is er een afgenomen beschermende lipidenlaag en een tragere reparatie van de barrièrefunctie in het stratum corneum. Daarnaast vermoedt men dat een verandering van de specifiek jeukgevoelige zenuwvezels, die gevoelig zijn voor mediatoren zoals histamine maar ook voor bijvoorbeeld warmte, bijdraagt aan het ontstaan van de jeuk. Ook lijkt er een verandering in de synthese, afgifte en klaring van neuropeptiden in de huid te zijn.

Er wordt onderscheid gemaakt tussen pruritus zonder primaire huidafwijkingen (pruritus sine materia) en pruritus met een primaire huidafwijking (pruritus cum materia). Pruritus met een primaire huidafwijking komt in 50–90 % van de gevallen voor. Denk hierbij aan xerosis cutis, eczeem, urticaria, psoriasis, dermatomycose, scabiës of een geneesmiddelenreactie [5]. Pruritus zonder een primaire huidafwijking kan ingedeeld worden in systemische oorzaken (o.a. lever of nieraandoeningen en diabetes mellitus), een neurologische oorzaak (o.a. postherpetische jeuk) of een psychogene oorzaak [5].

Daarnaast is er nog pruritus met secundaire huidafwijkingen, zoals krabeffecten. Door langdurige jeuk (en krabben) kan een chronisch beeld met jeukbulten ontstaan (fig. 15.1). Deze prurigopapels (prurigo nodularis) met soms papulovesikels jeuken sterk, waardoor er vaak ook krabeffecten zichtbaar zijn, zoals excoriaties, crustae, littekens en lichenificatie (vergroving van het huidreliëf) [6]. Soms is de uitslag moeilijk te herkennen of het beeld is door krablaesies veranderd. Vooral bij ouderen kan het inflammatieproces van de huid zich atypisch presenteren.

Pruritus senilis gaat vaak gepaard met xerosis, waarvan de incidentie toeneemt met de leeftijd [1]. Mogelijk speelt een verminderde psychische draagkracht tegen jeuk bij het ouder worden mee met het ervaren van de jeukklachten.

Overweeg, met name bij ouderen, ook of de jeuk een bijwerking kan zijn van de gebruikte medicatie, zoals calciumantagonisten, ACE-remmers, hydrochloorthiazide en opioïden [5].

Differentiaaldiagnose

De differentiaaldiagnosen bij jeuk kunnen worden samengevat door het acroniem HUIDPASTA (tab. 15.1).

Epidemiologie

Pruritus senilis is een veelvoorkomende, aanhoudende klacht en stijgt met de leeftijd (> 75 jaar). In de huisartsenpraktijk is de incidentie van ICPC-code S02 (pruritus/jeuk) bij alle leeftijden 13,7 per patiënten per jaar en de prevalentie 11,4 per 1.000 patiënten per jaar [5]. In de leeftijdsgroep 65–74 jaar is de incidentie 21,9 per 1.000 patiënten per jaar en de prevalentie 16,8 (mannen 19,6 resp. 15,0; vrouwen 24,1 resp. 18,6). Boven de 75 jaar is de incidentie 46,6 per 1.000 patiënten per jaar en de prevalentie is 36,1 (mannen 44,2 resp. 33,9; vrouwen 48,2 resp. 37,6). In verpleeghuizen komt jeuk voor bij 7 tot 50 % van de bewoners [7]. De

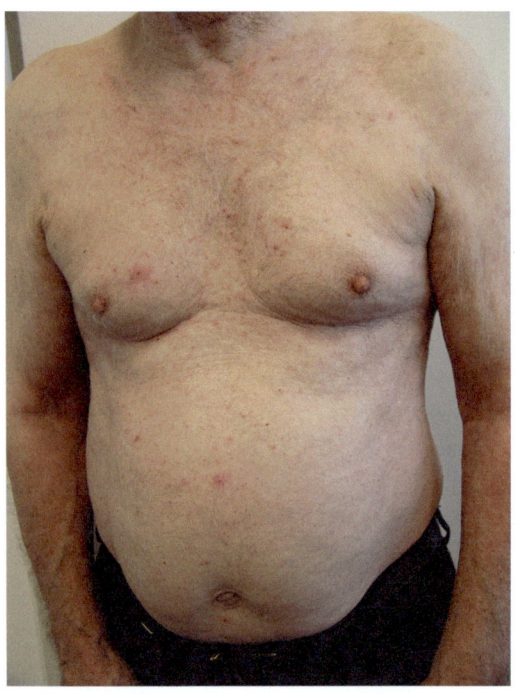

Figuur 15.1 Jeuk bij een oudere: bij sommige patiënten is er niets te zien, bij anderen zijn er papels of krabeffecten zichtbaar

Tabel 15.1 Differentiaaldiagnosen van jeuk. (Bronnen: Fazio et al., 2019 [2]; Valdes-Rodriguez et al., 2015 [3]; Clerc et al., 2017 [4])

H	Hodgkin-lymfoom en andere maligniteiten, zoals leukemie
U	uremie (nierziekten)
I	icterus (leverziekten)
D	diabetes en andere stofwisselingsziekten, zoals hyperthyreoïdie, hyperparathyreoïdie en jicht
P	psychogene aandoeningen
A	anemie op basis van ijzergebrek (maar ook bij polycythaemia vera!)
S	senilitas
T	toxicodermie (geneesmiddeleneruptie, o.a. door acetylsalicylzuur, diuretica, barbituraten en opioïden)
A	ankylostomiasis, scabiës en andere infecties

meest voorkomende oorzaak van jeuk bij ouderen is een droge huid (xerosis cutis).

Waarmee komt de patiënt?

De patiënt bezoekt de huisarts in verband met hinderlijke jeuk, variërend in locatie. De slaap kan er door verstoord zijn. Patiënten zullen eerder de huisarts raadplegen als de jeuk chronisch wordt (> 6 weken aanhoudt).

Anamnese

De huisarts vraagt naar:

- de duur van de klacht;
- wassen en zeepgebruik;
- zelf toegepaste maatregelen;
- andere klachten (uit differentiaaldiagnostische overwegingen), zoals gewichtsverlies, dorst, malaise en gebruik van geneesmiddelen;
- verlichting van jeuk tijdens baden of douchen is suggestief voor xerosis cutis, hoewel dit de klachten van de xerosis in stand kan houden [5];
- klachten van andere mensen in de omgeving, bijvoorbeeld in het verpleeghuis (denk aan scabiës).

Onderzoek

Beoordeel de zichtbare primaire huidafwijkingen door middel van de PROVOKE (Plaats, Rangschikking, Omvang, Vorm, Omtrek, Kleur, Efflorescentie). Controleer daarnaast of er sprake is van pruritus met secundaire huidlaesies, zoals krabeffecten. Let op papels, excoriaties, crustae en soms littekens. Vaak wordt alleen een droge huid (fijne schilfering) vastgesteld. Soms vindt men een craquelé-eczeem. Klachten van een droge huid komen vaak voor in de flanken, op de rug, op de bovenarmen en onderbenen [6].

Bij een vermoeden van onderliggend lijden kan aanvullend laboratoriumonderzoek gedaan worden, zoals bepaling van lever-, nier- en schildklierfuncties, bloedbeeld en leukocytendifferentiatie, bezinking en de glucoseconcentratie of HbA_{1c}-waarde [3, 4].

Beleid

Niet-medicamenteuze adviezen aan patiënt/(mantel-/ver)zorger

Vermijd factoren die een droge huid kunnen veroorzaken, zoals een warme en droge omgeving in huis of verpleeghuis. Douche kort, met lauwwarm water en dep de huid (niet wrijven) droog na afloop. Gebruik zo nodig alkalische, milde zeep. Draag luchtige (bijv. katoenen) kleding. Vermijd alcohol en pittig eten (zie ook Preventie en voorlichting) [3, 4, 8].

> **Wat is aangetoond?**
> Goed gecontroleerd onderzoek is niet beschikbaar over pruritus senilis [4]. Er zijn geen systematische reviews. Er zijn trials gevonden met Japanse en Chinese kruiden tegen pruritus senilis. In de huisartsenpraktijk hebben deze geen rol.

Topicale behandeling

Indifferente zalf
Schrijf bij iedereen met jeukklachten lokaal indifferente middelen, zoals unguentum cetomacrogolis FNA en unguentum lanette FNA voor. Dit is de basis. Adviseer de zalf en/of (vet)crème minimaal 1–2 keer per dag te smeren. Er is geen beperking in de frequentie en hoeveelheid van aanbrengen van het indifferente middel.

Vaseline of paraffine
Toevoeging van vaseline of paraffine zorgt voor een betere occlusie van de huid, een voorbeeld hiervan is vaseline-paraffinezalf [1]. Een zalfbasis heeft vanwege het sterker hydraterende effect de voorkeur boven een crème, gel of lotion, omdat het onttrekken van vocht aan de huid

voorkomt. Crèmes laten in vergelijking met zalven slechts een dunne vetlaag achter op de huid. De crèmes smeren door de aanwezigheid van water gemakkelijker, zijn beter aan te brengen op behaarde lichaamsdelen en maken minder vlekken in kleding. Desalniettemin is het advies: 'The fatter, the better' [9].

Toevoeging ureum
Bij hardnekkige xerosis cutis of onvoldoende verbetering met een indifferente vetcrème geeft toevoeging van 5–10 % ureum aan Lanettecrème FNA®, Vaselinelanettecrème FNA® en Cetomacrogolzalf FNA® een extra therapeutisch effect.

Toevoeging menthol
Voeg eventueel aan deze zalf (crème) 1 % menthol toe voor verdere symptomatische verlichting van de jeuk.

Dermale corticosteroïden
Deze werken anti-inflammatoir en zijn effectief bij de symptomatische behandeling van jeuk bij inflammatoire huidaandoeningen, zoals eczeem. Ook kunnen ze een rol spelen bij het doorbreken van de cyclus van jeuk door krableasies (pruritus met secundaire huidlaesies). Start met een klasse 1 tot 2, bijvoorbeeld hydrocortison 1 % (klasse I). Raad de patiënt aan om deze crème 1–2 keer per dag dun te smeren en niet langer dan twee weken achtereen te gebruiken. Smeer de laesie eerst in met de corticosteroïdenzalf/-crème en na één uur tevens met de indifferente zalf. Bij secundaire huidafwijkingen, zoals prurigo nodularis, wordt een klasse 3 of 4 geadviseerd [5].

Capsaïcine en calcineurineremmers
Deze middelen, bijvoorbeeld tacrolimuszalf, belemmeren de jeuksignalen door effecten op de huidzenuwen. Bij ouderen is dit geen eerste keuze van behandeling vanwege de bijwerkingen, zoals branderigheid en erytheem [5].

Systemische behandeling

Antihistaminica
Er is geen bewijs dat orale antihistaminica effect hebben op jeuk (behoudens jeuk bij urticaria). Klassieke antihistaminica (promethazine en hydroxyzine) kunnen door hun sederende bijwerking wel leiden tot een betere nachtrust. Terughoudendheid in gebruik is bij ouderen aangewezen vanwege urineretentie, anticholinerge effecten en het risico op vallen en rusteloosheid.

Antidepressiva en anti-epileptica
Bij ouderen is dit geen eerstelijnsbehandeling van jeuk. Gabapentine wordt wel ingezet voor neuropathische jeuk en voor jeuk door chronische nierinsufficiëntie. Tevens worden selectieve serotonineheropnameremmers (SSRI's) off-label gebruikt bij vormen van chronische jeuk die niet reageren op andere therapieën [9].

Systemische corticosteroïden
Het gebruik van systemische corticosteroïden voor pruritus bij ouderen wordt niet aangeraden.

Overwegingen bij comorbiditeit

Evalueer het medicatiegebruik van de patiënt op de bijwerking jeuk. Weeg de ernst van de jeukklacht af tegen de bijwerkingen van eventuele behandeling.

Ga na of een van de comorbiditeiten kan leiden tot jeuk of een verhoogd risico geeft op aandoeningen die leiden tot jeuk.

Aandachtspunten bij de verzorging

Schenk aandacht aan het insmeren van de huid met een indifferente crème/zalf na het douchen (bijv. door de thuiszorg). Het is van belang te weten of de patiënt zelf in staat is de hele huid in te smeren of dat ondersteuning nodig is bij bepaalde lichaamsdelen (bijv. rug, onderbenen). Bij dementie kan jeuk een onderliggende oorzaak zijn bij slaapproblemen of agitatie [5].

Wanneer verwijzen?

Bij ernstige klachten kan verwijzing naar een dermatoloog overwogen worden. De dermatoloog heeft meer behandelingsmogelijkheden (zoals lichttherapie, immunosuppresiva en neurokinine-1-receptorantagonisten). Ook bij aanwijzingen voor een onderliggende aandoening kan verwijzing noodzakelijk zijn.

Preventie en voorlichting

Om de klachten te verminderen of te voorkomen is het zinvol om de patiënt (en/of (mantel-/(ver)zorger) te informeren over de exogene factorenen van een droge huid. Vermijd te frequent en overmatig zeepgebruik en ga niet te vaak (1 × per dag is niet per se nodig) onder de douche. Gebruik geen heet, maar lauwwarm water. Een lage luchtvochtigheid (o.a. door droge warme lucht in huis door centrale verwarming) kan leiden tot meer klachten van een droge huid.

De basis van behandeling bij jeukklachten is dagelijks gebruik van indifferente zalf. Vet de huid goed in na douchen of baden. Voorkom krabben omdat dit de krab-jeukcyclus in stand houdt. Adviseer de patiënt om contact op te nemen als (gedeelten van) de huid rood of pijnlijk wordt of als er huidverandering ontstaan zoals papels. Aanvullende behandeling kan dan nodig zijn [3, 4, 8].

Literatuur

1. Moses S. Pruritus. Am Fam Physician. 2003;68:1135–42.
2. Fazio SB, Yosipovitch G. Pruritus: etiology and patient evaluation [internet]. UpToDate. 2019. (last update febr 2019).
3. Valdes-Rodriguez R, Stull C, Yosipovitch G. Chronic pruritus in the elderly: pathophysiology, diagnosis and management. Drugs Aging. 2015;32(3):201–15.
4. Clerc CJ, Misery L. A literature review of senile pruritus: from diagnosis to treatment. Acta Derm Venereol. 2017;97(4):433–40.
5. Leus A, Meijer J, Zuidema S, Jonkman M. Jeuk bij ouderen. Ned Tijdschr Geneeskd. 2019;163:D2350.
6. https://www.huidziekten.nl/zakboek/dermatosen/ptxt/pruritus-senilis.htm (geraadpleegd april 2020).
7. NIVEL. Zorgregistraties eerste lijn. Incidenties en prevalenties. Utrecht: NIVEL, 2015-2016. Available from: https://www.nivel.nl/nl/nivel-zorgregistraties-eerste-lijn/incidenties-en-prevalenties (geraadpleegd juli 2019).
8. Fazio SB, Yosipovitch G. Pruritus: overview of management. Etiology and patient evaluation. Available from: UpToDate 2019 (geraadpleegd februari 2019).
9. Sachs A, Bruijnzeel-Koomen C. Basis dermatica: 'The fatter the better?'. Huisarts Wet. 2014;2:88–91.

16 Droge huid

Charlotte Bruijsten

Kernpunten

- Jeuk is de meest voorkomende klacht bij ouderen met een droge huid.
- Wanneer een droge huid onvoldoende wordt behandeld kan dit leiden tot het ontstaan van eczeem.
- Frequent douchen en gebruik van zeepproducten kunnen een droge huid veroorzaken.
- Consequent gebruik van emollienta is essentieel in het behandelen van een droge huid.

Definitie

Xerosis cutis, ook wel droge huid, xerosis (in het Nederlands xerose) of xeroderma genoemd, wordt gedefinieerd als een huiddeficiëntie in hydrolipiden [1]. Deze deficiëntie manifesteert zich door een droge, jeukende, schilferende, ruwe, bleke en soms wat grijze huid. Daarnaast wordt xerosis cutis gekarakteriseerd door verlies van elasticiteit en verruwing, en kunnen erytheem en fissuren voorkomen.

Etiologie/pathogenese

De buitenste laag van de huid, het stratum corneum (hoornlaag), ontstaat door afsterven en keratinisatie van keranotocyten afkomstig van de eronder liggende epidermis. Bij dit proces komen eiwitten vrij die worden omgezet in aminozuren met een grote water bindingscapaciteit. Talgklieren in de huid scheiden talg (sebum) af, een mengsel van verschillende vettige stoffen [1, 2]. Het sebum smeert zich uit over de huid en vormt een beschermend laagje, waardoor de huid zacht aanvoelt en overmatig vochtverlies door verdamping wordt voorkomen [2].

Bij een fysiologische keratinisatie en normaal functionerende talgklieren is de huid soepel en voldoende gehydrateerd, en daarmee goed bestand tegen uitwendige beschadiging en het doordringen van schadelijke agentia en micro-organismen uit de directe omgeving.

Xerosis kan ontstaan of verergeren door:

- verstoring van de keratinisatie, zoals bij eczeem, psoriasis, ichtyose of na bestraling;
- beschadiging door overmatig krabben of door blootstelling aan uitdrogende en irriterende stoffen, zoals bij ortho-ergisch eczeem en contacteczeem, waarbij irriterende stoffen en allergenen door microlaesies de huid binnendringen en de keratinisatie verstoren;
- afname van waterbindingscapaciteit van de huid ten gevolge van verandering van samenstelling van sebum of vermindering van sebumvorming, wat bij ouderen een rol speelt;
- uitdroging, bijvoorbeeld in de winter, bij vorst en schraal weer of door een te lage relatieve vochtigheidsgraad in woon- of werkruimtes met centrale verwarming;

- het wegwassen van lipiden en talg door overmatig zeepgebruik, gebruik van wasdoekjes, langdurig baden of douchen en gebruik van heet water;
- geneesmiddelengebruik: retinoïden, anti-oestrogenen, cytostatica, diuretica [3].

Wanneer een droge huid onvoldoende behandeld wordt, kan dit bij gevoelige patiënten leiden tot het ontstaan van eczeem [3].

Differentiaaldiagnose

In de differentiaaldiagnose staan verschillende aandoeningen [4, 5]. Een droge, jeukende huid wordt ook bij een aantal andere dermatologische aandoeningen gezien, zoals eczeem, sclerodermie, psoriasis en lichen planus. Bij een lokale jeukende en uitgedroogde huiduitslag aan de handen, polsen en onderarmen met krabeffecten moet gedacht worden aan allergisch contacteczeem, orthoergisch handeczeem en scabiës. Bij jeukende uitslag in de oksels en liezen moet ook gedacht worden aan scabiës of pediculosis. Ten slotte is er een lange lijst van interne aandoeningen die gepaard gaan met jeuk en die secundair, door het krabben, de huid het aspect geven van een uitgedroogde huid. Systemische oorzaken kunnen zijn: uremie, icterus, endocriene aandoeningen (diabetes mellitus, hyperthyreoïdie), hematologische ziekten (ijzergebreksanemie, polycythaemia vera), tropische parasitaire aandoeningen (schistosomiasis, trichinose en filariasis), hiv of maligniteiten (Hodgkin-lymfoom, ziekte van Kahler, leukemie). Ook het gebruik van bepaalde geneesmiddelen kan hierin een rol spelen.

Epidemiologie

Een droge huid is bij ouderen (>65 jaar) een van de meest voorkomende huidaandoeningen met een prevalentie van 5,4–85,5 % [6]. Het komt relatief vaker voor in het winterseizoen.

In de morbiditeitsregistratie valt de droge huid onder ICPC-code S21 (andere symptomen/klachten aspect huid). De incidentie en prevalentie van deze verzamelcode zijn respectievelijk 11,2 en 9,6 per 1.000 patiënten per jaar [7].

Waarmee komt de patiënt?

De patiënt klaagt over een droge, ruwe huid, soms met schilfervorming, jeuk en (soms pijnlijke) kloofjes. Met name bij ouderen staat jeuk op de voorgrond. Cosmetische of psychosociale problemen kunnen een reden zijn om een arts te consulteren.

Anamnese

De huisarts vraagt naar:

- de aard van de klachten (jeuk, roodheid, of kloofjes);
- de aanvang en het beloop van de klachten;
- seizoensinvloeden;
- was-, douche- en badgewoonten en gebruik van zepen;
- gebruik van wasdoekjes;
- krabgewoonte;
- atopische constitutie;
- psoriasis;
- familiair voorkomen van ichtyose;
- medicijngebruik.

Onderzoek

Het lichamelijk onderzoek beperkt zich tot inspectie van de huid. Er wordt gekeken naar een zichtbare droge huid, vooral in de flanken, handen, rug, lateraal op de bovenarmen en de onderbenen. In de huidplooien en op polsen en gelaat is xerosis cutis minder uitgesproken aanwezig. Krabeffecten, schilfering en fissuren kunnen aanwezig zijn. Bij andere efflorescenties, zoals lichenificatie en licht erytheem, moet men denken aan een vorm van eczeem (craquelé-eczeem, asteatotisch eczeem) (fig. 16.1).

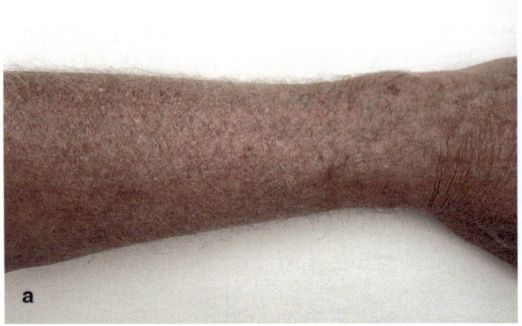 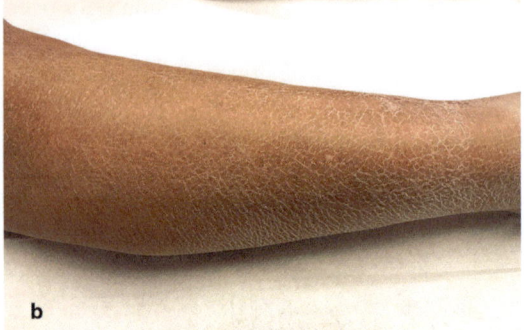

Figuur 16.1 (a) Droge huid arm met schilfering; (b) droge huid been met craquelé-aspect

Aanvullend onderzoek levert geen bijdrage aan het stellen van de diagnose, maar is alleen bedoeld om een andere diagnose uit te sluiten.

Beleid

Adviezen: zie Preventie en voorlichting.

Zelfzorg

Er is keuze uit tal van zelfzorgmiddelen van bekende cosmeticalijnen. Wijs patiënten erop om ongeparfumeerde en bij voorkeur hypoallergene preparaten te gebruiken. Veel zelfzorgmiddelen bevatten allergene componenten, zoals wolalcohol en parfum, die een allergische reactie kunnen geven.

Lokale emollientia

Dit betreft middelen die de weefsels zachter maken. De behandeling is gericht op herstel van de beschermende emulsie in en op de huid [1, 5, 8, 9]. Daarom is vermindering van vochtverlies uit de huid van belang. Emollientia werken vochtverhogend door occlusie van de buitenste lagen van de huid met vet, waardoor minder vochtverdamping kan plaatsvinden.

- *Indifferente zalf*, zoals unguentum cetomacrogolis FNA en unguentum lanette FNA. Op het gelaat, in plooien, oksels en liezen kan eventueel een crème worden toegepast die minder vet bevat, bijvoorbeeld Cetomacrogolcrème FNA® of Lanettecrème FNA®.
- *Toevoeging van vaseline of paraffine* zorgt voor een beter occlusie van de huid. Er wordt gedacht dat deze middelen dus beter helpen bij een zeer droge huid. Een voorbeeld hiervan is vaseline-paraffinezalf [1, 10].
- *Badoliën.* Preparaten die aan het badwater kunnen worden toegevoegd zijn badolie, soya oleum emulgatum, arachide oleum emulgatum of Balneum Hermal®. Deze kunnen ook worden gebruikt bij het douchen. De ratio is dat bij het uit bad gaan een laagje olie op de huid achterblijft.
- *Toevoeging van ureum.* Bij hardnekkige xerosis cutis of onvoldoende verbetering met een indifferente vetcrème geeft toevoeging van 5–10 % ureum aan Lanettecrème FNA®, Vaselinelanettecrème FNA® en Cetomacrogolzalf FNA® een extra therapeutisch effect [10]. Ureum heeft keratolytische en hygroscopische eigenschappen, dringt diep door in de huid en vermindert de droogheid van de huid doordat het water aan zich bindt [1, 11].

Geneesmiddelen die jeuk onderdrukken

Deze middelen kunnen een bijdrage leveren om de vicieuze cirkel van jeuk en krabben met daardoor een toename van de droge huid te doorbreken [1]. Een voorbeeld is levomenthol 2 % in Lanettecrème®.

> **Wat is aangetoond?**
> Wassen met kant-en-klare wasdoekjes geeft geen verhoogd risico op huidbeschadiging ten opzichte van wassen met water en zeep, volgt uit een systematische review uit 2017. Gezien het beperkt aantal studies (16), waarvan slechts twee studies van hoge kwaliteit, is op dit gebied meer onderzoek nodig [12].
>
> Een gerandomiseerde trial uit 2017 laat zien dat een huidverzorgingsregime, bestaande uit tweemaal daags insmeren met een emolliens en wassen met een hydraterende douchegel, bij 81 verpleeghuisbewoners na acht weken tot een significant verminderde droge huid score leidt, vergeleken met 36 verpleeghuisbewoners bij wie de normale was-/douchegewoonten werden toegepast. De interventiegroep bestond uit twee groepen waarbij verschillende huidverzorgingsproducten werden gebruikt; tussen deze twee groepen werd echter geen significant verschil aangetoond [13].
>
> Een systematische review uit 2013 toont het effect van hydraterende emollientia ter preventie en behandeling van een droge huid bij ouderen duidelijk aan. Er werd geen verschil in effectiviteit tussen de verschillende soorten producten gevonden [14].

Overwegingen bij comorbiditeit

Xerosis cutis komt veel voor in combinatie met andere huidaandoeningen, zoals eczeem of psoriasis. Hierbij komt het goed uit dat de basis van de behandeling van deze aandoeningen hetzelfde is: ruim gebruik van emollientia.

Aandachtspunten bij de verzorging

Hoewel emollientia zeer vaak worden voorgeschreven door huisartsen, worden ze voor een optimaal effect vaak niet in voldoende hoeveelheden gebruikt [9]. Daarom moet men de patiënt en de verzorgers met nadruk wijzen op het belang van het minimaal tweemaal per dag ruim aanbrengen van emollientia om de huid constant vet te houden [13].

Wanneer verwijzen?

Meestal is verwijzing niet noodzakelijk. Bij patiënten met zeer ernstige xerosis cutis kan verwijzing naar de dermatoloog worden overwogen.

Preventie en voorlichting

Vermijd frequent en langdurig baden en douchen, omdat dit vocht onttrekt aan de huid met als gevolg dat deze uitdroogt. Ook (te) heet water en krachtig afdrogen zijn slecht voor de huid. Wassen met een washand in plaats van baden of douchen kan een droge huid voorkomen. Het gebruik van kant-en-klare wasdoekjes geeft minder kans op huiduitdroging dan wassen met water en zeep [12]. Veelvuldig gebruik van zeep, badschuim en shampoo moet worden afgeraden omdat deze producten de samenstelling van het sebum aantasten. Vloeibare (zeepvrije) wasgel verdient de voorkeur boven traditionele zeep [9]. Door na het douchen, baden of zwemmen de huid goed in te vetten kan uitdroging worden voorkomen. Een goede luchtvochtigheidsgraad in huis kan de hinder van de droge huid beperken. Bescherm bij koud weer de huid met voldoende kleding.

Literatuur

1. Augustin M, Wilsmann-Theis D, Kröber A, Kerscher M, Itschert G, Dippel M, Staubach P. Diagnosis en treatment of xerosis cutis – a position paper. J Dtsch Dermatol Ges. 2019;17:3–33.
2. Fenske NA, Lober CW. Structural and functional changes of normal aging skin. J Am Acad Dermatol. 1986;15:571–85.
3. Cleveringa JP, Dirven-Meijer PC, Hartvelt-Faber G, Nonneman MM, Weisscher PJ, Boukes FS. NHG-Standaard Constitutioneel eczeem. Huisarts Wet. 2006;49:458–65.

4. Moses S. Pruritus. Am Fam Physician. 2003;68: 1135–42.
5. White-Chu EF, Reddy M. Dry skin in the elderly: complexities of a common problem. Clin Dermatol. 2011;29:37–42.
6. Hahnel E, Lichterfeld A, Blume-Peytavi U, Kottner J. The epidemiology of skin conditions in the aged: A systematic review. J Tissue Viability. 2017;26(1):20–8.
7. Okkes IM, Oskam SK, Lamberts H. Van klacht naar diagnose. Episodegegevens uit de praktijk. Bussum: Coutinho; 1998.
8. Mekkes JR. Huidziekten zakboek xerosis cutis. Amsterdam, 2014. Available from: www.huidziekten.nl/ (geraadpleegd januari 2020).
9. Moncrieff G, Cork M, Lawton S, Kokiet S, Daly C, Clark C. Use of emollients in dry-skin conditions: consensus statement. Clin Exp Dermatol. 2013;38:231–8.
10. Cristaudo A, Francesconi L, Ambrifi M, Frasca C, Cavallotti E. Efficacy of an emollient dermoprotective cream in the treatment of elderly skin affected by xerosis. G Ital Dermatol Venereol. 2015;150(3):297–302.
11. Farmacotherapeutisch Kompas. Diemen: Zorginstituut Nederland. Available from: www.farmacotherapeutischkompas.nl (geraadpleegd januari 2020).
12. Groven F, Zwakhalen S, Odekerken G, Joosten E, Hamers J. How does washing without water perform compared to the traditional bed bath; a systematic review. BMC Geriatr. 2017;17(1):31.
13. Hahnel E, Blume-Peytavi U, Trojahn C, Dobos G, Stroux A, Garcia Bartels N, et al. The effectiveness of standardized skin care regimens on skin dryness in nursing home residents: A randomized controlled parallel-group pragmatic trial. Int J Nurs Stud. 2017;70:1–10.
14. Kottner J, Lichterfeld A, Blume-Peytavi U. Maintaining skin integrity in the aged: a systematic review. Br J Dermatol. 2013;169:528–42.

Actinische keratose

Jacco Kroese

Kernpunten

- De prevalentie van actinische keratose onder de Nederlandse bevolking van ≥ 50 jaar is naar schatting 29 % voor mannen en 19 % voor vrouwen.
- Het risico op maligne ontaarding wordt laag ingeschat, maar wordt aanzienlijk naarmate er sprake is van meerdere en langer bestaande laesies.
- Cryotherapie en 5-fluoro-uracilcrème zijn effectieve behandelopties voor respectievelijk een beperkt aantal actinische keratosen of zogenoemde veldbehandeling bij een groter gebied met multipele laesies.
- Een afwachtend beleid is te overwegen in het geval van een kleine solitaire, door de patiënt goed controleerbare laesie zonder klachten.

Definitie

Actinische keratose (ook wel keratosis actinica, keratosis senilis of keratosis solaris genoemd) is een premaligne huidafwijking ten gevolge van DNA-schade aan en atypische proliferatie van keratinocyten, die zich na verloop van tijd kan ontwikkelen tot een plaveiselcelcarcinoom. Klinisch variëren de individuele of multipele laesies van huidkleurig en lichtbruin gepigmenteerde, ruw aanvoelende papels tot grote plaques [1].

Etiologie/pathogenese

Langdurige en overmatige blootstelling aan ultraviolet (zon)licht wordt beschouwd als de belangrijkste oorzaak van actinische keratose. Ultraviolet licht leidt tot lokale DNA-veranderingen die in afwezigheid van de juiste reparatiemechanismen en tumorsuppressoreiwitten (zoals p53) kunnen leiden tot proliferatie van atypische keratinocyten [1, 2]. Bij histologisch onderzoek vindt men naast de atypie van de keratinocyten in de epidermis, tevens actinische elastose en hyperkeratose met tekenen van ontsteking [3].

De huidafwijking komt vooral voor op de aan de zon blootgestelde delen van de huid, in het bijzonder het gelaat en de handruggen, en neemt toe met de leeftijd (fig. 17.1). Daarnaast zijn een lichte huid, haar en ogen, mannelijk geslacht, kaalheid bij mannen, openluchtrecreatie of -beroepen, immunosuppressie en het langer dan vier jaar hebben gewoond in een tropisch gebied risicofactoren voor de ontwikkeling van actinische keratose [4–6].

Actinische keratose is een premaligne huidafwijking die in de loop van de tijd spontaan kan verdwijnen, onveranderd aanwezig kan blijven of kan overgaan in een plaveiselcelcarcinoom [2–4]. Het subklinische gebied met zonneschade rondom de huidafwijking (ook wel 'actinische veldveranderingen' genoemd) heeft tevens een

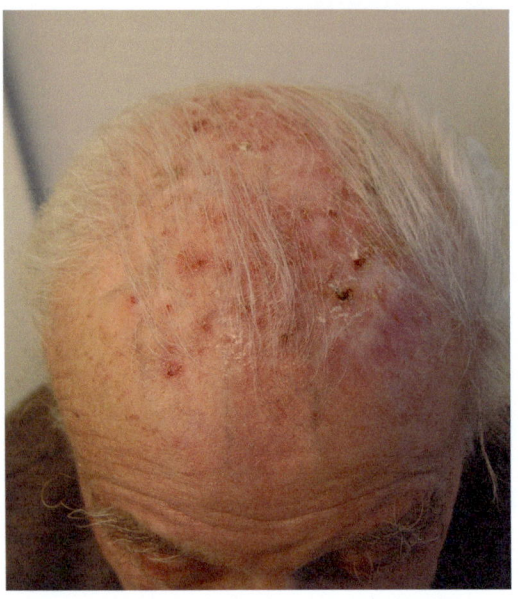

Figuur 17.1 Meerdere actinische keratosen op de schedel bij een 80-jarige man

Epidemiologie

Actinische keratose wordt bij de huisarts gecodeerd met de ICPC-code S99.11, onder de rubriek S99 'Andere ziekte(n) huid/subcutis'. De prevalentie onder de Nederlandse bevolking van 50 jaar of ouder neemt toe met de leeftijd en is naar schatting 29 % voor mannen en 19 % voor vrouwen [6].

Waarmee komt de patiënt?

De patiënt meldt zich op het spreekuur met één of meerdere kleine, huidkleurige tot lichtbruine of roze plekjes op de aan de zon blootgestelde delen van de huid, die door de ruwe, schilferende structuur vaak eerder worden gevoeld dan gezien. Behoudens mogelijke jeuk is de huidafwijking asymptomatisch [1].

verhoogd risico op genetische afwijkingen en mogelijke maligne ontaarding [2, 3]. Betrouwbare gegevens over het daadwerkelijke risico op maligne ontaarding ontbreken, maar het wordt in de literatuur laag ingeschat tot 0,53 % per laesie per jaar [4]. Het cumulatieve risico op progressie naar een plaveiselcelcarcinoom is echter mogelijk hoger naarmate er sprake is van meerdere en langer bestaande laesies [4].

Differentiaaldiagnose

De belangrijkste differentiaaldiagnose van actinische keratose is het plaveiselcelcarcinoom. Hoewel dit onderscheid niet betrouwbaar kan worden vastgesteld op klinische kenmerken, zijn een palpabele infiltratie onder en rond de laesie, diameter groter dan 1 cm, toename in grootte, bloed, roodheid, ulceratie en tekenen van ontsteking verdacht voor maligne progressie [1, 2].

Daarnaast kan men de volgende aandoeningen overwegen: verruca seborrhoica, benigne lichenoïde keratose, stuccokeratose, porokeratose of lentigo solaris [2].

Anamnese

De huisarts vraagt naar:

- de duur van het bestaan van de huidafwijking;
- eventuele veranderingen sinds het ontstaan (groei, vorm, kleur);
- klachten, zoals jeuk, pijn en bloeden;
- blootstelling aan de zon in het verleden;
- voorgeschiedenis van huidkanker;
- immuundeficiëntie (bijv. het gebruik van immunosuppressieve medicatie);
- hobby's of vroegere werkzaamheden in de buitenlucht;
- langdurig of regelmatig verblijf in de tropen in het verleden.

Onderzoek

Lichamelijk onderzoek

Actinische keratose wordt gediagnosticeerd door middel van inspectie en palpatie. Indien er sprake is van een verdachte huidafwijking, een patiënt die huidkanker heeft (gehad) of een patiënt met forse actinische schade is het aan te bevelen de volledige huid te inspecteren, inclusief handpalmen, voetzolen en de huid tussen de vingers en tenen. Huidmaligniteiten kunnen namelijk ook op de minder vaak aan zonlicht blootgestelde delen van de huid voorkomen [2].

Aanvullend onderzoek

In het geval van een sterk vermoeden van een actinische keratose volstaat een klinische diagnose en is aanvullend onderzoek niet nodig. Bij twijfel over de diagnose dient een stansbiopt van de ongepigmenteerde verdachte huidafwijking te worden genomen voor aanvullend histopathologisch onderzoek [7].

Beleid

Afwachtend beleid

Omdat het niet mogelijk is te voorspellen welke actinische keratose overgaat in een plaveiselcelcarcinoom, is een spontaan (gunstig) beloop afwachten te overwegen in het geval van een kleine solitaire, door de patiënt goed controleerbare laesie zonder klachten [2, 7]. Bovendien kan een patiënt in het kader van gemeenschappelijke besluitvorming weloverwogen afzien van verdere behandeling, mits hij of zij adequaat is geïnformeerd over het risico op maligne ontaarding, de mogelijke toename van de kwaliteit van leven bij behandeling en de eventuele bijwerkingen van de behandeling [8].

Cryotherapie

Bevriezing met vloeibare stikstof (cryotherapie) is een goedkope en effectieve eerste behandelkeuze indien het aantal actinische keratosen beperkt is (arbitrair: ≤ 5 laesies) [2, 7, 9]. Hierbij worden twee vriesdooicycli toegepast (twee keer bevriezen met tussentijds ontdooien) met – afhankelijk van de grootte en diepte van de laesie – een geadviseerde vriescyclus van 10 tot 45 seconden. De lage temperatuur van $-196\,°C$ vormt intracellulaire en extracellulaire ijskristallen en leidt tot apoptose van de atypische (en normale) keratinocyten. Gebruik van een speciale spuitbus (cryospray) wordt aangeraden om gemakkelijker te doseren. Bij gebruik van een wattenstok verdient het de voorkeur bij ieder huidcontact een nieuwe wattenstok te gebruiken [2].

Behandeling met cryotherapie gaat gepaard met lokale bijwerkingen in de vorm van pijn, roodheid, oedeem en blaarvorming, naast mogelijk blijvende bijwerkingen als littekenvorming en hypo- en hyperpigmentatie [2, 9].

5-fluoro-uracilcrème

Gebruik van tweemaal daags 5-fluoro-uracilcrème, gedurende vier weken, is een effectieve behandeling voor actinische keratose, in het bijzonder bij een groter gebied (maximaal 500 cm^2, ca. 23×23 cm) met multipele laesies als zogenoemde veldbehandeling [2, 7, 10]. Het topicale chemotherapeuticum is een antimetaboliet dat de methylatiereactie van deoxyuridinezuur naar thymidinezuur in de RNA- en DNA-synthese blokkeert, resulterend in achtereenvolgens ontsteking, necrose en genezing van de laesies [2].

Behandeling met 5-fluoro-uracilcrème gaat gepaard met een lokale reactie in de vorm van pijn, roodheid, jeuk en branderigheid, doorgaans gevolgd door vorming van blaren, korsten, ulceraties en erosies. Deze lokale reactie heeft in combinatie met de behandelduur een grote invloed op de mate van therapietrouw, waarbij het van belang is de patiënt goed te informeren, bij voorkeur met afbeeldingen [2, 7, 10]. Bij ernstige irritatieve verschijnselen kan eventueel worden nabehandeld met een vette indifferente crème, zoals Vaselinecetomacrogolcrème FNA® [7].

Overige behandelopties, waaronder fotodynamische therapie, imiquimodcrème, ingenolmebutaatgel, chemische peelings en ablatieve lasertherapie, zijn voorbehouden aan de tweede lijn [2, 7].

Wat is aangetoond?

In een systematische review naar het natuurlijke beloop van actinische keratose werden 24 onderzoeken geanalyseerd [4]. De kwaliteit van de ingesloten onderzoeken werd beoordeeld als slecht. Er kon derhalve geen betrouwbare schatting worden gegeven betreffende het daadwerkelijke risico op maligne ontaarding. De risico's die in de literatuur genoemd werden voor risico op progressie naar een plaveiselcelcarcinoom varieerde van 0 % tot 0,53 % per laesie per jaar bij patiënten met een voorgeschiedenis van huidkanker. De kans op spontane regressie varieerde van 15 % tot 63 % per laesie per jaar.

Cryotherapie is een aangetoond effectieve behandeling bij actinische keratosen. In een prospectief onderzoek werd de effectiviteit ervan wat betreft de behandeling van actinische keratose bepaald [9]. Bij gebruik van een vriescyclus van meer dan 20 seconden was er in 83 % sprake van een volledige remissie na drie maanden, tegenover 69 % na een vriescyclus tussen 5 tot 20 seconden en 39 % na een vriescyclus korter dan 5 seconden. Een langere vriescyclus kan echter leiden tot groter ongemak en geeft meer kans op lokale bijwerkingen.

Van de overige lokale behandelopties is 5-fluoro-uracilcrème de meest effectieve behandeling in het geval van veldbehandeling bij patiënten met meerdere actinische keratosen in het hoofd-halsgebied [10]. Gerandomiseerd onderzoek toonde twaalf maanden na behandeling een 75 %-kans op reductie van meer dan 75 % van het aantal laesies bij gebruik van 5-fluoro-uracilcrème, tegenover 54 % bij imiquimodcrème, 38 % bij methyl-5-aminolevulinaatcrème met fotodynamische therapie en 29 % bij ingenol-mebutaatgel.

Overwegingen bij comorbiditeit

Lokalisatie van actinische keratose op het onderbeen vormt in het bijzonder bij ouderen een risico voor complicaties ten gevolge van een verminderde doorbloeding en vertraagde wondgenezing. Behandeling van actinische keratose op het onderbeen in de huisartsenpraktijk wordt derhalve afgeraden [2, 7].

Aandachtspunten bij de verzorging

Tijdens de behandeling met 5-fluoro-uracilcrème wordt controle na twee weken ter evaluatie van de therapietrouw en (bij)werkingen aanbevolen [7].

Controle na drie maanden ter evaluatie van het resultaat van de gekozen behandeling wordt aanbevolen. Bij complete respons is verdere controle niet noodzakelijk. Bij incomplete respons na cryotherapie kan, na (alsnog) afname van een stansbiopt ter bevestiging van de diagnose, worden overwogen de behandeling eenmalig te herhalen, over te gaan op 5-fluoro-uracilcrème of de patiënt te verwijzen. Bij incomplete respons na 5-fluoro-uracilcrème dient de patiënt te worden verwezen [7].

Ondanks behandeling is de kans op een recidief aanzienlijk, maar de kans op nieuwe laesies op de door de zon beschadigde huid is nog veel groter [2, 4]. Voorlichting over het beperken van blootstelling van de huid aan ultraviolet (zon) licht, het dragen van bedekkende kleding en een hoed of pet, en het (ook in de winter) regelmatige gebruik van adequate zonbescherming (SPF 30 of hoger) is dan ook aangewezen voor iedere patiënt met actinische keratose [1, 2, 7].

Adviseer de patiënt daarnaast twee tot vier keer per jaar de volledige huid zelfstandig te controleren of – in het bijzonder bij moeilijk zelf te controleren plaatsen van de huid – te laten inspecteren, en eventuele veranderingen van de bestaande of behandelde huidafwijking bij de huisarts te melden [7].

Wanneer verwijzen?

Verwijzing voor diagnostiek en/of behandeling naar de dermatoloog is geïndiceerd bij [2, 7]:

- een sterk vermoeden van of histopathologisch vastgestelde maligne huidafwijking;
- onvoldoende resultaat bij behandeling met cryotherapie of 5-fluoro-uracilcrème;
- lokalisatie van de actinische keratose op het onderbeen;
- patiënten met een verhoogd risico op (pre) maligne huidafwijkingen:
  - immuundeficiëntie;
  - een maligne huidaandoening in de voorgeschiedenis;
  - uitgebreide actinische schade of multipele actinische keratosen (groter dan 500 cm^2, ca. 23 × 23 cm).

Literatuur

1. Siegel JA, Korgavkar K, Weinstock MA. Current perspective on actinic keratosis: a review. Br J Dermatol. 2017;177(2):350–8.
2. NVDV. Richtlijn Actinische keratose (2019). Available from: https://nvdv.nl/professionals/richtlijnen-en-onderzoek/richtlijnen/richtlijn-actinische-keratose.
3. Fernandez Figueras MT. From actinic keratosis to squamous cell carcinoma: pathophysiology revisited. J Eur Acad Dermatol Venereol. 2017;31(Suppl 2):5–7.
4. Werner RN, Sammain A, Erdmann R, Hartmann V, Stockfleth E, Nast A. The natural history of actinic keratosis: a systematic review. Br J Dermatol. 2013;169(3):502–18.
5. Traianou A, Ulrich M, Apalla Z, De Vries E, Bakirtzi K, Kalabalikis D, et al. Risk factors for actinic keratosis in eight European centres: a case-control study. Br J Dermatol. 2012;167(Suppl 2):36–42.
6. Flohil SC, Van der Leest RJ, Dowlatshahi EA, Hofman A, De Vries E, Nijsten T. Prevalence of actinic keratosis and its risk factors in the general population: the Rotterdam Study. J Invest Dermatol. 2013;133(8):1971–8.
7. Baaten GGG, Buis PAJ, Damen Z, De Haas ERM, Van der Heide WK, Opstelten W, et al. NHG-Standaard Verdachte huidafwijkingen (2017). Available from: https://richtlijnen.nhg.org/standaarden/verdachte-huidafwijkingen.
8. Navarrete-Dechent C, Marchetti MA, Nehal KS. Treatment approaches for actinic keratosis. N Engl J Med. 2019;380(23):2275.
9. Thai KE, Fergin P, Freeman M, Vinciullo C, Francis D, Spelman L, et al. A prospective study of the use of cryosurgery for the treatment of actinic keratoses. Int J Dermatol. 2004;43(9):687–92.
10. Jansen MHE, Kelleners-Smeets NWJ, Mosterd K. Randomized trial of four treatment approaches for actinic keratosis. N Engl J Med. 2019;380(10):935–46.

18 Verruca seborrhoica/ ouderdomswrat

Siert Peters en Eline van der Stoep

Kernpunten

- De verruca seborrhoica of verruca senilis (ouderdomswrat) is een benigne huidafwijking die op volwassen leeftijd optreedt.
- Bijna alle ouderen hebben een of meer ouderdomswratten.
- Behandeling is in de regel niet nodig, maar kan eenvoudig worden uitgevoerd met cryotherapie, curettage of diathermie.
- Een recente ontwikkeling is behandeling met waterstofperoxide 40 %.

Definitie

De verruca seborrhoica (synoniemen: verruca senilis, ouderdomswrat) is een goedaardig huidgezwelletje op latere leeftijd, voornamelijk voorkomend op de romp en in het gelaat (fig. 18.1) [1, 2]. Het is een papillomateuze huidafwijking, meestal ruw aanvoelend, met een verruceus vettig oppervlak. De verruca seborrhoica is meestal kleiner dan 1 centimeter en veelal geelbruin van kleur, maar een bruinzwarte kleur komt ook voor [1].

Etiologie/pathogenese

Verrucae seborrhoica zijn opgebouwd uit keratinocyten (epidermis). Het is een gepigmenteerde afwijking, maar van niet-melanocytaire origine. De kleurstof ontstaat door gepigmenteerde hoornstof [2]. De pathogenese van de verruca seborrhoica is niet volledig bekend. Mogelijk speelt blootstelling aan UV-straling of een genetische predispositie een causale rol, maar hiervoor ontbreekt voldoende wetenschappelijk bewijs [3, 4]. Lange tijd werd verondersteld dat het humaan papillomavirus bij de pathogenese betrokken was; deze hypothese wordt echter niet ondersteund door recent onderzoek [3]. Wel is een associatie gevonden met een mutatie in onder andere een fibroblastgroeifactorreceptor (FGFR3) [4]. Ook zijn recent oncogene mutaties ontdekt die betrokken zouden kunnen zijn bij de ontwikkeling van verrucae seborrhoica, maar van al deze mutaties is de exacte rol in de pathogenese nog onduidelijk. Wel is bekend dat deze geen risico geven op maligne transformatie [3, 4].

Verrucae seborrhoica hebben door hun benigne karakter altijd een goede prognose. Een potentiële complicatie van de verruca seborrhoica is – afhankelijk van de locatie van de laesie – het ontstaan van irritatie, waardoor pijn en ander discomfort voor de patiënt kan ontstaan. Tevens kan de aanwezigheid van grote hoeveelheden verrucae seborrhoica het opsporen van andere huidafwijkingen bemoeilijken [5].

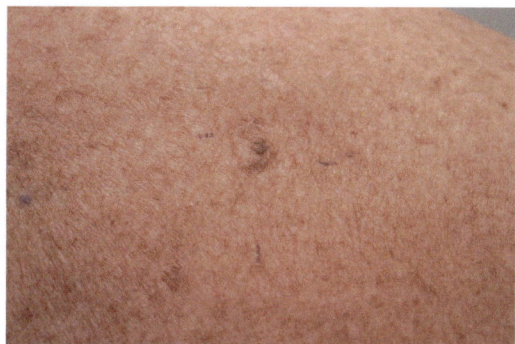

Figuur 18.1   Een verruca seborrhoica op de rug

Differentiaaldiagnose

Differentiaaldiagnostisch kan men denken aan het (verruceus) melanoom, (gepigmenteerd) basaalcelcarcinoom, plaveiselcelcarcinoom, actinische keratose, lentigo maligna, ziekte van Bowen, lentigo senilis (ook wel: lentigo solaris) en verruca vulgaris [4].

Klinisch voorkomende varianten van de verruca seborrhoica zijn onder andere stuccokeratose (grijs-witte verruceuze papels van enkele millimeters groot, vaak in groten getale aanwezig op aan zonlicht blootgestelde gebieden), dermatosis papulosa nigra (kleinere, donker gepigmenteerde laesies in het gelaat, vooral voorkomend bij de donker gepigmenteerde huid) en het melanoacanthoma (een zeer donker gepigmenteerde verruca seborrhoica) [4].

Het plotseling ontstaan van zeer veel jeukende verrucae seborrhoica kan een paraneoplastisch verschijnsel zijn bij interne maligniteiten: het zeer zeldzame syndroom van Leser-Trélat [2].

Epidemiologie

Meer dan 80 % van de mensen ouder dan 50 jaar heeft verrucae seborrhoica [2]. De incidentie in de huisartsenpraktijk is niet geheel duidelijk, omdat de registratie ervan niet onder één specifieke ICPC-code plaatsvindt. Hoewel verrucae seborrhoica meer voorkomen op middelbare en oudere leeftijd, worden zij ook gezien bij jonge volwassenen. De prevalentie neemt toe met de leeftijd. Er is geen verschil in prevalentie tussen mannen en vrouwen. Bij populaties met een lichtere huidskleur lijken verrucae seborrhoica vaker voor te komen [5].

Waarmee komt de patiënt?

In het algemeen zijn verrucae seborrhoica asymptomatisch. De patiënt kan komen vanwege irritatieve klachten zoals jeuk of pijn. Ook kan de verruca seborrhoica bloeden of er is sprake van korstvorming. De patiënt kan komen met de vraag of het een kwaadaardige laesie is, of met de vraag om de verruca seborrhoica te verwijderen om bijvoorbeeld cosmetische redenen [4]. In zeldzame gevallen kunnen grote tumoren vlak bij de oogleden of bij het externe gehoorkanaal vermindering van visus of gehoor veroorzaken.

Anamnese

De huisarts vraagt naar:

- het moment van ontstaan van de verrucae en het beloop in de tijd;
- het aantal verrucae;
- eerdere soortgelijke huidafwijkingen;
- blootstelling aan zonlicht;
- verandering van bijvoorbeeld kleur en grootte;
- klachten van bijvoorbeeld jeuk, pijn, bloeden, roodheid en korstvorming.

Onderzoek

Lichamelijk onderzoek

Door de typische morfologie kan de diagnose verruca seborrhoica gewoonlijk worden gesteld op basis van het klinisch beeld. Verricht bij een patiënt met vele verrucae seborrhoica een zorgvuldig volledig lichamelijk huidonderzoek om eventuele maligne afwijkingen niet over het hoofd te zien [5].

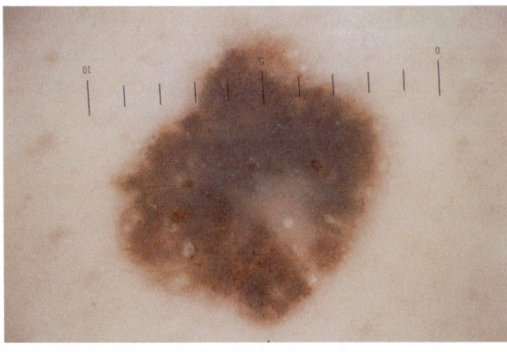

Figuur 18.2 Een verruca seborrhoica, bekeken middels dermatoscopie

Aanvullend onderzoek

In geval van diagnostische onzekerheid kan dermatoscopie – indien een huisarts hierin bedreven en bekwaam is – helpen de diagnose te bevestigen (fig. 18.2). Bij dermatoscopie worden onder andere pseudofolliculaire openingen, hoornparels en fissuren gezien. Soms komt rondom de laesie inflammatie voor (fenomeen van Meyerson) [4, 5]. Onder de microscoop wordt typisch een proliferatie van keratinocyten met cystes gevuld met keratine gezien [6]. Bepaalde melanomen kunnen morfologisch gelijkenis vertonen met verrucae seborrhoica. De aanwezigheid van een 'blue-black sign' bij dermatoscopie is sterk geassocieerd met de diagnose melanoom [7, 8].

Beleid

Voorlichting en diagnostiek

- Het is belangrijk om de patiënt te wijzen op het goedaardige karakter van de verruca seborrhoica en dat behandeling niet noodzakelijk is.
- Wanneer de patiënt cosmetische of functionele hinder ondervindt (bijv. bij een verruca seborrhoica in het gelaat, ter hoogte van een BH-bandje of de broekriem) kan behandeling wenselijk zijn.
- Bij diagnostische twijfel kan de afwijking oppervlakkig worden geëxcideerd en histopathologisch worden onderzocht.

Verwijdering

Er is zelden een medische reden voor verwijdering van een verruca seborrhoica. Toch vragen patiënten verwijdering om cosmetische of functionele redenen (fig. 18.3). Wanneer er geen diagnostische twijfel is, zijn er verschillende verwijderingstherapieën beschreven.

- *Cryotherapie met vloeibare stikstof.* Het voordeel is dat met deze methode geen lokale verdoving hoeft te worden gegeven. Wel kan het nodig zijn de behandeling later te herhalen omdat er onvoldoende effect is.
- *Curettage met een scherpe lepel of curette* (fig. 18.4). Hierbij dient men eerst lokaal te verdoven. Na succesvolle verwijdering blijft een oppervlakkige wond bestaan (fig. 18.5).
- *Diathermie (elektrocauterisatie).* Ook hierbij dient men in de meeste gevallen eerst lokaal te verdoven. Het voordeel van de techniek is dat er een gesloten wond ontstaat en het risico op bloeding bij gebruik van antistolling minimaal is [9, 10].
- *Topisch waterstofperoxide 40 % eenmaal dan wel tweemaal aangebracht.* In de Verenigde Staten is deze methode recent goedgekeurd door de FDA. Uit klinisch onderzoek is gebleken dat bij deze behandeling na drie maanden 65 % van de verrucae seborrhoica in het gelaat volledig of vrijwel volledig was verdwenen. De bijwerkingen waren mild en bestonden met name uit lokale irritatie tijdens de behandeling en afwijkende pigmentatie na behandeling [11].

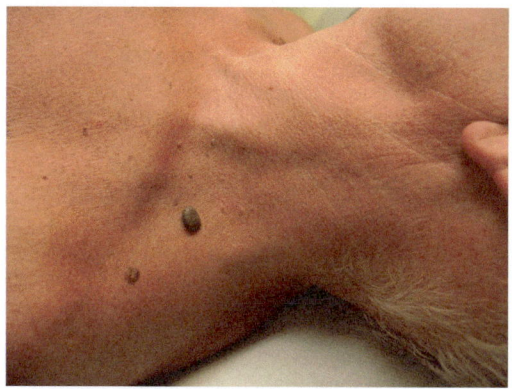

Figuur 18.3 Verruca seborrhoica links in de hals

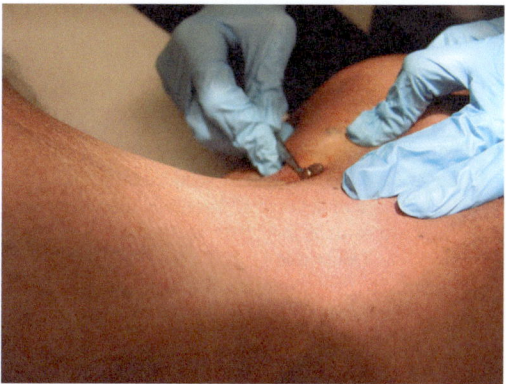

Figuur 18.4 De verruca seborrhoica wordt na verdoving met een scherpe lepel verwijderd (afgeschraapt)

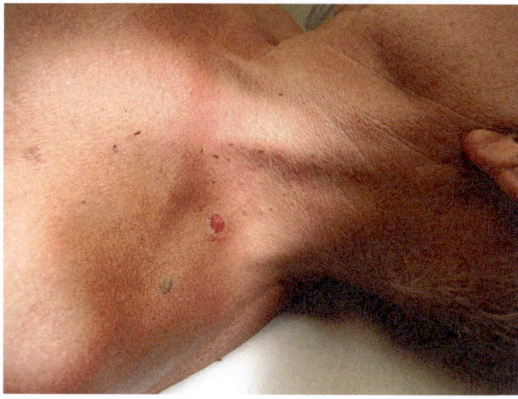

Figuur 18.5 Na verwijdering blijft er een soort schaafplek over

Wat is aangetoond?

In een klein onderzoek uit 2013 (n=25) is cryotherapie met curettage vergeleken. Hieruit bleek dat curettage therapeutisch significant effectiever was, maar dat de voorkeur van deelnemers uitging naar cryotherapie. Met name de beter verzorgbare wond na cryotherapie werd hierbij door patiënten als reden genoemd. Omdat de verruca seborrhoica niet maligne is, kan men veilig cryotherapie aanbieden, ondanks het minder effectieve therapeutisch effect [12].

Een ander klein onderzoek uit 2004 (n=15) vergeleek cryotherapie met topisch calcipotriol, topische retinoïden en imiquimod. Bij topisch aanbrengen van retinoïden, mits tweemaal daags, werd klinische verbetering gezien bij 7 patiënten. Cryotherapie was succesvol bij alle 15 patiënten. De overige behandelingen gaven geen verbetering [13].

Een recente ontwikkeling is het verwijderen van verruca seborrhoica middels topisch waterstofperoxide 40 %. In een gepoolde data-analyse (n=937) is aangetoond dat deze methode vooral bij verruca seborrhoica in het gelaat succesvol is en een volledige tot vrijwel volledige respons gaf in 65 % van de gevallen [11].

Overwegingen bij comorbiditeit

In de praktijk zijn er vrijwel geen contra-indicaties voor het verwijderen van een verruca seborrhoica. Zoals bij elke kleine ingreep van de huid dient men rekening te houden met mogelijke littekenvorming, hyper- of hypopigmentatie, wondinfectie en bloeding (met name bij gebruik van orale anticoagulantia).

Omdat de verruca seborrhoica niet maligne is, kan men volstaan met een voldoende cosmetisch of functioneel resultaat en hoeft men geen volledige verwijdering na te streven.

Aandachtspunten bij de verzorging

Wanneer het uiterlijk van een veronderstelde verruca seborrhoica verandert, dient de huidafwijking opnieuw te worden beoordeeld door de huisarts.

Wanneer verwijzen?

Wanneer verwijdering wel geïndiceerd, maar niet haalbaar is (door omvang, aantal, locatie, comorbiditeit of onvoldoende expertise), is verwijzing naar een dermatoloog aangewezen. Ook bij diagnostische twijfel kan verwijzing uitkomst bieden.

Daarnaast dient men er altijd beducht op te zijn dat het melanoom en plaveiselcelcarcinoom soms moeilijk te onderscheiden zijn van de verruca seborrhoica. Curettage of cryotherapie vernietigen de afwijking, waardoor histopathologisch onderzoek niet meer mogelijk is. Bij twijfel of veel verschillende huidafwijkingen is laagdrempelig verwijzing naar een dermatologisch centrum te overwegen [3].

Preventie en voorlichting

De huisarts adviseert, gezien de mogelijke relatie met UV-straling, de gebruikelijke zonprotectie. De patiënt wordt geïnstrueerd om bij verandering of klachten de afwijking opnieuw te laten beoordelen door een huisarts.

De huisarts kan de patiënt voor relevante patiënteninformatie over de verruca seborrhoica verwijzen naar https://www.thuisarts.nl/ouderdomswrat.

Literatuur

1. Coelho, Zakwoordenboek der geneeskunde.
2. Sillevis Smitt JH, Van Everdingen JJE, Starink ThM, Van der Horst HE. Dermatovenereologie voor de eerste lijn. 8e dr. Houten: Bohn Stafleu van Loghum; 2009.
3. Wollina U. Seborrheic keratoses – the most common benign skin tumor of humans. Clinical presentation and an update on pathogenesis and treatment options. Open Access Maced J Med Sci. 2018;6(11):2270–5.
4. Hafner C, Vogt T. Seborrheic keratosis. J Dtsch Dermatol Ges. 2008;6:664–77.
5. Greco MJ, Mahabadi N, Gossman W. Seborrheic keratosis; StatPearls [internet]. Treasure Island (FL): StatPearls Publishing; 2019.
6. Braun RP, Ludwig S, Marghoob AA. Differential diagnosis of seborrheic keratosis: clinical and dermoscopic features. J Drugs Dermatol. 2017;16(9):835–42.
7. Carrera C. Dermoscopic clues for diagnosing melanomas that resemble seborrheic keratosis. JAMA Dermatol. 2017;153(6):544–51.
8. Carrera C. Dermoscopy improves the diagnostic accuracy of melanomas clinically resembling seborrheic keratosis: cross-sectional study of the ability to detect seborrheic keratosis-like melanomas by a group of dermatologists with varying degrees of experience. Dermatology. 2017;233(6):471–9.
9. Hainer BL. Electrosurgery for the skin. Am Fam Physician. 2002;66(7):1259–66. Review. Erratum in: Am Fam Physician. 2002;66(12):2208.
10. Tay YK, Tan SK. A study comparing the efficacy and risk of adverse events using two techniques of elektrocautery for the treatment of seborrheic keratosis. Dermatol Surg. 2013;39(5):810–3.
11. Smith SR, Xu S, Estes E, Shanler SD. Anatomic site-specific treatment response with 40% hydrogen peroxide (w/w) topical formulation for raised seborrheic keratoses: pooled analysis of data from two phase 3 studies. J Drugs Dermatol. 2018;17(10):1092–8.
12. Wood LD, Stucki BS, Hollenbeak CS, Miller JJ. Effectiveness of cryosurgery vs curettage in the treatment of seborrheic keratosis. JAMA Dermatol. 2013;149:108–9.
13. Herron MD, Bowen AR, Krueger GG. Seborrheic keratoses: a study comparing the standard cryosurgery with topical calcipotriene, topical tazarotene, and topical imiquimod. Int J Dermatol. 2004;43(4):300–2.

Intertrigo/smetten van de huid

19

Stephanie Stassen

Kernpunten

- Intertrigo wordt veroorzaakt door een combinatie van warmte, vocht en wrijving in een huidplooi.
- Predisponerende factoren zijn obesitas, overmatig transpireren, strak zittende kleding en verminderde hygiëne.
- Behandeling begint met dagelijks de huid wassen, droog deppen en huid-op-huidcontact voorkomen door gebruik te maken van Engels pluksel of scheurlinnen.
- Bij een *Candida*-infectie is behandeling met een antimycotische crème geïndiceerd.

Definitie

Intertrigo of smetten is een erythemateuze huidafwijking, gelokaliseerd aan beide zijden van een huidplooi, ten gevolge van warmte, vocht en wrijving [1].

Etiologie/pathogenese

Intertrigo wordt veroorzaakt door een combinatie van warmte, vocht en wrijving in een huidplooi. Door de maceratie van de huid kan gemakkelijk een infectie ontstaan. In het vochtige klimaat kunnen schimmels (*Candida spp.*) overgroeien. Daarnaast is het ook mogelijk dat er bacteriële (*Staphylococcus aureus*, streptokokken, *Corynebacterium minutissimum*) infectie ontstaat [2].

Als voorkeursplaatsen gelden de huidplooien onder de borsten (intertrigo submammaria) en de liezen (intertrigo inguinalis). Maar het komt ook voor tussen de tenen, in buikplooien, de bilplooi en onder de oksels. Intertrigo kan zonder gerichte behandeling hardnekkig zijn en kent vaak recidieven [1–3].

Risicofactoren voor smetten bij ouderen zijn vrouwelijk geslacht, obesitas, diabetes mellitus, verminderde weerstand, overmatige transpiratie, incontinentie, verminderde mobiliteit, strak zittende kleren, onvoldoende hygiëne of ADL-afhankelijkheid [1, 4, 5].

Differentiaaldiagnose

Differentiaaldiagnostisch kan gedacht worden aan seborroïsch eczeem (dikke, gele en vettige schilfering), psoriasis inversa (schilfering en verheven huidafwijkingen elders op het lichaam), erytrasma (roodbruine licht schilferende huidafwijking), eczeem of Morbus Hailey-Hailey (erfelijke huidaandoening, waarbij recidiverende vesikels en erosies ontstaan in huidplooien) [2, 3].

Epidemiologie

In de praktijk blijkt intertrigo een veelvoorkomende kwaal bij ouderen te zijn. De incidentie en prevalentie zijn uit de Nederlandse morbiditeitsregistratie niet af te leiden omdat het valt onder aan intertrigo verwante aandoeningen (ICPC-code S75, moniliasis/candidiasis). De incidentie hiervan bij 75-plussers is 33,8 per 1.000 vrouwen en 15,9 per 1.000 mannen per jaar [6].

In 2015 was de prevalentie in Nederlandse verpleeghuizen en verzorgingshuizen 6,7 % en bij cliënten van thuiszorgorganisaties 11 % [4].

Waarmee komt de patiënt?

Hoewel smetten regelmatig wordt gezien door de huisarts, wordt de aandoening vaak niet gepresenteerd als klacht en is het vaak een nevenbevinding bij lichamelijk onderzoek. Als de patiënt smetten wel als klacht presenteert, is dit ten gevolge van klachten als jeuk, branderige pijn bij fissuren, een onaangename geur of uit esthetisch oogpunt [2].

Anamnese

De huisarts vraagt naar:

- de lokalisatie van de huidafwijkingen en of deze op meerdere plekken zitten;
- het beloop van de huidafwijkingen;
- jeuk;
- branderige pijn;
- onaangename geur;
- eerdere episodes en het beloop en de eventuele behandeling daarvan;
- mobiliteit en hulp bij ADL-taken;
- overmatig transpireren;
- incontinentie;
- strak zittende kleding.

Onderzoek

Lichamelijk onderzoek

Intertrigo is een rode, nattende scherp begrensde erytheem, soms met erosies of fissuren in huidplooien, zoals onder de borsten (fig. 19.1), liezen, buikplooi, oksels, billen (fig. 19.2) en tussen de tenen. Het erytheem zit aan beide zijden van de plooi. Tevens kan er sprake zijn van maceratie en krabeffecten bij jeuk.

Bij een *Candida*-infectie is er vaak sprake van randschilfering waarbij de schilfers aan de binnenzijde van de rand los liggen van de huid, terwijl ze aan de buitenzijde vastzitten (colorette). Ook kan er sprake zijn van satellietlaesies ('eilandjes voor de kust') en/of een wit beslag. Een felle rode kleur, pijn en oedeem kan wijzen op een bacteriële superinfectie [2, 3].

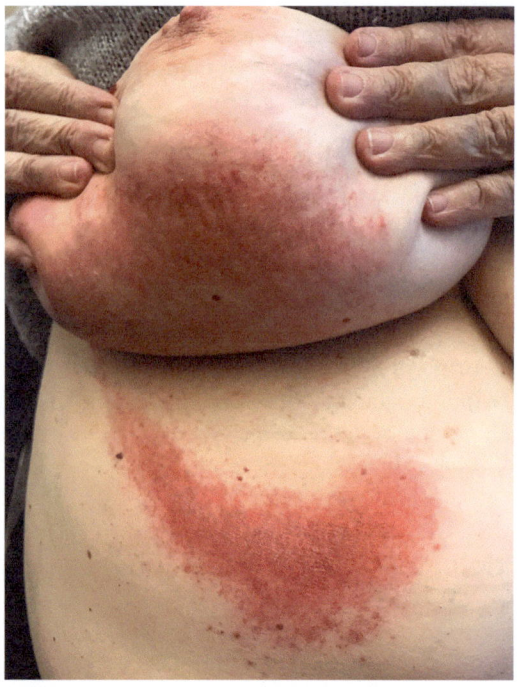

Figuur 19.1 Intertrigo onder de borsten bij een 75-jarige vrouw

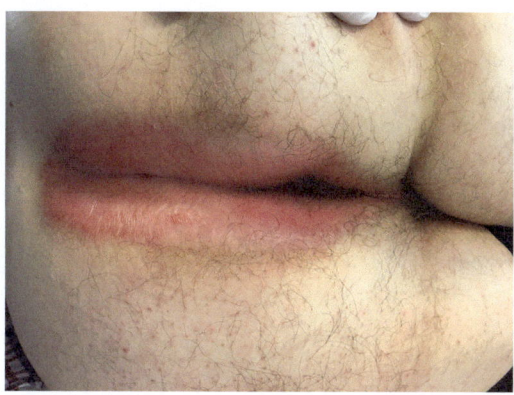

Figuur 19.2 Intertrigo in de bilspleet

Aanvullend onderzoek

Bij persisterende therapieresistente intertrigo kan na twee weken een kweek worden overwogen om een bacteriële superinfectie vast te stellen [1, 2].

Beleid

Advies
Allereerst dient de behandeling zich te richten op het verminderen van warmte, vocht en wrijving (zie Aandachtspunten bij de verzorging).

Zinkoxidesmeersel FNA
Breng indien de intertrigo felrood of nattend is, tweemaal daags zinkoxidesmeersel FNA dun aan, nadat zo nodig de zinkresten van de vorige behandeling met zoete olie zijn verwijderd [1].

Barrièrecrème
Breng indien de intertrigo felrood en droog is een barrièrecrème aan [1].

Lokale antimycotica
Bij aanwijzingen voor een *Candida*-infectie wordt geadviseerd lokaal een imidazolderivaat, zoals miconazolcrème, 2dd aan te brengen gedurende 2–4 weken. Breng deze crème tot 1–2 cm buiten de aangedane plekken aan en daarna zinkoxidesmeersel aanbrengen. Onderhoudsdoseringen worden niet geadviseerd. Alternatieven zijn cotrimoxazolcrème of ketoconazolcrème 2dd aanbrengen [1, 3].

Lokale antimycotica met hydrocortison
Miconazol 2 % met hydrocortison 1 % crème 2dd kan overwogen worden bij hevige jeukklachten. Alternatief is ketoconazol 2 % met hydrocortison 1 % crème 2dd [2].

Lokale antibiotica
Fusidinezuurcrème 2 % 2–3dd aanbrengen kan overwogen worden bij een verdenking op een bacteriële superinfectie [2].

Wat is aangetoond?

Het therapeutische beleid bij intertrigo bij ouderen berust op consensus. Er bestaat geen gerandomiseerd onderzoek naar het effect van de genoemde preventieve en medicamenteuze behandelingen bij intertrigo.

Wel is er vergelijkend onderzoek naar de behandeling van dermatomycosen als verzamelgroep (de onderzoeken nemen naast intertrigo bijvoorbeeld ook tinea corporis, tinea cruris en luierdermatitis mee). De effectiviteit van placebo, een basiszalf, toont een klinische en mycologische genezing van 0–52 % (n = 9 studies). De effectiviteit van lokale imidazolpreparaten toont hierbij een mycologische genezing van 78–100 % (n = 8 studies) en een klinische genezing van 44–100 % (n = 15 studies). De effectiviteit van lokale imidazolpreparaten is onderling vergelijkbaar (n = 3 studies). De resultaten kunnen niet worden gepoold wegens heterogeniteit in methoden en studiepopulaties [5, 8].

In een enkele studie toonde orale antimycotica geen voordeel ten opzichte van lokale imidazolpreparaten [5, 8]. Lokale corticosteroïden zijn niet-placebogecontroleerd onderzocht en er is geen vergelijkend onderzoek verricht naar een lokaal imidazolpreparaat met en zonder hydrocortison. De effectiviteit van lokaal imidazolpreparaat met hydrocortison was in één gerandomiseerde studie bij intertrigo gelijkwaardig aan alleen hydrocortison [5, 7, 8].

Overwegingen bij comorbiditeit

Indien de patiënt cumarinederivaten (acenocoumarol, fenprocoumaron) gebruikt, wordt geadviseerd geen miconazolcrème te gebruiken in verband met geneesmiddeleninteractie waardoor het effect van deze anticoagulantia wordt versterkt. Ketoconazol- en clotrimazolcrème zijn alternatieven [7].

Patiënten met obesitas, diabetes mellitus of een verminderde weerstand hebben een verhoogd risico op smetten. Recidiverende smetten kunnen dus een reden zijn om de mogelijkheid van een onderliggende diabetes te onderzoeken door het nuchter glucose te bepalen.

Aandachtspunten bij de verzorging

Bij ouderen die minder aandacht hebben voor hun persoonlijke hygiëne, kunnen smetplekken hardnekkig zijn en frequent recidiveren. Verzorgers moeten er dan alert op zijn dat dagelijkse huidzorg wordt toegepast. Dit houdt in dat de huid dagelijks gewassen wordt met geen of weinig zeep en het goed afspoelen van zeepresten, het droogdeppen van de huidplooien en bij incontinentie direct verschonen, wassen en drogen van de huid. Daarnaast is het belangrijk om overmatig transpireren te voorkomen door een koele omgeving of het dragen van katoenen dan wel ademende kleding. Huid-op-huidcontact wordt voorkomen door het dragen van goed sluitende, niet-knellende kleding. Hierbij kan ook worden overwogen om een BH te dragen over een hemd of een suspensoir (= drager voor de balzak) te gebruiken bij mannen. Ook kan het drooghouden van huidplooien door minimaal tweemaal per dag scheurlinnen, non-woven gaas of Engels pluksel aan te brengen tussen de huidplooien worden overwogen. Indien ze vochtig zijn, moeten ze vaker vervangen worden [1].

Wanneer verwijzen?

Verwijzing is zelden nodig, maar bij therapieresistente smetten of diagnostische onzekerheid kan verwijzing worden overwogen.

Literatuur

1. V&VN. Landelijke multidisciplinaire richtlijn Smetten (intertrigo) preventie en behandeling. Utrecht; 2011.
2. https://www.huidziekten.nl/ (geraadpleegd januari 2020).
3. Van Puijenbroek EP, De Kock CA, Krol SJ, Jaspar AHJ, Loogman MCM. NHG-standaard dermatomycosen (eerste herziening). Huisarts Wet. 2008;51:76–84.
4. Halfens RJG, Meesterberends E, Neyens JCL, Rondas AALM, Rijcken S, Wolters S, Schols JMGA. Landelijke prevalentiemeting zorgproblemen. Rapportage resultaten 2015. Maastricht: Maastricht University; 2016.
5. Taudorf EH, Jemec GBE, Hay RJ, Saunte DML. Cutaneous candidiasis – an evidence-based review of topical and systemic treatments to inform clinical practice. J Eur Acad Dermatol Venereol. 2019;33(10):1863–73.
6. NIVEL. Zorgregistraties eerste lijn. Incidenties en prevalenties. Available from: https://www.nivel.nl/nl/nivel-zorgregistraties-eerste-lijn/incidenties-en-prevalenties (geraadpleegd december 2019).
7. Farmacotherapeutisch Kompas. Diemen: Zorginstituut Nederland, 2020. Available from: www.farmacotherapeutischkompas.nl (geraadpleegd januari 2020).
8. Mistiaen P, Van Halm-Walters M. Prevention and treatment of intertrigo in large skin folds of adults: a systematic review. BMC Nursing. 2010;9:12.

Lentigo solaris/levervlek

Natasja Foudraine-de Wolde

Kernpunten

- Lentigo solaris is een pigmentvlek die ontstaat door herhaaldelijke blootstelling van de huid aan UV-straling (zonexpositie).
- Het is een benigne aandoening, behandeling is medisch gezien niet noodzakelijk.
- Bij cosmetische bezwaren is cryotherapie de eerste keus in de huisartsenpraktijk.
- Wees bij patiënten met lentigo solaris bedacht op andere vormen van UV-gerelateerde huidkanker en denk differentiaaldiagnostisch aan lentigo maligna.

Definitie

Een lentigo solaris is een goedaardige huidafwijking, gekenmerkt door een egaal gepigmenteerde macula die ontstaat op de aan zonlicht blootgestelde huid van bijvoorbeeld het gezicht, de handruggen, armen en benen (fig. 20.1). Het ontstaat vaak op oudere leeftijd, daarom wordt het ook wel een ouderdomsvlek genoemd (lentigo senilis). Andere namen voor lentigo solaris zijn lentigo benigna, lentigo actinica en (vanwege de kleur) levervlek [1].

Etiologie/pathogenese

Lentigo solaris wordt veroorzaakt door chronische en herhaaldelijke blootstelling van de huid aan UV-straling. Door cumulatieve zonneschade komt lentigo solaris vaker voor naarmate de leeftijd toeneemt. UVA-straling speelt ook een rol, bruinen onder de zonnebank en PUVA-lichttherapie vergroten de kans op het ontstaan van lentigo solaris.

De epidermis verdikt door cumulatieve UV-straling. De pigmentatie wordt veroorzaakt door beschadiging van keratinocyten en melanocyten. Hierdoor komen er mediatoren (o.a. prostaglandines en cytokines) vrij die voor toename van melanine zorgen en de epidermale retelijsten verlengen. Er vindt accumulatie van melanosomen in de melanocyten plaats die migreren naar de keratinocyten [2]. Bij histologisch onderzoek worden er gehyperpigmenteerde keratinocyten gezien en actieve melanocyten.

Lentigo solaris komt voornamelijk voor bij de lichtere huidtypen. Het is een benigne aandoening; er zijn geen gevallen gerapporteerd van maligne ontaarding. Een lentigo solaris zal niet vanzelf verdwijnen, ook niet nadat de zonexpositie verdwenen is.

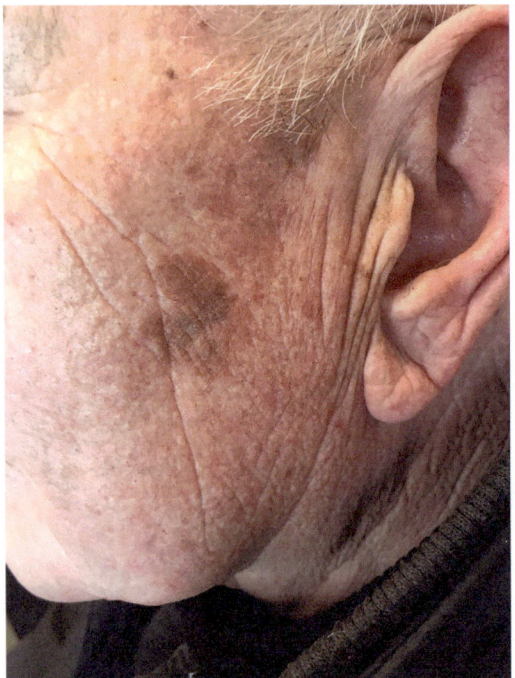

Figuur 20.1 Lentigo senilis op de linkerwang

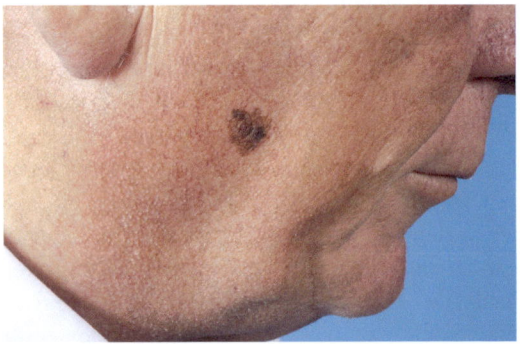

Figuur 20.2 Een lentigo maligna op de wang

Differentiaaldiagnose

Het is belangrijk een lentigo solaris niet te verwarren met een lentigo maligna (fig. 20.2), een voorstadium van een melanoom. Deze kunnen aanvankelijk erg op elkaar lijken. Een lentigo maligna, zoals de naam al doet vermoeden, kan maligne ontaarden. Als een aanvankelijk vermoede lentigo solaris gaat verkleuren (bijv. donker wordt), groter wordt, grillige randen krijgt of zelfs gaat bloeden is het belangrijk om de diagnose te heroverwegen.

Verder kan er differentiaaldiagnostisch nog gedacht worden aan epitheliden, gepigmenteerde actinische keratose, een vlakke verruca seborrhoica of een lentigo simplex (epidermale melanocytaire naevus op jonge leeftijd).

Epidemiologie

Lentigo solaris komt vaker voor naarmate de leeftijd vordert. De prevalentie bij patiënten met een licht huidtype van 50 jaar en ouder is meer dan 90 % [3]. Precieze cijfers in de huisartsenpraktijk zijn niet bekend aangezien er in de huisartsenregistratiesystemen geen aparte ICPC-code is voor lentigo solaris of levervlek. Waarschijnlijk worden deze geboekt onder andere ICPC-codes zoals 'naevus' of 'andere verandering(en) in kleur huid' [4].

Waarmee komt de patiënt?

De huisarts zal niet vaak worden geconsulteerd. De meeste patiënten weten dat het aantal pigmentvlekken toeneemt naarmate de leeftijd vordert. Als patiënten de huisarts consulteren gaat het vaak om de grootte/lokalisatie van de laesie, cosmetische bezwaren, behandelingsmogelijkheden en ongerustheid of de laesie kwaadaardig kan zijn.

Anamnese

De huisarts vraagt:

- hoelang de laesie er al zit;
- of de laesie veranderd is qua grootte en/of kleur;
- of het jeukt;
- of het weleens bloedt;
- of er sprake is van overmatige zonexpositie zoals zonvakanties, verbrandingen in het verleden en zonnebankgebruik;
- of de patiënt meerdere soortgelijke laesies heeft;
- of er huidkanker in de familie voorkomt;
- of de laesie als cosmetisch storend wordt ervaren.

Onderzoek

Lichamelijk onderzoek

Voor de huisarts is de diagnose lentigo solaris vaak een diagnose à vue. Het presenteert zich als een licht tot donkerbruine homogene macula en kan in grootte variëren van enkele millimeters tot enkele centimeters. Een lentigo solaris is scherp begrensd en komt alleen voor op de zon beschenen delen van het lichaam. Tevens zal de huisarts letten op andere aanwijzingen voor chronische zonneschade zoals actinische keratose. Dit kan de diagnose nog meer bevestigen.

Wees ook bedacht op vormen van UV-gerelateerde huidkanker. Het is aangewezen om een patiënt met meerdere lentigines solares regelmatig te controleren gezien de opgelopen zonneschade.

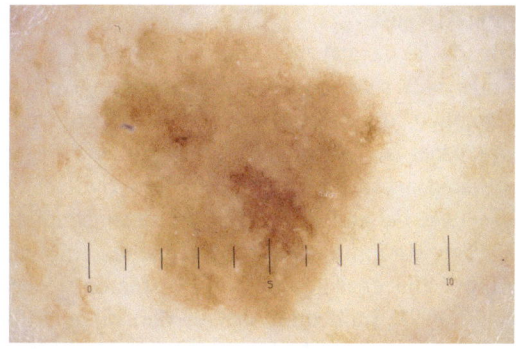

Figuur 20.3 Een lentigo senilis (dermatoscopie)

Aanvullend onderzoek

Dermatoscopie

Indien een huisarts bedreven en bekwaam is in dermatoscopie, kan dit gebruikt worden bij het differentiëren tussen een lentigo solaris en lentigo maligna. Bij een lentigo solaris wordt een diffuus licht- tot donkerbruin structuurloos gebied, gebogen lijntjes of een reticulair patroon gezien. De laesie is scherp begrensd (fig. 20.3). Bij een lentigo maligna wordt daarentegen zeer fijnkorrelig pigment gezien (ook wel 'dots' genoemd) in een annulair patroon met soms grijze kleuren. De laesie is onscherp begrensd, er kunnen ook dots waarneembaar zijn buiten de randen (fig. 20.4).

Het beeld bij dermatoscopie kan lastig te beoordelen zijn aangezien er in het gelaat soms ook samengestelde pigmentvlekken kunnen voorkomen. Deze bestaan uit zowel een lentigo solaris als een lentigo maligna [5].

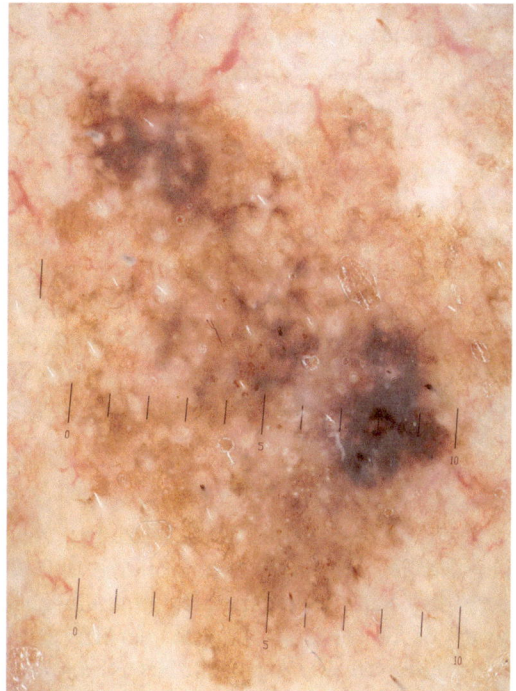

Figuur 20.4 Lentigo maligna (dermatoscopie)

Beleid

Een lentigo solaris is een benigne aandoening en behoeft geen behandeling. Indien de patiënt behandeling wenst, bijvoorbeeld bij cosmetische bezwaren, zijn de volgende opties mogelijk.

Cryotherapie
Stip de laesie aan met vloeibare stikstof gedurende 5–10 seconden. De melanocyten worden vernietigd door bevriezing. Bij onvoldoende effect kan de behandeling na een aantal dagen herhaald worden. Dit is een eenvoudige en effectieve behandeling die in de huisartsenpraktijk kan worden uitgevoerd. De behandeling kan pijnlijk zijn en soms ontstaan er blaren. Genezing van de huid duurt langer dan bij gebruik van onder andere adapaleengel [6, 7]. Er is kans is op postinflammatoire hyperpigmentatie, zeker bij patiënten met een donker huidtype.

Trichloorazijnzuuroplossing 30 %
Dit is een etsende zuurverbinding die de huidcellen beschadigt. Stip de laesie enkele seconden aan met een wattenstaafje. De huid wordt direct wit van kleur. Hierna ontstaat er een schaafwondje dat doorgaans geneest zonder littekenvorming. Eenmalige behandeling is vaak afdoende, maar zo nodig kan de behandeling herhaald worden. Tijdens de behandeling kan het gedurende een paar minuten branderig aanvoelen. Soms ontstaat er een schaafwond die langzamer heelt of kan er hyper- of hypopigmentatie optreden.

Blekende middelen
Dit betreft behandeling met middelen zoals adapaleengel 0,1 % of tretinoïnecrème 0,05 %. De patiënt kan deze crème/gel zelf aanbrengen (exact) op de laesie: 1 of 2 keer per dag gedurende minimaal drie maanden. Het is niet pijnlijk en er wordt minder vaak postinflammatoire hyperpigmentatie gezien. Het nadeel is dat het langer duurt voordat er effect wordt gezien en het eindresultaat vaak minder fraai is dan bij cryotherapie of lasertherapie. De laesie wordt minder donker, maar is vaak nog wel zichtbaar.

Triple combinatie crème
De triple combinatie crème(fluocinolonacetonide, hydroquinone en tretinoïne naast zonnebrandcrème SPF 30) wordt niet aangeraden in de huisartsenpraktijk (zie Wat is aangetoond?).

Lasertherapie
Door middel van selectieve fotothermolyse vindt er fragmentatie van melanine plaats en wordt de collageensynthese gestimuleerd [8]. De behandeling kan pijnlijk zijn, maar heeft een goed effect op de afname van het pigment. Lasertherapie vindt plaats in de tweede lijn of in een privékliniek.

Wat is aangetoond?

Cryotherapie is een goedkope en effectieve behandeling en wordt al jaren toegepast in de huisartsenpraktijk. In een gerandomiseerd onderzoek is cryotherapie vergeleken met trichloorazijnzuur oplossing 30 %: 25 patiënten kregen eenmalige behandeling met cryotherapie of eenmalige behandeling met trichloorazijnzuuroplossing. Follow-up vond plaats na acht weken en het bleek dat cryotherapie een significant beter resultaat opleverde (verbetering van de pigmentatie bij 71 % versus 47 % van de patiënten). Cryotherapie werd wel als pijnlijker ervaren en het duurde langer voordat de huid weer genezen was. Postinflammatoire hyperpigmentatie, atrofie en hypopigmentatie werden in beide groepen evenveel benoemd [6].

Adapaleengel. In een gerandomiseerd en geblindeerd onderzoek werden 90 patiënten dagelijks behandeld met adapaleengel (0,1 % of 0,3 %) of een placebogel gedurende negen maanden. Na één maand bleek adapaleengel te zorgen voor afname van de pigmentatie. Na negen maanden was er een significant verschil: bij 57 % en 59 % van de patiënten in de 0,1 % en de 0,3 % adapaleengroepen waren de laesies lichter geworden in vergelijking met 36 % in de placebogroep [9]. Er zijn geen onderzoeken die blekende gels, zoals adapaleengel, vergelijken met cryotherapie.

Triple combinatie crème. In een geblindeerd en gerandomiseerd onderzoek (50 patiënten) is gebleken dat voorbehandeling met een triple combinatie crème (fluocinolon-acetonide, hydroquinone en tretinoïne) naast zonnebrandcrème na het gebruik van cryotherapie, geen voordeel geeft op afname van lentigo solaris (hoeveelheid en omvang) en het voorkomen van postinflammatoire hyperpigmentatie ten opzichte van het alleen gebruiken van zonnebrandcrème na de cryotherapie [10].

Lasertherapie: In een gerandomiseerd onderzoek (27 patiënten) zijn 3 verschillende lasertherapieën en cryotherapie bij lentigo solaris op de handrug vergeleken. Het effect van stikstof was na 6 weken bij 85% goed en bij 15% gering. Na 12 weken was dit respectievelijk 87% en 13%. Met laser was het effect na 6 weken bij 91% goed en bij 9% gering. Na 12 weken was dit respectievelijk 94% en 6% gering. Lokale pijn werd in beide groepen gemeld [11].

Overwegingen bij comorbiditeit

Bij patiënten met een slechte genezingstendens, zoals bij vaatlijden, roken en diabetes, wordt nog sterker dan bij gezonde patiënten aangeraden om een lentigo solaris niet te behandelen.

Indien de patiënt een behandelwens heeft, kunnen alle behandelingen worden toegepast. Bij cryotherapie wordt aangeraden om de laesie maar kortdurend (enkele seconden) aan te stippen. Daarnaast wordt aangeraden om bij patiënten die bekend zijn met hypertrofische littekens of postinflammatoire hyperpigmentatie terughoudend te zijn met cryotherapie en uitleg te geven over het eventueel optreden van hyperpigmentatie na de behandeling.

Aandachtspunten bij de verzorging

Een lentigo solaris gaat niet vanzelf weg. Ter voorkoming van verergering en het ontstaan van nieuwe laesies wordt de patiënt aangeraden om zonnebrandcrème te gebruiken op door de zon beschenen delen van het lichaam. Bewezen is dat het dagelijks gebruik van minimaal SPF30 zonnebrandcrème helpt ter voorkoming van overpigmentatie [3]. Tevens wordt aangeraden de risico's van zonneschade te bespreken en adviezen te geven ten aanzien van verstandig zonnen (o.a. laat de huid wennen aan de zon, smeer de huid elke twee uur in met zonnebrandcrème, ga niet in de zon of bescherm je huid extra goed tussen 11:00 en 15:00 uur, voorkom verbranding, smeer de huid ook in met zonnebrandcrème op bewolkte dagen) [12].

Instrueer de patiënt contact op te nemen mocht een lentigo solaris veranderen qua kleur, grootte of als het gaat bloeden. Het is dan belangrijk om de diagnose te heroverwegen.

Wanneer verwijzen?

Bij onduidelijkheid over de diagnose en bij het vermoeden van een lentigo maligna is verwijzing naar een dermatoloog geïndiceerd. Ook als de patiënt een behandeling wenst die alleen in de tweede lijn mogelijk is, zoals lasertherapie, is een verwijzing aangewezen.

Literatuur

1. https://www.huidziekten.nl/folders/nederlands/lentigo-solaris.htm (geraadpleegd november 2019).
2. Situm M, Bulat V, Buljan M, Puljiz Z. Senile lentigo, cosmetic or medical issue of the elderly population. Coll Antropol. 2010;34(Suppl. 2):85–8.
3. Josse G, Le Digabel J, Questel E. Protection against summer solar lentigo over-pigmentation with a SPF30 daily cream. Skin Res Technol. 2018;24:485–9.
4. NIVEL. Zorgregistraties eerste lijn. Incidenties en prevalenties. Available from: https://www.nivel.nl/nl/nivel-zorgregistraties-eerste-lijn/incidenties-en-prevalenties (geraadpleegd november 2019).
5. https://www.huidziekten.nl/zakboek/dermatosen/ltxt/LentigoMaligna.htm (geraadpleegd november 2019).
6. Lugo-Janer A, Lugo-somolinos A, Sanchez JL. Comparison of trichloracetic acid solution and cryosurgery in the treatment of solar lentigines. Int J Dermatol. 2003;42:829–31.
7. Tortonne JP, Pandya AG, Lui H, Hexsel D. Treatment of solar lentigines. J Am Acad Dermatol. 2006;54(5 Suppl 2):S262–71.

8. Bohnert K, Dorizas A, Sadick N. A prospective randomized double-blinded, splitface pilot study comparing Q-switched 1064-nm Nd:YAG versus 532-nm Nd:YAG laster for the treatment of solar lentigines. J Cosmet Laser Ther. 2018;20(7–8):395–7.
9. Kang S, Goldfarb MT, Weiss JS, Metz RD, Hamilton TA, Voorhees JJ. Assessment of adapalene gel for the treatment of actinic keratoses and lentigines: a randomized trial. J Am Acad Dermatol. 2003;49(1):83–90.
10. Hexsel D, Hexsel C, Porto MD, Siega C. Triple combination as adjuvant to cryotherapie in the treatment of solar lentigines: investigator-blinded randomized clinical trial. JEADV. 2015;29:128–33.
11. Todd MM, Rallis TM, Gerwels JW, Hata TR. A comparison of 3 lasers and liquid nitrogen in the treatment of solar lentigines: A randomized, controlled, comparative trial. Arch Dermatol. 2000;136:841–6.
12. https://www.thuisarts.nl/zonnebrand/ik-wil-verbranding-door-zon-voorkomen (geraadpleegd januari 2020).

Haemangioma senilis/ kersenwrat

21

Pieter Barnhoorn

Kernpunten

- Vooral op oudere leeftijd komt een haemangioma senilis veel voor.
- Kenmerkend zijn de felrode kleur, de scherpe begrenzing en de lichte verhevenheid.
- Een getromboseerd haemangioma senilis is soms lastig te differentiëren van een melanoom.
- Om cosmetische redenen kunnen hemangiomen worden verwijderd, maar dit leidt vrijwel altijd tot vorming van littekens.

Definitie

Het haemangioma senilis of 'kersenwratje' is een, zeker op oudere leeftijd, zeer algemeen voorkomende bloedvatverwijding [1]. Het is ook onder andere namen bekend, zoals ouderdomshemangioom, bloedvin, cherry angioma, ruby spot en point rubis.

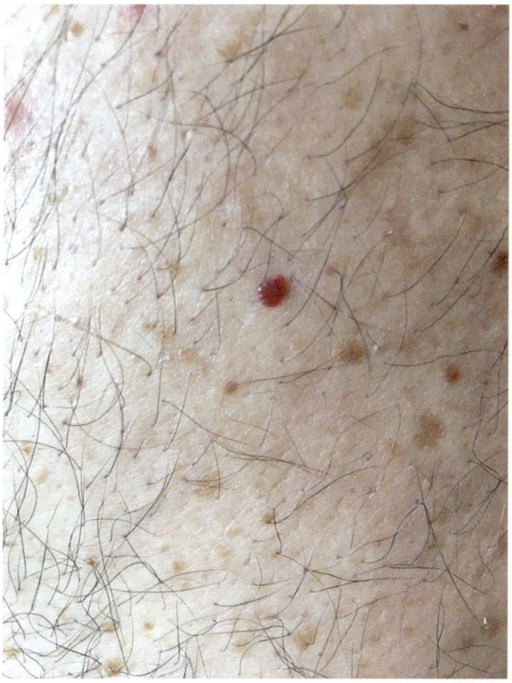

Figuur 21.1 Haemangioma senilis: een rode, circa 2 mm grote gladde verhevenheid

Etiologie/pathogenese

De etiologie van het haemangioma senilis is niet bekend. Het is een scharlakenrode, angiomateuze tumor van enkele millimeters in doorsnede (fig. 21.1). Histologisch wordt een toename gezien van verwijde venulen [2].

Ze komen vaak in groten getale op het gehele lichaam voor, met uitzondering van de slijmvliezen. De meeste hemangiomen ontstaan op de romp, ze worden geleidelijk talrijker en ook hun grootte neemt meestal geleidelijk toe. De meeste zijn zo groot als een speldenknop (enkele millimeters), slechts zelden worden ze groter dan

5 mm [3]. Hemangiomen geven geen klachten, maar kunnen cosmetisch wel als storend ervaren worden.

Naast de romp is ook de lippenrand een veelvoorkomende lokalisatie. Hier zijn de hemangiomen niet felrood, maar blauw doorschemerend ('venous lakes') [3]. Ook zijn ze op deze plaats meestal groter: geen speldenknopje maar eerder een erwt.

Differentiaaldiagnose

De differentiaaldiagnose van een kersenwrat: angiokeratoma circumscriptum, angiokeratoma corporis diffusum (ziekte van Fabry), bacillaire angiomatosis (reactieve vaatproliferatie op *Bartonella henselae*-infectie (verwekker kattenkrabziekte), petechiën.

Epidemiologie

Haemangioma senilis is een van de meest voorkomende dermatologische afwijkingen. Over het algemeen neemt de prevalentie toe met de leeftijd: kersenwratjes kunnen reeds gezien worden bij 15-jarigen en op 60-jarige leeftijd zijn ze bij vrijwel iedereen aanwezig. Betrouwbare epidemiologische gegevens zijn echter niet beschikbaar en de incidentie in de huisartsenpraktijk is niet bekend. Huisartsen zullen een haemangioma senilis registreren onder de gemeenschappelijke ICPC-code S79 ('andere benigne neoplasmata van huid en subcutis'). Bij blanke huidtypen komen ze vaker voor en vallen ze ook meer op [2]. Er is waarschijnlijk geen verschil in incidentie tussen mannen en vrouwen.

Waarmee komt de patiënt?

De patiënt meldt zich op het spreekuur in verband met rode puntjes, verspreid over het lichaam. Vaak willen patiënten weten of het kwaad kan en hoeveel van deze plekjes nog gaan ontstaan.

Anamnese

De huisarts vraagt naar:

- het ontstaan en beloop van de huidafwijkingen;
- mogelijke klachten (ongerustheid, cosmetische bezwaren);
- wensen van de patiënt (geruststelling, verwijdering).

Onderzoek

De diagnose wordt gesteld door middel van inspectie en palpatie. Bij inspectie zijn de felrode kleur en de scherpe begrenzing opvallend. De huidafwijking is iets verheven. Bij trombosering van een hemangioom kan de kleur veranderen van felrood naar blauw-zwart. Differentiatie met een melanoom is dan soms lastig [4, 5].

Beleid

Geruststelling
Stel de patiënt gerust: de huidafwijking is goedaardig en behandeling is niet noodzakelijk.

Bij cosmetische bezwaren
Omdat de patiënt het hemangioom soms cosmetisch als storend ervaart, kan in uitzonderingsgevallen besloten worden tot behandeling. Verwijdering geeft meestal wel littekens [3, 4]. Er zijn drie behandelopties: elektrocoagulatie, chirurgische verwijdering of lasercoagulatie.

Elektrocoagulatie
Onder plaatselijke verdoving door middel van een injectie of verdovende crème wordt het hemangioom met de coagulator dichtgeschroeid.

Chirurgische verwijdering
Onder plaatselijke verdoving wordt de laesie met een (stans)mesje of scherpe lepel verwijderd. Omdat deze methode vaak leidt tot nabloeden is achteraf aanstippen met behulp van de coagulator meestal noodzakelijk.

Lasercoagulatie

Het hemangioom wordt met een laser dichtgebrand. Voor deze methode is meestal verwijzing naar de dermatoloog noodzakelijk.

Cryotherapie is niet effectief [3].

> **Wat is aangetoond?**
> Gecontroleerd onderzoek is niet bekend. Het beleid berust op consensus en ervaring.

Overwegingen bij comorbiditeit

Indien er voor behandeling wordt gekozen bij patiënten die cumarinederivaten gebruiken, verdient elektrocoagulatie de voorkeur boven chirurgische verwijdering in verband met het risico op nabloeden.

Aandachtspunten bij de verzorging

Bij de dagelijkse verzorging van ouderen kunnen multiple kersenwratjes opvallen, maar bij afwezigheid van klachten is behandeling niet geïndiceerd.

Wanneer verwijzen?

Bij twijfel aan de diagnose of de wens tot laserbehandeling zal de huisarts de patiënt verwijzen naar de dermatoloog.

Preventie en voorlichting

Het is van belang de patiënt gerust te stellen. Omdat met het stijgen van de leeftijd waarschijnlijk alleen maar meer hemangiomen zullen ontstaan en verwijdering kans op littekens geeft, is behandeling slechts bij uitzondering geïndiceerd.

Literatuur

1. Sillevis Smitt JH, Van Everdingen JJE, Starink ThM, Van der Horst HE. Dermatovenereologie voor de eerste lijn. 8e dr. Houten: Bohn Stafleu van Loghum; 2009.
2. Van Vloten WA, Degreef HJ, Stolz E, Vermeer BJ, Willemze R. Dermatologie en venereologie. 3e dr. Maarssen: Elsevier gezondheidszorg; 2009.
3. McGrath BM. Dermacase. Can you identify this condition? Senile hemangioma. Can Fam Physician. 2011;57:682–6.
4. Jackson IT, Carreño R, Potparic Z, Hussain K. Hemangiomas, vascular malformations, and lymphovenous malformations: classification and methods of treatment. Plast Reconstr Surg. 1993;9:1216–30.
5. Suurmond D, Bergman W. Melanoom of geen melanoom? Enkele praktische richtlijnen voor de klinische differentiële diagnostiek van gepigmenteerde huidtumoren. Ned Tijdschr Geneeskd. 1987;131:981–5.

22 Wondgenezing en wondbehandeling

Sophie Mooij

Kernpunten

- Bij ouderen met een slecht genezende wond is de wondgenezing vaak verstoord door diabetes, vaatstoornissen, een dunne huid of andere comorbiditeit.
- Het uitgangspunt bij wondbehandeling is: 'eenvoudig en goedkoop als het kan, complex en duur als het moet'.
- Voor de behandeling van een nieuwe wond gelden zeven tips:
  - primair gesloten wonden niet reinigen;
  - acute open wonden reinigen met schoon kraanwater;
  - de WHO-pijnladder gebruiken voor de keuze van analgetica;
  - lidocaïne of prilocaïne geven als lokale pijnbestrijding bij manipulaties;
  - primair gesloten wonden niet bedekken met verbandmateriaal;
  - gebruik simpele bedekkers voor open wonden;
  - geef de patiënt heldere instructies mee.
- Bij chronische wonden is het belangrijk om onderscheid te maken tussen rode, gele en zwarte wonden.

Definitie

Een wond is een onderbreking van de normale structuur en functie van de huid en het onderliggende weefsel. Er kan onderscheid gemaakt worden in een acute wond, die net is ontstaan, en een chronische wond waarbij de genezing vertraagd of verstoord verloopt [1].

Men spreekt van chronische wonden indien het genezingsproces vertraagd of incompleet is. Dit wordt ook wel slechte wondgenezing genoemd. Bij ouderen kan comorbiditeit een rol spelen, bijvoorbeeld diabetes, vaatstoornissen of een dunne huid. De specifieke duur van een chronische wond is in de internationale literatuur niet terug te vinden. Over het algemeen wordt aangenomen dat een wond als slechtgenezend, chronisch of complex kan worden beschouwd, indien deze na drie weken na haar ontstaan nog steeds niet genezen is [2].

Etiologie/pathogenese

Wondgenezing verloopt normaliter volgens een vast patroon dat uit drie opeenvolgende fasen bestaat. De eerste fase is de inflammatiefase, waarbij het lichaam op de weefselbeschadiging reageert met ontstekingsverschijnselen. De tweede fase is de proliferatiefase, waarin voornamelijk de groeifactoren actief zijn. De derde fase is de remodelleringsfase, waarin de huid zich sluit en uiteindelijk weer de volle dikte bereikt. De meeste wonden genezen uit zichzelf na enige dagen [3].

Bij chronische wonden zijn vaak veel cytokines en te weinig groeifactoren aanwezig, is de concentratie van proteasen verhoogd en kan kolonisatie met (virulente) bacteriën een belangrijke rol spelen. Vaak is bovendien de celdeling vertraagd en/of bestaat het wondbed uit oudere, minder werkzame cellen. Ook leeftijd is een risicofactor voor slechte wondgenezing, omdat bij het ouder worden de hoeveelheid zenuwen, bloedvaten en collageen in de huid afneemt. Chronische wonden komen het meest voor op de stuit, enkel en hielen [4, 5].

De volgende problemen kunnen bijdragen aan het ontstaan van chronische wonden: vasculaire oorzaken (ischemie bij diabetes mellitus, veneuze stase, verhoogde veneuze druk, roken), stollingsproblemen, vasculitis of neutrofiele dermatosis (SLE, systemische sclerose, ANCA geassocieerde ziekten), hematologische afwijkingen (sikkelcelanemie, thalassemie), myeloproliferatieve ziekten (polycythaemia vera, multipele myeloom), neuropathische oorzaken (diabetische neuropathie), infecties (mycose, bacterieel, protozoa), medicatie (corticosteroïden, NSAID's, anticoagulatie, bisfosfonaten, opioïden), metabole factoren (amyloïdose, diabetes mellitus), maligniteiten, immobilisatie en/of ondervoeding [4]. Tot slot kan er nog sprake zijn van niet-adequate wondbehandeling, bijvoorbeeld doordat necrotisch weefsel niet volledig verwijderd is of doordat er te grote spanning op de wond staat [4, 6].

Chronische wonden leiden vaak tot een verminderde kwaliteit van leven, bijvoorbeeld door pijn, slapeloosheid, beperking van de mobiliteit, emotioneel leed, sociaal isolement en lusteloosheid [7]. Bovendien zorgt het voor extra gebruik van de gezondheidszorg, waardoor chronische wonden gepaard gaan met hoge extra kosten, zowel voor de gezondheidszorg als voor de cliënt zelf. De directe kosten voor chronische wonden worden in Groot-Brittannië geschat op 2–3 miljard pond per jaar [8]. In de Verenigde Staten kosten 6,5 miljoen patiënten met een chronische wond meer dan 25 miljard dollar per jaar [9].

Differentiaaldiagnose

Als het gaat om chronische wonden kan er onderscheid gemaakt worden in decubituswonden en een diabetisch, veneus of arterieel ulcus. Daarnaast moet bij een chronische wond ook altijd worden gedacht aan een maligne oorzaak, infectie of onderliggende auto-immuunaandoening, zoals parapemphigus, pyoderma gangraenosum of vasculitis [10].

Epidemiologie

De precieze prevalentie is onbekend omdat er voor chronische wonden geen ICPC-code bestaat. Meer dan de helft van alle chronische wonden zijn decubituswonden [3]. De prevalentie van decubitus binnen WLZ-instellingen is 2,9 %, binnen ziekenhuizen 2,6 % en binnen thuiszorginstellingen 0,7 % [6]. In Duitse onderzoeken wordt een prevalentie van het ulcus cruris genoemd van 1 % van de bevolking, maar bij personen ouder dan 80 jaar een prevalentie van 4–5 %. Dit komt overeen met bevindingen dat 12 % van de volwassen populatie ooit een ulcus cruris heeft (gehad). In westerse landen wordt een prevalentie van actieve veneuze ulceratie in de algemene bevolking boven de 18 jaar vrij betrouwbaar geschat op 0,3 %. Er is een duidelijke toename met de leeftijd. Chronische ulceratie beneden 60 jaar is ongebruikelijk [11].

In de internationale literatuur worden wel schattingen gedaan van de prevalentie van chronische wonden. Een Canadees onderzoek uit 2006 vond een prevalentie van 1,6 %, onder de algemene bevolking; de mensen met een slecht genezende wond waren gemiddeld 68,5 jaar oud [4]. Een Amerikaans onderzoek uit 2007 schatte de prevalentie van chronische wonden op 1–2 % van de bevolking; 85 % van de aangedane patiënten was 65 jaar of ouder [9]. De landelijke preventiemeting uit 2015 vond voor chronische wonden een prevalentie van 5,4 % onder verpleeghuisbewoners [6]. In dit zelfde rapport, gebaseerd op drie deelnemende thuiszorgorganisaties, werd een prevalentie van 3,7 % chronische wonden gevonden onder thuiszorgcliënten.

Cliënten met diabetes mellitus of een CVA hebben iets vaker chronische wonden dan anderen [6]. De helft van alle chronische wonden bestaat korter dan drie maanden. Anderzijds bestaat iets meer dan 20 % van de chronische wonden langer dan een half jaar [2].

Waarmee komt de patiënt?

De patiënt of de verzorger zal de huisarts vragen om behandeling van chronische wonden, omdat oudere patiënten vaak bang zijn voor chronische wonden zoals een open been. Soms hebben ze ook vragen over de prognose.

Anamnese

De anamnese is erop gericht te achterhalen of er een verhoogde kans is op een chronische wond. De huisarts vraagt naar:

- de lokalisatie, wijze van ontstaan, duur en beloop tot nu toe;
- eventueel reeds genomen preventieve en therapeutische maatregelen;
- aanwezigheid van pijn;
- eerdere wonden: hoe verliep de genezing destijds?
- factoren die de wondgenezing belemmeren, zoals roken, alcoholgebruik, neuropathie, medicatie (prednison, cytostatica), voedingspatroon;
- bij wonden aan de benen of er sprake is van oedeem of andere factoren die de wondgenezing verstoren;
- aandoeningen die de wondgenezing beïnvloeden, zoals diabetes, maligniteiten, auto-immuunziekten, trombose en varices (risicofactoren voor chronische veneuze insufficiëntie) [12–14].

Onderzoek

Lichamelijk onderzoek

Het doel van het wondonderzoek is om goed zicht te verkrijgen op de wondbodem en de omgeving van de wond. Voor de behandeling is vooral de kleur van de wond van belang [3]:

- rode wonden met vitaal granulatieweefsel;
- gele wonden met infectieverschijnselen of fibrinebeslag;
- zwarte wonden met necrose.

Het is van belang te kijken naar de locatie en de grootte van de wond. Vervolgens dient de diepte van de wond te worden beoordeeld: zijn fascia, spier, pees, gewricht of bursa, kraakbeen of bot bij de verwonding betrokken? Zijn er subcutane hematomen? Daarnaast is van belang of de wond droog of nat is en of actieve sluiting mogelijk is. De wondranden worden beoordeeld: zijn deze glad, gerafeld, gezwollen? Waar is de huid nog gezond? Geneest de wond vanuit de randen of vanuit de bodem? Als de wond vanuit de randen geneest en de wondranden zijn rafelig, dan kan het raadzaam zijn om de rafels weg te snijden.

Ten slotte moet worden gekeken naar de kleur en de temperatuur van de omgeving van de wond en of er rond de wond sprake is van oedeem of ontsteking.

Ook is het van belang om te kijken naar mogelijke onderliggende oorzaken:

- *Tekenen van CVI (chronische veneuze insufficiëntie) aan het onderbeen:* varices, corona phlebectatica, 'pitting' oedeem, orthostatisch eczeem, atrophie blanche, hyperpigmentatie, hyperkeratose, induratie (verharding van omliggend weefsel) en dermatoliposclerose [10].

- *Tekenen van perifeer arterieel vaatlijden*: vergelijk in het linker- en rechterbeen de huidtemperatuur en de capillary refill, palpeer de pulsaties van de a. femoralis, a. tibialis posterior en a. dorsalis pedis. Overigens is bij 10 % van de gezonde mensen de a. dorsalis pedis afwezig [15].
- *Wondinfectie*: roodheid, zwelling, pijn, toename van het exsudaat, pussende en/of stinkende wond. Hypergranulatie kan ook een teken van infectie zijn [16].

Aanvullend onderzoek

Als anamnese of lichamelijk onderzoek hier aanleiding toe geeft kunnen de volgende aanvullende onderzoeken worden ingezet:

- *Enkel-armindex*: bij verdenking op/aanwijzing voor arteriële insufficiëntie. Bij een waarde<0,7 is sprake van een verminderde slagaderlijke doorbloeding; dit geeft een verhoogde kans op het ontstaan van chronische wonden [9].
- *Wondkweek*: bij aanwijzing voor een wondinfectie. Door het afnemen van een kweek met een wattenstokje kan men vaststellen welke bacteriën aanwezig zijn in de wond en mogelijk welke de verwekker is van de (lokale) wondinfectie [16].
- *Bloedonderzoek*: bij aanwijzing voor infectie, siabetes mellitus, schildklierproblemen, stollingsproblemen (INR).
- *Histologie*: bij verdenking op onderliggende maligniteit [9, 14, 16].
- Bij verdenking op een *verminderde voedingstoestand* kan het raadzaam zijn om patiënten te screenen op ondervoeding met behulp van vragenlijsten als de Mini Nutritional Assessment (MNA), Short Nutritional Assessment Questionnaire (SNAQ) of Malnutrition Universal Screening Tool (MUST) [17].

Beleid

Acute wond

Bij een acute wond is het eerste wat men doet de wond reinigen (kader 19.1). Voor tetanusvaccinatie gelden de overwegingen die bij elke verwonding gebruikelijk zijn. Een schema voor tetanusprofylaxe is te vinden in de NHG-Standaard Tetanusprofylaxe (2019) [16, 18].

Bij een simpele acute wond wordt geadviseerd de spontane wondgenezing af te wachten. Bij complicaties, zoals wondinfectie, wordt de patiënt gevraagd weer contact op te nemen. Bij acute wonden dient in eerste instantie onderscheid te worden gemaakt tussen wonden die primair gesloten kunnen worden en secundair genezende wonden.

Kader 19.1 Zeven tips voor de behandeling van een nieuwe wond
- Reinig primair gesloten wonden niet. Voor gesloten wonden is reiniging en desinfectie overbodig.
- Spoel nieuwe wonden uit met lauwwarm schoon kraanwater, eventueel met gazen gedrenkt in kraanwater. Fysiologisch zout heeft geen meerwaarde. Soda, Biotex® en doucheschuim worden ontraden omdat deze middelen het natuurlijke proces verstoren en de wond doen uitdrogen. Natte verbanden worden niet geadviseerd!
- Gebruik de WHO-pijnladder voor de keuze van analgetica tegen continue wondpijn. De keuze om wel of geen pijnmedicatie voor te schrijven moet in overleg met de patiënt worden genomen.

- Gebruik lidocaïne of prilocaïne voor lokale pijnstilling bij manipulaties.
- Bedek gesloten wonden niet met verbandmateriaal.
- Gebruik simpele wondbedekkers voor open wonden.
- Geef de patiënt (en de verzorgers) heldere instructies mee. De patiënt mag desgewenst binnen 12 uur na primaire sluiting van de wond kort douchen. Langer douchen (>10 min) of baden geeft onnodig risico op verweking van de huid. Oppervlakkige acute wonden, zoals schaafwonden, moeten minimaal drie maanden beschermd worden tegen UV(A)-licht.

(Bron: Brölmann et al., 2013 [1])

Primair gesloten wonden

Wonden die primair gesloten kunnen worden met hechtingen, wondlijm of hechtpleister behoeven in principe geen wondbedekker. Als gesloten wonden blijven lekken, kunnen absorberende verbanden worden gebruikt zoals schuimverband, alginaat en hydrofiber, of kan negatieve-drukbehandeling worden toegepast [3].

Chronische wond

De huisarts dient zich bij wondbehandeling te beperken tot niet te grote wonden en tot die wonden waarin hij zich bekwaam acht. Wanneer er sprake is van comorbiditeit (zoals diabetes, tekenen van perifeer arterieel vaatlijden, enz.) zal verwijzing eerder worden overwogen.

Stelregel voor het gebruik van verbandmiddelen is: 'Eenvoudig en goedkoop als het kan, complex en duur als het moet'. Maak gebruik van patiëntvriendelijke verbanden (niet-klevend materiaal). Het is van belang de randen van de wond te beschermen om maceratie (verweking) van het omliggende weefsel te voorkomen.

Daarnaast is behoud van een vochtig wondmilieu van belang. Dit kan worden bereikt door een occlusief verband of een hydrogel te gebruiken bij een droge wond [3].

Secundair genezende wonden

Bij secundair genezende wonden is een belangrijk onderscheid dat tussen rode, gele en zwarte wonden, waarbij rood staat voor granulatie, geel voor débris of beslag en zwart voor necrose (fig. 22.1, 22.2, 22.3). Ook de classificatie van de vochtigheid (droog, vochtig of nat) is belangrijk voor de behandeling [3].

- Rode wonden moeten worden beschermd; hiervan wordt aangenomen dat dit normaal genezende wonden zijn.
- Bij zwarte en gele wonden is over het algemeen debridement aangewezen; chirurgisch debridement is echter voorbehouden aan artsen die daar voldoende bekwaam in zijn. Vastzittende droge zwarte necrose zonder tekenen van infectie kan blijven zitten. Bij pijnlijk debridement kan 30–60 minuten van tevoren lidocaïne-prilocaïnecrème in de wond worden aangebracht. Verwijder de necrose of het débris met schaar, mes of scherpe lepel en pincet tot vlak boven het gezonde weefsel. Voorzichtigheid is geboden bij patiënten met verminderde immuniteit of met vasculaire aandoeningen van de ledematen. Als een mechanisch debridement te bewerkelijk is of bij dunne vervloeiende necrotische lagen die niet goed bereikbaar zijn, kan gekozen worden voor een enzymatische necroseoplosser, zoals collagenase op de necrotische delen van de wond, waarna deze wordt afgedekt met een niet-verklevende wondbedekker en daarop een absorberend verband [12].
- Er zijn twee soorten gele wonden: geïnfecteerde wonden en wonden die fibrinebeslag bevatten. Het fibrinebeslag is meestal geel, crèmekleurig of wit. Vaak is het eerder taai en het kan stevig blijven vastzitten in het wondbed. Voor de genezing van gele wonden is het van belang de wond regelmatig te spoelen. Oppervlakkig geel débris verdwijnt ook bij toepassing van wondbedekkers met autolytisch effect, zoals alginaten. Geïnfecteerde wonden worden gekenmerkt door geel,

Beleid

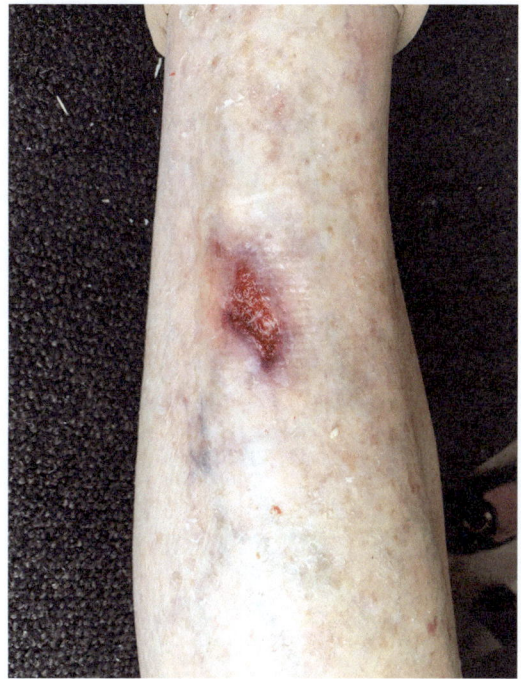

Figuur 22.1 Rode wond

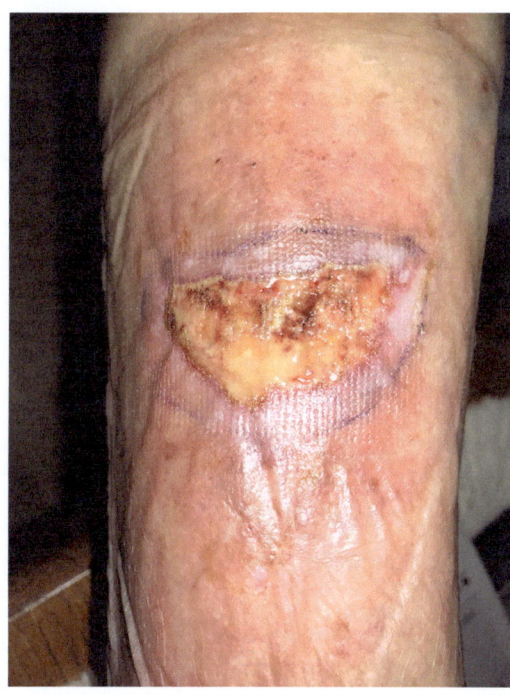

Figuur 22.2 Gele wond

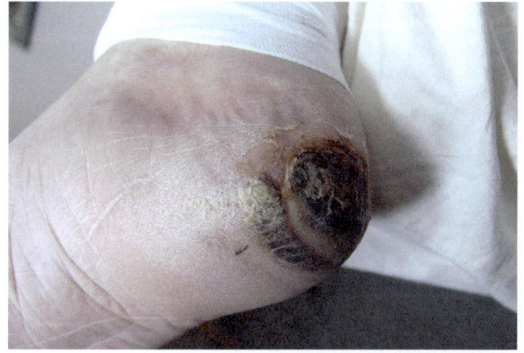

Figuur 22.3 Zwarte wond

lichtgroen of crèmekleurig exsudaat. In geval van infectie kan men eventueel op geleide van een wondkweek orale antibiotica geven. Lokale antibiotica zijn niet zinvol [3].

Wonden zijn meestal een mix van verschillende kleuren. De algemeen aanvaarde volgorde van behandeling is van zwaar naar licht: eerst zwart, dan geel en dan rood [3]. Door foto's van de wond te maken kan het genezingsproces worden gemonitord en kan de wondverzorging ook gemakkelijker in afwisseling met andere verzorgers worden gedaan.

Wat is aangetoond?

Er is veel literatuur over wondverzorging, maar er bestaan ook veel verschillende wondverzorgingsproducten en de voorkeur voor bepaalde producten verschilt per ziekenhuis of per regio. Onderzoek dat de verschillende wondverzorgingsproducten en verbandmiddelen met elkaar vergelijkt, is schaars en daardoor spelen ervaring en consensus een grote rol in de wondbehandeling. De voor dit hoofdstuk geraadpleegde richtlijnen zijn gebaseerd op de beschikbare literatuur en op consensus [2, 3]. Ze beschrijven goed huisartsgeneeskundig handelen in afstemming en samenwerking met de tweede lijn en met de wondverzorgenden van de thuiszorg.

Overwegingen bij comorbiditeit

Ouderen met chronische wonden hebben regelmatig een comorbide aandoening zoals diabetes mellitus, hartfalen, hypertensie, adipositas of een reumatologische of neurologische aandoening, die de genezing van de wond bemoeilijkt. Bij comorbiditeit moet doorverwijzing naar de tweede lijn of naar een wondverpleegkundige eerder worden overwogen [9, 14].

Aandachtspunten bij de verzorging

Bij mensen die de wond zelf niet kunnen verzorgen, gebeurt de wondverzorging door de huisarts in samenwerking met praktijkassistente, POH of wondverpleegkundige van de thuiszorg (fig. 22.4; tab. 22.1, 22.2). De huisarts blijft verantwoordelijk voor de indicatiestelling en het medisch beleid [3].

	rood	**geel**	**zwart**	**infectie**
doel	beschermen en creëren van vochtig wondmilieu	reinigen	necrose verwijderen	bestrijden en uitbreiding voorkomen
spoelen	niet (verstoring granulatie), alleen bij zalfresten of infectiegevoelige plaatsen als de anus	onder de douche	indien zachte necrose; niet spoelen bij harde	met Prontosan®
droog	– alginogel hydro (1)* – siliconenverband (3)	– alginogel hydro (1) *diepe wond:* steriel gaaslint (10) met Prontosan® (11)	eilandpleister (9)	bestaat alleen in geval van infectie onder zwarte necrose
vochtig	– siliconen-(schuim)verband (3) *diepe wond:* steriel gaaslint (10) met Prontosan® (11)	– alginogel hydro (1) – alginaat (**7**) *diepe wond:* steriel gaaslint (10) met Prontosan® (11)	1. overleg met wondverpleegkundige thuiszorg/polikliniek ziekenhuis 2. mechanisch debridement. NB: geen debridement op hiel doen zonder wondspecialist 3. proactief AB bij aanhoudende klachten→ wondkweek tijdelijk tot consult thuiszorg/ZH: a. spoelen met kraanwater b. wondrandbeschermer c. *oppervlakkige wond:* alginaat met zilver(8) + hydrofiber(5) + folie(12) *diepe wond:* steriel gaaslint (10) met Prontosan® (11) + hydrofiber (5) + folie (12)	– alginogel hydro (1) – hydrofiber met zilver (6) *diepe wond:* steriel gaaslint (10) met Prontosan® (11)
nat	– hydrofiber (5) *diepe wond:* steriel gaaslint (10) met Prontosan® (11)	– Alginogel Forte® (2) – alginaat (7) *diepe wond:* steriel gaaslint (10) met Prontosan® (11)		– alginaat met zilver (8) – Alginogel Forte® (2) *diepe wond:* steriel gaaslint (10) met Prontosan® (11)

Figuur 22.4 Wondbehandeling voor complexe wonden

Tabel 22.1 Veelgebruikte verbandmiddelen.[a] (Bron: Laura Bruijn, september 2019 [3, 19])

nr	generieke naam	merknaam	verbandwissel	prijs per stuk[a]
1	alginogel hydro	Flaminal Hydro®	2–3 dagen	40 g: € 31,17
2	alginogel forte	Flaminal Forte®	2–3 dagen	40 g: € 31,17
3	siliconenverband	Mepitel One®	1–7 dagen	5 × 7 cm: € 3,25
4	siliconenschuimverband	Mepitel Border Lite®	3–7 dagen	7,5 × 7,5 cm: € 1,89 10 × 10 cm: € 8,13
5	hydrofiber	Aquacel Hydrofiber®	minimaal 1×/week, alleen indien verzadigd	5 × 5 cm: € 2,44 10 × 10 cm: € 9,76
6	hydrofiber met zilver	Aquacel Ag Extra®	minimaal 1×/week, alleen indien verzadigd	5 × 5 cm: € 3,14 10 × 10 cm: € 12,57
7	alginaat	Kaltostat alginaatverband®	2–3 dagen	5 × 5 cm: € 2,10 7,5 × 12 cm: € 7,56
8	alginaat met zilver	Silvercel® alginaat non-adherent met zilver	2–3 dagen	5 × 5 cm: € 3,01
9	eilandpleister	Hekaplast Border®	1–7 dagen	5 × 7 cm: € 0,27 6 × 10 cm: € 0,46 10 × 20 cm: € 1,19
10	steriel gaaslint	Gaasstrook BSN® steriel	1–2×/dag	1 m × 1,25 cm: € 0,56
11	spoeling met PHMB	Prontosan®	n.v.t	350 ml: € 11,51
12	folie	Kliniderm Film Xtra®	n.v.t	10 m × 15 cm: € 72
13	tape	Leukopor®	n.v.t	1 stuk, 2,5 cm: € 2,25

[a]Er bestaan veel verschillende wondverzorgingsproducten en de voorkeur voor bepaalde producten verschilt per ziekenhuis of per regio. Genoemde prijzen komen uit 2020.

Wanneer verwijzen?

Snelle doorverwijzing en eventueel terugverwijzen van een patiënt met een complexe wond geven de beste uitkomst [17]. Als de wond niet voldoende genezingstendens vertoont binnen een bepaalde tijd (rond de twee weken) nadat de behandeling is ingezet, moet de patiënt doorverwezen worden naar een wonddeskundige.

Verwijs de patiënt naar de chirurg bij:

- een vermoeden van pees-, gewrichts-, bot- of zenuwletsel;
- elke wond waarbij de huisarts zich niet voldoende bekwaam acht.

Verwijs de patiënt naar de diëtiste bij verdenking of aanwijzingen voor verminderde/slechte voedingstoestand [15].

Overige verwijsindicaties:

- wondinfectie met grote kans op een gecompliceerd beloop (op de handen, aan de extremiteiten bij diabetes of slechte perifere circulatie);
- wondinfectie die onvoldoende reageert op antibiotica.

Preventie en voorlichting

Preventieve maatregelen zijn onder andere: vermijd druk, zorg bij bedlegerige mensen voor een aangepast matras, houd de hielen vrij van de onderlaag en bestrijd oedeem (dit kan een wond onderhouden). Houd ook rekening met wrijf- en schuifkrachten, een gestoorde pijnwaarneming, een verslechterde gezondheidstoestand en verhoogde lichaamstemperatuur [3].

Tabel 22.2 Toelichting eigenschappen wondbedekkers. (Bron: Laura Bruijn, september 2019 [19, 20])

nr	generieke naam	
1+2	alginogel hydro/forte	- hydrogel met alginaat erin - voegt vocht toe bij droge wonden en voert vocht af bij natte wonden - antibacterieel, lost beslag en necrose op - niet toxisch voor granulatieweefsel, waardoor toepasbaar op alle wonden - *hydro*: voor droge en vochtige wonden - *forte*: voor natte wonden
3	siliconenverband	- niet verklevend - geschikt voor 'skin tears', niet-complexe huiddefecten of afdekken van zalven - wond kan uitgespoeld worden met verband in situ
4	siliconenschuimverband	- absorberend schuimverband met siliconen - huidvriendelijke contactlaag
5+6	hydrofiber (met zilver)	- neemt (dun) vocht op en vormt een gel, geschikt voor sterk exsuderende wonden - indien op te droge wond toegepast: risico op verkleving - verticale absorptie, waardoor de wondranden beschermd zijn - *moet wondranden overlappen* - met zilver: *maximaal 2 weken* gebruiken
7+8	alginaat (met zilver)	- neemt dikker vocht op (yoghurtdikte) en werkt reinigend - bloedstelpend - mag wondranden niet overlappen - met zilver: *maximaal 2 weken* gebruiken
11	spoeling met PHMB	- reinigt en bevochtigt - bacterieremmend - effectief tegen geur - na opening 8 weken houdbaar

Literatuur

1. Brölmann FE, Vermeulen H, Go PMNYH, Ubbink DT. De behandeling van acute wonden: 7 tips. Ned Tijdschr Geneeskd. 2013;457:A6086.
2. Armstrong DG, Meyr AJ. Wound healing and risk factors for non-healing [internet]. Waltham (MA): UpToDate; 2019. http://uptodate.com, last updated: oktober, 2019.
3. Van Gunst S, Hugenholtz M. Protocollaire wondzorg. Utrecht: NHG; 2014.
4. Rodrigues I, Mégie MF. Prevalence of chronic wounds in Quebec home care: an exploratory study. Ostomy Wound Manage. 2006;52:46–8, 50, 52–7.
5. Rondas AA, Schols JM, Stobberingh EE, Halfens RJ. Prevalence of chronic wounds and structural quality indicators of chronic wound care in Dutch nursing homes. Int Wound J. 2015;12(6):630–5.
6. Halfens RJG, Meesterberends E, et al. Landelijke prevalentiemeting zorgproblemen rapportage resultaten 2015. CAPHRI school for public health and primary care. Available from: https://nl.lpz-um.eu/Content/Public/NL/Publications/LPZ%20Rapport%202015.pdf.
7. Serana TE, Yaakov RA, DeLegge M, Mayhugh TA, Moore S. Nutrition in patients with chronic non-healing ulcers: a paradigm shift in wound care. Chronic Wound Care Manag Res. 2018;5:5–9.
8. Harding K, Queen D. Evolution or revolution? Int Wound J. 2011;8(5):431.
9. Sen CK, Gordillo GM, Roy S, Kirsner R, Lambert L, Hunt TK, et al. Human skin wounds: a major and snowballing threat to public health and the economy. Wound Repair Regen. 2009;17(6):763–71.
10. Van Hof N, Balak FSR, Apeldoorn L, De Nooijer HJ, Vleesch DV, Rijn V, et al. NHG-Standaard Ulcus cruris venosum (tweede herziening). Huisarts Wet. 2010;53:321–33.
11. Jongerius T, Mooij A. Richtlijn veneuze pathologie. Utrecht: Nederlandse Vereniging voor Dermatologie en Venereologie (NVDV); 2014.
12. Maessen-Visch MB, Van Zelm RT, Bartelink MEI, De Boer EM, Daniëls-Marckmann A, Van Gent WB, et al. Richtlijn diagnostiek en behandeling van het ulcus cruris venosum. Utrecht: Nederlandse Vereniging voor Dermatologie en Venereologie; 2014.
13. Wiersma T. NHG-standaard decubitus (eerste herziening). Huisarts Wet. 2015;58:256.
14. Bons SCS, Bouma M, Draijer LW, Koning S, Mulder L, Warnier MJ, Wichers IM; NHG-werkgroep Bacteriële huidinfecties. NHG-standaard bacteriële huidinfecties (tweede herziening). Huisarts Wet. 2017;60(5):224–33.
15. Bartelink MEL, Elsman BHP, Oostindjer A, Stoffers HEJH, Wiersma Tj, Geraets JJXR. NHG-standaard perifeer arterieel vaatlijden (tweede herziening). Huisarts Wet. 2014;57(2):81.

Literatuur

16. Boukes FS, Wiersma Tj, Beaujean D, Burgmeijer RJF, Timen A. NHG-behandelrichtlijn tetanusprofylaxe. Utrecht: NHG; 2019.
17. Meerwaldt R, et al. Kwaliteitsstandaard organisatie van wondzorg in Nederland. Utrecht: NVvH; 2018.
18. Löwik MRH, Westra LM. Slechte voedingstoestand verhoogt risico op decubitus en vertraagt wondgenezing. WCS Nieuws. 2014;30(3):42.
19. Van Mierlo-van den Broek PA, De Laat HE. Verkenning wondbehandeling in Nederland: Eindrapportage. Nijmegen: Radboudumc; 2012.
20. Ten Berge E, Eekhof JAH, Hijink M. Wondbehandeling Huisartsenpraktijk bij oudere zorgvragers: regionale richtlijn. Leiden: Thuiszorg Activite, update; 2019.

23 Scheur- of lapverwonding bij dunne huid (skin tear)

Niels Langhout

Kernpunten

- Scheur- of lapverwondingen treden bij ouderen gemakkelijker op doordat de huid veroudert.
- De wond moet verbonden worden met een niet-verklevend verband dat zorgt voor een vochtig wondmilieu.
- Hechten en Steri-strips® worden ontraden.
- Bij een ongecompliceerd beloop geneest de wond na 7–10 dagen.
- Bij een goed gehydrateerde huid is de kans op scheur- of lapverwondingen kleiner.

Definitie

Een scheur- of lapverwonding ('skin tear') is een traumatische wond waarbij de epidermis van de dermis gescheiden wordt of waarbij dermis en epidermis van de onderliggende structuren worden gescheiden [1]. Scheur- of lapverwonding komen vaker, maar niet uitsluitend voor bij de zeer oude of zeer jonge patiënt en bij ernstig of chronisch zieken [2]. Door fysiologische veranderingen in de oudere huid kunnen schuifkrachten, wrijving en stomp letsel minder goed worden verdragen [3].

Etiologie/pathogenese

De huid is opgebouwd uit de epidermis, de dermis en subcutaan vetweefsel. De epidermis, de buitenste laag, bestaat uit meerlagig verhoornend plaveiselepitheel. De dermis is een bindweefsellaag die bloedvaten, zenuwtakjes, haarfollikels, klieren en lymfebanen bevat. De epidermis en de dermis worden van elkaar gescheiden door de epidermale basale membraan, die ook een belangrijke rol speelt bij de aanhechting van de epidermis aan de dermis. De epidermis is onregelmatig gevormd, met vingervormige plooien die tot in de dermis reiken. Deze plooien, de retelijsten, verankeren de epidermis aan de dermis, zodat de twee huidlagen als één laag bewegen [4].

Het stijgen van de leeftijd gaat gepaard met een aantal fysiologische veranderingen. De huid wordt dunner door verlies van dermaal en subcutaan weefsel en het dunner worden van de epidermis. Belangrijk is het vervlakken van de retelijsten, waardoor de epidermis gemakkelijk van de epidermis kan loslaten. De elasticiteit en treksterkte van de huid nemen hierdoor af, waardoor huidflapverwondingen al door kleine traumata kunnen ontstaan [3].

De meest voorkomende oorzaken van huidflapverwondingen zijn letsel door hulpmiddelen (krukken, rolstoel, winkelwagen, scootmobiel), het verplaatsen van de patiënt (transfers), vallen, dagelijkse activiteiten en wondbehandeling zoals het verwijderen van pleisters [3, 5]. De meest voorkomende locaties zijn de extremiteiten: in het bijzonder onderarmen en schenen [3].

Risicofactoren voor het ontstaan van scheur- of lapverwondingen zijn leeftijd, immobiliteit en motorische beperkingen, ondervoeding en dehydratie, langdurig corticosteroïdgebruik, cognitieve stoornissen, afhankelijkheid van zorg, neuropathie, polyfarmacie, de aanwezigheid van ecchymosen en eerdere scheur- of lapverwondingen [3, 5].

Differentiaaldiagnose

Als de oorzaak van de wond onbekend is, moet differentiaaldiagnostisch gedacht worden aan een ulcus cruris of decubitus graad II of III.

Epidemiologie

Het is onbekend hoe vaak de huisarts geconfronteerd wordt met een scheur- of lapverwonding. De aandoening wordt geregistreerd onder ICPC-code S17 (schaafwond/schram/blaar) of S18 (scheurwond/snijwond), met een incidentie van respectievelijk 11,3 en 22,1 (per 1.000 patiënten per jaar) [6]. Scheur- of lapverwondingen komen vaker voor op hogere leeftijd. Wereldwijd worden binnen verpleeghuizen en verzorgingshuizen een prevalentie van 9–54 % beschreven [2, 7].

Waarmee komt de patiënt?

De patiënt komt met een pijnlijke (scheur)verwonding, die meestal ontstaan is na een klein trauma zoals stoten van een extremiteit. Meestal bloedt de wond en komt de patiënt voor wondbehandeling.

Anamnese

De huisarts vraagt naar:

- de oorzaak van de verwonding;
- eerdere scheur- of lapverwondingen;
- comorbiditeiten;
- afhankelijkheid van zorg voor de algemene dagelijkse levensbehoeften;
- gebruik van medicatie, zoals corticosteroïden of anticoagulantia;
- aanwijzingen voor een verminderde voedingstoestand of dehydratie;
- klachten van een droge huid of blauwe plekken;
- de vaccinatiestatus tegen tetanus.

Onderzoek

Beschrijf de locatie en grootte. Maak een inschatting van de exsudaatvorming (droog, vochtig of nat). Daarnaast kijkt de arts of er weefselverlies heeft plaatsgevonden en beoordeelt de conditie van de omliggende huid en de huid in het algemeen.

Scheur- of lapverwondingen kunnen ingedeeld worden volgens de Payne-Martin-classificatie [1, 3].

- *categorie I*: scheurwonden zonder weefselverlies (lineair of huidflaptype) (fig. 23.1);
- *categorie II*: scheurwonden met enig weefselverlies: een deel van de epidermale huidflap is verloren gegaan (fig. 23.2). In deze categorie onderscheidt men scheurwonden met gering weefselverlies (<25 %) en scheurwonden met matig tot groot weefselverlies (>25 %);
- *categorie III*: scheurwonden met volledig weefselverlies: de hele epidermale huidflap is verloren gegaan (fig. 23.3).

Beleid

Doel van de behandeling is een optimaal vochtig wondklimaat te realiseren om de genezing te bevorderen, infectie te voorkomen, de huid te beschermen en verdere beschadiging van de wond bij het wisselen van het verband te voorkomen. Bij een ongecompliceerd beloop duurt de genezing 7–10 dagen [3].

23 Scheur- of lapverwonding bij dunne huid (skin tear)

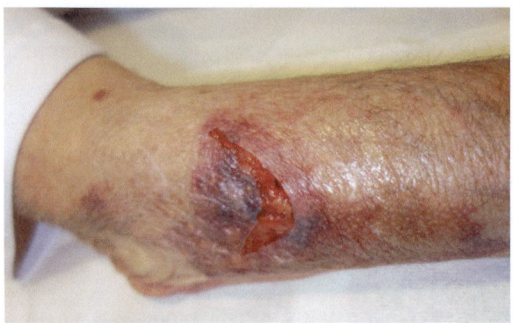

Figuur 23.1 Scheurwond categorie I, zonder weefselverlies

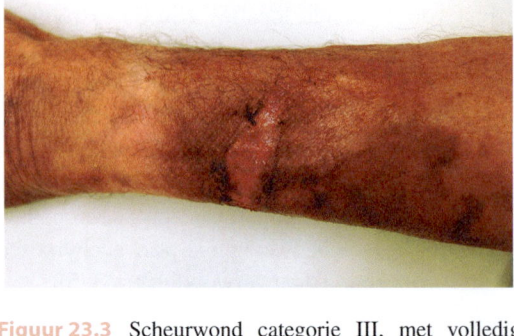

Figuur 23.3 Scheurwond categorie III, met volledig weefselverlies (de hele epidermale huidflap is verloren gegaan)

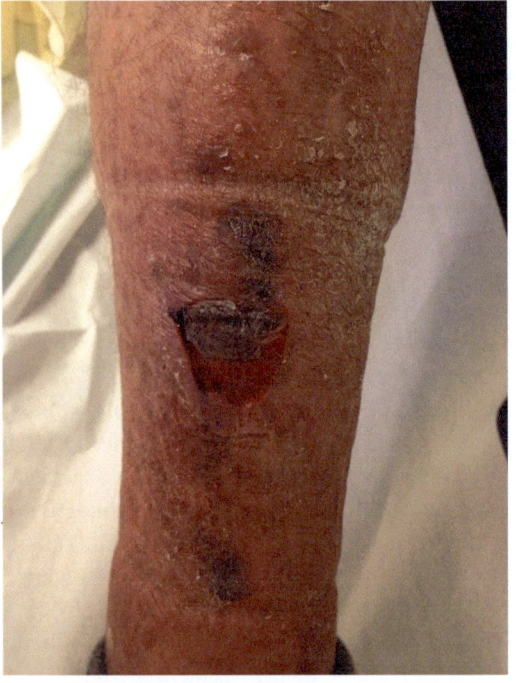

Figuur 23.2 Scheurwond categorie II, met enig weefselverlies

Niet hechten

Hechten van lap- of scheurverwondingen wordt ontraden [2]. De huid is zo dun dat met het aanbrengen van spanning op het hechtmateriaal de huid kapot getrokken zal worden. Ook hechtpleisters (Steri-strips®) worden ontraden omdat ze de fragiele huid aangrenzend aan de wond onvoldoende beschermen [2]. Eventueel kan weefsellijm (2-octyl cyanoacrylaat) bij verwondingen van categorie I en II worden gebruikt om de flap te fixeren [2] (fig. 23.4).

Verbinden

De keuze van het meest geschikte verband hangt af van de indeling van de wond (categorie en exsudaatvorming) (kader 23.1). Het verbandmateriaal moet 2 cm buiten de scheur- of lapverwonding reiken [1]. Het wordt aangeraden om het primaire verband minimaal 5 tot 7 dagen in situ te laten zodat de huidflap kan hechten aan de onderlaag [1]. Wanneer het secundaire verband is verzadigd dient de wond geïnspecteerd te worden en de wondbedekker gewisseld [1].

Schoonmaken

Een verse flapverwonding wordt schoongespoeld met een zachte straal lauwwarm kraanwater [1, 2]. Eventuele corpora aliena of grote bloedstolsels worden verwijderd [2]. Positioneer de huidflap (cat. I en II) terug op de wond met behulp van een chirurgisch pincet bij de wondranden.

Overwegingen bij comorbiditeit

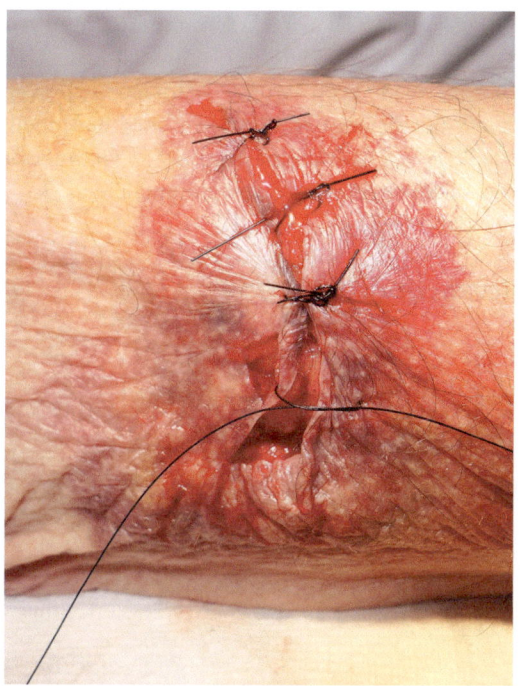

Figuur 23.4 Huidflapverwonding met hechtingen. Bij de onderste hechting is te zien dat de huid scheurt; het advies is dan ook huidflapverwondingen bij ouderen niet te hechten

Het gekozen verband wordt met gaas en een windsel gefixeerd. Een siliconenverband kan 7–10 dagen in situ blijven. Geef op het verband de richting aan waarin het verband verwijderd moet worden, zodat de verwonding niet verder beschadigt [2]. Kijk uit met het fixeren van verband met pleisters op de huid. Door (frequent) pleisters los te trekken van de broze huid kunnen nieuwe (flap)verwondingen ontstaan.

Minder geschikte verbandmiddelen voor flapverwondingen zijn:

- *vaselinegazen* worden afgeraden omdat ze kunnen verschuiven, waardoor de huidflap beschadigt [1];
- *folie en hydrocolloïdverbanden* worden afgeraden in verband met het risico op maceratie (verweking) en op het opnieuw beschadigen van de wond bij verwijdering van het verband [3].

Tetanus

Vraag naar de tetanusvaccinatiestatus en geef indien nodig profylaxe (zie de NHG-Behandelrichtlijn Tetanusprofylaxe) [3, 8].

Kader 23.1 Verbandmiddelen
- *Categorie-I-scheurwonden*: afdekken met een siliconenverband (zoals Mepitel One® of Cuticell Contact®) [1].
- *Categorie-II-scheurwonden*: afgestemd op de vochtigheid van de scheurverwonding. Bij droge wonden kan een siliconenverband of een hydrogel gebruikt worden, bij vochtige wonden kan het beste een siliconen- of schuimverband gekozen worden, bij natte wonden gaat de voorkeur uit naar hydrofibers of alginaten [1].
- *Categorie-III-scheurwonden*: bij droge wonden een siliconenverband, bij vochtige wonden een schuim- of siliconenverband, bij natte wonden hydrofibers of alginaten [1].

Wat is aangetoond?
Er is geen wetenschappelijk bewijs van voldoende kwaliteit voor de behandeling van scheur- of lapverwondingen. De consensus in de richtlijn van de Nederlandse Vereniging voor Heelkunde [1] komt in grote lijnen overeen met de consensus uit twee (niet-onafhankelijke) studies volgens de Delphi-methode [2, 3].

Overwegingen bij comorbiditeit

Bij veel ouderen is perifeer oedeem aanwezig. In dat geval is compressietherapie aangewezen voor optimale wondgenezing. Een wond op een oedemateuze extremiteit geneest niet of zeer traag. Alvorens te starten met compressietherapie moet onderzoek plaatsvinden naar onderliggende aandoeningen, zoals perifeer arterieel vaatlijden of chronische veneuze insufficiëntie [2].

Aandachtspunten bij de verzorging

Beperk verbandwissels en verwijder het verband in de aangegeven richting. Voorkom zo veel mogelijk het gebruik van plakkend materiaal (pleisters) op de huid, omdat bij verwijdering daarvan de kans bestaat dat de huid opnieuw wordt beschadigd. De patiënt en de verzorgenden worden geïnstrueerd bij pijn, lekkage van het verband of zwelling contact op te nemen met de arts.

Wanneer verwijzen?

Bij scheur- of lapverwondingen die ondanks therapie na maximaal vier weken niet voldoende genezen, moet laagdrempelig hulp ingeroepen worden van een wondverpleegkundige of chirurg [1].

Preventie en voorlichting

Scheur- of lapverwondingen kunnen voor een deel voorkomen worden door enkele eenvoudige maatregelen. Voorkom stoten, bijvoorbeeld door scherpe voorwerpen en obstakels te verwijderen, wees voorzichtig bij de dagelijkse verzorging en bij transfers. Verlicht de vertrekken goed en draag kleding met lange mouwen en broekspijpen.

Verder wordt aangeraden om de huid vet te houden met bodylotion, crème of zalf. Het gebruik van zeep wordt ontraden [2]. Verder is het belangrijk te zorgen voor een goede voedings- en hydratietoestand [3, 5]. Gebruik bij voorkeur niet-klevende verbandmiddelen [5].

Verantwoording

Dit is een bewerking van het hoofdstuk door Eva Verkuil in de eerste druk van het boek.

Literatuur

1. Brölmann FE, Ubbink DT, Vermeulen H. Richtlijn wondzorg. Utrecht: NVvH; 2013. Available from: www.heelkunde.nl/kwaliteit/richtlijnen/richtlijnen-definitief (geraadpleegd januari 2020).
2. LeBlanc, Baranoski S, Christensen D, et al. The art of dressing selection: a consensus statement on skin tears and best practice. Adv Skin Wound Care. 2016; 29(1):32–46.
3. LeBlanc K, Baranoski S. Skin tears: state of the science: consensus statements for the prevention, prediction, assessment, and treatment of skin tears. Adv Skin Wound Care. 2011;24(9):2–15.
4. Van Vloten WA, Degreef HJ, Stolz E, Vermeer BJ, Willemze R. Dermatologie en venereologie. 3e dr. Maarssen: Elsevier gezondheidszorg; 2000.
5. Langemo DK, Williams A, Edwards K. Skin tears: prevention and management. Nursing. 2019;49(4):66–9.
6. NIVEL. Zorgregistraties eerste lijn. Incidenties en prevalenties. Available from: https://www.nivel.nl/nl/nivel-zorgregistraties-eerste-lijn/incidenties-en-prevalenties (geraadpleegd januari 2020).
7. Hawk J, Shannon M. Prevalence of skin tears in elderly patients: a retrospective chart review of incidence reports in 6 long-term care facilities. Ostomy Wound Manag. 2018;64(4):30–6.
8. Draijer W, Loogman M, Wichers I, Bouma M, Van der Weele G, Verduijn, M. NHG-behandelrichtlijn tetanusprofylaxe. https://www.nhg.org/thema/farmacotherapeutische-richtlijnen. Versiedatum: september 2019.

Erysipelas/cellulitis/wondroos

24

Sabine Bezstarosti en Manon van der Togt

Kernpunten

- Het onderscheid tussen cellulitis en erysipelas is niet relevant voor de pathofysiologie en de behandeling.
- Kenmerkend is een zich uitbreidende, warme, pijnlijke roodheid van de huid, die gepaard kan gaan met koorts en algemene ziekteverschijnselen.
- Ouderen maken minder vaak koorts, wat zowel ten nadele komt van de afweer als vertraging kan opleveren bij de diagnose.
- Recidieven komen vaak voor, vooral bij ouderen met comorbiditeit.
- Antibiotische behandeling van eerste keus is flucloxacilline 4dd 500 mg voor 10–14 dagen.

Definitie

Cellulitis en erysipelas zijn acute bacteriële ontstekingen van de huid en het onderhuidse bindweefsel. Deze infectie kan in alle huidgebieden ontstaan. Erysipelas treedt het meest op aan de benen, armen en in het gezicht, maar kan ook optreden op plaatsen van grote en verse operatielittekens [1, 2].

Erysipelas, ook wel bekend als wondroos, uit zich klinisch in scherp begrensde felle roodheid van de huid, gepaard gaande met infectie van de dermis en het oppervlakkige subcutane weefsel, die wordt veroorzaakt door de hemolytische streptokok. Cellulitis zou minder scherp begrensd zijn met infectie van het diepere subcutane weefsel en kan ook door andere bacteriën dan de hemolytische streptokok veroorzaakt worden [3].

Desondanks vertonen cellulitis en erysipelas veel overlap in de pathofysiologie en behandeling. Een diagnostisch criterium voor het onderscheid tussen beide beelden ontbreekt, zodat ervoor is gekozen erysipelas als een specifieke vorm van cellulitis te beschouwen en op dezelfde wijze te behandelen [1]. In dit hoofdstuk wordt de term 'cellulitis' derhalve voor zowel cellulitis als erysipelas gebruikt.

Etiologie/pathogenese

Cellulitis wordt, in de meest gevallen, veroorzaakt door bètahemolytische streptokokken (waaronder *Streptococcus pyogenes*) of de *Staphylococcus aureus* [4–6]. De porte d'entrée is doorgaans een huiddefect. Vaak is er sprake van een wondje of een andere beschadiging van de huid, waardoor de bacteriën gemakkelijk in het weefsel kunnen komen. Dit kan een gewoon wondje zijn, maar bijvoorbeeld ook een (voet)schimmelinfectie of een splinter. De meest voorkomende lokalisatie is het onderbeen, maar het kan ook op andere lokalisaties voorkomen [1].

Risicofactoren voor het ontstaan van cellulitis zijn overgewicht, een pre-existente verminderde lymfeafvloed, chronische veneuze insufficiëntie, perifeer vaatlijden, ipsilaterale diepveneuze trombose en een verminderde aangeboren of verworven afweer, in combinatie met aandoeningen waarbij de huidbarrière is verstoord, met als gevolg een gemakkelijke porte d'entrée voor de aanwezige streptokokken en stafylokokken, zoals eczeem, intertrigo, dermatomycose, ulceraties en trauma. Risicofactoren voor een ernstiger beloop zijn comorditeit, zoals diabetes, nier- en leverfunctiestoornissen, obesitas, granulocytopenie (splenectomie), hart- en longproblemen, en oudere leeftijd [5, 7].

Complicaties van cellulitis zijn onder andere tromboflebitis, artritis, osteomyelitis, endocarditis, abcesvorming, nefritis en sepsis. Deze komen echter zelden voor [1]. Wat wel regelmatig voorkomt, is recidiverende cellulitis, waarschijnlijk door beschadiging van het lymfatische stelsel. In 10–45 % van de gevallen treedt er binnen drie jaar een volgende episode van cellulitis op [8].

Wanneer cellulitis rondom het oog voorkomt, kan er sprake zijn van een cellulitis van het orbitale septum (preseptale of periorbitale cellulitis), waarbij er geen oogklachten zijn, of cellulitis achter het orbitale septum (orbitale cellulitis), waarbij er sprake kan zijn van pijn, visusklachten, oogbewegingsstoornissen of exoftalmie. Complicaties zijn bij periorbitale cellulitis zeldzaam, maar bij orbitale cellulitis moet men bedacht zijn op ernstige complicaties, zoals sinus cavernosus-trombose, meningitis of een hersenabces [3].

Differentiaaldiagnose

Overweeg ook een trombosebeen, tromboflebitis, necrotiserende fasciitis, hypostatisch eczeem, contacteczeem, allergische reactie, decompensatio cordis en denk bij uitgebreide zwarte necrose ook aan stollingsstoornissen [3, 9].

Epidemiologie

Cellulitis komt veel voor bij ouderen in de huisartsenpraktijk met een incidentie van ICPC-code S10 (furunkel/karbunkel/cellulitis lokaal) van 10,9 per 1.000 75-plussers per jaar (vergeleken met 5,7 in de totale huisartsenpopulatie). Een deel zal evenwel worden geregistreerd onder de verzamelcode S76 (andere infectie huid/subcutis) met een incidentie van 28 per 1.000 75-plussers per jaar (vergeleken met 9,7 in de totale huisartsenpopulatie) [10]. Cellulitis is de derde meest voorkomende infectie in ziekenhuizen na lagere luchtweginfecties en urineweginfecties [10]. Onder verpleeghuisbewoners zijn huidinfecties na urineweginfecties de op één na meest voorkomende infecties [9]. Vrouwen laten een licht verhoogde incidentie zien ten opzichte van mannen [10].

Waarmee komt de patiënt?

De patiënt komt op het spreekuur met een rood, pijnlijk, warm en meestal gezwollen deel van de huid, vaak het onderbeen [2, 4, 9]. Er is vaak sprake van algemene ziekteverschijnselen, zoals hoofdpijn, misselijkheid en malaise. Er is soms een porte d'entrée zichtbaar. Cellulitis kan zich snel uitbreiden en de patiënt kan binnen enkele uren koorts ontwikkelen en rillingen krijgen [1].

Anamnese

De huisarts vraagt naar [1]:

- de lokalisatie, duur, aard en het beloop van de klachten;
- algemene ziekteverschijnselen, zoals koorts, koude rillingen, algehele malaise, jeuk en pijn;
- eerdere soortgelijke klachten;
- visusklachten, stoornis in de oogbewegingen of pijn achter het oog bij verdenking cellulitis in het gelaat/orbita;

- predisponerende factoren, zoals chronische veneuze insufficiënte, perifeer vaatlijden, diepveneuze trombose, verminderde weerstand en obesitas;
- comorbiditeiten, zoals eczeem, intertrigo, dermatomycose, ulceraties, traumata, diabetes mellitus, nier- en leverfunctiestoornissen en hart- en longproblemen;
- criteria voor hoogrisicopatiënten zoals bij hartklepafwijkingen, kunsthartkleppen of gewrichtsprothesen.

Onderzoek

Lichamelijk onderzoek

Bij het lichamelijk onderzoek wordt een rode, warme, pijnlijke, gezwollen huid gezien (fig. 24.1). De roodheid kan scherp of onscherp begrensd zijn. Er kan een andere efflorescentie zichtbaar zijn, zoals petechiën, bullae of pustels [2, 11]. De temperatuur moet opgenomen worden. Let op een mogelijke porte d'entrée. Beoordeel tevens de regionale lymfeklieren en of er sprake is van vaatlijden. Beoordeel of er aanwijzingen zijn voor een (beginnende) sepsis middels hemodynamische controles als tensie en pols [1, 7].

Aanvullend onderzoek

Bij een ongecompliceerde cellulitis heeft aanvullend diagnostisch onderzoek geen toegevoegde waarde. Bij een gecompliceerde infectie met een ernstiger of afwijkend beloop wordt algemeen bloedonderzoek aangeraden ten behoeve van de inschatting van de ernst en de follow-up [1, 7, 9].

Beleid

Niet-medicamenteuze adviezen

Geef uitleg over het ontstaan en het beloop van cellulitis [1, 3, 5, 7, 9].

- Hygiëneadviezen: regelmatig handen wassen met zeep, nagels kort knippen en contact met het aangedane lichaamsdeel vermijden.
- Adviseer de belasting te beperken en om het aangedane lichaamsdeel hoog te houden om oedeemvorming tegen te gaan.
- Indien er een porte d'entrée is, dan deze adequaat behandelen.
- Compressietherapie wordt niet aanbevolen in de eerste 4–6 weken van een cellulitis. Het kan in de acute fase voor ischemie zorgen en het oedeem verdwijnt meestal vanzelf. Overweeg alleen compressietherapie bij persisterend lymfoedeem en na het verdwijnen van de roodheid en koorts.

Medicamenteuze adviezen

- Eerste keus: flucloxacilline 4dd 500 mg voor 10–14 dagen.
- Tweede keus: claritromycine 2dd 500 mg voor 10–14 dagen of clindamycine 3dd 600 mg voor 10–14 dagen bij bijvoorbeeld penicillineallergie [1, 2, 5, 7].
- Overweeg paracetamol te starten bij pijn en/of koorts.

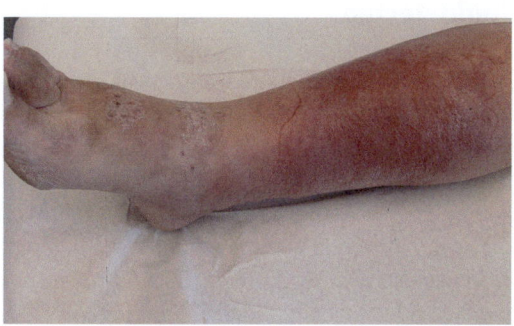

Figuur 24.1 Cellulitis of erisypelas is een zich uitbreidende warme, pijnlijke, verheven oedemateuze roodheid, vaak aan de onderste extrimiteiten

Recidiverende cellulitis

Niet-medicamenteuze adviezen
Behandel onderliggende risicofactoren, zoals lymfoedeem, ulcera aan de benen, intertrigo tussen de tenen, tinea pedis en traumatische wonden, om een recidief te voorkomen [1, 8]. Gebruik een elastische kous bij persisterend lymfoedeem.

Medicamenteuze adviezen
- Zelfbehandeling: geef de patiënt een antibioticakuur mee om te starten bij de eerste tekenen van een infectie.
- Profylactische behandeling: geef gedurende ten minste zes maanden een van de volgende middelen: fenoxymethylpenicilline 1dd 500 mg, feneticilline 1dd 500 mg of benzathinebenzylpenicilline 1.200.000 IE elke 3–4 weken i.m. Evalueer de profylactische behandeling na één jaar [1, 2, 7–9].

Wat is aangetoond?
Wij hebben geen vergelijkend onderzoek gevonden naar de behandeling van cellulitis specifiek bij ouderen, naar conservatieve maatregelen zoals nat verband, of naar het effect van het toevoegen van NSAID's aan antibiotica. Placebogecontroleerd onderzoek naar de effectiviteit van antibiotica ontbreekt eveneens.

Uit een systematische Cochrane-review naar de behandeling van cellulitis (25 trials met 2488 patiënten, matige kwaliteit) kwam naar voren dat verschillende typen antibiotica effectief lijken: penicilline, macroliden, cefalosporinen en quinolonen [8]. Op basis van de geïncludeerde trials kunnen echter geen duidelijke uitspraken gedaan worden over het middel van eerste keus, de optimale toedieningsvorm en behandelduur en het nut van corticosteroïden. De consensus voor de voorkeur voor een smalspectrumpenicilline is gebaseerd op de gevoeligheid van de meest voorkomende verwekkers van cellulitis, de lage kosten en mogelijke resistentieontwikkeling tegen breedspectrumantibiotica.

Een andere systematische Cochrane-review naar de antibiotische preventie van recidiverende cellulitis (5 trials, 513 patiënten, matige kwaliteit) toonde aan dat antibiotische profylaxe aan het einde van de behandeling het risico op recidief met 69 % verlaagde (RR 0,31; 95 %-BI 0,13 tot 0,72, p=0,007; NNT 6) [9].

Overwegingen bij comorbiditeit

De klachtenpresentatie, diagnostiek en het beleid bij ouderen zijn vergelijkbaar met die bij volwassenen [4]. Ouderen met cellulitis hebben wel een twee tot drie keer verhoogde kans op morbiditeit en mortaliteit, vergeleken met jongvolwassenen [2]. Zij maken minder vaak koorts, wat zowel ten nadele komt van de afweer als vertraging kan opleveren bij de diagnose [9]. Door deze vertraging kan er sneller sprake zijn van een sepsis. Hiernaast is de kans op een delier bij ouderen groter, waardoor de anamnese en het lichamelijk onderzoek kunnen worden bemoeilijkt [2].

Ouderen ontwikkelen vaker cellulitis dan volwassenen, omdat zij meer risicofactoren en relevante comorbiditeit hebben [9].

Huiddefecten

Ouderen hebben een hogere kolonisatie van bacteriën op de huid. Hierdoor lopen zij een hoger risico op cellulitis [2]. Comorbiditeiten die zorgen voor een gestoorde huidbarrière, zoals vallen, immobiliteit, incontinentie, eczeem en intertrigo, geven een hogere kans op het ontstaan van een porte d'entrée. Het is belangrijk om de onderliggende huidaandoening of wonden adequaat te behandelen. Ouderen met lymfoedeem van een extremiteit hebben een hoger risico op cellulitis en een verhoogd risico op recidiverende cellulitis. Daarom moet de huisarts proberen oedeemvorming zo veel mogelijk te behandelen en te verminderen [12].

Polyfarmacie

Ouderen met polyfarmacie hebben regelmatig een specifiek pillenschema. Het kan lastig zijn om vier keer daags flucloxacilline in te passen in het pillenschema, zeker gezien het feit het een uur voor de maaltijd of twee uur na de maaltijd ingenomen moet worden. Clindamycine of claritromycine kan minder vaak gedoseerd worden en soms moet dit de voorkeur hebben bij ouderen met polyfarmacie [9].

Overige comorbiditeiten

Diabetes mellitus kan leiden tot vaatlijden, bemoeilijkte wondgenezing en ulceraties, wat kan leiden tot cellulitis. Nierfunctiestoornissen kunnen aanleiding zijn de dosering van voorgeschreven antibiotica aan te passen. Ouderen met een hartklepafwijking of een kunsthartklep hebben een hoger risico op endocarditis als complicatie van cellulitis. Ouderen met een gewrichtsprothese lopen een hoger risico op kolonisatie van het implantaat als complicatie van een cellulitis.

Aandachtspunten bij de verzorging

Het is te verwachten dat er verbetering optreedt in ziekteverschijnselen na 48 uur behandeling met antibiotica. Het is verstandig om bij aanvang van de behandeling de roodheid te markeren met een zwarte stift om verbetering of uitbreiding te objectiveren. Beoordeel de patiënt opnieuw als deze verbetering uitblijft. Leg uit dat de roodheid nog enkele weken kan aanhouden en dat de huid tijdens het herstel kan gaan vervellen.

Het is belangrijk om hygiënemaatregelen in acht te houden bij de verzorging. Indien een oudere met cellulitis thuiszorg ontvangt, adviseer de patiënt dan om de cellulitis te melden aan de thuiszorginstantie, zodat men adequate hygiënemaatregelen kan hanteren. Vervolg bijwerkingen van de ingezette antibiotica, zoals diarree en misselijkheid, om complicaties van behandeling te voorkomen.

Wanneer verwijzen?

Verwijs in de volgende gevallen [1, 9]:

- bij ernstige infectie waarbij intraveneuze toediening geïndiceerd is [1, 9];
- bij zeldzame complicaties zoals necrotiserende fasciitis (disproportionele pijn), gangreen, orbitale cellulitis of sepsis;
- bij onvoldoende reactie of uitbreiding van de infectie ondanks antimicrobiële behandeling;
- bij het onvermogen van de patiënt om antibiotica oraal in te nemen, bijvoorbeeld vanwege braken;
- bij twijfel aan therapietrouw of als de patiënt niet in staat is adequaat om te gaan met eventuele verslechtering;
- bij recidiverende cellulitis en persisterend ernstig lymfoedeem ondanks steunkousen.

Literatuur

1. Bons SCS, Bouma M, Draijer LW, Koning S, Mulder L, Warnier MJ, Wichers IM; NHG-werkgroep bacteriële huidinfecties. NHG-standaard bacteriële huidinfecties (tweede herziening). Huisarts Wet. 2017;60(5):224–33.
2. Castro MCR, Ramos ESM. Cutaneous infections in the mature patient. Clin Dermatol. 2018;36(2):188–96.
3. https://www.huidziekten.nl/richtlijnen/erysipelas.htm (geraadpleegd november 2019).
4. Kumar M, Jong Ngian VJ, Yeong C, Keighley C, Van Nguyen H, Ong BS. Cellulitis in older people over 75 years – are there differences? Ann Med Surg. 2020;49:37–40.
5. Farmacotherapeutisch Kompas. Diemen: Zorginstituut Nederland. Bacteriële huidinfecties 2020. Available from: https://www.farmacotherapeutischkompas.nl/bladeren/indicatieteksten/bacteriele_huidinfecties (geraadpleegd juli 2020).

6. Kilburn SA, Featherstone P, Higgins B, Brindle R. Interventions for cellulitis and erysipelas. Cochrane Database Syst Rev. 2010:CD004299.
7. Richtlijn erysipelas en cellulitis van de onderste extremiteiten. Utrecht: Nederlandse Vereniging voor Dermatologie en Venereologie; 2013.
8. Dalal A, Eskin-Schwartz M, Mimouni D, Ray S, Days W, Hodak E, et al. Interventions for the prevention of recurrent erysipelas and cellulitis. Cochrane Database Syst Rev. 2017;6:CD009758.
9. Cranendonk DW, Wiersinga J. Cellulitis bij oudere patiënten. Tijdschr Ouderengeneeskd. 2017;2. Available from: https://www.verenso.nl/magazine-april-2017/no-2-april-2017/praktijk/cellulitis-bij-oudere-patienten.
10. NIVEL. Zorgregistraties eerste lijn. Incidenties en prevalenties. Available from: https://www.nivel.nl/nl/nivel-zorgregistraties-eerste-lijn/incidenties-en-prevalenties (geraadpleegd november 2019).
11. Spelman DB, Baddour LM. Up-to-date: cellulitis and skin abscess: clinical manifestations and diagnosis (geraadpleegd november 2019).
12. Rodriguez JR, Hsieh F, Huang CT, Tsai TJ, Chen C, Cheng MH. Clinical features, microbiological epidemiology and recommendations for management of cellulitis in extremity lymphedema. J Surg Oncol. 2020;121:25–36.

Herpes zoster/gordelroos

Wim Opstelten

Kernpunten

- Bij een normaal functionerend immuunsysteem geneest gordelroos spontaan binnen enkele weken.
- Bij herpes zoster ophthalmicus zijn antivirale middelen altijd geïndiceerd, ongeacht de leeftijd van de patiënt en de ernst van de symptomen.
- Het teken van Hutchinson in de vroege fase, oogklachten en een rood oog zijn redenen voor beoordeling door een oogarts.
- Het is niet zinvol om bij gezonde patiënten met gordelroos nader onderzoek te verrichten naar mogelijke uitlokkende factoren.

Definitie

Herpes zoster (gordelroos) is de secundaire manifestatie van een eerdere infectie met het varicellazostervirus (VZV) in een of meer dermatomen. Karakteristiek is de eenzijdige, dermatoomgebonden huiduitslag, gekenmerkt door gegroepeerde blaasjes en erytheem, die meestal wordt voorafgegaan door en gepaard gaat met pijn. De aandoening wordt gordelroos genoemd, omdat de uitslag vaak rond het middel zit. Herpes zoster kan echter ook voorkomen op armen, benen en (relatief vaak) in het gelaat [1].

Etiologie/pathogenese

Herpes zoster wordt veroorzaakt door een reactivering van het VZV. De primaire infectie treedt in gematigde klimaten meestal op tussen het tweede en zesde levensjaar, en manifesteert zich klinisch als waterpokken. Het virus blijft vervolgens latent aanwezig in sensibele ganglia. Op latere leeftijd kan het virus weer actief worden en zich via een spinale zenuw of hersenzenuw (meestal de n. trigeminus) verspreiden naar het bijbehorende dermatoom en daar de kenmerkende huidverschijnselen geven. De reactivering van het virus hangt samen met een verminderde virusspecifieke immuniteit die aan de leeftijd gerelateerd is. In tegenstelling tot andere herpesinfecties recidiveert herpes zoster relatief weinig (6–14 %). Patiënten met een verzwakt immuunsysteem lopen een verhoogd risico op herpes zoster (vooral bij een hematologische maligniteit of gebruik van immunosuppressiva). Het risico op een maligniteit na gordelroos lijkt marginaal verhoogd. Omdat het absolute risico op een maligniteit in het eerste jaar na gordelroos zeer laag is (0,7–1,8 %), is het niet zinvol om bij gezonde patiënten met gordelroos nader onderzoek te verrichten naar een mogelijke onderliggende maligniteit [2]. Dat herpes zoster wordt uitgelokt door stress is nooit aangetoond.

Bij patiënten met een normaal afweersysteem geneest gordelroos spontaan binnen enkele weken.

De belangrijkste complicaties van herpes zoster zijn oogontstekingen (bij herpes zoster ophthalmicus) en postherpetische neuralgie, een moeilijk te behandelen en vaak langdurig neuropathisch pijnsyndroom. De inmiddels meest geaccepteerde definitie van postherpetische neuralgie is aanmerkelijke zostergerelateerde pijn (score minstens 30 op een 100-puntsschaal) drie maanden na het optreden van de huiduitslag. Algemeen geaccepteerde onafhankelijke risicofactoren voor het optreden van postherpetische neuralgie zijn leeftijd, ernst van de acute pijn en uitgebreidheid van de huiduitslag [3].

Relatief zeldzaam is herpes zoster oticus (Ramsay-Hunt-syndroom), veroorzaakt door een reactivatie van VZV in het ganglion geniculatum. Kenmerkend voor herpes zoster oticus zijn blaasjes in de uitwendige gehoorgang, op de tong en het palatum durum, gepaard gaande met een perifere facialisparese. Ook kunnen hierbij misselijkheid, gehoorverlies en duizeligheid optreden [4].

Differentiaaldiagnose

Bij een patiënt met gordelroos zijn anamnese, bevindingen bij lichamelijk onderzoek en beloop meestal zo kenmerkend, dat gordelroos zelden verward zal worden met andere aandoeningen (herpes simplex, eczeem).

Epidemiologie

Gordelroos komt in de huisartsenpraktijk regelmatig voor: de incidentie is 5,1 per 1.000 patiënten per jaar. De stijging ten opzichte van eerdere incidentiecijfers wordt waarschijnlijk vooral veroorzaakt door de verbeterde kwaliteit van epidemiologische data. De incidentie neemt toe met de leeftijd: van 2,8 per 1.000 in de leeftijd tot 18 jaar tot 11,2 per 1.000 bij personen ouder dan 65 jaar. Gordelroos komt iets vaker voor bij vrouwen dan bij mannen, respectievelijk 5,9 en 4,3 per 1.000 patiënten per jaar [5, 6].

Waarmee komt de patiënt?

Meestal zal de patiënt de huisarts bezoeken met een vraag over de typische uitslag op de huid. Veelal heeft de patiënt of zijn omgeving zelf het idee 'gordelroos' al geopperd. Het kan ook voorkomen dat pijn de reden voor de consultatie is, zonder dat er uitslag of blaasjes te zien zijn. Bij klachten over eenzijdige hevige pijn (bijv. 'in de buik') waarvoor bij zorgvuldig onderzoek door de huisarts geen verklaring wordt gevonden, hoort herpes zoster hoog in de differentiaaldiagnose te staan.

Sommige patiënten zullen de huisarts consulteren met een perifere facialisparese. De aanwezigheid van door de patiënt vaak niet opgemerkte blaasjes in de mond of blaasjes in de gehoorgang zet de huisarts dan op het spoor van herpes zoster oticus.

Anamnese

De huisarts vraagt:

- naar het begin van de pijn;
- naar het begin van de huiduitslag;
- naar de aard en de ernst van de pijn;
- bij huiduitslag in het gelaat: naar pijn van het oog, daling of verandering van het gezichtsvermogen, lichtschuwheid en dubbelzien.

Onderzoek

Het onderzoek bij gordelroos kan meestal zeer beperkt blijven. Bij aanwezigheid van de kenmerkende huiduitslag (erytheem, vesiculae, crustae) is de diagnose vaak eenvoudig te stellen (fig. 25.1 en 25.2). In geval van herpes zoster in het trigeminusgebied moet men bedacht zijn op oogafwijkingen bij aanwezigheid van huidlaesies binnen het gebied van de n. nasociliaris (teken van Hutchinson); niet alleen de neuspunt, maar ook de zijkant van de neus en de mediale ooghoek behoren daartoe (fig. 25.3 en 25.4). Bij een zeer uitgebreide huiduitslag die meerdere dermatomen beslaat, moet de huisarts bedacht zijn op eventuele onderliggende pathologie.

Beleid

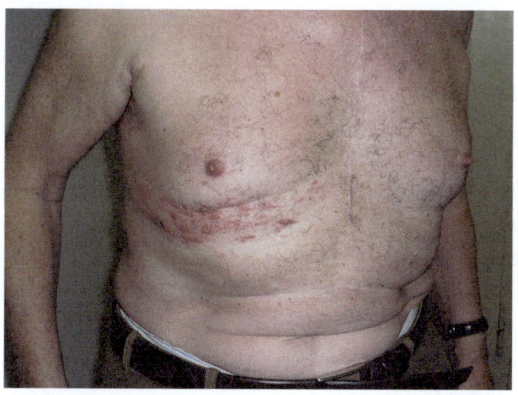

Figuur 25.1 Op de borstkas de typische verspreiding binnen een thoracaal dermatoom

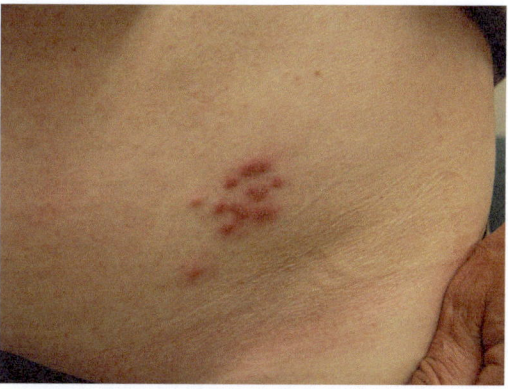

Figuur 25.2 De typische blaasjes bij gordelroos

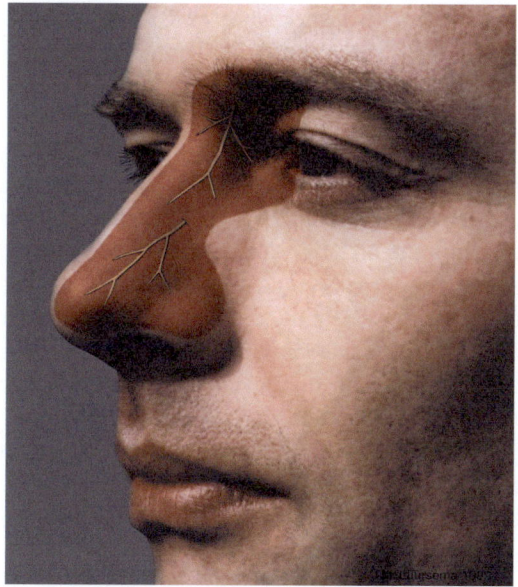

Figuur 25.3 Teken van Hutchinson: huidlaesies in het verzorgingsgebied van de n. nasociliaris

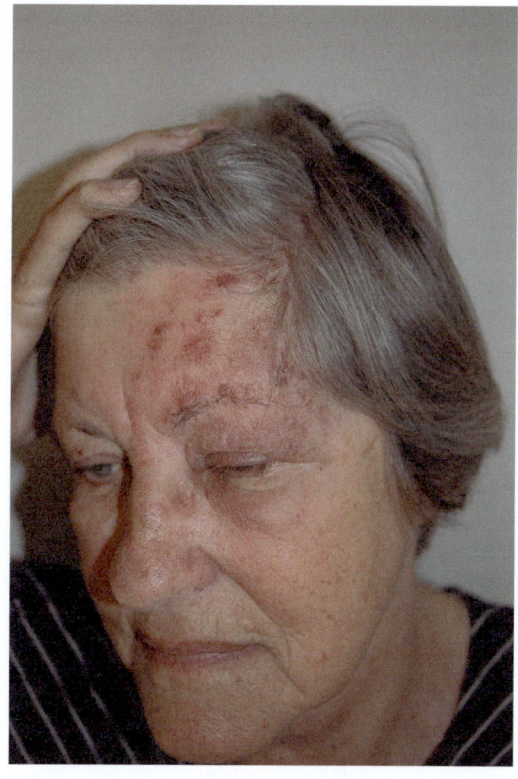

Figuur 25.4 Herpes zoster ophthalmicus in het gelaat en bij het oog

Beleid

Algemeen

Uitleg en advies

Bij een normaal functionerend immuunsysteem geneest gordelroos spontaan binnen enkele weken, zodat behandeling met pijnstillers en uitleg over het te verwachten beloop volstaan [1].

Antivirale middelen

Bij heftige initiële symptomen en vooral bij ouderen kunnen antivirale middelen worden voorgeschreven (aciclovir 5dd 800 mg, waarbij de nachtdosering komt te vervallen, famciclovir

3dd 500 mg of valaciclovir 3dd 1.000 mg gedurende één week, te beginnen binnen 72 uur na het verschijnen van de blaasjes). Hiermee wordt de acute pijn enigszins verminderd en de genezingsduur van de huidafwijkingen met hooguit enkele dagen bekort [7]. Bij verminderde nierfunctie dient de dosering te worden aangepast (zie Overwegingen bij comorbiditeit).

Bij onvoldoende reactie op analgetica
Indien de acute pijn onvoldoende afneemt met orale analgetica, kan een verwijzing voor een eenmalige epidurale injectie met corticosteroiden en lokale anesthetica worden overwogen. Deze geeft gedurende de eerste maand een bescheiden vermindering van de zostergerelateerde pijn, maar helpt niet om langdurige pijn te voorkomen [8].

Immuunstoornissen
Bij immuunstoornissen bestaat er risico op disseminatie van het virus. Dit is een levensbedreigend ziektebeeld. Daarom is intraveneuze antivirale therapie aangewezen bij alle patiënten met gordelroos die een afweerstoornis hebben (zoals na orgaantransplantatie, tijdens chemotherapie en bij aids).

Herpes zoster ophthalmicus

Antivirale middelen
Bij de eerste symptomen van herpes zoster ophthalmicus zijn antivirale middelen altijd geïndiceerd, ongeacht de leeftijd van de patiënt en de ernst van de symptomen. Nooit is onderzocht of het starten van antivirale medicatie na 72 uur nog zinvol is, maar het is te verdedigen antivirale middelen ook na deze termijn voor te schrijven aan ouderen. Bij hen functioneert de afweer meestal trager, waardoor het virus langer in het oog aantoonbaar is.

Antivirale oogzalf
Bij een ernstige ontsteking van het oog kan aciclovir-oogzalf worden voorgeschreven als aanvulling op orale antivirale behandeling.

Controle
Na maximaal een week moet de patiënt opnieuw beoordeeld worden.

Teken van Hutchinson
Het teken van Hutchinson in de vroege fase, oogklachten of een rood oog zijn reden voor een beoordeling door een oogarts. Een spoedverwijzing is meestal niet noodzakelijk, aangezien oogheelkundige complicaties zich meestal vanaf de tweede week na het ontstaan van de roodheid ontwikkelen.

Alarmsymptomen
Bij alarmsymptomen (pijn, vermindering of verandering van het gezichtsvermogen, lichtschuwheid) is directe beoordeling door een oogarts aangewezen.

Vermelding in medisch dossier
Het verdient aanbeveling een doorgemaakte oogontsteking bij herpes zoster ophthalmicus in de medische historie van de patiënt te vermelden [9]. Een oog dat eenmaal door herpes zoster is aangedaan, zal immers altijd extra kwetsbaar blijven. Ook maanden tot jaren na de acute fase kunnen zich nog complicaties voordoen. Door verminderde epithelisatie zullen beschadigingen van de cornea traag genezen. Hiermee moet rekening worden gehouden bij oogheelkundige ingrepen en wanneer patiënten een periode doormaken met verminderd bewustzijn.

Herpes zoster oticus

Verwijzing
Patiënten met herpes zoster oticus dienen met spoed verwezen te worden naar een keel-, neus- en oorarts, omdat een vroege behandeling met (intraveneuze) antivirale middelen en steroïden de prognose voor herstel van de perifere facialisparese kan verbeteren.

> **Wat is aangetoond?**
> Antivirale middelen hebben enig effect op de ernst van de acute pijn en de genezingsduur van de huidafwijkingen, mits begonnen binnen 72 uur na het verschijnen van de blaasjes. Deze effecten zijn echter marginaal en daardoor klinisch weinig relevant [10]. Bij herpes zoster ophthalmicus reduceert vroegtijdige behandeling met aciclovir (binnen 72 uur na het verschijnen van de blaasjes) de kans op oogcomplicaties met ongeveer 50 % [11]. Waarschijnlijk geldt dit ook voor famciclovir en valaciclovir, maar goed uitgevoerd onderzoek met deze middelen ontbreekt [12].
>
> Antivirale middelen reduceren niet het risico op postherpetische neuralgie [13]. In enkele onderzoeken is echter wel aangetoond dat famciclovir en valaciclovir de duur van een eventuele postherpetische neuralgie bekorten [7].
>
> Prospectief gerandomiseerd onderzoek naar de behandeling van herpes zoster oticus ontbreekt. Uit retrospectief onderzoek blijkt dat behandeling met aciclovir en corticosteroïden de prognose met betrekking tot het herstel van de facialisparese verbetert [14].
>
> Orale corticosteroïden geven enige vermindering van de acute pijn, maar hebben geen effect op het ontstaan van postherpetische neuralgie [10].
>
> Een eenmalige epidurale injectie met corticosteroïden en lokale anesthetica in de acute fase (binnen een week na het ontstaan van de huiduitslag) geeft gedurende de eerste maand een bescheiden vermindering van de zostergerelateerde pijn, maar helpt niet om langdurige pijnklachten te voorkomen [8].

Overwegingen bij comorbiditeit

Vooral wanneer een patiënt al medicatie gebruikt wegens comorbiditeit, bestaat uit oogpunt van therapietrouw een voorkeur voor famciclovir en valaciclovir. Deze antivirale middelen worden namelijk driemaal daags gedoseerd, in tegenstelling tot aciclovir dat vijfmaal daags ingenomen moet worden. Bij patiënten met verminderde nierfunctie moet de dosering van antivirale middelen worden aangepast.

Er is vooralsnog geen overtuigend wetenschappelijk bewijs dat bepaalde comorbiditeit een onafhankelijke risicofactor (dus niet gerelateerd aan de eerder genoemde risicofactoren) is voor de ontwikkeling van postherpetische neuralgie.

Aandachtspunten bij de verzorging

Ter bestrijding van jeuk kan op de huid mentholpoeder of -gel aangebracht worden. Lotio alba kan helpen om de blaasjes in te drogen.

Gordelroos is weinig besmettelijk. Wanneer echter bij de verzorging van patiënten de handen in contact komen met open blaasjes, kan het virus worden overgedragen en waterpokken veroorzaken bij patiënten die dat nog niet eerder hebben gehad.

Wanneer verwijzen?

Bij herpes zoster ophthalmicus zijn het teken van Hutchinson in de vroege fase, oogklachten of een rood oog redenen voor een beoordeling door de oogarts. Een spoedverwijzing is meestal niet noodzakelijk, aangezien oogheelkundige complicaties zich meestal pas ontwikkelen vanaf de tweede week na het ontstaan van de roodheid. Bij alarmsymptomen (pijn, vermindering of verandering van het gezichtsvermogen, lichtschuwheid) is echter directe beoordeling door een oogarts aangewezen.

Patiënten met herpes zoster oticus moeten met spoed verwezen worden naar een KNO-arts, omdat vroege behandeling met (intraveneuze) antivirale middelen en steroïden de prognose voor herstel van de perifere facialisparese kan verbeteren. Ook bij patiënten met ernstige afweerstoornissen dient verwijzing voor intraveneuze behandeling met antivirale middelen overwogen te worden.

Preventie en voorlichting

Er zijn inmiddels twee vaccins tegen gordelroos beschikbaar: het levend verzwakt zostervaccin, dat eenmaal gegeven dient te worden, en het recombinant zostervaccin dat tweemaal – met een interval van 2 tot 6 maanden – toegediend moet worden. Bij ouderen (≥ 60 jaar) is het recombinantvaccin effectiever dan het levend verzwakte vaccin, zowel ter preventie van gordelroos als ter preventie van postherpetische neuralgie. Vergelijkende data omtrent de effectiviteit op de lange termijn ontbreken nog [14]. Het levend verzwakt vaccin biedt ongeveer vijf jaar bescherming. Van het recombinantvaccin is nog onduidelijk hoelang het werkt [15, 16].

Vaccinatie is vooral belangrijk voor immuungecompromitteerde patiënten, die immers het grootse risico lopen op gordelroos en de complicaties daarvan. Het levend verzwakt vaccin is bij hen echter gecontra-indiceerd. Het recombinantvaccin is in principe wel veilig, maar er zijn nog geen data over de werkzaamheid van dit vaccin bij verschillende groepen immuungecompromitteerde volwassenen vanaf 18 jaar. Vanwege een ongunstige kosteneffectiviteit adviseerde de Gezondheidsraad vooralsnog om gordelroosvaccinatie van ouderen (op de leeftijd van 60 jaar) niet in het Rijksvaccinatieprogramma op te nemen [17].

Gordelroos kan besmettelijk zijn voor personen die geen waterpokken hebben doorgemaakt en voor sterk immuungecompromitteerde patiënten. Informatie voor patiënten is te vinden op www.thuisarts.nl.

Literatuur

1. Wichers IM, Opstelten W. NHG-behandelrichtlijn gordelroos 2018. Utrecht: NHG; 2018. Available from: https://www.nhg.org/sites/default/files/content/nhg_org/uploads/nhg-behandelrichtlijn_gordelroos.pdf.
2. Schmidt SA, Mor A, Schonheyder HC, et al. Herpes zoster as a marker of occult cancer: a systematic review and meta-analysis. J Infect. 2017;74:215–35.
3. Opstelten W. Herpes zoster: geen roos zonder doorn. Huisarts Wet. 2006;49:606–10.
4. Cohen JI. Herpes zoster. N Engl J Med. 2013;369:255–63.
5. NIVEL. Zorgregistraties eerste lijn. Incidenties en prevalenties. Available from: https://www.nivel.nl/nl/nivel-zorgregistraties-eerste-lijn/incidenties-en-prevalenties.
6. Opstelten W, Van Essen GA, Schellevis FG, et al. Gender as an independent risk factor of herpes zoster: a population based prospective study. Ann Epidemiol. 2006;16:692–5.
7. Opstelten W, Eekhof JA, Knuistingh Neven A, Verheij ThJ. Herpes zoster. Huisarts Wet. 2003;46:101–4.
8. Van Wijck AJ, Opstelten W, Moons KG, Van Essen GA, Stolker RJ, Kalkman CJ, et al. The PINE study of epidural steroids and local anaesthetics to prevent postherpetic neuralgia: a randomised controlled trial. Lancet. 2006;367:219–24.
9. Opstelten W, Zaal MJ. Managing ophthalmic herpes zoster in primary care. BMJ. 2005;331:147–51.
10. Alper BS, Lewis PR. Does treatment of acute herpes zoster prevent or shorten postherpetic neuralgia? J Fam Pract. 2000;49:255–64.
11. Cobo M, Foulks GN, Liesegang T, Lass J, Sutphin JE, Wilhelmus K, et al. Oral acyclovir in the treatment of acute herpes zoster ophthalmicus. Ophthalmology. 1986;93:763–70.
12. Schuster AK, Harder BC, Schlichtenbrede FC, et al. Valacyclovir versus acyclovir fort he treatment of herpes zoster ophthalmicus in immunocompetent patients. Cochrane Database Syst Rev 2016;11:CD011503.
13. Chen N, Li Q, Yang J, Zhou M, Zhou D, He L. Antiviral treatment for preventing postherpetic neuralgia. Cochrane Database Syst Rev. 2014;(2):CD006866.
14. Murakami S, Hato N, Horiuchi J, Honda N, Gyo K, Yanagihara N. Treatment of Ramsay Hunt syndrome with acyclovir-prednisone: significance of early diagnosis and treatment. Ann Neurol. 1997;41:353–7.
15. McGirr A, Widenmaier R, Curran D, et al. The comparative efficacy and safety of herpes zoster vaccines: a network meta-analysis. Vaccine. 2019;37:2896–909.
16. https://www.rivm.nl/gordelroos/gordelroosvaccinatie (geraadpleegd 27 april 2020).
17. Vaccinatie tegen gordelroos. GR-rapport, nr. 2019/12. Den Haag: Gezondheidsraad; 15 juli 2019.

Deel III
Keel, neus, oor en evenwichtsorgaan

Hese stem

Vishant Jankipersadsing

Kernpunten

- Presbyfonie is dysfonie door veroudering van de laryngeale structuren.
- Heesheid heeft een uitgebreide differentiaaldiagnose, waaronder ook enkele ernstige oorzaken.
- Patiënten met dysfonie dienen verwezen te worden naar de KNO-arts bij persistentie van de klachten gedurende drie tot zes weken.
- Stemhygiëne door adequaat gebruik van de stem, voldoende te drinken en door te stoppen met roken en alcohol kan de klachten verlichten.

Definitie

Een hese stem is een verstoring van de stemvorming op het niveau van de stembanden die leidt tot een verandering in de stemkwaliteit, toonhoogte of het volume van stem [1, 2]. De stem klinkt vermoeid, schor, trillend, geknepen of zwak. Heesheid wordt geclassificeerd onder de diagnose 'dysfonie'. Dysfonie is iedere stemverandering die de sociale of professionele communicatie verstoort [2]. Dysfonie door ouderdom wordt presbyfonie genoemd.

Etiologie/pathogenese

Presbyfonie is de meest voorkomende oorzaak van heesheid bij ouderen en wordt veroorzaakt door degeneratieve veranderingen in de larynx. Atrofie van de laryngeale spieren, ossificatie van het kraakbeen, verdikking van het epitheel en vermindering van elastinevezels leiden gezamenlijk tot verslechtering van de stembandfunctie [3]. Presbyfonie is in de praktijk een diagnosis per exclusionem. De differentiaaldiagnostische overwegingen dienen dus eerst uitgesloten te worden alvorens presbyfonie vastgesteld kan worden.

Differentiaaldiagnose

Naast presbyfonie dienen de volgende diagnosen overwogen te worden bij heesheid.

- *Acute laryngitis* is een belangrijke oorzaak van heesheid. Het is een onschuldige aandoening die wordt veroorzaakt door een virale infectie van de bovenste luchtwegen of door een acute overbelasting van de stem. Incidenteel is sprake van een bacteriële of mycotische infectie. Doorgaans herstelt het beeld zich binnen drie weken [1].

- *Chronische laryngitis* is bij ouderen een veelvoorkomende oorzaak van heesheid. Langdurige blootstelling aan irritantia, zoals alcohol en nicotine, veroorzaken de hese stem. Chronische overbelasting van de stem of langdurige gastro-oesofageale reflux kunnen tevens leiden tot inflammatie van de laryngeale structuren met heesheid tot gevolg [1].
- *Benigne stembandzwellingen* worden onderverdeeld in poliepen, cysten of stembandknobbels. Stembandknobbels worden vooral waargenomen bij ouderen die hun stem intensief gebruiken, zoals zangers en docenten.
- *Functionele dysfonie* ontstaat ook bij overmatig gebruik van de stem. Hierbij worden echter geen fysieke kenmerken aangetroffen van een chronische laryngitis of van stembandzwellingen.
- *Dehydratie* is een niet te onderschatten probleem bij ouderen. Uitdroging van de mucosa kan snel tot dysfonie leiden.
- *Eenzijdige stembandparalyse* is een minder frequente oorzaak van heesheid. Het wordt veroorzaakt door een innervatiestoornis van de larynx. De larynx wordt primair geïnnerveerd door een aftakking van de nervus vagus, de nervus larengeus recurrens. Uitval van deze zenuw leidt unilateraal tot disfunctie van de stemband. Tijdens spraak is deze stemband paretisch, waardoor dysfonie ontstaat.
- *Uitval van de zenuw* kan optreden door lokale compressie of directe traumata. De nervus laryngeus recurrens loopt vanuit het halsgebied naar de thorax en keert vervolgens linkszijdig om de aorta en rechtszijdig om de arteria subclavia terug naar het halsgebied. Compressie (zoals een tumor) of directe traumata in het hoofd-halsgebied, maar ook in de thorax, kunnen dus een eenzijdige stembandparalyse tot gevolg hebben.
- *Larynxcarcinoom* is een zeldzame, maar ernstige oorzaak van heesheid. Het betreft meestal een plaveiselcelcarcinoom van de larynxmucosa. Belangrijke risicofactoren zijn roken en alcohol. Patiënten zijn meestal mannen tussen de 50–70 jaar [4]. Heesheid is vaak een vroege klacht die optreedt door de progressieve invasieve groei of door metastasering naar lokale lymfeklieren. Hoesten, hemoptoë, dysfagie, lokale pijn of gerefereerde oorpijn via de nervus glossopharyngeus of nervus vagus zijn andere symptomen die kunnen wijzen op een maligniteit [1, 5].
- *Iatrogene oorzaken* dienen altijd uitgesloten te worden. Zo kan bij gebruik van inhalatiecorticosteroïden een depositie van de corticosteroïdpartikels in de larynx leiden tot lokale myopathie en mucosale veranderingen, waardoor heesheid kan ontstaan.
- *Stemtremor* kan geassocieerd zijn met de ziekte van Parkinson en andere neurologische aandoeningen, zoals multipele sclerose, myasthenia gravis en amyotrofe laterale sclerose (ALS). Bij deze aandoeningen is heesheid zelden het enige symptoom.
- *Spastische dysfonie* heeft een onbekende oorzaak. Het is een neuromusculaire aandoening die gekenmerkt wordt door intermitterende ongecontroleerde contracties van de larynxspieren [1].
- *Systemische aandoeningen* kunnen soms gepaard gaan met heesheid. Onder andere bij hypothyreoïdie en sarcoïdose wordt dit gerapporteerd.

Epidemiologie

Dysfonie en heesheid worden in de huisartsenpraktijk vastgelegd onder ICPC-code R23 (symptomen/klachten stem). Stembandpoliepen of -knobbels worden gecodeerd onder ICPC-code R99.03 (stembandpoliep/stembandknobbeltjes [ex R86]). De incidentie van ICPC-code R23 is 3,1 per 1.000 patiënten per jaar. Het cijfer is hoger bij vrouwen dan bij mannen, namelijk 3,8 versus 2,4 per 1.000 patiënten per jaar [6].

Waarmee komt de patiënt?

Vaak genoemde klachten naast de heesheid zijn een verminderd stemvolume en keelschrapen. Patiënten kunnen tevens komen met klachten van schorheid, hoesten, een globusgevoel, trillingen in de stem, dysfagie, een verminderd stembereik of regelmatige stops tijdens het spreken [3]. Deze bijkomende klachten kunnen wijzen op specifieke onderliggende pathologie. Ten slotte is het ook belangrijk om attent te blijven op een hese stem indien de patiënt op het spreekuur komt vanwege een niet-gerelateerde klacht.

Anamnese

De huisarts vraagt naar [5, 7]:

- de ontstaanswijze, duur en het beloop van de heesheid (plotseling, geleidelijk, progressief in de loop van de dag);
- eerdere episodes;
- recente bovenste-luchtweginfecties;
- recente of chronische overbelasting van de stem;
- rookgedrag en alcoholgebruik;
- bijkomende klachten die kunnen passen bij een maligniteit, zoals afvallen, moeheid, hoesten, hemoptoë, dysfagie, (gerefereerde) oorpijn;
- refluxklachten;
- medicijngebruik;
- neurologische of systemische aandoeningen in de voorgeschiedenis;
- eerdere operaties in het hoofd-halsgebied of de thorax;
- recente stressoren en voorgeschiedenis van functionele of psychogene klachten;
- impact op de kwaliteit van leven.

Onderzoek

Lichamelijk onderzoek

Het lichamelijk onderzoek begint met een analyse van de stem waarbij stemkwaliteit, toonhoogte en volume worden beoordeeld. Bij de analyse wordt ook gelet op de aanwezigheid van een stemtremor, zoals bij de ziekte van Parkinson. Tevens wordt de stem beoordeeld op eventuele progressieve zwakte tijdens het gesprek.

Dit kan passen bij een functionele of neuromusculaire oorzaak, maar ook bij dehydratie of bij een verkeerd of overbelast stemgebruik.

Het stemonderzoek wordt aangevuld met inspectie en palpatie van de hals en lokale lymfeklieren, waarbij de huisarts alert is op eerdere operaties of traumata, maar ook op schildklierpathologie of een maligniteit. Hiernaast worden keel, neus en luchtwegen beoordeeld om een acute of chronische laryngitis uit te sluiten.

Als de anamnese daar aanleiding toe geeft, volgt gericht onderzoek naar neurologische of hormonale pathologie. Bij alarmsymptomen voor een maligniteit worden de hersenzenuwen beoordeeld.

Zeer waardevol, mits goed uitgevoerd, is indirecte laryngoscopie met de keelspiegel. Dit stembandonderzoek levert vaak duidelijke aanwijzingen op, maar bij kortdurende klachten zonder alarmsymptomen kan het achterwege blijven als het in de huisartspraktijk niet kan worden uitgevoerd.

Aanvullend onderzoek

Aanvullend onderzoek is in de huisartsenpraktijk niet geïndiceerd.

Beleid

Bij de behandeling van heesheid bij ouderen staat kwaliteit van leven voorop. Als de patiënt weinig last ervaart en de diagnose geen ernstige consequenties heeft, dan heeft een afwachtend beleid de voorkeur.

Niet-medicamenteuze behandeling

- *Stemhygiëne*. Adviseer de patiënt voldoende water te drinken om dehydratie te voorkomen en tevens roken en alcoholgebruik te staken. Habitueel keelschrapen of hoesten worden vermeden. Verkeerd stemgebruik, zoals langdurig schreeuwen, luid spreken of continu fluisteren, moet geminimaliseerd worden.

- *Logopedie*. Tijdens stemtherapie krijgt de patiënt naast bovenstaande adviezen ook training om deze oorzaken tegen te gaan. Logopedie wordt ook toegepast bij presbyfonie, eenzijdige stembandparalyse, ziekte van Parkinson en functionele dysfonie. Het wordt gestart na analyse van de KNO-arts.
- Bij een vermoeden van somatisatie of conversie worden luxerende factoren besproken.

Medicamenteuze behandeling

- Medicatierevisie bij vermoeden van iatrogene oorzaken.
- Bij acute laryngitis is afwachtend beleid afdoende. Antibiotica hebben geen meerwaarde en worden alleen overwogen bij persisterende klachten in combinatie met secundaire bacteriële infecties [2, 8].
- Bij evidente refluxklachten kan een hoge dosis protonpompremmers overwogen worden [2, 8].
- Systemische en neurologische oorzaken worden behandeld conform de daarvoor geldende richtlijnen.

Wat is aangetoond?
Er is weinig placebogecontroleerd gerandomiseerd onderzoek gedaan naar de behandeling van heesheid bij ouderen [3]. Over de behandeling van heesheid in het algemeen vonden wij meerdere publicaties en reviews [2, 8–10]. Hierin wordt geadviseerd terughoudend te zijn met medicamenteuze behandeling, aangezien het onvoldoende bewezen effectief is. De werkzaamheid van antibiotica bij een acute laryngitis is onderzocht in een Cochranereview. Antibiotica leiden hierbij niet tot klinisch significante verbetering van heesheid en worden daarom niet aanbevolen [9].

De effectiviteit van protonpompremmers is vooralsnog onvoldoende onderzocht. Op basis van de huidige kennis zijn deze alleen effectief bij evidente gastro-oesofageale klachten.

Overwegingen bij comorbiditeit

Als heesheid het gevolg is van medicatie, dan dient het belang van het medicament afgewogen te worden tegen de ondervonden mate van last door de heesheid. Zo zal men bij ernstig astma de heesheid eerder accepteren als de dyspneu alleen goed bestreden kan worden met inhalatiecorticosteroïden.

Bij oudere patiënten met cognitieve stoornissen is uitgebreide stemtherapie wellicht niet goed mogelijk. De adviezen voor stemhygiëne kunnen bij iedere patiënt in mindere of meerdere mate toegepast worden.

Aandachtspunten bij verzorging

Recidieven kunnen zo veel mogelijk worden voorkomen door goede stemhygiëne, adequaat stemgebruik en het mijden van verkeerde stemtechnieken, zoals schreeuwen, fluisteren of langdurig intensief gebruik (zingen). Adviseer de patiënt te laten stoppen met roken en alcohol, ontraad habitueel keelschrapen en hoesten, en adviseer voldoende vochtinname; adequate hydratie is van belang voor een goede stemfunctie.

Wanneer verwijzen?

Patiënten dienen verwezen te worden naar de KNO-arts bij aanwijzingen voor ernstige pathologie en een klachtduur van drie weken. Indien er behoefte is aan diagnostische zekerheid door stembandvisualisatie of als de heesheid al zes weken aanhoudt, wordt de patiënt ook verwezen naar de KNO-arts [8].

Als ernstige pathologie is uitgesloten, kan de KNO-arts (of huisarts) een verwijzing maken voor logopedische stemtherapie.

Voorlichting en preventie

Geef voorlichting over heesheid als bijwerking van een aantal medicijnen en bespreek de relatie tussen een hese stem en het ouder worden.

Literatuur

1. Feierabend RH, Shahram MN. Hoarseness in adults. Am Fam Physician. 2009;80(4):363–70.
2. Stachler RJ, Francis DO, Schwartz SR, Damask CC, Digoy GP, Krouse HJ, et al. Clinical practice guideline: hoarseness (dysphonia) (update). Otolaryngol Head Neck Surg. 2018;158(1_suppl):S1–42.
3. Gregory ND, Chandran S, Lurie D, Sataloff RT. Voice disorders in the elderly. J Voice. 2012;26(2):254–8.
4. Aberson C, Grundmeijer H, Schot L. Stemklachten. Huisarts Wet. 2003;46:324–8.
5. Johns MM, Arviso LC, Ramadan F. Challenges and opportunities in the management of the aging voice. Otolaryngol Head Neck Surg. 2011;145(1):1–6.
6. NIVEL. Zorgregistraties eerste lijn. Incidenties en prevalenties. Available from: https://www.nivel.nl/nl/nivel-zorgregistraties-eerste-lijn/incidenties-en-prevalenties.
7. Cooper L, Quested RA. Hoarseness: an approach for the general practitioner. Aust Fam Physician. 2016;45(6):378–81.
8. Hemler RJB, Hakkesteegt MM, Herder GJM, Kooijman P, Rinkel RNPM. Richtlijn stemklachten. Utrecht: Federatie Medisch Specialisten; 2016. Available from: https://richtlijnendatabase.nl/richtlijn/stemklachten/stemklachten_-_startpagina.html.
9. Reveiz L, Cardona AF. Antibiotics for acute laryngitis in adults. Cochrane Database Syst Rev. 2015 (updated);3:CD004783.
10. Bruch JM, Kamani DV. Hoarseness in adults. Available from: https://www.uptodate.com/contents/hoarseness-in-adults 2019 (updated).

27 Verslikken

Mayke Franssen

Kernpunten

- Ouderdom alleen is geen reden voor slikproblemen.
- Beoordeel bij slikproblemen altijd of de patiënt medicatie gebruikt die invloed kan hebben op de slikfunctie.
- Bij slikproblemen is meestal verwijzing nodig voor nadere diagnostiek (en multidisciplinaire) behandeling.
- Denk aan de psychosociale implicaties van slikproblemen en ondersteun de patiënt én zijn partner hierin.

Definitie

Verslikken is een onderdeel van slikstoornissen ofwel dysfagie. Dysfagie is een verstoord transport van voedsel (of speeksel) van mond naar maag. Men kan bij dysfagie slikklachten en passageklachten onderscheiden: bij slikklachten krijgt men het voedsel niet weg uit mond en keelholte, bij passageklachten wil het eten niet zakken achter het borstbeen. Gebruikelijk wordt een onderscheid gemaakt op anatomische basis tussen orofaryngeale dysfagie (OD) en oesofageale dysfagie en daarnaast het etiologische onderscheid tussen een mechanische oorzaak (obstructie) en een neuromusculaire oorzaak (dysmotiliteit) [1]. Verslikken in engere zin zal meestal een orofaryngeaal probleem zijn en dat is de focus van dit hoofdstuk.

Etiologie/pathogenese

Leeftijdgerelateerde veranderingen in het slikken worden samengevat onder de noemer primaire presbyfagie. Dit wordt veroorzaakt door een samenspel van factoren waarbij leeftijdgerelateerde veranderingen in anatomie van het hoofd en de nek en fysiologische mechanismen van het slikken een rol spelen. Factoren van invloed kunnen onder andere verminderde speekselvloed, tandproblemen, verlies van spiermassa, verlies van weefselelasticiteit en nekwervelveranderingen zijn. Deze leeftijdgerelateerde veranderingen worden normaliter gecompenseerd en leiden niet direct tot dysfagie, tenzij er andere (ouderdoms)ziekten of medicatie bijkomen die er dan samen voor zorgen dat de compensatiemechanismen tekortschieten. We spreken dan van secundaire presbyfagie en/of dysfagie [2, 3] (fig. 27.1).

De prevalentie van ziekten waarbij dysfagie vaak voorkomt, neemt toe met de leeftijd (ziekte van Parkinson, dementie, CVA, maligniteiten), evenals het gebruik van medicatie waarbij dysfagie als bijwerking optreedt (tab. 27.1). Elke

Etiologie/pathogenese

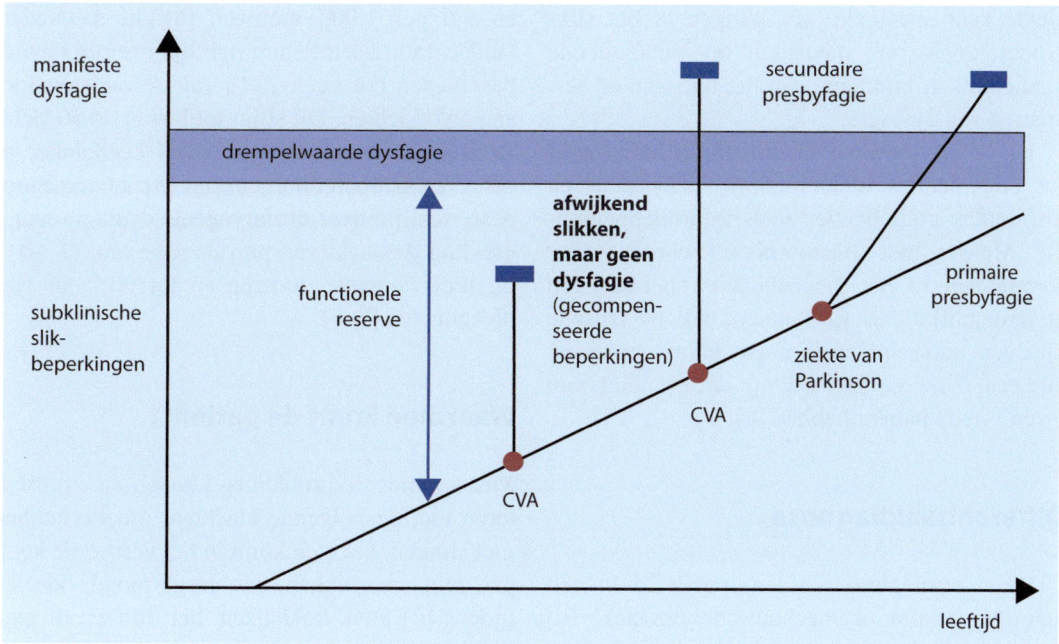

Figuur 27.1 Primaire en secundaire presbyfagie. Primaire presbyfagie is klinisch asymptomatisch, maar leidt tot verminderde reserve van de slikfunctie. Treden er als gevolg van ziekte veranderingen in de slikfunctie op, dan leidt dit sneller tot dysfagie. (Bron: Warnecke et al., 2019 [2])

Tabel 27.1 Medicatie die dysfagie kan verergeren. (Bron: overgenomen uit de multidisciplinaire richtlijn Orofaryngeale dysfagie [5])

indicatie	medicatie
beïnvloeding mondspieren (krachtsvermindering, vermindering coördinatie)	• oxybutynine • tolterodine • dantroleen
xerostomie: beperking beweging voedsel	• *anticholinergica* • *ACE-remmers*: captopril, lisinopril (Zestril®) • *antiaritmica*: procaïnamide • metoclopramide • *calciumblokkers*: amlodipine • *tricyclische antidepressiva*: amitriptyline, nortriptyline, clomipramine • *antihistaminica* • *parasympathicolytica*: bronchodilatoren, ipratropium, tiotropium • *diuretica*
xerostomie en/of bewegingsstoornis (spieren tong/orofarynx, gelaat)	• *antipsychotica*: clozapine, haloperidol, olanzapine, quetiapine, risperidon • *lithium* • *SSRI's*: citalopram, fluoxetine, paroxetine, sertraline, venlafaxine
demping centraal zenuwstelsel	• *anti-epileptica*: carbamazepine, gabapentine, fenobarbital, fenytoïne, valproïnezuur • *benzodiazepinen* • *codeïne* • *opiaten* • *baclofen*

ziekte kent specifieke afwijkingen in het slikproces, zoals ook medicatie op verschillende manieren kan bijdragen aan het ontstaan of verergeren van dysfagie.

Bij orofaryngeale dysfagie zijn de belangrijkste complicaties ondervoeding, dehydratie en respiratoire complicaties zoals aspiratiepneumonie. Mensen met slikstoornissen worden vaker opgenomen in het ziekenhuis en hebben een hogere mortaliteit. Er kunnen ook psychische klachten ontstaan, zoals angst en/of depressie, die een nadelige invloed op de kwaliteit van leven van de patiënt hebben [4].

Differentiaaldiagnose

OD kan etiologisch worden ingedeeld in een neuromusculaire of mechanische oorzaak. Bij neuromusculaire oorzaken moeten we vooral denken aan een CVA of andere niet-aangeboren hersenafwijkingen (in het verleden), de ziekte van Parkinson en (Alzheimer-)dementie. Ook patiënten met bestaande neurologische ziekten (bijv. MS, ALS, myasthenia gravis, myopathie) kunnen op oudere leeftijd dysfagie krijgen door falen van compensatiemechanismen. Tevens kan medicatie een grote rol spelen; belangrijk hierin zijn medicijnen die een droge mond veroorzaken (anticholinergica, diuretica, antihistaminica, antidepressiva, antihypertensiva, antiparkinsonmiddelen) en benzodiazepinen (tab. 27.1).

Mechanische oorzaken kunnen een tumor in het hoofd-halsgebied zijn, een Zenker-divertikel of een stenose, bijvoorbeeld na chirurgie of radiotherapie [1]. Ook gebits- of protheseproblemen kunnen aanleiding zijn voor slikproblemen.

In de differentiaaldiagnose moet ook worden meegenomen of de oudere bestempeld kan worden als kwetsbaar, wat een grotere kans geeft op slikproblemen.

Epidemiologie

De incidentie van slikproblemen (ICPC D21) in de algemene populatie in de huisartspraktijk in 2018 was respectievelijk 3,2 per 1.000 mannen en 3,6 per 1.000 vrouwen [6]. In de Nederlandse multidisciplinaire richtlijn over OD wordt beschreven dat circa 23 % van de ouderen lijdt aan slikklachten. Dit stijgt tot boven de 50 % bij mensen die aandoeningen zoals keelkanker of een CVA hebben doorgemaakt [5]. In een Europese richtlijn over orofaryngeale dysfagie wordt melding gemaakt van prevalenties van 30–40 % bij thuiswonende ouderen en tot 60 % in verpleeghuizen [6, 7].

Waarmee komt de patiënt?

Mensen met slikproblemen kunnen zich presenteren met de volgende klachten: moeite hebben met slikken, het eten komt in het verkeerde keelgat, pijn met slikken, een droge mond, hoesten tijdens het eten, kokhalzen, het drinken of eten komt door de neus naar buiten, een brok in de keel voelen, verlies van speeksel of een slechte adem. Ook kunnen ze erover klagen dat het eten lang duurt of dat ze veel knoeien, en over minder zin om te eten of zelfs angst om te stikken. Als de problemen al wat langer bestaan, kan vermagering of (terugkomende) pneumonie(ën) de eerste presentatie zijn.

Anamnese

De huisarts vraagt, afhankelijk van de klachten:

- wanneer de klachten zijn begonnen, was er een aanleiding (bijv. een CVA)?
- hoe vaak het verslikken optreedt: wekelijks, dagelijks, meermalen per dag?
- of er problemen zijn met kauwen, waardoor het voedsel niet goed in de mond vermalen wordt?
- of de stem veranderd is of dat er moeite is met praten (neurologisch probleem)?
- of er voldoende krachtig kan worden gehoest na verslikken (neurologisch probleem)?
- of de patiënt het voedsel goed met de tong naar achter in de mondholte kan brengen (neurologisch probleem)?

Anamnese

- of er bij eten of drinken regelmatig hoestklachten ontstaan (aspiratie)?
- of het voedsel in de keel blijft hangen (bij mechanische belemmering of spierzwakte)?
- of het voedsel door de neus naar buiten komt (neurologisch probleem)?
- of er sprake is van pijn bij het slikken (gerefereerde otalgie i.v.m. maligniteit)?
- of bij een bepaalde houding van het hoofd het slikken gemakkelijker gaat (bijv. bij mechanische slikbelemmering in de farynx)?
- of er sprake is van een onwelriekende adem (bijv. bij slokdarmdivertikel of maligniteit)?
- of de patiënt afvalt?
- of de patiënt rookt en/of alcohol gebruikt (risicofactoren voor maligniteit)?
- welke medicamenten de patiënt gebruikt?
- voorgeschiedenis (andere ziekten)?
- eventuele gevolgen van het slikprobleem (kader 27.1)?

Kader 27.1 Verdere anamnese bij gevolgen van slikproblemen

Vraag de volgende items uit om de gevolgen van het slechte slikken te achterhalen:

- Is de stemvorming na het verslikken bemoeilijkt?
- Heeft u de afgelopen maanden een longontsteking of bronchitis doorgemaakt?
- Is sprake van ongewenst gewichtsverlies? Zo ja, hoeveel in hoeveel tijd?
- Duurt de maaltijd langer dan gewoonlijk?
- Is er nog zin in (plezier aan) eten?
- Is er angst om te slikken?
- Beperkt de dysfagie de sociale participatie (met anderen eten of uiteten gaan)?

Onderzoek

Lichamelijk onderzoek

Tijdens de anamnese is al een eerste indruk verkregen van het bewustzijn, de cognitie en stemming, behorend bij een centraal neurologisch probleem. Ook de kwaliteit van de stem (neuromusculair of mechanisch) en de uitspraak (dysartrie) wordt tijdens de anamnese beoordeeld.

Bij lichamelijk onderzoek kijkt de huisarts naar de voedings- en hydratietoestand om te constateren of de patiënt afvalt. Kijk in de mond naar gebit, tong, mondholte en farynxachterwand of er mechanische problemen zijn, zoals een tumor, maar ook droogheid van de slijmvliezen en een slecht gebit of prothese die niet goed past kunnen bijdragen aan het slikprobleem. Slechte mondhygiëne geeft een grotere kans op luchtweginfecties bij aspiratie. Let bij palpatie van de hals op cervicale lymfklieren passend bij maligniteiten of een vergrote schildklier die ook obstructie kan geven in de hals. Bij verdenking van aspiratiepneumonie wordt ook naar de longen geluisterd. Let bij neurologisch onderzoek vooral op uitval van hersenzenuwen (vele betrokken bij slikken), spierzwakte in het algemeen en tekenen van de ziekte van Parkinson.

Om het slikken zelf te observeren kan de huisarts de patiënt vragen een paar slokken water te drinken.

Aanvullend onderzoek

Er is geen specifiek aanvullend onderzoek in de eerste lijn dat zou kunnen bijdragen aan de onderliggende diagnose. Zo levert een slikfoto te weinig aanvullende informatie op en sluit het tumoren niet uit. Voor verder aanvullend onderzoek wordt verwezen naar de tweede lijn of naar een logopedist (in de eerste lijn) om de slikklachten beter in kaart te brengen.

Bij twijfel over het cognitief functioneren wordt hier nader onderzoek naar gedaan (H. 8 Vergeetachtigheid).

Beleid

Beoordeel eerst of de patiënt medicatie gebruikt die invloed kan hebben op de slikfunctie (tab. 27.1). Zo ja, kijk dan of deze gestopt of verminderd kan worden.

De therapeutische opties hangen direct samen met de uitkomst van diagnostiek in de tweede lijn. Het belangrijkste is om een idee te krijgen van de oorzaak, zodat er gericht verwezen kan worden naar de tweede lijn, meestal een KNO-arts of neuroloog. Voordat een patiënt daar gezien kan worden, kan de huisarts een aantal simpele adviezen geven (kader 27.2). Een logopedist in de eerste lijn kan helpen bij het vinden van de oorzaak en het in kaart brengen van het probleem. Bij al bekende ziekten, zoals de ziekte van Parkinson of MS, zijn er vaak bekende netwerken waarbinnen de zorg gecoördineerd wordt en slikproblemen kunnen worden behandeld [5]. De logopedist kan dysfagie op twee manieren behandelen: door de stoornis te compenseren (zoals een andere voedingsconsistentie, andere hoofdhouding of andere manier van slikken) of door te proberen de stoornis op te heffen door middel van sliktrainingsprogramma's of slikrevalidatie [5].

Terug in de eerste lijn is het als huisarts vervolgens belangrijk om – in samenwerking met de apotheker – te evalueren of oraal voorgeschreven medicatie veilig ingenomen kan worden. Adviezen over een goede mondhygiëne zijn erg belangrijk aangezien gebleken is dat dit samenhangt met het risico op aspiratiepneumonie; de tandarts speelt hier een rol.

Het is gebleken dat slikproblemen ook een grote psychosociale last kunnen vormen voor de partner, bijvoorbeeld de angst dat de patiënt kan stikken. Aandacht voor dit probleem blijkt een positieve invloed te hebben op de rol die partner heeft als mantelzorger [8].

De belangrijkste complicaties zijn ondervoeding en aspiratiepneumonie.

Kader 27.2 Eerste simpele adviezen bij slikproblemen

Algemene eerste adviezen aan (verzorgers van) de patiënt met een slikprobleem:

- Eet langzaam en met aandacht (zonder afleidingen).
- Neem kleine happen (gebruik een theelepel).
- Eet bij eenzijdige uitval aan de goede kant.
- Wissel vloeibaar en vast voedsel af, zodat resten worden weggespoeld.
- Maak het eten smeuïg (met bijvoorbeeld sauzen), zodat het gemakkelijker is een bolus te vormen in de mond.
- Maak de mond na het eten schoon.

(Bron: Cabib et al., 2016 [7])

Wat is aangetoond?

Een Cochrane-review uit 2018 heeft gekeken naar het effect van sliktraining binnen zes maanden na een CVA [9]. In de studies werden veel verschillende interventies bekeken, zoals gedragsinterventies, acupunctuur, verschillende vormen van elektrostimulatie en medicatie. De kwaliteit van de studies was over het algemeen laag en de verschillende therapieën verschilden ook nog eens onderling. Er was geen verschil in mortaliteit na sliktraining (OR 1,00; 95 %-BI 0,66 tot 1,52) ook niet in de subgroepanalyse. Sliktraining heeft waarschijnlijk (gezien de matige kwaliteit van de onderzoeken) wel een effect op het verminderen van dysfagie (OR 0;42; 95 %-BI 0,32 tot 0,55), waarbij verreweg de meeste studies gekeken hebben naar gedragsinterventies (OR 0,45; 95 %-BI 0,28 tot 0,74) en acupunctuur (OR 0,31; 95 %-BI 0,20 tot 0,49). Het risico op een luchtweginfectie na sliktherapie is waarschijnlijk (vanwege onderzoeken van matige kwaliteit) verminderd (OR 0,36; 95 %-BI 0,16 tot 0,78), waarbij de meeste studies (76 %) gekeken hebben naar gedragsinterventies (OR 0,56; 95 %-BI 0,31 tot 1,00).

Een andere Cochrane-review uit 2018 heeft gekeken naar het effect van het veranderen van voedingsconsistentie (bijv. indikken van vloeistof) op slikproblemen bij dementie [10]. Er zijn twee RCT's geïncludeerd die keken naar het effect van indikken van vloeistof en houdingsverandering. De kwaliteit van deze RCT's wordt als laag beschouwd. Mogelijk heeft het indikken van vloeistof een direct positief effect op de slikfunctie, maar de langetermijneffecten zijn onduidelijk.

Overwegingen bij comorbiditeit

Als het niet meer wenselijk is de patiënt te verwijzen naar de tweede lijn voor diagnostiek, kunnen adviezen van een eerstelijnslogopedist – eventueel in samenwerking met een diëtist – uitkomst bieden. Het beleid zal dan vooral gericht zijn op compensatiestrategieën (zoals eerder besproken) om aspiratie te voorkomen en op het voorkomen van ondervoeding.

Wanneer verwijzen?

Bij gecompliceerde slikproblemen wordt gericht verwezen naar tandarts, KNO-arts of neuroloog.

Aandachtspunten bij de verzorging

Het beloop hangt erg af van het onderliggende probleem en de cognitieve status van de patiënt. Belangrijk is dat de mantelzorger en thuiszorg goed op de hoogte zijn van de gemaakte afspraken rondom het slikken en dat dit regelmatig geëvalueerd wordt.

Op https://www.thuisarts.nl/slikproblemen zijn verschillende hoofdstukken te vinden over hoe om te gaan met slikproblemen bij verschillende ziektebeelden.

Literatuur

1. Quartero AO, Bartelink ME. Slik- en passageklachten. Huisarts Wet. 2012;55(8):360–3.
2. Warnecke T, Dziewas R, Wirth R, Bauer JM, Prell TZ. Dysphagia from a neurogeriatric point of view – pathogenesis, diagnosis and management. Gerontol Geriatr. 2019;52(4):330–5.
3. Jardine M, Miles A, Allen J. A systematic review of physiological changes in swallowing in the oldest old. Dysphagia. 2019;35(3):509–32.
4. Ortega O, Martín A, Clavé P. Diagnosis and management of oropharyngeal dysphagia among older persons, state of the art. J Am Med Dir Assoc. 2017;18(7):576–82.
5. Multidisciplinaire richtlijn orofaryngeale dysfagie, laatste update 01–02-2017. Available from: https://richtlijnendatabase.nl/richtlijn/orofaryngeale_dysfagie/startpagina_orofaryngeale_dysfagie.html.
6. NIVEL. Zorgregistraties eerste lijn. Incidenties en prevalenties. Available from: https://www.nivel.nl/nl/nivel-zorgregistraties-eerste-lijn/incidenties-en-prevalenties.
7. Cabib C, Ortega O, Kumru H, Palomeras E, Vilardell N, Alvarez-Berdugo D, et al. European society for swallowing disorders – European Union Geriatric Medicine Society white paper: oropharyngeal dysphagia as a geriatric syndrome. Ann N Y Acad Sci. 2016;1380(1):121–38.
8. Namasivayam-MacDonald AM, Shune SE. The burden of dysphagia on family caregivers of the elderly: a systematic review. Geriatrics. 2018;3(2):30.
9. Bath PM, Lee HS, Everton LF. Swallowing therapy for dysphagia in acute and subacute stroke. Cochrane Database Syst Rev. 2018;10:CD000323.
10. Flynn E, Smith CH, Walsh CD, Walshe M. Modifying the consistency of food and fluids for swallowing difficulties in dementia. Cochrane Database Syst Rev. 2018;9:CD011077.

28 Loopneus

Louise Kooiman

Kernpunten

- Bij een loopneus bij ouderen staat het continu uit de neus lopen van slijm op de voorgrond.
- Bij ouderen heeft het meestal een niet-allergische oorzaak.
- Een loopneus is een hardnekkige aandoening die de kwaliteit van leven kan beïnvloeden.
- Behandeling met ipratropiumbromide neusspray is een optie.

Definitie

Een loopneus (rinitis) bij ouderen betreft meestal een chronische aandoening (> 12 weken), waarbij het continu uit de neus lopen van helder, waterig slijm op de voorgrond staat en andere klachten zoals jeuk, niezen of een verstopte neus in mindere mate.

Etiologie/pathogenese

Een loopneus kan (in de algemene populatie) veroorzaakt worden door infecties, allergieën, hormonale veranderingen of neuspoliepen. Bepaald medicatiegebruik kan ook een loopneus uitlokken (zie Overwegingen bij comorbiditeit). Bij de oudere komt een loopneus frequent voor zonder een van deze specifieke oorzaken [1, 2]. Met de leeftijd ontstaan anatomische veranderingen van en in de neus. Verzwakking van het bindweefsel en kraakbeen kunnen zorgen voor een veranderde luchtstroom door de neus en de neuspunt kan hierbij gaan hangen. Tevens gaat het mucociliaire systeem minder goed functioneren. De trilharen (cilia) en slijmbekercellen (Goblet-cellen) degenereren en is er een afname van lichaamswater. Het slijmvlies wordt droger en atrofisch door de veranderde luchtstroom en verdamping van vocht. Dit kan leiden tot een gevoel van verstopping van de neus en irritatie. Door uitdroging van het slijmvlies wordt als tegenreactie extra veel slijm geproduceerd. De veranderde anatomie zorgt ook voor vermindering van de (normale) afvloed van slijm naar de farynx, waardoor het slijm via de neus naar buiten druppelt. Gezien deze veranderingen permanent van aard zijn, hebben ouderen vaak chronische klachten van de loopneus [1–6]. Mogelijk spelen epiphora (tranende ogen) ook een rol bij een loopneus.

Factoren die voor een toename van een loopneus kunnen zorgen zijn rook, emotionele factoren, sterke geuren of smaken (door aanwakkering van de parasympathicus) en temperatuurverschillen. Koude lucht zorgt voor uitdroging van het neusslijmvlies, waardoor er een toename aan slijmproductie ontstaat [3, 4].

Differentiaaldiagnose

Meerdere medicamenten kunnen een loopneus als bijwerking te hebben (zie Overwegingen bij comorbiditeit). Differentiaaldiagnostisch kan gedacht worden aan een allergische rinitis bij klachten van niezen, waterige ogen en jeuk. Vaak zijn dit seizoensgebonden klachten die al eerder in het leven zijn ontstaan. Denk aan een infectieuze rinitis bij algehele malaise, temperatuursverhoging en/of hoesten.

Eenzijdige klachten of een passagestoornis kunnen het gevolg zijn van een septumdeviatie en nasale tumoren zoals poliepen of een maligniteit. Een loopneus komt ook voor bij een hypothyreoïdie. Overweeg ook zeldzame, systemische oorzaken, zoals de granulomateuze polyangiitis (voorheen de ziekte van Wegener) of sarcoïdose. Spontane liquorlekkage uit de neus is zeer zeldzaam, maar kan voorkomen (vooral bij vrouwen) en gaat gepaard met klachten van (orthostatische) hoofdpijn, tinnitus, of visusproblemen [3, 5–7].

Anamnese

De huisarts vraagt naar:

- de aard, duur en ernst van de klachten: loopneus, niezen, jeuk, reukverlies, verstopte neus, continu of intermitterend, eenzijdig of beiderzijds;
- uitlokkende factoren, seizoensvariatie, atopische klachten of een positieve familieanamnese hiervoor;
- aanwezigheid van (huis)dieren, leefomgeving (boerderij, fijnstof, stoffig/vochtig huis);
- gebruik van orale medicatie of lokale decongestiva;
- kortademigheid, hoesten of piepen;
- medicatiegebruik.

algemeen graag weten of er iets aan te doen valt en waardoor hij er last van heeft.

Epidemiologie

De door huisartsen geregistreerde incidentie van 'niezen/neusverstopping/loopneus' bedraagt 6,4 per 1.000 patiënten per jaar (prevalentie 4,9). Hooikoorts/allergische rinitis komt voor bij 27,7 per 1.000 patiënten per jaar (prevalentie 57) [8]. Er zal een onderrapportage van rinitis/loopneus bij de huisarts zijn: veel mensen behandelen de klachten waarschijnlijk zelf met vrij verkrijgbare geneesmiddelen. Een onderzoek uit de Verenigde Staten geeft aan dat $1/3$ van de ouderen rinitisklachten heeft, waarbij het op oudere leeftijd minder vaak een allergische rinitis betreft [4].

Waarmee komt de patiënt?

De afvloed van helder slijm uit de neus ('druppel aan de neus') zal de voornaamste klacht zijn (fig. 28.1). Niezen, verstopte neus of jeuk staan niet op de voorgrond. De patiënt wil in het

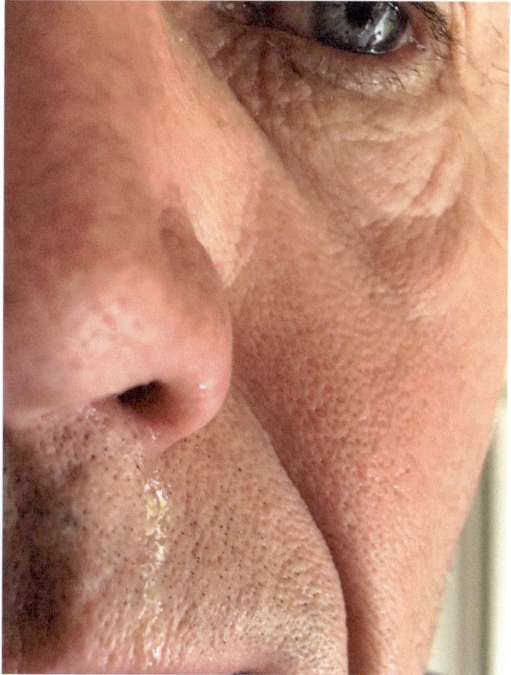

Figuur 28.1 Een loopneus

Onderzoek

Lichamelijk onderzoek

Bij ouderen wordt altijd een lichamelijk onderzoek verricht om andere oorzaken van een loopneus uit te sluiten. De neuspassage wordt (beiderzijds) getest door de patiënt te vragen door één neusgat te ademen. Verder wordt de inwendige neus, inclusief het slijmvlies, geïnspecteerd met bij voorkeur een neusspeculum en goede lichtbron. Een waterig secreet kan op een allergie wijzen; een dik secreet past meer bij een rinosinusitis. Bij klachten van kortademigheid, piepen of hoesten worden ook de longen onderzocht [1].

Aanvullend onderzoek

Wanneer het onderscheid tussen een allergische en niet-allergische rinitis op basis van de anamnese niet kan worden gesteld, kan aanvullende diagnostiek (huidtest of bloedtest) nuttig zijn [7]. Bij aanwijzingen in de anamnese voor een hypothyreoïdie kan een TSH en vrij T4 bepaald worden.

Beleid

Geruststelling
Een loopneus behoeft geen behandeling. Adviseer uitlokkende factoren zo veel mogelijk te vermijden. Overweeg (tijdelijk) staken of een alternatief van een geneesmiddel dat potentieel rinitisklachten geeft (kader 28.1).

Kader 28.1 Medicatie met een loopneus als potentiële bijwerking

Alfablokkers
- tamsulosine (0,1–1 % rinitis)

Bètablokkers
- metoprolol, bisoprolol (0,01–0,1 % rinitis)

ACE-remmers
- lisinopril, enalapril (0,1–1 % rinitis, rinorroe)

Calciumantagonisten
- amlodipine (0,1–1 % rinitis)

Diuretica

Acetylsalicylzuur/NSAID's
- carbasalaatcalcium (0,1–1 % rinitis)
- ibuprofen (0,1–1 % rinitis)

Fosfodiësterase-5-remmer
- sildenafil (0,1–1 % rinitis)

Psychotropica
- SSRI's:
  - citalopram (1–10 % rinitis)
- anti-epileptica:
  - gabapentine (1–10 % luchtweginfectie)
- antipsychotica:
  - risperidon (1–10 % luchtweginfectie)

Orale anticonceptiva

Nasale sympathicomimetica (m.n. langdurig gebruik)
- xylometazoline 1–10 % branderig gevoel neus

(Bronnen: Aangepast van Nyenhuis et al., 2013 [2]; Hsu et al., 2018 [3]; Baptist et al., 2016 [4]; Pinto et al., 2010 [6].)
Genoemde incidenties verkregen uit het *Farmacotherapeutisch Kompas*.

Beleid

Neussprays

- *Zoutwater-neusspray/spoeling*: met (hypertoon) zoutwater neusspoelen (bijv. met Rhino Horn®), en in mindere mate de zoutwater-neusspray kunnen klachten van niet-allergische rinitis, zoals slijm achterin de keel, niezen of een gevoel van verstopte neus verbeteren [9, 10]. Het effect van zoutwater-neusspray of intensievere neusspoeling op een loopneus bij ouderen is niet onderzocht.
- *Ipratropiumbromide-neusspray* kan gedurende een proefperiode van acht weken worden gebruikt: 3dd 1–2 sprays in ieder neusgat of behandeling 'zo nodig' (bijv. voor het eten). Bij verdwijnen van de klachten kan de behandeling worden gestaakt en bij een recidief (vaak mildere klachten) wordt weer gestart [1]. In Nederland is ipratropiumbromide niet geregistreerd als neusspray, maar wel via de apotheek en in de vrije verkoop te verkrijgen. Schrijf geen combinatieneusspray ipratropiumbromide/xylometazoline voor in verband met de bijwerkingen van xylometazoline.
- *Azelastine-neusspray* (een antihistaminicum) wordt in het algemeen goed verdragen door de oudere patiënt [6] en is effectief bij allergische rinitis en bij idiopathische rinitis [1, 10]. Behandeling bestaat uit 2dd 2 verstuivingen per neusgat, gedurende maximaal acht weken (met name vanwege onvoldoende gegevens over langdurig gebruik); bij een recidief kan weer gestart worden met de behandeling [1].
- *Overige neussprays*: neussprays met corticosteroïden worden in de oudere populatie niet aanbevolen vanwege het gebrek aan bewijs van een positief effect en vanwege het risico op neusbloedingen (vooral bij ouderen die anticoagulantia gebruiken) [3, 11]. Bij zeer hinderlijke klachten start de KNO-arts soms een proefbehandeling met capsaïcine-neusspray.

Chirurgie

Voor een loopneus is neusbijholtechirurgie niet aanbevolen [10].

Wat is aangetoond?

De behandeling van een loopneus is gebaseerd op trials bij (niet specifiek oudere) patiënten met klachten van niet-allergische/idiopathische rinitis.

Zoutwater-neusspray/spoeling: bij klachten van chronische rinosinusitis (Cochrane-review van twee niet-geblindeerde RCT's van lage kwaliteit) leidde dagelijks neusspoelen gedurende zes maanden met een 2 % hypertoon zoutoplossing tot een lagere symptoomscore en een betere kwaliteit van leven in vergelijking met de placebogroep zonder behandeling [9]. Nasale zoutoplossing geeft bij niet-allergische rinitisklachten vermindering van postnasaal druppelen, hoesten en neusverstopping [10].

Ipratropiumbromide-neusspray in wisselende doseringen (van 1 tot 3 keer daags; 1 tot 2 sprays per neusgat) is in drie grote trials (groepsgrootte > 100; leeftijd 18–75 jaar oud) onderzocht bij patiënten met idiopathische rinitis [1]. Na 4–8 weken behandeling bleek dat de symptomen (score van 0–5) van een loopneus afgenomen waren (van 2,8–3,1 naar 1,9–2,0 in de interventiegroepen vs. 2,3–2,6 in de groepen zonder behandeling). De kwaliteit van leven verbeterde in alle trials. Er was geen effect op andere symptomen dan de loopneus, zoals niezen of het gevoel van neusverstopping. De belangrijkste bijwerking was epistaxis: 7–12 % bij ipratropiumgebruik versus 2–3 % bij placebo [1].

Azelastine-neusspray wordt aangeraden als behandeling bij patiënten met allergische rinitis [1] en is ook onderzocht bij patiënten met idiopathische rinitisklachten. Ruim 80 % van meer dan 400 patiënten met chronische niet-allergische rinitis ervoer een positief effect op de klachten bij gebruik van azelastine [10]. Kanttekeningen bij de onderzoeken zijn de korte follow-upduur (2–3 weken) en in de onderzoekspopulatie waren geen ouderen geïncludeerd (leeftijd 12–68 jaar) [10].

Corticosteroïden-neussprays: een meta-analyse van drie RCT's (2019) (n=983 patiënten) met een follow-upduur van 28 dagen liet een positief effect zien (grotere reductie van symptomen) van neusspray met fluticasonpropionaat (200 of 400 µg versus placebo) bij niet-allergische rinitis. Een andere RCT (n=65) liet geen significante impact zien van fluticasonpropionaat op de symptomen van niet-allergische rinitis [11]. In de onderzoeken bleek epistaxis een belangrijke bijwerking (5–10 %). Corticosteroïden-neussprays worden daarom niet aangeraden, met name niet bij ouderen die anticoagulantia gebruiken [3].

Capsaïcine-neusspray: een Cochrane-review (2015) concludeert op basis van kleine studies van lage kwaliteit bij volwassenen (niet specifiek ouderen) met idiopathische rinitis, dat er een positief effect is van een korte behandeling met capsaïcine-neusspray op nasale klachten, zoals niezen, neusverstopping en een loopneus [12].

Neusbijholtechirurgie: van geen enkele specifieke operatietechniek is bewezen dat er positief effect is op de lange termijn op een loopneus bij ouderen. Bovendien zijn er potentiële risico's (bijv. chronische pijn) die niet zullen opwegen tegen ieder positief effect van de behandeling [11].

Overwegingen bij comorbiditeit

Een loopneus kan een bijwerking zijn van medicatie (kader 28.1). Neem dit mee in overweging, met name bij ouderen met polyfarmacie. Corticosteroïden-neusspray wordt afgeraden bij ouderen met een loopneus vanwege de beperkte effectiviteit en een bloedneus als bijwerking. Ook de onderzoeken met ipratropiumbromide-neusspray rapporteerden in een enkel geval de bijwerking bloedneus [1]. Houd hiermee rekening indien de patiënt anticoagulantia gebruikt. Ook een nauwe kamerhoekglaucoom is een relatieve contra-indicatie van het gebruik van ipratropiumbromide.

Aandachtspunten bij de verzorging

Mogelijk gebruiken ouderen bij klachten van een loopneus medicatie uit de 'vrije verkoop', zoals orale antihistaminica (bijv. cetirizine of desloratadine) [2]. Let op bijwerkingen van deze medicatie die frequenter voorkomen op oudere leeftijd, zoals urineretentie (bij prostaathypertrofie), droge mond, obstipatie, aritmieën en orthostatische hypotensie. In het algemeen worden lokale antihistaminica (in de vorm van neusspray, op recept) overigens beter verdragen dan orale [2]. In principe behoeft een loopneus geen behandeling, gezien het onschuldige karakter. In enkele gevallen kan een loopneus leiden tot slaapproblemen met onder andere invloed op de kwaliteit van leven en cognitie. Richt de behandeling op het voorkomen van een loopneus [6].

Wanneer verwijzen?

Verwijs bij een eenzijdige neusobstructie of eenzijdige bloederige afscheiding (zonder een lokaal substraat) naar de KNO-arts. Passagestoornissen kunnen komen door neuspoliepen of een maligniteit. Bij een therapieresistente loopneus (met name geen effect van ipratropiumbromide-neusspray) die erg hinderlijk is en een duidelijke impact heeft op de kwaliteit van leven heeft, kan overwogen worden te verwijzen naar een KNO-arts [1].

Bij vermoeden van (spontane) liquorlekkage als oorzaak voor de loopneus (zie Differentiaaldiagnose) kan voor aanvullende diagnostiek verwezen worden naar de neuroloog.

Verantwoording

Met dank aan dr. R.T. van Uum, huisarts in opleiding, voor de becommentariëring van dit hoofdstuk.

Literatuur

1. Aalberse J, Fokkens W, Lucassen P, Sleeuwen D, Zegers R, Wiersman T, et al. NHG-standaard allergische en niet-allergische rinitis (tweede herziening). Utrecht: NHG; 2018. Available from: https://richtlijnen.nhg.org/standaarden/allergische-en-niet-allergische-rinitis#volledige-tekst.
2. Nyenhuis SM, Mathur SK. Rhinitis in older adults. Curr Allergy Asthma Rep. 2013;13(2):171–7.
3. Hsu DW, Suh JD. Rhinitis and sinusitis in the geriatric population. Otolaryngol Clin North Am. 2018;51(4):803–13.
4. Baptist AP, Nyenhuis S. Rhinitis in the elderly. Immunol Allergy Clin North Am. 2016;36(2):343–57.
5. Ciftci Z, Catli T, Hanci D, Cingi C, Erdogan G. Rhinorrhoea in the elderly. Eur Arch Oto-Rhino-Laryngology. 2015;272(10):2587–92.
6. Pinto JM, Jeswani S. Rhinitis in the geriatric population. Allergy Asthma Clin Immunol. 2010;6(10):1–12.
7. Van Leeuwen L, Eekhof JAH, Knuistingh Neven A. Vasomotore rinitis. Huisarts Wet. 2007;50(6):277–9.
8. NIVEL. Zorgregistraties eerste lijn. Incidenties en prevalenties. Available from: https://www.nivel.nl/nl/nivel-zorgregistraties-eerste-lijn/incidenties-en-prevalenties (geraadpleegd november 2019).
9. Chong LY, Head K, Hopkins C, Philpott C, Glew S, Scadding G, et al. Saline irrigation for chronic rhinosinusitis. Cochrane Database Syst Rev. 2016;4.
10. Lieberman PL, Corren J, Feldweg AM. Chronic nonallergic rhinitis. UpToDate. Available from: https://www.uptodate.com/contents/chronic-nonallergic-rhinitis (geraadpleegd juli 2020).
11. Segboer C, Gevorgyan A, Avdeeva K, Chusakul S, Kanjanaumporn J, Aeumjaturapat S, et al. Intranasal corticosteroids for non-allergic rhinitis. Cochrane database Syst Rev. 2019;(11).
12. Gevorgyan A, Segboer C, Gorissen R, Drunen CM van, Fokkens W. Capsaicin for non-allergic rhinitis. Cochrane Database Syst Rev. 2015;7.

29 Verminderd reukvermogen

Sharon Moerman en Saskia Anders

Kernpunten

- Verminderd reukvermogen komt vaak voor op oudere leeftijd.
- Verminderd reukvermogen oefent een negatieve invloed uit op de kwaliteit van leven.
- Reukverlies kan een vroeg symptoom zijn van neurodegeneratieve ziekten, zoals de ziekte van Parkinson of van Alzheimer.
- Hoewel er enige kennis is over de oorzaken van een verminderd reukvermogen, zijn er nog weinig behandelingsopties.

Definitie

Reuk is een van de zintuiglijke functies van de mens. De reuk speelt een belangrijke rol bij de vorming van de smaak. De sensaties die we als smaak ervaren, worden voor een belangrijk deel opgewekt door geurstoffen die vanuit de mond via de nasofarynx het reukepitheel bereiken. In de mond zelf kunnen slechts smaken als zoet, zuur, zout en bitter worden herkend.

De reuk speelt ook een rol bij emotionele processen. Geuren kunnen sterk geassocieerd zijn met gebeurtenissen in het verleden en daardoor herinneringen opwekken. Wanneer het reukvermogen vermindert of verdwijnt, kan dit dus ingrijpende gevolgen hebben [1]. Bij een totaal verlies van het reukvermogen spreekt men van 'anosmie', bij gedeeltelijk verlies van 'hyposmie'. Bij 'parosmie' worden bepaalde (soms alle) geuren veranderd waargenomen en bij 'kakosmie' worden sommige geuren als onaangenaam ervaren.

Etiologie/pathogenese

Bij verminderd reukvermogen is er een onderscheid tussen een perceptieve anosmie en een geleidingsanosmie. Onder geleidingsanosmie verstaat men niet kunnen ruiken doordat de lucht de reukspleet niet kan bereiken. Dit kan komen door zwelling van het neusslijmvlies vanwege een ontsteking of allergie, door neuspoliepen of problemen met het neustussenschot. Bij perceptieanosmie bevindt het probleem zich in het reukepitheel, in de bulbus olfactorius of in de verbinding daartussen, de fila olfactoria.

De meest voorkomende oorzaken van verminderde reuk zijn bovengenoemde sinonasale aandoeningen (geleidingsanosmie). Verder kan het veroorzaakt worden door trauma capitis of kan het een symptoom zijn van een onderliggende neurodegeneratieve aandoening, zoals de ziekte van Alzheimer en de ziekte van Parkinson. Vaak ziet men bij deze ziekten schade aan de cellen van de bulbus olfactorius en het centraal zenuwstelsel. Vermindering van het reukvermogen kan reeds vele jaren voor het ontstaan van de cognitieve respectievelijk motorische symptomen aanwezig zijn [2, 3].

Minder frequente oorzaken zijn bijwerkingen van medicatie (o.a. bètablokkers, schildkliermedicatie, calciumantagonisten (dihydropyridinen) en ACE-remmers), blootstelling aan giftige stoffen, alcohol of drugs, voedingsdeficiënties, onderliggende systeemziekten (diabetes mellitus, hypothyreoïdie) en in zeldzame gevallen een lokale maligniteit [2].

Bij iedereen verslechteren met de leeftijd zowel de detectie als de discriminatie en identificatie van geuren, en neemt de waarneming van bovendrempelige geuren af. Over de etiologie hiervan is weinig bekend. Wellicht speelt de cumulatieve expositie aan toxische stoffen een rol [4].

De prognose is wisselend en hangt af van de onderliggende etiologie. Het overgrote deel van de patiënten met anosmie na een bovenste-luchtweginfectie zal op korte termijn herstellen. Bij patiënten met aanhoudende klachten van verminderde reuk werd in een studie in de tweede lijn een herstelpercentage van 30 % gezien na bovenste-luchtweginfectie en van 10 % na trauma capitis [5]. Herstel van reukvermogen berust onder andere op het regenererend vermogen van het reukepitheel.

Epidemiologie

Gemiddeld consulteren 0,9 per 1.000 patiënten per jaar de huisarts voor een klacht die gerelateerd is aan de vermindering van reuk en/of smaak (ICPC-code N16) [6]. De prevalentie van verminderd reukvermogen neemt toe met de leeftijd. In een Amerikaans populatieonderzoek werd een prevalentie gevonden van 12 %, die tot 39 % steeg bij 80-plussers [7].

Waarmee komt de patiënt?

Patiënten komen met een verminderde reuk en smaak. Daardoor verandert de smaakbeleving en dit kan een negatieve invloed hebben op het eet- en drinkgedrag. Verminderd reukvermogen kan ook gevaarlijke situaties veroorzaken doordat bijvoorbeeld gas, rook of bedorven voedsel niet wordt waargenomen.

Anamnese

De huisarts vraagt:

- hoelang de klachten al voorkomen;
- of er klachten van de neus zijn;
- of er ingrepen aan de neus zijn verricht;
- naar eventuele allergieën;
- of er in het verleden sprake is geweest van trauma aan het hoofd;
- naar het rookgedrag;
- naar het eet- en drinkgedrag;
- naar medicatiegebruik;
- met name bij ouderen: naar cognitieve problemen of neurologische symptomen;
- naar de invloed op het dagelijks leven.

Onderzoek

De huisarts kan de inwendige neus op doorgankelijkheid inspecteren en letten op zwelling, ontsteking, afscheiding, stand van het neustussenschot en poliepen. Optioneel kan het reukverlies geobjectiveerd worden door gebruik van bijvoorbeeld geurstiften.

Neurologisch onderzoek en laboratoriumonderzoek kunnen worden overwogen als er aanwijzingen zijn voor een onderliggende aandoening.

Beleid

De behandelopties voor verminderd reukvermogen zijn helaas beperkt.

De meest voorkomende oorzaak van reukverlies is postviraal. De aangetoonde effectiviteit van medicatie en voedingssupplementen die herstel van het reukvermogen kunnen bevorderen, is erg wisselend en de onderzoeken zijn veelal van matige kwaliteit [8].

Bij reukverlies, veroorzaakt door chronische rinosinusitis, is proefbehandeling met een corticosteroïdneusspray te overwegen [9].

Het trainen van het reukvermogen kan mogelijk een positief effect hebben op verbetering van het reukvermogen, ongeacht de etiologie.

Bij reuktraining moet de patiënt gedurende een aantal weken meerdere keren per dag vier verschillende geuren ruiken. Dit kan in de vorm van geurstiften, maar ook middels zelf aangeschafte geuroliën [10].

> **Wat is aangetoond?**
> Uit een systematische review, verricht naar medicamenteuze therapie bij postvirale reukstoornissen, bleek dat de geïncludeerde studies van slechte kwaliteit waren [8]. Er werd dan ook geconcludeerd dat er voor geen van de behandelingen (o.a. corticosteroïden, zink en vitamine A) voldoende bewijs was.
>
> Een systematische review over verbetering van het reukvermogen bij diverse therapieën voor chronische sinusitis met poliepen vond verbetering van subjectieve uitkomstmaten bij orale en lokale corticosteroïden [9]. Op objectieve uitkomstmaten (o.a. gebruik van Sniffin' Sticks) was dit bewijs echter zwak. Tevens werd het effect van orale behandeling alleen gezien bij studies met een korte follow-up (2 weken); dit effect verviel bij langere follow-up.
>
> Reuktraining werd onderzocht in een systematische review waarin een klinisch significant effect werd gevonden bij diverse oorzaken van reukverlies (o.a. postviraal, rinosinusitis en posttraumatisch) [10]. Het reukvermogen verbeterde bij 37 % in de interventiegroep ten opzichte van 17 % bij de controlegroep (OR 2;75; 95 %-BI 1,60 tot 4,73). De verbetering werd gezien bij identificatie en detectie van geuren, niet in het verlagen van de geurdrempel. Evenwel betrof slechts een van de studies een RCT; hierin werd een geurstift met zwakkere geur als placebo gebruikt. Aanvullende RCT's zijn dan ook nodig om meer duidelijkheid te krijgen over het effect van reuktraining.

Overwegingen bij comorbiditeit

Bij het voorschrijven van nasale corticosteroïden of reuktraining moet gedacht worden aan lichamelijke beperkingen van ouderen, zoals handknijpkracht en apraxie.

Aandachtspunten bij de verzorging

Bij een verminderd reukvermogen is de eetlust vaak verlaagd. Het extra stimuleren hiervan of het inschakelen van een diëtist zijn aandachtspunten.

Wanneer verwijzen?

In een beperkt aantal gevallen zal verwijzing aangewezen zijn, bijvoorbeeld voor aanvullende behandeling bij chronische rinosinusitis, het vermoeden van een (zeldzaam voorkomend) ruimte-innemend proces of een neurodegeneratieve aandoening. Ook verwijzing naar de KNO-arts voor reuktraining behoort tot de mogelijkheden.

Preventie en voorlichting

Bij reukverlies na een trauma van het hoofd is de kans dat de reukzin verbetert klein (zo'n 10 %), vooral naarmate de periode van anosmie langer duurt.

Na een bovenste-luchtweginfectie treedt bij ongeveer een derde van de mensen na zes maanden (gedeeltelijk) herstel op.

Anosmie Vereniging Nederland is een actieve patiëntenvereniging voor mensen met geur- en smaakstoornissen. Patiënten kunnen op de website van de vereniging veel informatie vinden en contact leggen met lotgenoten: www.ruikenenproeven.nl.

Tot slot is het altijd zinvol een rookmelder aan te schaffen omdat een rookgeur bij anosmie niet herkend wordt [11].

Literatuur

1. Huizing EH, Snow GB, De Vries N, Graamans K, Van de Heyning P. Keel-neus-oorheelkunde en hoofdhalschirurgie. Houten: Bohn Stafleu van Loghum; 2009.
2. Malaty I. Smell and taste disorders in primary care. Am Fam Physician. 2013;12:852–9.
3. Barresi M, Ciurleo R. Evaluation of olfactory disfunction in neurodegenerative diseases. J Neurol Sci. 2012;323:16–24.
4. Lafreniere D, Mann N. Anosmia: loss of smell in the elderly. Otolaryngol Clin North Am. 2009;42:123–31.
5. Reden J, Mueller A, Mueller C, Konstantinidis I, Frasnelli J, Landis B, Hummel T. Recovery of olfactory function following closed head injury or infections of the upper respiratory tract. Arch Otolaryngol Head Neck Surg. 2006;132(3):265–9.
6. NIVEL. Zorgregistraties eerste lijn. Incidenties en prevalenties. Available from: https://www.nivel.nl/nl/nivel-zorgregistraties-eerste-lijn/incidenties-en-prevalenties (geraadpleegd: januari 2020).
7. Hoffman H, Rawal S, Li C, Duffy V. New chemosensory component in the U.S. National Health and Nutrition Examination Survey (NHANES): first-year results for measured olfactory dysfunction. Rev Endocr Metab Disord. 2016;17(2):221–40.
8. Harless L, Liang J. Pharmacologic treatment for postviral olfactory dysfunction: a systematic review. Int Forum Allergy Rhinol. 2016;6:760–7.
9. Banglawala SM, Oyer SL, Shivangi L, Psaltis AJ, Soler ZM, Schlosser RJ. Olfactory outcomes in chronic rhinosinusitis with nasal polyposis after medical treatments: a systematic review and meta-analysis. Int Forum Allergy Rhinol. 2014;4:986–94.
10. Pekala K, Chandra K, Turner J. Efficacy of olfactory training in patients with olfactory loss: a systematic review and meta-analysis. Int Forum Allergy Rhinol. 2016;6(3):299–307.
11. Loijmans R. Reukverlies. Huisarts Wet. 2012;5:231.

30 Epistaxis/neusbloeding

Froukje Boukes

> **Kernpunten**
>
> - Maak onderscheid tussen neusbloedingen waarbij de oorzaak in de neus zelf ligt en neusbloedingen als uiting van een aandoening elders in het lichaam.
> - Bloedingen uit de locus Kiesselbachi op het neusseptum komen het frequentst voor.
> - Essentiële handelingen bij neusbloedingen zijn: zitten in de schrijfhouding, stolsels uitsnuiten, daarna dichtdrukken onder het os nasale.
> - Bij ernstige bloedingen is tamponneren (met kant-en-klare tampons) noodzakelijk.
> - Wees bij ouderen alert op bloedingen uit hoger gelegen vaten in de neus.

Definitie

Epistaxis is een bloeding uit de neusholte.

Etiologie/pathogenese

Bij een neusbloeding kan de oorzaak in de neus zelf liggen, maar het kan ook een uiting zijn van een aandoening elders in het lichaam. Vaak beginnen neusbloedingen spontaan en meestal zijn ze afkomstig van de locus Kiesselbachi op het neusseptum. Op deze plaats bevindt zich een netwerk van kleine bloedvaatjes, afkomstig van vertakkingen van de aa. carotides interna en externa. Het neusslijmvlies ligt hier vlak over het kraakbeen, zonder beschermende spier- of bindweefsellaag. Wanneer het beschadigd wordt, bijvoorbeeld door een lokale infectie, uitdroging of neuspeuteren, kan gemakkelijk een bloeding ontstaan. Andere lokale oorzaken zijn trauma, tumor of poliep in de neus- of bijholten.

Bij ouderen kan een neusbloeding ook uit een hoger gelegen gebied in de neus komen [1].) Het bloedt dan hevig, komt meestal uit beide neusgaten en de bloeding stopt niet door de gebruikelijke maatregelen, zoals het dichtknijpen van de neus. De patiënt merkt dat het bloed dan naar de keel blijft lopen [1].

Neusbloedingen als uiting van een aandoening elders in het lichaam worden vooral veroorzaakt door infectieziekten met hyperemie van het neusslijmvlies. Ook bij allergische rinitis is de kans op neusbloedingen verhoogd. Daarnaast vergroot het gebruik van cumarinederivaten, DOAC's (directe werkende orale anticoagulantia) of intranasale corticosteroïden de kans op epistaxis. Tot de minder frequent voorkomende systemische oorzaken behoort een hemorragische diathese of trombocytopenie. Hypertensie is weliswaar geassocieerd met epistaxis, maar een causaal verband is niet aangetoond. Wel zorgen leeftijdgerelateerde veranderingen in de wand van de neusvaten in combinatie met het frequente gebruik van bloedverdunners ervoor dat epistaxis vaker voorkomt bij ouderen [1, 2].

Epidemiologie

De incidentie van neusbloedingen in de huisartsenpraktijk (ICPC-code R06) is 7 per 1.000 patiënten per jaar, maar bij 75-plussers is dit hoger [3].

Waarmee komt de patiënt?

De meeste neusbloedingen zijn niet ernstig en vaak wordt medische hulp niet noodzakelijk geacht. Men slaat pas alarm als het niet lukt de bloeding zelf te stoppen of als deze steeds weer terugkomt. De huisarts moet met name bij ouderen attent zijn op de mogelijkheid van zeer ernstige bloedingen, uit hoger gelegen vaten in de neus.

Anamnese

De huisarts vraagt:

- wat de patiënt zelf al heeft gedaan;
- welke houding hij heeft aangenomen;
- of de stolsels uitgesnoten zijn;
- hoe en hoelang de neus is dichtgeknepen;
- naar een spontaan begin of aanwijsbare oorzaak (neuspeuteren, verkoudheid, allergie, trauma);
- of dit de eerste maal is, of dat het een recidief betreft en zo ja, wat de frequentie en de ernst zijn;
- of en zo ja, welke medicijnen gebruikt worden, bijvoorbeeld cumarinederivaten of DOAC's.

Onderzoek

Bij recidiverende epistaxis worden neusseptum en neusholte geïnspecteerd. Hierbij kan een bovenliggend bloedvaatje, een erosie of een andere afwijking worden gevonden. Bij gebruik van cumarinederivaten moet de huisarts overwegen of de mate antistolling moet worden gecontroleerd, zeker als er ook een ander bloedingsfocus is.

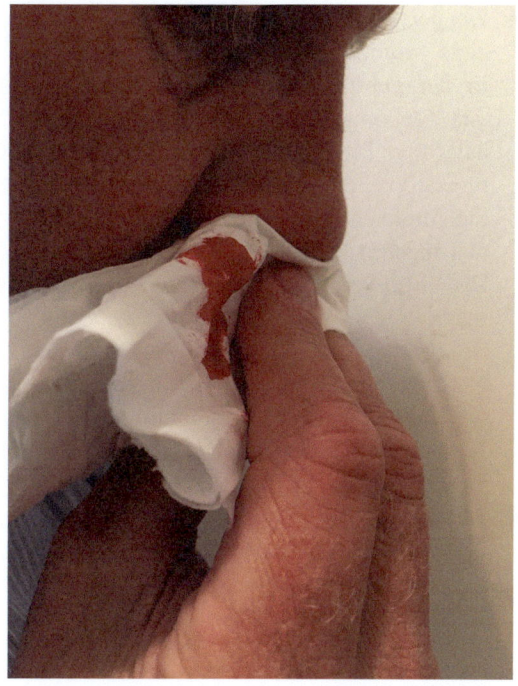

Figuur 30.1 De patiënt moet bij een neusbloeding het hoofd licht voorovergebogen houden

Beleid

- *Instructies aan de patiënt*. Bij een acute neusbloeding worden de volgende instructies gegeven (meestal kan dit telefonisch):
    - de patiënt moet in een licht voorovergebogen (schrijf)houding gaan zitten (fig. 30.1), zodat bloed dat eventueel naar achter in de neuskeelholte loopt, uitgespuugd kan worden [1];
    - de neus moet daarna goed uitgesnoten worden om stolsels te verwijderen;
    - vervolgens moet de neus tussen duim en wijsvinger dichtgedrukt worden, net onder het os nasale. Lichte druk is voldoende. De patiënt dient dit tien minuten vol te houden en krijgt het advies de tijd op een klok bij te houden, omdat vaak de neiging bestaat te kort te drukken;
    - lukt het om op deze wijze de bloeding te stelpen, dan moet de neus ongeveer twee dagen met rust gelaten worden, dus niet snuiten of peuteren.

- *Tamponneren*. In ernstige gevallen kan de neus worden getamponneerd. Gemakkelijk in het gebruik zijn kant-en-klare tampons van gecomprimeerd sponsachtig materiaal (bijv. Merocel®), die door contact met bloed opzwellen en zodoende de bloeding dichtdrukken [4]. De tampon moet horizontaal ingebracht worden, over de neusbodem. Eventueel kan de tampon bevochtigd worden met xylometazoline 0,1 % voor vasoconstrictie, of met water of 0,9 % NaCl-oplossing. Na 2–5 dagen kan de tampon worden verwijderd [5]. Indien geen tampon beschikbaar is, kan een met vaseline bedekt gaas gebruikt worden.
- Als de bloeding achter in de neus is gelegen, kan deze ook na de dichtknijpmethode en de tamponnade persisteren. Verwijzing naar de KNO-arts is dan noodzakelijk.

Wat is aangetoond?
Er is geen gerandomiseerd onderzoek gevonden specifiek voor de behandeling van epistaxis bij ouderen. In drie RCT's werd de effectiviteit vergeleken van Merocel® en andere neustampons. Er werd geen verschil gevonden [6–8]. Wel wordt gesteld dat Merocel® even effectief is als gaastampons, maar dat Merocel® op basis van de praktische toepassing de voorkeur heeft [8].

In een systematisch review over het gebruik van tranexaminezuur (lokaal of systemisch) bij het stoppen van neusbloedingen, werd geen meerwaarde van deze behandeling gevonden [9].

Overwegingen bij comorbiditeit

Bij het gebruik van cumarinederivaten moet worden gedacht aan een doorgeschoten antistollingseffect. Bepaal dan de INR, zeker als er naast de neusbloeding nog een bloedingsfocus is. Atherosclerotische veranderingen bij comorbiditeit, zoals hypertensie, hartfalen en diabetes, vergroten niet alleen de kans op het ontstaan van epistaxis, maar verhogen ook het risico op een ernstig beloop. Hevige of recidiverende bloedingen kunnen bovendien leiden tot een ijzergebreksanemie.

Aandachtspunten bij de verzorging

Neusbloedingen bij ouderen kunnen soms gepaard gaan met veel bloedverlies, benauwdheid door stolsels in de neus en keel, uitbraken van ingeslikt bloed en paniek. Het is daarom belangrijk dat patiënten met recidiverende neusbloedingen en hun mantelzorgers goed weten wat ze zelf het beste kunnen doen om de bloeding tijdig te stelpen en wanneer ze de huisarts moeten inschakelen voor tamponneren of eventueel verwijzen (zie Beleid).

Wanneer verwijzen?

Bij neusbloedingen die ondanks bovengenoemde maatregelen niet gestelpt kunnen worden, is verwijzing naar de KNO-arts geïndiceerd. Ook bij frequente neusbloedingen is verwijzing te overwegen voor lokale behandeling of uitgebreider onderzoek.

Preventie en voorlichting

Neusbloedingen zijn moeilijk te voorkomen. Het gebruik van decongestieve neusdruppels bij verkoudheid kan nut hebben voor patiënten die neigen tot neusbloedingen. Waarschuw echter voor chronisch gebruik van dit soort neusdruppels (trilhaarcelbeschadiging).

Neuspeuteren moet worden afgeraden. Wijs op de juiste houding voor het dichthouden van de neus, het uitsnuiten, de plaats waar dichtknijpen effectief is (met lichte maar voldoende druk) en op het gebruik van de klok hierbij.

Literatuur

1. Yau S. An update on epistaxis. Aust Fam Physician. 2015;44(9):653–6.
2. Min HJ, Kang H, Choi GJ, Kim KS. Association between hypertension and epistaxis: systematic review and meta-analysis. Otolaryngol Head Neck Surg. 2017;157(6):921–7.
3. NIVEL. Zorgregistraties eerste lijn. Incidenties en prevalenties. Available from: https://www.nivel.nl/nl/nivel-zorgregistraties-eerste-lijn/incidenties-en-prevalenties (geraadpleegd 30 september 2019).
4. Randall DA. Epistaxis packing. Practical pointers for nosebleed control. Postgrad Med J. 2006;119:77–82.
5. Van der Laan J, Boukes F. Epistaxis. In: Goudswaard AN, In 't Veld CJ, Kramer WLM, redactie. Handboek verrichtingen in de huisartsenpraktijk. Houten: Prelum; 2018, pp. 261–9.
6. Badran K, Malik TH, Belloso A, Timms MS. Randomized controlled trial comparing Merocel and Rapid Rhino packing in the management of anterior epistaxis. Clin Otolaryngol. 2005;30:333–7.
7. Moumoulidis I, Draper MR, Patel H, Jani P, Patel T, Jani P, Price T. A prospective randomised controlled trial comparing Merocel and Rapid Rhino nasal tampons in the treatment of epistaxis. Eur Arch Otorhinolaryngol. 2006;263:719–22.
8. Corbridge RJ, Djazaeri B, Hellier WP, Hadley J. A prospective randomized controlled trial comparing the use of Merocel nasal tampons and BIPP in the control of acute epistaxis. Clin Otolaryngol. 1995;20:305–7.
9. Joseph J, Martinez-Devesa P, Bellorini J, Burton MJ. Tranexamic acid for patients with nasal haemorrhage (epistaxis). Cochrane Database Syst Rev. 2018;12(12):CD004328.

31 Cerumenprop/prop in het oor

Just Eekhof

Kernpunten

- Cerumen in de gehoorgang is pas een probleem als de cerumenprop de gehoorgang volledig afsluit en leidt tot gehoorklachten, pijn of een verstoppingsgevoel.
- Bij patiënten met een trommelvliesperforatie of met een radicaalholte kan het oor niet worden uitgespoten.
- Oorsmeer hoeft in principe alleen verwijderd te worden als het klachten geeft.
- Bij ouderen met een hoortoestel moet men extra alert zijn op de aanwezigheid van cerumen.
- Bij patiënten met een verminderd cognitief functioneren kan een cerumenprop de oorzaak van een plotselinge verslechtering zijn.
- In de meeste huisartsenpraktijken wordt oorsmeer verwijderd door uitspuiten met handwarm water (circa 37 °C).

Definitie

Cerumen of oorsmeer is het fysiologische afscheidingsproduct van tubulaire apocriene klieren, gelegen in het buitenste derde gedeelte van de uitwendige gehoorgang. Cerumen wordt een probleem als de cerumenprop de uitwendige gehoorgang zodanig afsluit dat gehoorverlies, een gevoel van verstopping of andere klachten optreden.

Etiologie/pathogenese

In de huid van het kraakbenige, buitenste derde deel van de gehoorgang bevinden zich cerumenklieren en talgklieren. De uitscheidingsproducten van beide klieren samen vormen oorsmeer, een viskeuze, gepigmenteerde en wasachtige stof die vooral uit lipiden en proteïnen bestaat.

Oorsmeer heeft een lage pH, is waterafstotend en heeft een beschermende functie tegen schimmels en bacteriën. De productie van oorsmeer kan sterk individueel verschillen. Waardoor sommigen meer oorsmeer afscheiden, is niet goed bekend [1, 2]. Het cerumen droogt in op de huid van de uitwendige gehoorgang, verstuift en verdwijnt uiteindelijk. Dit proces is soms verstoord door sterke schilfering (droog eczeem) of sterke talgvorming (seborroe).

De gehoorgang is zelfreinigend. Mede door kaakbewegingen worden afgestorven huidcellen naar lateraal verplaatst. Het oorsmeer valt ten slotte uit de gehoorgang, meestal in de vorm van droge, korrelige brokjes.

Wanneer het reinigingsmechanisme niet goed werkt, door afwijkingen in de vorm van de gehoorgang of in de samenstelling van het oorsmeer, kan het oorsmeer zich ophopen. Het vermengt zich dan met stof en kan ten slotte de gehoorgang geheel afsluiten.

Tijdens douchen of zwemmen kan het cerumen water opnemen, zwellen en peracuut een totale afsluiting veroorzaken. Ook bij afsluiting van de inwendige gehoorgang (tubaire catarre, verkoudheid) waardoor drukverandering in de trommelholte niet meer wordt gecompenseerd, kunnen de eerste klachten optreden.

Wattenstaafjes, oordopjes en andere fysische prikkels stimuleren de cerumenproductie en duwen het cerumen naar binnen. Wanneer oorsmeer in het mediale derde deel van de gehoorgang wordt aangetroffen, is dat vrijwel altijd het gevolg van manipulatie.

Bij kinderen is het cerumen zachter en zijn de proppen kleiner. Bij ouderen zijn de cerumenproppen droger en is de consistentie dichter, mede door het frequentere gebruik van wattenstaafjes. Ook overmatige haargroei in de gehoorgang kan de verwijdering van cerumen bij ouderen bemoeilijken [3]. Vooral oudere mannen hebben hier vaak last van, waardoor de natuurlijke afvoer van oorsmeer wordt belemmerd (fig. 31.1) [4].

Bij ouderen met een hoortoestel is oorsmeer een veelvoorkomend probleem. Het steeds weer aanbrengen, gebruiken en verwijderen van het oorstukje zet de talg- en oorsmeerklieren aan tot grotere aanmaak en verandert de samenstelling van het oorsmeer. Bovendien houdt het oorstukje de natuurlijke afvoer van oorsmeer tegen. Oorsmeer kan de werking van een hoorapparaat verstoren en piepen (rondzingen) veroorzaken. Regelmatiger oorsmeer laten verwijderen zal in die gevallen nodig zijn.

Bij ouderen kan een afsluitende cerumenprop (toename van) cognitieve klachten veroorzaken. In een aantal onderzoeken is er een stijging op de MMSE te zien na verwijdering van het cerumen [5, 6].

Epidemiologie

ICPC-code H81 (cerumen) wordt in de huisartsenpraktijk 25 keer per 1.000 patiëntjaren geregistreerd, ongeacht leeftijd. Oorsmeer komt het meest voor op oudere leeftijd, bij mannen vaker dan bij vrouwen. Bij mannen is de incidentie in de leeftijd 45–64 jaar 38, in de leeftijd 65–74 jaar 57 en bij 75-plussers 78 per 1.000 patiënten per jaar. Bij vrouwen zijn de incidenties respectievelijk 32, 44 en 63 per 1.000 patiënten per jaar [7].

Bij patiënten met diabetes mellitus en patiënten met eczeem is de productie van cerumen (in de gehoorgang) toegenomen.

Waarmee komt de patiënt?

Oorsmeer kan leiden tot een vol gevoel in het oor, abnormale gehoorsensaties, jeuk, duizeligheid en gehoorverlies, al of niet acuut optredend na douchen of zwemmen dan wel bij infecties in het KNO-gebied. Een harde cerumenprop kan soms pijn veroorzaken en sporadisch een hinderlijke prikkelhoest geven. Bij ouderen kan het piepen van het hoortoestel of onbegrepen cognitieve achteruitgang een reden zijn om aan cerumen te denken.

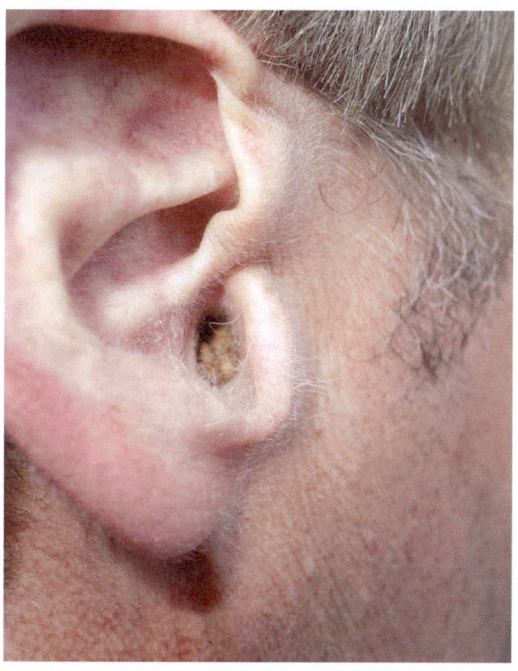

Figuur 31.1 Oorsmeerprop in het oor: de afvoer van cerumen uit de gehoorgang kan belemmerd worden door (overmatige) haargroei

Anamnese

De huisarts vraagt:

- of al eerder verminderd gehoor is opgevallen;
- naar een vol gevoel in het oor, oorsuizen of abnormale gehoorsensaties;
- naar afscheiding uit het oor, oorpijn of jeuk;
- hoe de klachten zijn ontstaan (geleidelijk of acuut);
- of de klachten zijn ontstaan na douchen of zwemmen;
- of de patiënt wattenstaafjes of iets dergelijks gebruikt.

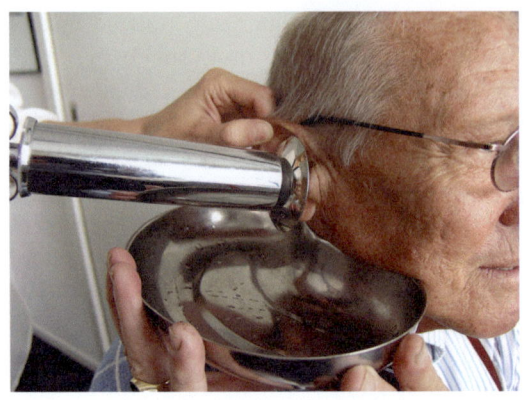

Figuur 31.2 De meest toegepaste manier om cerumen te verwijderen in de huisartsenpraktijk is uitspuiten met water

Onderzoek

Bij otoscopie wordt de oorschelp naar boven-achter getrokken, waardoor de uitwendige gehoorgang zich strekt en de uitgang zichtbaar wordt. Bij onderzoek valt de bruine prop in de gehoorgang direct op.

Bij een gedeeltelijk afsluitende prop wordt het zichtbare deel van het trommelvlies geïnspecteerd. Wanneer er een trommelvliesperforatie met een radicaalholte aanwezig is, kan het oor niet worden uitgespoten. Roodheid van de gehoorgang kan wijzen op een otitis externa, maar ook op prikkeling van de gehoorgang door de cerumenprop [2].

Wanneer er twijfel is of de patiënt goed hoort, kan het gehoor worden geobjectiveerd door een audiogram of met de fluisterspraaktest (in H. 32 worden deze tests beschreven) [2].

Beleid

Oorsmeer hoeft in principe alleen verwijderd te worden als het klachten geeft; niet alle cerumen dat zich in de gehoorgang bevindt, hoeft tot problemen te leiden. Wanneer men beslist om het cerumen te verwijderen, zijn er verschillende mogelijkheden.

Cerumenlusje
Proppen die los in de gehoorgang liggen, kunnen met een cerumenlusje of -haakje uit de gehoorgang worden verwijderd.

Oplosmiddelen
Bij apotheek en drogist zijn verschillende middelen te koop die oorsmeer zouden oplossen. De werkzaamheid van deze middelen is in onderzoek niet aangetoond.

Ballonspuit
Patiënten die vaker last hebben van oorsmeer, kunnen baat hebben bij een 'bulb syringe' om zelf oorsmeer te verwijderen. Dit is een ballonvormig spuitje met een inhoud van circa 25 ml en met een tuutje dat in het oor geplaatst kan worden. De spuit wordt gevuld met water, dat de gehoorgang inspuit als men de ballon indrukt. Het is aangetoond dat een deel van de patiënten hiermee effectief zelf oorsmeer kan verwijderen en hiervoor geen huisarts meer nodig heeft [8].

Uitspuiten
In de meeste huisartsenpraktijken wordt oorsmeer verwijderd door middel van uitspuiten met handwarm water (circa 37 °C) (fig. 31.2). Bij (het vermoeden van) een trommelvliesperforatie wordt het oor niet uitgespoten. Sommige praktijken beschikken over een elektronische

oorspuit, in andere praktijken wordt het handmatig gedaan. De oorspuit (100 cc) wordt gevuld, de patiënt houdt een opvangbakje onder het oor, tegen de kaak aan. De tip van de oorspuit wordt voorzichtig in de gehoorgang gebracht, waarbij de oorschelp naar boven-achter wordt getrokken om de gehoorgang te strekken. De waterstraal wordt tegen de bovenzijde van de gehoorgang gericht. Er mag geen lucht in de spuit zitten [2, 9]. Als na driemaal leegdrukken van de spuit (à ongeveer 100 ml) de prop niet losgekomen is, wordt de patiënt gevraagd circa vijftien minuten te wachten. Het warme water blijkt dan vaak de prop te hebben losgeweekt [9]. Indien na nogmaals twee pogingen nog geen resultaat is bereikt, wordt gevraagd thuis het oor in te druppelen met enige vorm van olie (olijf-, zonnebloem-, amandel-, baby- of slaolie), telkens drie druppels, tweemaal per dag en ten hoogste drie dagen. Een hernieuwde poging hierna leidt bijna altijd tot het beoogde resultaat. Na succesvolle verwijdering van cerumen moet de uitwendige gehoorgang geïnspecteerd worden door middel van otoscopie. Let op of alle cerumen verwijderd is.

In de huisartspraktijk wordt oorsmeer ook vaak verwijderd met een waterspuitapparaat (waterpik). Er is geen onderzoek bekend naar de effectiviteit van deze methode.

Wat is aangetoond?

Er bestaat consensus dat uitspuiten de effectiefste manier is om oorsmeer te verwijderen. In een klein onderzoek werd gevonden dat oorsmeeroplossers (steriel water, natriumbicarbonaat) de kans op vastzittend oorsmeer verkleinen. Als na vijf keer uitspuiten het oorsmeer niet verwijderd kan worden, is het even effectief om de patiënt vijftien minuten met water in het oor te laten wachten, als om de patiënt drie dagen met olie te laten druppelen [9].

In een Cochrane-review blijkt geen van de oorsmeeroplossers effectiever te zijn dan een andere oorsmeeroplosser [10]. Geen enkele oorsmeeroplosser is effectiever dan uitspuiten met water.

In een twee jaar durend gecontroleerd onderzoek naar zelfbehandeling met de ballonspuit gaf 71 % van de gebruikers aan tevreden te zijn. Van de patiënten in de controlegroep bezocht 73 % de huisartsenpraktijk tijdens de follow-up, van de interventiegroep 60 % (RR 1,21; 95 %-BI 1,01 tot 1,37; p=0,038). Tussen beide groepen was geen verschil in ondervonden hinder door de gevolgde procedure [8, 11, 12].

Overwegingen bij comorbiditeit

Bij ouderen met diabetes is de kans op ontstekingen van de gehoorgang verhoogd als gevolg van cerumen. Het uitspuiten van het oor moet bij patiënten met diabetes extra voorzichtig plaatsvinden om beschadigingen van de gehoorgang te voorkomen. Ook bij andere afwijkingen in de gehoorgang (zoals seborroïsch eczeem) is voorzichtigheid aangewezen.

Aandachtspunten bij de verzorging

Bij patiënten met verminderd cognitief functioneren kan een cerumenprop de oorzaak van een plotselinge verslechtering zijn. Bij ouderen met een hoortoestel moet vaker gecontroleerd worden op de aanwezigheid van cerumen.

Wanneer verwijzen?

In principe is het verwijderen van oorsmeer een handeling die in de huisartsenpraktijk thuishoort. Verwijzing is echter geïndiceerd bij mensen met bekende trommelvliesproblematiek (perforaties, trommelvliesplastieken enz.).

Preventie en voorlichting

Aan de patiënt wordt uitgelegd dat cerumenproductie een normaal fysiologisch proces is en dat de gehoorgang doorgaans zichzelf reinigt. Het gebruik van wattenstaafjes of andere voorwerpen om de uitwendige gehoorgang te reinigen wordt afgeraden.

Literatuur

1. De Sutter A, Dhooge I, Van Ree JW, redactie. Keel-, neus- en ooraandoeningen. Houten: Bohn Stafleu van Loghum; 2017.
2. NHG-werkgroep Slechthorendheid. NHG-standaard slechthorendheid (tweede herziening). Huisarts Wet. 2014;57(6):302–12.
3. Eland PF, Van Geldrop WJ, Mokkink HGA. Cerumen en otitis media acuta in de huisartspraktijk. Huisarts Wet. 1995;38:302–3.
4. Moore AM, Voytas J, Kowalski D, Maddens M. Cerumen, hearing, and cognition in the elderly. J Am Med Dir Assoc. 2002;3:136–9.
5. Guest JF, Greener MJ, Robinson AC, Smith AF. Impacted cerumen: composition, production, epidemiology and management. QJM. 2004;97:477–88.
6. Sugiura S, Yasue M, Sakurai T, Sumigaki C, Uchida Y, Nakashima T, Toba K. Effect of cerumen impaction on hearing and cognitive functions in Japanese older adults with cognitive impairment. Geriatr Gerontol Int. 2014;14(Suppl 2):56–61.
7. Van der Linden MW, Westert GP, De Bakker DH, Schellevis FG. Tweede Nationale Studie naar ziekten en verrichtingen in de huisartsenpraktijk: Klachten en aandoeningen in de bevolking en in de huisartsenpraktijk. Utrecht/Bilthoven: NIVEL/RIVM; 2004. Available from: www.nivel.nl/nationalestudie.
8. Eekhof JAH. Voor oorsmeer geen huisarts meer nodig? Huisarts Wet. 2011;54:573.
9. Schwartz SR, Magit AE, Rosenfeld RM, Ballachanda BB, Hackell JM, Krouse HJ, et al. Clinical practice guideline (update): earwax (cerumen impaction). Otolaryngol Head Neck Surg. 2017;156(1_suppl):S1–29.
10. Eekhof JAH, De Bock GH, Le Cessie S, Springer MP. A quasi-randomised controlled trial with water as a quick dispersant for persistant earwax in general practice. Br J Gen Pract. 2001;51:635.
11. Coppin R, Wicke D, Little P. Managing earwax in primary care: efficacy of self-treatment using a bulb syringe. Br J Gen Pract. 2008;58:44–9.
12. Coppin R, Wicke D, Little P. Randomized trial of bulb syringes for earwax: impact on health service utilization. Ann Fam Med. 2011;9:110–4.

32 Verminderd gehoor, presbyacusis en problemen met hoortoestellen

Victor van Duuren en Just Eekhof

Kernpunten

- Slechthorendheid is een van de meest voorkomende chronische aandoeningen. Ongeveer 90 % van de 80-plussers heeft een gehoorprobleem aan beide oren.
- Het gehoorverlies betreft veel meer de hoge dan de lage frequenties.
- Voor het objectiveren van een gehoorverlies is gehoormeting met een audiometer eerste keus.
- Hoortoestellen verbeteren niet alleen de kwaliteit van leven van de oudere patiënten zelf, maar ook dat van hun naasten.

Definitie

Presbyacusis of ouderdomsslechthorendheid is een normaal verouderingsverschijnsel, waarbij het gehoor geleidelijk vermindert. Het is een langzaam progressieve vorm van perceptief gehoorverlies aan beide oren tegelijk, dat niet door andere oorzaken kan worden verklaard dan door fysiologische veroudering van het hoorzintuig [1]. Hierbij kan ook oorsuizen optreden. Harde geluiden ervaart de patiënt vaak als hinderlijk ('recruitment'). Ook het richtinghoren kan gestoord zijn, waardoor het verstaan van spraak in een lawaaiige omgeving moeilijker wordt [2].

Etiologie/pathogenese

Het gehoorverlies dat optreedt op oudere leeftijd is het gevolg van fysiologische veroudering en van de inwerking van exogene factoren, zoals lawaai, doorgemaakte oorontstekingen en bijvoorbeeld ototoxiciteit. Aan het ontstaan van presbyacusis dragen enerzijds erfelijke aanleg en anderzijds degeneratieve processen bij [3]. Degeneratie kan onder andere het gevolg zijn van verminderde doorbloeding, afname van neurotransmitters, intracellulaire ophoping van katabolieten of deleties in mitochondrieel DNA. Voedingsmiddelen met een hoog suikergehalte, bier en sterke drank bleken significant geassocieerd te zijn met ouderdomsslechthorendheid [4]. Iedere factor leidt tot een verschillend beschadigingspatroon van het binnenoor, dat tot uiting komt in een ander frequentiedomein en een verschillende spraakverstaanbaarheid.

Atrofie van het orgaan van Corti in de basale windingen leidt bijvoorbeeld vaak tot perceptief gehoorverlies van vooral de hoge tonen, met een redelijke spraakdiscriminatie. Perceptief verlies gaat vaak gepaard met recruitment, waarbij de patiënt niet in staat is om zachte geluiden waar te nemen en tegelijkertijd overgevoelig is voor harde geluiden. Daarnaast treedt vervorming van geluid op.

Atrofie van het ganglion spirale en van de neuronen van de gehoorzenuw leidt tot meer gehoorverlies in de lage tonen en slechte spraakdiscriminatie.

Atrofie van de stria vascularis en verstijving van de cochleaire membranen leiden tot vlak gehoorverlies en licht verminderde spraakdiscriminatie.

Maar liefst 90 % van de 80-plussers heeft een gehoorprobleem aan beide oren. Een aanzienlijk deel van de achteruitgang in het spraakverstaan-in-rumoer blijkt te verklaren uit minder snelle cognitieve informatieverwerking. Achteruitgang van het gehoor hangt samen met een toename van eenzaamheid [5].

Epidemiologie

Slechthorendheid is een van de meest voorkomende chronische aandoeningen. Slechthorendheid op oudere leeftijd wordt in de huisartsenpraktijk geregistreerd onder de ICPC-codes H84 (presbyacusis) en H86 (doofheid/slechthorendheid). De prevalentie ligt bij 70–74-jarigen op 134 per 1.000 patiënten per jaar voor mannen en op 90 per 1.000 patiënten per jaar voor vrouwen. Bij 75–79-jarigen zijn deze prevalenties 189 en 132, bij 80–84-jarigen zijn ze 257 en 188 en bij 85-plussers zijn ze 347 en 290 [6]. Niet meegerekend worden de patiënten die zonder tussenkomst van de huisarts de audicien hebben geraadpleegd. Het totaal aantal mensen met slechthorendheid is waarschijnlijk vele malen groter dan de registratie door huisartsen doet vermoeden. Op basis van een representatief onderzoek is het aantal slechthorenden van 60 jaar of ouder in Nederland geschat op 1.256.000 [7]. Het gehoorverlies betreft veel meer de hoge dan de lage frequenties, zowel bij mannen als bij vrouwen.

Waarmee komt de patiënt?

Patiënten komen vaak pas laat met de klacht 'slechthorendheid' of ze worden gestuurd door hun partner. Dit komt omdat zij lang klachtenvrij zijn in situaties waarbij spraak in een stille omgeving nog goed kan worden verstaan. Wel ervaren ze soms stoorlawaai in andere situaties, bijvoorbeeld tijdens recepties, in gemeenschappelijke ruimtes, bij verjaardagen of in een restaurant. Soms gaan patiënten daardoor luistersituaties met sterk achtergrondlawaai mijden en kan dit een sociaal isolement inluiden. Schaamte kan ook een rol spelen.

Anamnese

De huisarts vraagt:

- wanneer de klachten zijn begonnen en of ze geleidelijk zijn ontstaan;
- naar de lokalisatie: eenzijdig of tweezijdig?
- of patiënt in het verleden door werk of hobby vaak in een lawaaiige omgeving heeft verbleven; heeft patiënt daarbij gehoorbescherming gedragen?
- of er sprake is van gehoorverlies van met name de hogere frequenties;
- of patiënt last heeft van oorsuizen;
- of er sprake is van recruitment (harde geluiden als hinderlijk ervaren) of van gestoord richtinghoren (waardoor spraakverstaan in een lawaaiige omgeving moeilijker wordt);
- of er minder gehoorproblemen zijn in een stille omgeving en meer in situaties met achtergrondlawaai;
- of patiënt door anderen wordt geattendeerd op een mogelijk verminderd gehoor;
- naar de neiging om situaties met veel achtergrondlawaai te mijden;
- naar de invloed van de klachten op het dagelijks leven;
- naar eventuele depressieve klachten;
- naar ervaren eenzaamheid;
- of patiënt gehoorrevalidatie in de vorm van een hoortoestel zou willen.

Onderzoek

Het onderzoek omvat inspectie van de uitwendige gehoorgang en van het trommelvlies. Hierbij wordt gelet op tekenen van een cerumenprop, trommelvliesperforatie, otitis media of otitis externa. Cerumen is bij ouderen, en zeker ook bij hoortoesteldragers, een frequente oorzaak van (verslechtering van) slechthorendheid.

Voor het objectiveren van een gehoorverlies is een gehoormeting met een audiometer eerste keus. Dit kan in de eigen praktijk, in een eerstelijns diagnostisch centrum of bij een audicien. Bij het ontbreken van de mogelijkheid tot audiometrie kan men de fluisterspraaktest uitvoeren.

Audiometrie

Door het achtereenvolgens laten horen van meerdere frequenties met verschillende geluidssterkten kan worden geoordeeld over het gehoorsvermogen. De uitslag wordt weergegeven in een curve, waarbij het gehoorverlies per frequentie uitgezet wordt in decibels (dB). Er is sprake van een significant gehoorverlies indien de hoge Fletcher-index (het gemiddelde verlies bij 1.000, 2.000 en 4.000 Hz) 30 dB of hoger is [2].

Fluisterspraaktest

Hierbij neemt de huisarts plaats achter de patiënt met de mond op oorhoogte en fluistert cijferlettercombinaties. Het gehoor is afwijkend indien de patiënt meer dan vier van de zes combinaties niet goed kan herhalen. Dit komt overeen met een gemiddeld gehoorverlies van ongeveer 30 dB of meer [2].

Stemvorkproeven van Rinne en Weber

Om de ernst van het gehoorverlies in te schatten zijn de stemvorkproeven niet betrouwbaar. De testeigenschappen van deze stemvorkproeven zijn een stuk slechter dan die van de fluisterspraaktest of de (screenings)audiometer. Wel kunnen ze, als er geen afwijkingen worden gevonden bij otoscopie, aanvullende informatie geven over de aard van het gehoorverlies (geleidingsverlies of perceptief verlies) [2].

Beleid

Het belangrijkste bij ouderdomsslechthorendheid is het informeren van de patiënt over wat de aandoening precies inhoudt en wat de verwachting is voor de toekomst. Presbyacusis is een normaal verouderingsverschijnsel, waarbij het gehoor geleidelijk vermindert. Verder kan er ook oorsuizen optreden. Harde geluiden ervaart de patiënt vaak als hinderlijk. Ook het richtinghoren kan beperkt zijn, waardoor het verstaan in een lawaaiige omgeving moeilijker wordt. De oorzaak van de slechthorendheid is vaak multifactorieel [2].

Wanneer een patiënt geen hoortoestel wil, wordt uitleg gegeven over de mogelijke winst van hoortoestellen en wordt informatie van Thuisarts meegegeven (https://tinyurl.com/hoortoestellen). Als de patiënt bij zijn keuze blijft, wordt een controle over een halfjaar afgesproken.

Hoortoestel

Afhankelijk van de regio waar de patiënt woont, wordt voor het aanmeten van een hoortoestel direct naar de audicien verwezen of moet eerst de KNO-arts worden geconsulteerd. Bij een gehoorverlies van > 35 dB aan een of beide oren komt patiënt in aanmerking voor vergoeding van een hoortoestel [8]. Anno 2020 vergoedt de zorgverzekeraar 75 % van de kosten van het hoortoestel en de patiënt betaalt zelf een eigen bijdrage van 25 %. Soms wordt bij een aanvullende zorgverzekering meer vergoed.

Bij het aanmeten van een hoortoestel, wordt het Keuzeprotocol Hoorzorg doorlopen. Dit bestaat uit een aantal hoortests en het invullen van een vragenlijst. Uit de uitkomsten van de tests en vragenlijst volgt een categorie die aangeeft wat voor soort hoorhulpmiddel het best bij de persoon past om goed (thuis of op het werk) te kunnen functioneren.

De gehoorproblemen worden ingedeeld in vijf categorieën: van categorie 1 voor eenvoudige gehoorklachten tot en met 5 voor de meest complexe problemen. Ook hoortoestellen zijn in vijf categorieën ingedeeld. De bedoeling is dat de audicien een hoortoestel uit de juiste categorie aanmeet (fig. 32.1) [9].

De afwijkingen op de gehoormeting voorspellen slechts in geringe mate de tevredenheid met een hoortoestel. Factoren als de ervaren ernst van de gehoorproblemen, de (hoge) verwachtingen en sociale steun zijn meer bepalend voor het succes van de hoortoestelaanpassing.

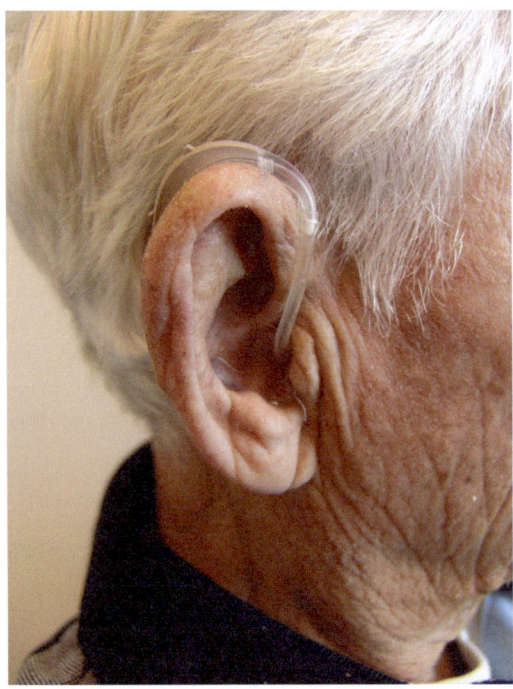

Figuur 32.1 Het meest gedragen hoortoestel bij ouderen is het achter het oor (AHO)-hoortoestel

Hoorhulpmiddelen

Naast of in plaats van hoortoestellen zijn er andere hoorhulpmiddelen die voor ouderen in aanmerking komen, zoals een ringleiding, waarschuwingssystemen, luisterhulp of tekst- of beeldtelefoon. Informatie hierover is te vinden op de website van de Nederlandse Vereniging voor Slechthorenden (NVVS).

Adviezen

Adviezen bij slechthorendheid staan op de websites van de NVVS (www.hoorwijzer.nl en www.nvvs.nl).

> **Wat is aangetoond?**
> Stark (2004) heeft aangetoond dat hoortoestellen het gehoor van oudere patiënten verbeteren en daarmee niet alleen diens eigen kwaliteit van leven, maar ook die van zijn naasten [10].
> Mulrow (1990) liet in een RCT (n = 188) zien dat gehoorrevalidatie met behulp van een hoortoestel een duidelijke verbetering gaf van het emotioneel, communicatief en sociaal functioneren van patiënten met een gemiddeld gehoorverlies van 40 dB ten opzichte van een controlegroep die bestond uit slechthorenden die nog op de wachtlijst stonden voor een hoortoestel. Deze gunstige resultaten waren na een jaar nog aantoonbaar [11].
> Cacciatore (1999) liet in een RCT (n = 1.332) zien dat een hoortoestel een positieve invloed had op de kwaliteit van leven en gaf ook een betere score op een depressieschaal [12].
> Snik (2013) toonde aan dat een minderheid van de patiënten met presbyacusis gebruikmaakt van een hoortoestel. Ondanks grote technologische ontwikkelingen in hoortoestellen, gericht op het verbeteren van tekortkomingen (o.a. gericht op fluitonderdrukking, richtmicrofoons, ruisonderdrukking en minimale oorstukjes), is het percentage slechthorende ouderen met hoortoestellen sinds 2005 nauwelijks veranderd [13].
> Gussekloo (2003) deed een prospectief cohortonderzoek onder 85-plussers (n = 454) van wie 367 (81 %) personen ernstig slechthorend waren. Twee derde van hen gebruikte geen hoortoestel. De helft van de groep met slechthorendheid voelde ook niet voor een hoorrevalidatieprogramma. De meest genoemde reden was dat de oudere geen behoefte had aan een hoortoestel voor het dagelijks functioneren [14].
> Popelka (1998) deed een cohortonderzoek (n = 1.629) waarbij bleek dat slechts 15 % van de patiënten met slechthorendheid een hoortoestel gebruikte. Bij analyse hing het gebruik van het hoortoestel samen met leeftijd, ernst van het gehoorverlies, spraakverstaanbaarheid en de hinder die men zelf ondervond van de slechthorendheid [15].
> Burton (2014) onderzocht in een systematische review (32 RCT's) of interventies gericht op verbetering van gebruik van

hoortoestellen effect sorteren. De conclusie was (met een lage kwaliteit van bewijs) dat er voor gehoorrevalidatie bij volwassenen en ouderen enig effect is te verwachten van zelfmanagementondersteuning en van complexe interventies in combinatie met zelfmanagementondersteuning [16].

In een systematische review van Dawes (2019) naar de relatie tussen slechthorendheid en dementie werd in drie van de zes hoortoestelonderzoeken een positieve impact van het gebruik van hoortoestellen gerapporteerd, terwijl in de andere drie geen impact van het gebruik van hoortoestellen op cognitieve achteruitgang rapporteerden. Meer onderzoek zou nodig zijn om het voordeel van gehoorinterventies op de lange termijn cognitieve uitkomsten te verduidelijken [17]. Deze uitkomsten worden ook in andere SR's bevestigd [18, 19].

Overwegingen bij comorbiditeit

Bij mensen met gehoorstoornissen komt diabetes tweemaal vaker voor dan bij mensen die geen slechthorendheid hebben. Ook bij mensen met duizeligheid en patiënten die vaak vallen komen gehoorstoornissen vaker voor [20]. Slechthorenden hebben een grotere kans op het ontwikkelen van dementie. Of het aanmeten van een hoortoestel het beloop gunstig beïnvloedt, is onduidelijk. Het zou wel de kwaliteit van leven gunstig kunnen beïnvloeden [17].

Aandachtspunten bij de verzorging

Bij mensen met een hoortoestel moeten de verzorgenden in de gaten houden of de batterij nog wel werken (tab. 32.1). De levensduur van batterijen hangt sterk af van het type batterij, het vermogen van het hoortoestel en het verbruik. Batterijen kunnen enkele dagen tot enkele weken meegaan.

Tabel 32.1 Problemen met het hoortoestel

probleem	oorzaak	oplossing
het hoortoestel fluit of piept	oorstukjes zitten niet goed in het oor	opnieuw inzetten
	oorstukjes sluiten niet goed of het slangetje is verstopt	oorstukjes laten nakijken bij de audicien
	de instellingen zijn niet juist	de audicien het hoortoestel opnieuw laten afstellen
	gehoorgang is verstopt door oorsmeer	oren laten uitspuiten
	het hoortoestel is niet correct geplaatst	het hoortoestel verwijderen en opnieuw plaatsen
het hoortoestel geeft geen geluid	het hoortoestel staat nog niet aan	het hoortoestel inschakelen
	de batterijen zijn (bijna) leeg	houd het hoortoestel in uw handen en zet het volume op de hoogste stand: als het toestel niet fluit, is de batterij waarschijnlijk leeg
	lege batterij	batterij vervangen
	verstopte geluidsuitgang	geluidsuitgang schoonmaken of oorsmeerfilter vervangen
	verstopte microfoonopening	microfoonopening schoonmaken met een borstel
vervormd geluid	vieze of geroeste batterijcontacten	batterijlade een paar keer openen en sluiten
	vieze of geroeste batterij	batterijoppervlakken schoonmaken met droge doek of batterij vervangen

Bij mensen met hoortoestellen wordt het zelfreinigend vermogen van het oor verstoord en komen vaker cerumenproppen voor. Oorsmeer kan de werking van het hoortoestel verstoren. Er zal daarom regelmatig moeten worden gecontroleerd of er sprake is van cerumenproppen.

Wanneer verwijzen?

Als de kans groot is dat het gehoorverlies het gevolg is van presbyacusis, is de motivatie voor het dragen van een hoortoestel een belangrijke voorwaarde voor een zinvolle verwijzing. De omstandigheden waarin het gehoor problemen geeft en de door de patiënt ervaren hinder spelen een belangrijke rol. Verbetering van het gehoor door middel van een hoortoestel is vooral te verwachten als de patiënt hinder ervaart bij het horen in een gesprek met één persoon.

Preventie en voorlichting

Het is zinvol om slechthorenden goed aan te kijken en duidelijk te articuleren. In een rustig tempo spreken is essentieel voor het verbeteren van de verstaanbaarheid. Opvoeren van het spraakvolume werkt vaak averechts.

Sommige beperkingen kunnen aanzienlijk worden verminderd met eenvoudige maatregelen, zoals het gebruik van een versterkte telefoon of deurbel. Ook zijn er hulpmiddelen om het geluid van televisie en radio beter te kunnen verstaan.

Als de slechthorendheid leidt tot beperkingen in het sociaal en cognitief functioneren, is het verstandig niet te lang te wachten met het laten aanmeten van een hoortoestel. Leren omgaan en bedienen van het toestel kost meer moeite naarmate men ouder wordt. Een hoortoestel verbetert het waarnemen van geluid, maar de meeste hoortoestellen kunnen voorgrondgeluid moeilijk onderscheiden van achtergrondlawaai. Vooral in een lawaaiige omgeving kan het resultaat daardoor soms tegenvallen.

Literatuur

1. Huizing EH, Snow GB, De Vries N, Graamans K, Van de Heyning P. Keel-neus-oorheelkunde en hoofdhalschirurgie. Houten: Bohn Stafleu van Loghum; 2009.
2. NHG-werkgroep Slechthorendheid. NHG-Standaard Slechthorendheid (tweede herziening). Huisarts Wet. 2014;57:302–12.
3. Kurniawan C, Westendorp RGJ, De Craen AJM, Gussekloo J, De Laat J, Van Exel E. Gene dose of apolipoprotein E and age-related hearing loss. Neurobiol Aging. 2012;33:2230.
4. Pronk M, Deeg DJ, Smits C, Twisk JW, Van Tilburg TG, Festen JM, Kramer SE. Hearing loss in older persons: does the rate of decline affect psychosocial health? J Aging Health. 2014;26:703–23.
5. Sardone R, Lampignano L, Guerra V, Zupo R, Donghia R, Castellana F, et al. Relationship between inflammatory food consumption and age-related hearing loss in a prospective observational cohort: results from the salus in apulia study. Nutrients. 2020;12(2):426.
6. Slechthorendheid bij ouderen. Bilthoven: Volksgezondheidenzorg.info; 2015. Available from: https://www.volksgezondheidenzorg.info/onderwerp/gehoorstoornissen/cijfers-context/huidige-situatie#node-prevalentie-slechthorendheid-huisartsenpraktijk (geraadpleegd februari 2020).
7. Smits C, Kramer SE, Houtgast T. Speech reception thresholds in noise and self-reported hearing disability in a general adult population. Ear Hear. 2006;27:538–49.
8. Auditieve hulpmiddelen. Diemen: Zorginstituut Nederland; 2020. Available from: https://www.zorginstituutnederland.nl/Verzekerde+zorg/hulpmiddelen-voor-slechthorenden-en-doven-zvw (uit de lijst de audiutieve/hoorhulpmiddelen) (geraadpleegd juli 2020).
9. https://hoortoestellen.info/zorgverzekering-vergoeding/hoortoestel-categorieen-volgens-zn-protocol.
10. Stark P, Hickson L. Outcomes of hearing aid fitting for older people with hearing impairment and their significant others. Int J Audiol. 2004;43:390–8.
11. Mulrow CD, Aguilar C, Endicott JE, Tuley MR, Velez R, Charlip WS, et al. Quality-of-life changes and hearing impairment. A randomized trial. Ann Intern Med. 1990;113:188–94.
12. Cacciatore F, Napoli C, Abete P, Marciano E, Triassi M, Rengo F. Quality of life determinants and hearing function in an elderly population. Osservatorio geriatrico campano study group. Gerontology. 1999;45:323–8.
13. Snik AF, Leijendeckers JM, Marres HA. Behandeling van ouderdomsslechthorendheid: hoortoestellen niet erg geliefd. Ned Tijdschr Geneeskd. 2013;157A5007.
14. Gussekloo J, De Bont LE, Von Faber M, Eekhof JA, De Laat JA, Hulshof JH, et al. Auditory rehabilitation of older people from the general population: the Leiden 85-plus study. Br J Gen Pract. 2003;53:536–40.

Literatuur

15. Popelka MM, Cruickshanks KJ, Wiley TL, Tweed TS, Klein BE, Klein R. Low prevalence of hearing aid use among older adults with hearing loss: the epidemiology of hearing loss study. J Am Geriatr Soc. 1998;46:1075–8.
16. Burton MJ, Adams ME, Rosenfeld RM. Cochrane corner: interventions to improve hearing aid use in adult auditory rehabilitation. Otolaryngol Head Neck Surg. 2014;151:930–3.
17. Dawes P. Hearing interventions to prevent dementia. HNO. 2019;67(3):165–71.
18. Amieva H, Ouvrard C. Does treating hearing loss in older adults improve cognitive outcomes? A review. J Clin Med. 2020;9(3):805.
19. Dawes P, Wolski L, Himmelsbach I, Regan J, Leroi I. Interventions for hearing and vision impairment to improve outcomes for people with dementia: a scoping review. Int Psychogeriatr. 2019;31(2):203–21.
20. Stam M, Kostense PJ, Lemke U, Merkus P, Smit JH, Festen JM, et al. Comorbidity in adults with hearing difficulties: which chronic medical conditions are related to hearing impairment? Int J Audiol. 2014;53:392–401.

33 Duizeligheid

Arlette de Voogd

Kernpunten

- De indeling van duizeligheid naar aard (draaiduizeligheid, licht in het hoofd of bewegingsonzekerheid), geeft houvast voor de differentiaaldiagnose.
- Bij meer dan de helft van de patiënten is een cardiovasculaire aandoening de hoofdoorzaak en bij ongeveer een kwart draagt medicatie bij aan de klacht; duizeligheid bij ouderen heeft echter meestal meer dan één oorzaak.
- Een multifactoriële aanpak helpt om de verschillende oorzaken te identificeren en – indien mogelijk – gefaseerd aan te pakken.
- Er is risico op onderhandeling van duizeligheid: enerzijds door onderrapportage door ouderen, anderzijds omdat huisartsen relatief onbekend zijn met de therapeutische opties, zoals de Epley-manoeuvre bij BPPD of vestibulaire revalidatie bij chronische draaiduizeligheid.

Definitie

Er zijn drie vormen van duizeligheid: draaiduizeligheid (vertigo), licht in het hoofd (presyncope) en bewegingsonzekerheid (desequilibrium). De patiënt heeft respectievelijk het gevoel dat hij zelf of de wereld om hem heen beweegt, van bijna-flauwvallen of voelt zich onvast ter been. Bij ouderen kunnen de verschillende vormen van duizeligheid los van elkaar, afwisselend en/of tegelijkertijd voorkomen [1, 2].

Etiologie/pathogenese

Voor het bewaren van evenwicht is integratie van diverse sensorische systemen nodig: vestibulaire, visuele, proprio- en exteroceptie. Daarnaast zijn neuromusculaire reflexbanen nodig en voldoende kracht in romp en onderste extremiteiten om lichaamsstabiliteit te genereren als reactie op de ervaren stimuli. Als een van de systemen uitvalt, treedt meestal een compensatiemechanisme vanuit een van de andere systemen op. Duizeligheid kan het gevolg zijn van een aandoening in één of van disfunctie in meerdere van de betrokken systemen. Dit laatste speelt vaak bij ouderen en maakt dat duizeligheid ook als geriatrisch syndroom gezien wordt.

Bij veel van de ouderen met klachten van duizeligheid is er sprake een langdurig beloop. Duizeligheid leidt tot problemen in het dagelijks functioneren en is geassocieerd met depressie, slecht ervaren gezondheid, verminderde kwaliteit van leven, vallen en toename van directe en indirecte zorgkosten [1–4].

Differentiaaldiagnose

De differentiaaldiagnose van duizeligheid is uitgebreid. Bij ouderen komen cardiovasculaire oorzaken, orthostase, beroerte, BPPD en duizeligheid als gevolg van medicatie relatief vaker voor dan op jongere leeftijd. Neuritis vestibularis, labyrintitis en de ziekte van Ménière en vestibulaire migraine worden zelden als nieuwe diagnose op oudere leeftijd gesteld [1, 3]. De indeling van duizeligheid naar aard (draaiduizeligheid, licht in het hoofd of bewegingsonzekerheid), geeft houvast voor de differentiaaldiagnose.

In de differentiaaldiagnostiek wordt aanbevolen een multifactoriële benadering te hanteren, omdat bij ouderen vaak sprake is van meerdere vormen van duizeligheid tegelijkertijd én van meerdere aandoeningen die een rol kunnen spelen in het ontstaan van de klachten (tab. 33.1) [3, 4].

Oorzaken van draaiduizeligheid

- *Benigne paroxysmale positieduizeligheid (BPPD):* kortdurende, aanvalsgewijze draaiduizeligheid, uitgelokt door standsverandering van het hoofd.
- *Beroerte in het vertebrobasilaire stroomgebied*: acute duizeligheid met neurologische uitvalsverschijnselen (ataxie, diplopie, dysartrie, dysfagie of centrale nystagmus).
- *Chronisch vestibulair syndroom:* langdurige draaiduizeligheid, waarbij het compensatiemechanisme dat normaalgesproken optreedt bij uitval van het vestibulair systeem, faalt.

Minder vaak als nieuwe diagnose op oudere leeftijd:

- *Neuritis vestibularis:* dagenlang durende hevige duizeligheid met misselijkheid en braken zonder neurologische uitvalsverschijnselen. Bij labyrintitis zijn er dan tevens klachten van oorsuizen en/of gehoorverlies.
- *Ziekte van Ménière:* terugkerende aanvallen van draaiduizeligheid met progressief gehoorverlies en oorsuizen. Er is geen uitlokkende factor.
- *Vestibulaire migraine:* meerdere aanvallen van duizeligheid met kenmerken van migraine bij de helft van de aanvallen én een voorgeschiedenis met migraine.

Oorzaken van licht gevoel in het hoofd

- *Orthostase*: klachten bij opstaan vanuit liggende en/of zittende houding.
- *Cardiovasculaire oorzaak*: duizeligheid soms in combinatie met hartkloppingen, vertraagde hartslag, transpireren, bleek zien en/of inspanningsgebonden klachten.
- *Psychische aandoeningen*: duizeligheidsklachten in combinatie met angst en/of somberheid.

Oorzaken van bewegingsonzekerheid

- Gewrichtsaandoeningen, verminderde spierkracht.
- Neurologische aandoeningen, bijvoorbeeld coördinatie- en evenwichtsproblemen bij de ziekte van Parkinson of polyneuropathie.
- Cognitieve achteruitgang/dementie.
- Verminderde visus.

Tabel 33.1 Soorten duizeligheid en belangrijkste oorzaken van duizeligheid bij ouderen. Bron: Maarsingh et al. (2010) [7]

aard van de duizeligheid
– presyncope 69 %
– vertigo 41 %
– bewegingsonzekerheid 41 %
– meer dan één type duizeligheid 44 %

oorzakelijke factoren
– cardiovasculaire aandoeningen 57 %
– perifere vestibulaire aandoening 14 %
– psychiatrische aandoening 10 %
– bijwerking medicatie als bijdragende factor 23 %

Overige oorzaken

- *Alcohol, drugs.*
- *Medicatie:* ototoxische medicatie (o.a. aminoglycosiden, lisdiuretica), antihypertensiva, psychoactieve medicatie (o.a. benzodiazepinen, antidepressiva, antipsychotica, opioiden), antihistaminen, anticholinergica, spierrelaxantia.
- *Hypoglykemie*: kan duizeligheid geven, al dan niet in combinatie met transpireren, verwardheid, prikkelbaarheid en visusklachten. Extra alertheid is nodig bij het gebruik van sulfonylureumderivaten of van insuline [5].
- *CO-intoxicatie*: chronische CO-intoxicatie is lastig te herkennen. Kachels, geiser, cv-ketels en waterpijpen zijn beruchte bronnen. De klachten zijn gebonden aan verblijf in een bepaalde ruimte, maar dat is alleen te herkennen als de patiënt de ruimte ook weleens verlaat [6].

Epidemiologie

Van de mensen ouder dan 65 jaar ervaart 30 % een vorm van duizeligheid, oplopend tot 50 % bij mensen boven de 85 jaar [7]. Eén op de tien ouderen bezoekt minstens eenmaal per jaar de huisarts in verband met klachten van duizeligheid; 70 % van deze patiënten heeft al langer dan zes maanden klachten [4]. De jaarprevalentie van duizeligheid bij ouderen is ongeveer 12 % [1]. Hiervan wordt het grootste deel door de huisarts zelf behandeld. Bij 60 % van de ouderen met klachten van duizeligheid is er sprake van twee of meer oorzaken. Bij 20–40 % vindt de huisarts geen verklaring voor de duizeligheid [1, 8, 9].

Waarmee komt de patiënt?

Duizeligheid is meestal niet primair de reden om de huisarts te raadplegen. De klacht wordt zijdelings genoemd, als de patiënt voor iets anders bij de dokter is. Dit kan ten onrechte de indruk wekken dat de negatieve effecten die de patiënt van duizeligheid ervaart, niet zo ernstig zijn. Als een patiënt de klacht duizeligheid bespreekt, kan er een zorg voor een onderliggende aandoening achter schuilgaan of de wens om de gevolgen van de klacht te verminderen [9]. De huisarts kan actief informeren naar klachten van duizeligheid bij patiënten die weinig meer de deur uit komen, bij patiënten die vallen of bij patiënten die medicatie gebruiken die duizeligheid kan veroorzaken.

Anamnese

De huisarts houdt er rekening mee dat er verschillende vormen van duizeligheid tegelijkertijd aanwezig kunnen zijn met meerdere oorzaken en vraagt naar [1, 2]:

- de aard van de duizeligheid (draaiduizeligheid, licht in het hoofd of bewegingsonzekerheid);
- uitlokkende factoren en context:
  - bij opstaan, lang staan, positieverandering van hoofd of bij inspanning;
  - spanning of stress;
  - medicatie-, alcohol- en drugsgebruik;
- de duur en het beloop van de klacht:
  - seconden, minuten, uren of dagen?
  - eenmalig, terugkerend of continu?
- de ernst van de klacht en de gevolgen voor het dagelijks leven;
- begeleidende verschijnselen:
  - vallen;
  - misselijkheid/braken;
  - oorklachten: minder horen, oorsuizen, druk op het oor;
  - neurologische verschijnselen: dubbelzien, articulatieproblemen, motorische uitval, coördinatiestoornissen, hoofd- of nekpijn;
  - tintelingen, droge mond, gevoelens van angst;
  - hartkloppingen.

Onderzoek

De huisarts verricht op indicatie de volgende onderzoeken [1, 2]:

- Bij hevige draaiduizeligheid: neurologisch onderzoek en 'head impulse test' (HIT) (kader 33.1) Neurologische uitvalsverschijnselen of een negatieve HIT passen bij een centrale, horizontale nystagmus en/of een positieve HIT bij een perifere oorzaak.
- Ter bevestiging van BPPD: Dix-Hallpike-kanteltest (kader 33.2). Het is bij ouderen niet noodzakelijk de beweging snel te maken of de nek ver te draaien of kantelen. Optreden van duizeligheid en nystagmus, na een latentieperiode, die in ernst toeneemt en dan weer verdwijnt is bewijzend voor BPPD. Optreden van duizeligheid zonder nystagmus wordt ook gezien als suggestief voor BPPD.
- Bij (episodes van) een licht gevoel in het hoofd, inspanningsgebonden klachten en/of hartkloppingen: pols, bloeddruk (liggend en staand), auscultatie hart en zo nodig een (Holter-)ECG. Er is sprake van orthostatische hypotensie als de systolische bloeddruk > 20 mg of de diastolische bloeddruk > 10 mmHg daalt binnen drie minuten na opstaan (H. 1 Orthostatische hypotensie).
- Bij bewegingsonzekerheid: gewrichtsonderzoek, spierkracht en sensibiliteit van onderste extremiteiten.
- Bij vermoeden van angst of depressie verricht de huisarts diagnostiek volgens de desbetreffende standaarden.

> **Kader 33.1 Head impulse test (HIT)**
> De patiënt wordt gevraagd de ogen op één punt te fixeren. De arts maakt vervolgens met het hoofd een snelle passieve hoofddraai van 15–20°.
> De HIT is negatief als de patiënt de ogen kan blijven fixeren tijdens de draai. Bij draaiduizeligheid is dit nagenoeg bewijzend voor centrale pathologie.
> De HIT is positief als het de patiënt niet lukt om de ogen gefixeerd te houden en een refixatiecassade (oogsprong) nodig heeft om opnieuw op het doel te fixeren. Dit kan duiden op perifere vestibulaire problemen of – in zeldzame gevallen – op problemen met de vascularisatie van het labyrint.
> Bron: Bouma et al. (2017) [1]

> **Kader 33.2 Dix-Hallpike-kanteltest**
> De patiënt zit met de benen vooruit op de onderzoeksbank, zodanig dat het hoofd in liggende positie net aan de bovenzijde over de rand van de bank komt (fig. 33.1). De onderzoeker draait de kin van de zittende patiënt 45° naar rechts en kantelt de patiënt vervolgens achterover tot het hoofd een hoek van ongeveer 30° maakt met de horizontale as. Vervolgens voert hij dezelfde procedure uit met het hoofd naar links gedraaid.

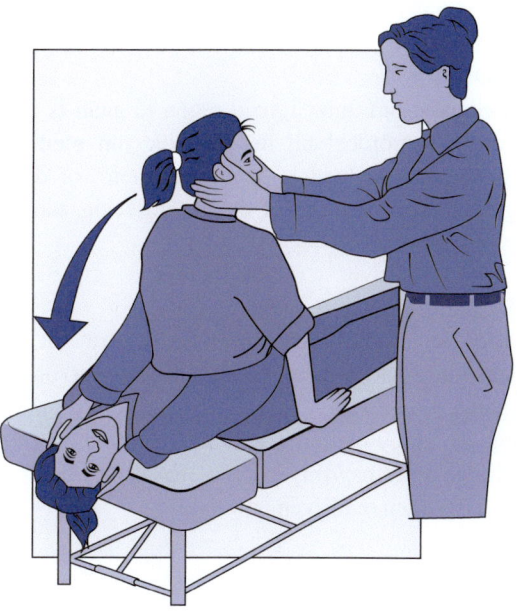

Figuur 33.1 Dix-Hallpike-kanteltest

> De Dix-Hallpike-kanteltest is positief als de duizeligheidsklachten worden opgeroepen door de manipulatie. Hierbij treedt vooral een rotatoire en in mindere mate een laterale nystagmus op, met de snelle fase naar het (aangedane) onderste oor toe. De nystagmus dooft meestal snel uit, binnen tien seconden. Bij gaan zitten ontstaat een kortdurende nystagmus de andere kant op.
>
> Bron: Bouma et al. (2017) [1]

Beleid

Uitleg

Bespreek de mogelijke oorzaak/oorzakelijke factoren en het doel van de behandeling: klachtenvrij, klachtenvermindering en/of verminderen van negatieve gevolgen. Bespreek bij langdurige, invaliderende klachten en multifactoriële oorzaak op welke manier de verschillende bijdragende factoren in fasen aangepakt kunnen worden. Het verdient dan aanbeveling om slechts één interventie tegelijkertijd in te zetten, omdat is gebleken dat de therapietrouw daalt bij het inzetten van meerdere interventies [1, 2, 10, 11].

Medicatie

Medicatie om duizeligheid tegen te gaan is niet zinvol. Beoordeel bij het gebruik van medicatie die van invloed is op duizeligheid, of deze gestaakt kan worden of dat de dosering aangepast kan worden.

Draaiduizeligheid

Voer bij BPPD de Epley-manoeuvre uit of laat deze door een fysiotherapeut uitvoeren (kader 33.3 en fig. 33.2). Eventueel kan de patiënt de Epley-oefening zelf thuis uitvoeren (zie filmpje op https://tinyurl.com/eEpley-beweging). Adviseer om te blijven bewegen.

Adviseer bij neuritis vestibularis bedrust. Tegen misselijkheid en braken kunnen anti-emetica voorgeschreven worden, mits ernstige pathologie is uitgesloten en er geen contra-indicaties zijn.

Behandel bij vestibulaire migraine de onderliggende hoofdpijn en misselijkheid conform de NHG-Standaard Hoofdpijn.

Bij het chronisch vestibulair syndroom is vestibulaire revalidatie onder begeleiding van een fysiotherapeut zinvol. Hierbij doet de patiënt dagelijks oefeningen, zodat het lichaam went aan de verstoorde signalen vanuit het beschadigde evenwichtsorgaan [11].

Licht gevoel in het hoofd

Bij orthostase is het advies om rustig overeind te komen. Soms helpen steunkousen om de klachten te verminderen (H. 1 Orthostatische hypotensie).

Behandel bij verminderde cardiac output als gevolg van hartfalen, hartritmestoornis of bloeddrukverlagende medicatie onderliggende aandoening indien mogelijk.

> **Kader 33.3 Epley-manoeuvre**
> Na een positieve Dix-Hallpike-kanteltest wordt de manoeuvre van Epley uitgevoerd. De kin van de patiënt wordt gedraaid naar het aangedane oor. Als de patiënt ligt en de duizeligheid is afgezwakt, wordt de kin 90° doorgedraaid naar de andere kant. Na ongeveer 30 seconden draait de patiënt door op de zij waar de kin net naartoe verplaatst is, waarbij het hoofd 45° ten opzichte van de romp geroteerd blijft. Vervolgens mag de patiënt weer gaan zitten met de benen recht vooruit op de bank en het hoofd in de neutrale positie. Het is mogelijk de procedure vaker te herhalen als het resultaat na de eerste keer onvoldoende is.
>
> Bron: Bouma et al. (2017) [1]

Beleid

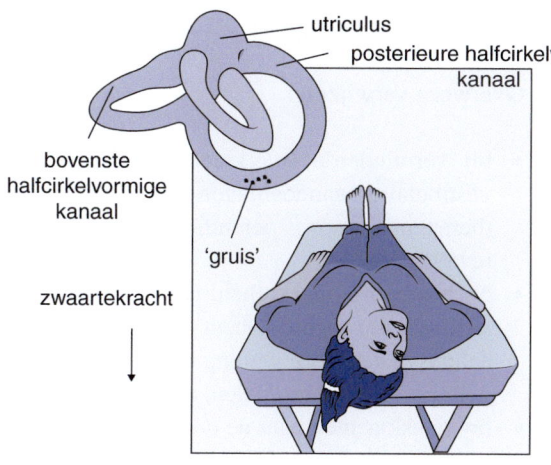
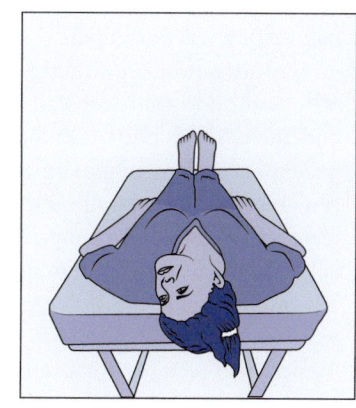
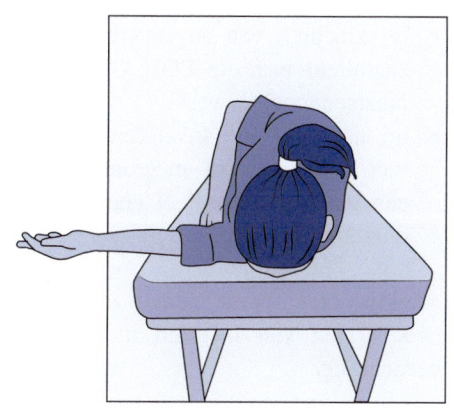
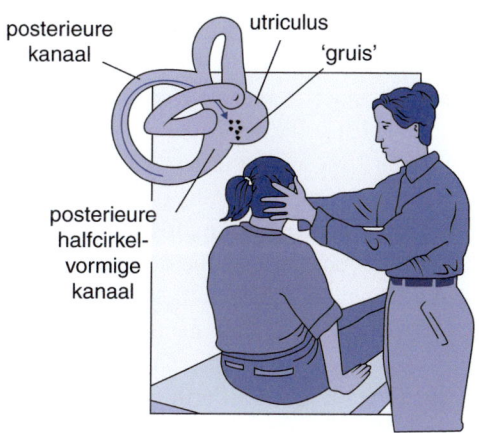

Figuur 33.2 Epley-manoeuvre

Bewegingsonzekerheid

Adviseer het gebruik van stevig, ondersteunend schoeisel en het gebruik van hulpmiddelen (wandelstok, rollator of looprek). Ontraad het dragen van een multifocale bril bij lopen en wandelen. Als er tevens sprake is van (risico op) vallen, kan de patiënt gebaat zijn met een valtraining bij de fysiotherapeut.

> **Wat is aangetoond?**
> Van de Epley-maneouvre bij BPPD is de effectiviteit duidelijk aangetoond. Vergeleken met een imitatiemanoeuvre of geen behandeling geeft het significant vaker volledig herstel van de duizeligheid en tevens vaker conversie van positieve naar negatieve Dix Hallpike (resp. OR 4,42; 95 %-BI 2,62 tot 7,44, 5 onderzoeken, n = 273; en OR 9,62; 95 %-BI 6,02 tot 15,42, 8 onderzoeken, n = 507). Mogelijke bijwerkingen zijn misselijkheid (16–32 %) en nekklachten (enkele, niet nader gespecificeerd) [11].
> Er is matig tot sterk bewijs voor de effectiviteit van vestibulaire revalidatie (VR). Bij unilaterale perifere vestibulaire aandoeningen geeft het vermindering van klachten met een OR van 2,67 (95 %-BI 1,85 tot 3,86, 4 studies, n = 565). Alleen

bij BPPD zijn repositiemanoeuvres beter dan vestibulaire revalidatie.

Huisartsen maken weinig gebruik van VR, waardoor een deel van de patiënten onderbehandeld blijft. Online VR is een goedkoop en laagdrempelig alternatief. In een recente gerandomiseerde gecontroleerde trial in huisartsenpraktijken werd het effect van zes weken durend online VR-programma en een vergelijkbaar programma, gecombineerd met face-to-face-sessies met een fysiotherapeut, vergeleken met een controlegroep die gangbare adviezen kreeg zonder VR. Bij zowel de stand-alone online als bij de gecombineerde VR werd een daling van duizeligheidssymptomen gevonden na drie en na zes maanden vergeleken met de controlegroep [12].

Een recente clustergerandomiseerde gecontroleerde trial in de Nederlandse huisartspraktijk naar multifactoriële interventie voor duizeligheid (medicatiebeoordeling, psychische begeleiding en/of oefentherapie) toonde geen effect op duizeligheid, valfrequentie, angst of de kwaliteit van leven, en de therapietrouw was laag. De interventie verlaagde het aantal gebruikte medicamenten wel significant [13].

Overwegingen bij comorbiditeit

Bij elke oudere met klachten van duizeligheid verdient het aanbeveling om na te gaan of er sprake is van comorbiditeit of medicatie die een rol speelt bij het ontstaan, in stand houden of verergeren van de klacht (zie par. Etiologie/pathogenese). Indien medicatie wordt aangepast, dient de kans op verbetering van de duizeligheid op te wegen tegen het risico dat deze aanpassing in medicatie met zich meebrengt.

Wanneer verwijzen?

Overweeg verwijzing:

- bij verminderde spierkracht of bij perifere vestibulaire aandoeningen naar de fysiotherapeut voor oefentherapie/vestibulaire revalidatie;
- bij bewegingsonzekerheid of verhoogd valrisico naar de ergotherapeut voor bijvoorbeeld aanpassingen in de woning en advies voor het gebruik van hulpmiddelen, enzovoort;
- bij visusklachten naar de oogarts of opticien;
- bij de ziekte van Ménière met acuut progressief gehoorverlies naar de KNO-arts;
- bij ernstige klachten van vestibulaire migraine naar de neuroloog;
- bij klachten van angst, somberheid of eenzaamheid naar de POH GGZ, GGZ of het maatschappelijk werk;
- bij aanhoudende invaliderende duizeligheid met onbekende of meerdere oorzaken naar een geriater, valpoli of een multidisciplinair duizeligheidscentrum.

Verwijs met spoed, tenzij er afspraken zijn over afzien van insturen of behandeling, bij verdenking:

- TIA of CVA (plotselinge duizeligheid met uitvalsverschijnselen) naar neuroloog;
- subarachnoïdale bloeding/dissectie arteria vertebralis (acute duizeligheid met hevige hoofd- of nekpijn, al dan niet na een trauma capitis);
- behandelbare hartritmestoornissen naar de cardioloog;
- CO-intoxicatie naar de internist.

Preventie en voorlichting

Duizeligheid verhoogt onder meer het risico op vallen en op eenzaamheid. Preventieve maatregelen kunnen bestaan uit een medicatiereview, aanpassingen in huis en directe omgeving, gebruik van hulpmiddelen, deelname aan beweegprogramma's, valtraining, vergroten en verbeteren van het sociale netwerk. Meer informatie over passende interventies is te vinden op de website van loket gezond leven: www.loketgezondleven.nl/.

Literatuur

1. Bouma M, De Jong J, Dros J, Maarsingh OR, Moormann KA, Smelt AFH, Van den Dool-Markus CAM, Van Dongen JJAM. NHG-Standaard Duizeligheid (eerste herziening). Huisarts Wet. 2017;60(7):348–56.
2. Bruintjes TjD, Aalten CM, Kelders WPA, Lambooij SLE, Van Leeuwen RB, Verhagen WIM, et al. Duizeligheid bij ouderen. Utrecht NVNKO, 2015. Available from: http://richtlijnendatabase.nl/richtlijn/duizeligheid_bij_ouderen/anamnese_bij_duizeligheid_bij_ouderen.html (geraadpleegd januari 2020).
3. Alyono JC. Vertigo and dizziness. Understanding and managing fall risk. Otolaryngol Clin North Am. 2018;51(4):725–40.
4. Stam H, Van der Horst HE, Smalbrugge M, Maarsingh OR. Chronische duizeligheid bij ouderen. Ned Tijdschr Geneeskd. 2015;159:A8301.
5. Freeman J. Management of hypoglycemia in older adults with type 2 diabetes. Postgrad Med. 2019;131(4):241–50.
6. Bontemps JJ, Meijer EE. Koolmonoxide-intoxicatie. Huisarts Wet. 2018;61(7). https://doi.org/10.1007/s12445-018-0199-8.
7. Maarsingh OR, Dros J, Schellevis FG, Van Weert HC, Van der Windt DA, Ter Riet G, et al. Causes of persistent dizziness in elderly patients in primary care: a diagnostic study based on panel diagnosis. Ann Fam Med. 2010;8:196–205.
8. Maarsingh OR, Dros J, Schellevis FG, Van Weert HC, Bindels PJ, Van der Horst HE. Dizziness reported by elderly patiënts in family practice: prevalence, incidence, and clinical characteristics. BMC Family Practice. 2010;41:2.
9. Stam H, Maarsingh OR, Heymans MW, Van der Wouden JC, Van der Horst HE. Predicting an unfavorable course of dizziness in older patients. Ann Fam Med. 2018;16:428–35.
10. Stam H, Wisse M, Mulder B, Van der Woude JC, Maarsingh OR, Van der Horst HE. Dizziness in older people: at risk of share therapeuti nihilisme between patiënt and physician. A qualitative study. BMC Fam Pract. 2016;17:74.
11. Hilton MP, Pinder DK. The Epley (canalith repositioning) manoeuvre for benign paroxismal positional vertigo. Cochrane Database Syst Rev. 2014;11:CD003162.
12. Van Vugt VA, Van der Wouden JC, Essery R, Yardley L, Twisk JWR, Van der Horst HE, Maarsingh OR. Internet based vestibulair revalidation with and without physiotherapy support for adults aged 50 and older with a chronic vestibualr syndrome in general practice: three armed randomised controlled trial. BMJ. 2019;367:15922.
13. Stam H, Van der Wouden JC, Hugtenburg JG, Twisk JWR, Van der Horst HE, Maarsingh OR. Effectiveness of a multifactorial intervention for dizziness in older people in primary care: a cluster randomised controlled trial. PLoS ONE. 2018;13(10):e0204876.

Deel IV
Mond

Xerostomie/droge mond

Sumya Khaliq

Kernpunten

- Een droge mond komt vaak voor bij ouderen, maar is op die leeftijd niet fysiologisch.
- De meest voorkomende oorzaak is het gebruik van anticholinergica.
- Een droge mond kan ook veroorzaakt worden door dehydratie en door aandoeningen van het centrale zenuwstelsel of de speekselklieren.
- Symptomatische behandeling bestaat uit regelmatig drinken van kleine hoeveelheden water, het vermijden van droge, zware voeding, het vermijden van alcohol en roken en het stimuleren van de speekselproductie door kauwgom en zure producten.
- Mucinebevattend kunstspeeksel is effectief, maar niet langer dan twee uur.

Definitie

Een subjectief gevoel van droge mond wordt xerostomie genoemd. Dit kan een gevolg zijn van verminderde speekselsecretie, maar de klachten kunnen ook voorkomen zonder dat er sprake is van een objectief verminderde speekselproductie.

Etiologie/pathogenese

Xerostomie komt vaker voor bij ouderen. Dit komt doordat de onderliggende oorzaken frequenter op oudere leeftijd voorkomen. Bij gezonde ouderen blijft de speekselproductie intact. De vele mogelijke oorzaken voor xerostomie zijn in vier groepen te verdelen [1].

- *Aandoeningen van het centrale zenuwstelsel (CZS)*. Emotionele factoren, zoals stress, angst, opwinding en depressie, verminderen de speekselproductie, evenals maligniteiten en de ziekte van Parkinson. Ook encefalitis, intracraniële tumoren, cerebrale vasculaire aandoeningen en neurochirurgische ingrepen kunnen de autonome innervatie van de speekselklieren verstoren en zo tot een verminderde speekselproductie leiden.
- *Bijwerkingen van geneesmiddelen*. Meer dan vijfhonderd geneesmiddelen kunnen een droge mond geven [2]. Daarom moet bij klachten van een droge mond altijd naar het medicatiegebruik gevraagd worden. De belangrijkste groepen zijn:
  - anticholinergica, zoals antiparkinsonmiddelen en spasmolytica;
  - antidepressiva en antipsychotica;

- antihypertensiva (clonidine en bètablokkers, in mindere mate ACE-remmers);
- antihistaminica (bijv. promethazine);
- diuretica;
- sedativa.
- *Aandoeningen van de speekselklieren zelf.* Systemische aandoeningen die een droge mond kunnen geven, zijn diabetes mellitus, reumatoïde artritis, syndroom van Sjögren, systemische lupus erythematodes en systemische amyloïdose [3]. Chronische sialoadenitis, meestal beperkt tot een van de oorspeekselklieren, kan worden veroorzaakt door speekselstenen of tumoren die de afvoergang blokkeren, of door een bacteriële infectie door retrograde migratie vanuit de mond. Radiotherapie veroorzaakt een irreversibele, progressieve atrofie van de speekselklieren, waardoor zowel het volume als de kwaliteit van het speeksel vermindert.
- *Dehydratie.* Een verstoring van de vochtbalans door bijvoorbeeld braken en diarree, transpireren, slechte algemene conditie of een grote bloeding kan de speekselproductie belemmeren. Als gevolg hiervan kan een acute sialoadenitis ontstaan.

Een verminderde speekselproductie geeft behalve problemen bij het eten en spreken ook een verhoogde kans op infecties in de mond vanwege de bacteriostatische werking van het speeksel. Aandoeningen van het mondslijmvlies, zoals gingivitis, stomatitis en schimmelinfecties, kunnen het gevoel van een droge mond veroorzaken, maar kunnen ook juist het gevolg zijn van een verminderde speekselproductie [3].

Epidemiologie

De klacht 'droge mond' lijkt vooral bij ouderen voor te komen. In de literatuur wordt over een 'veelvoorkomende klacht' gesproken, maar gegevens over de prevalentie ontbreken. In de Nederlandse morbiditeitsregistraties valt xerostomie onder ICPC-code D20 (symptomen/klacht mond, tong en lippen), waarvan de incidentie 10,3 en de prevalentie 9,0 per 1.000 patiënten per jaar is [4, 5]. Veelal zal de klacht 'droge mond' niet als een aparte episode geregistreerd worden, maar onder de onderliggende aandoening. De werkelijke incidentie en prevalentie liggen waarschijnlijk een stuk hoger.

Waarmee komt de patiënt?

Patiënten klagen over het gevoel een droge mond te hebben. Andere klachten zijn moeilijkheden bij het doorslikken, moeilijkheden bij het kauwen, smaakverlies, spraakproblemen, slechte adem, een branderig of pijnlijk gevoel van tong en slijmvliezen en moeilijkheden bij het dragen van de gebitsprothese.

Anamnese

De huisarts vraagt naar:

- problemen met slikken, praten, kauwen, proeven en slechte adem;
- pijnklachten van tong of mond;
- medicijngebruik;
- reeds bekende (al dan niet actuele) comorbiditeit;
- lokale bestraling in het hoofd-halsgebied;
- klachten wijzend op een onderliggende systemische aandoening (bijv. diabetes mellitus).

Onderzoek

Bij inspectie van de mond let de huisarts op aanwezigheid van vocht in de mond, atrofie, bleekheid van de slijmvliezen en een bobbelige droge tong. Verder let de huisarts op de aanwezigheid van eventuele fissuren en ulceraties, *Candida*-infectie, gingivitis en toename van tandplaque, ontsteking van de speekselklieren en speekselstenen.

Bij een vermoeden van onderliggende pathologie (zoals diabetes mellitus of reumatoïde artritis) kan laboratoriumonderzoek (glucose en HbA_{1c}, respectievelijk anti-CCP) worden verricht.

Beleid

Behandelen van de oorzaak
Allereerst wordt zo mogelijk een onderliggende ziekte of oorzaak van de droge mond behandeld of geëlimineerd. De meest voorkomende oorzaak van een droge mond bij ouderen is medicatie met een anticholinerg effect. Aanpassen van de medicatie kan de klachten verminderen of zelfs doen verdwijnen [4, 6].

Mondhygiëne
Voorlichting over een goede mondhygiëne is belangrijk ter voorkoming van infecties en cariës.

Voedingsadviezen
Deze zijn gericht op het verlichten van de klachten door het regelmatig drinken van kleine hoeveelheden water en het wegspoelen van voedsel met water, door het vermijden van droge, zware voeding, alcohol en roken, en door het stimuleren van de speekselproductie door kauwen (kauwgom) en het gebruiken van zure producten (citrusvruchten, zuurtjes).

Kunstspeeksel
Als de klachten ondanks bovengenoemde adviezen onvoldoende verminderen, kunnen kunstspeeksel of speekselproductie-stimulerende middelen worden voorgeschreven. Kunstspeeksel bevat meestal carboxymethylcellulose of mucine. Mucinebevattende preparaten blijken het effectiefst. Geen enkele soort kunstspeeksel verlicht echter de klachten langer dan twee uur. Verschillende preparaten zijn als zelfzorgmiddel verkrijgbaar.

Medicatie
Pilocarpine (3dd 5 mg) wordt toegepast bij het Sjögren-syndroom en na bestraling. Het kan echter vervelende, dosisafhankelijke bijwerkingen geven (zweten, diarree, misselijkheid, bradycardie, verergering van glaucoom). Soms is een hogere dosis nodig, maar dan nemen ook de bijwerkingen toe. Bij leverfunctiestoornissen of ouderen is het raadzaam met een lagere dosis te starten (3dd 2,5 mg) [7, 8].

> **Wat is aangetoond?**
> De wetenschappelijke onderbouwing voor de werking van kunstspeeksel is zeer beperkt (weinig trials van goede kwaliteit) [9, 10]. Eén betrouwbare trial liet zien dat kunstspeekselspray met glycerol effectiever was dan een spray met wateroplossing (gestandaardiseerd verschil van 0,77; 95 %-BI 0,38 tot 1,15), wat gelijkstaat aan 2 punten op een 10-punts VAS-schaal voor droge mond. Pilocarpine gaf in verschillende gerandomiseerde onderzoeken een klinisch significante toename van de speekselproductie bij patiënten met xerostomie ten gevolge van bestraling van het hoofd-halsgebied [10]. Er wordt van pilocarpine een significante verbetering gemeld van klachten van droge mond bij patiënten met het syndroom van Sjögren [6].

Overwegingen bij comorbiditeit

De oorzaken van een droge mond bij ouderen zijn legio. De vaak voorgeschreven medicatie van een onderliggend lijden dient dan ook regelmatig geëvalueerd te worden. Is causale behandeling mogelijk, dan staat dat natuurlijk voorop. Vaak zal symptomatische behandeling de enige mogelijkheid zijn.

Aandachtspunten bij de verzorging

Aandacht voor een goede mondverzorging (tandenpoetsen, kunstgebit reinigen en goed passend maken) is van belang. De hierboven beschreven voedingsadviezen behoeven bij deze patiëntengroep extra aandacht, omdat zij zelf niet altijd het initiatief kunnen nemen. Informeer daarom de verzorger, of mantelzorger van de patiënt over het verhoogde infectierisico in de mond.

Wanneer verwijzen?

Of en naar wie een patiënt met xerostomie verwezen wordt, hangt niet zozeer af van de droge mond, als wel van de onderliggende oorzaak. Meestal zal een onderliggende aandoening al bekend zijn. Bij aanwijzingen voor een auto-immuunziekte kan verwezen worden naar de reumatoloog; bij een aandoening van de speekselklieren naar de KNO-arts of de kaakchirurg.

Voorlichting en preventie

De frequent optredende xerostomie bij ouderen kan moeilijk worden voorkomen. Bij het voorschrijven van medicatie moet de huisarts zich realiseren dat xerostomie als onbedoeld neveneffect kan optreden; een andere keus kan in dat geval preventief werken.

Er moet op gewezen worden dat er bij xerostomie een verhoogde kans bestaat op het ontstaan van cariës en gingivitis, en dat het gebit dus extra aandacht moet krijgen.

Literatuur

1. Bassichis BA, Marple BF. Dry mouth and nose in the older patient. What every PCP should know. Geriatrics. 2002;57:22–4.
2. Tune LE. Anticholinergic effects of medication in the elderly patients. J Clin Psychiatry. 2001;62(Suppl 21):11–4.
3. Anil S, Vellappally S, Hashem M, Preethanath RS, Patil S, Samaranayake LP. Xerostomia in geriatric patients: a burgeoning global. J Investig Clin Dent. 2016;7(1):5–12.
4. Han P, Suarez-Durall P, Mulligan R. Dry mouth: a critical topic for older adult patiënts. J Prosthodont Res. 2015;59:6–19.
5. NIVEL. Zorgregistraties eerste lijn. Incidenties en prevalenties. Available from: https://www.nivel.nl/nl/nivel-zorgregistraties-eerste-lijn/incidenties-en-prevalenties (geraadpleegd januari 2020).
6. Villa A, Connell CL, Abati S. Diagnosis and management of xerostomia and hyposalivation. Ther Clin Risk Manag. 2014;11:45–51.
7. Oltheten JM. Farmacotherapeutische richtlijn Droge mond/xerostomie. Utrecht: NHG; 2004. Available from: https://richtlijnen.nhg.org/behandelrichtlijnen/droge-mond-xerostomie#volledige-tekst (geraadpleegd februari 2020).
8. Gil-Montoya JA, Silvestre FJ, Barrios R, Silvestre-Rangil J. Treatment of xerostomia and hyposalivation in the elderly: a systematic review. Med Oral Patol Oral Cir Bucal. 2016;21(3):e355–66.
9. Furness S, Worthington HV, Bryan G, Birchenough S, McMillan R. Interventions for the management of dry mouth: topical therapies. Cochrane Database Syst Rev. 2011;12:CD008934.
10. Epstein JB, Stevenson-Moore P. A clinical comparative trial of saliva substitutes in radiation-induced salivary gland hypofunction. Spec Care Dentist. 1992;12:21–3.

Perlèche/ragaden aan de mondhoeken

35

Alev Karasu

Kernpunten

- Ragaden komen vaak voor bij ouderen door plooivorming in de mondhoeken.
- *Candida albicans* en *Staphylococcus aureus* zijn de meest voorkomende pathogenen.
- Patiënten met eczeem, psoriasis of een kunstgebit hebben vaker last van ragaden.
- Behandeling met een barrièrecrème, antimycotische of eventueel antibiotische crème is meestal effectief.
- De aandoening kan hardnekkig zijn en heeft vaak een chronisch recidiverend beloop.

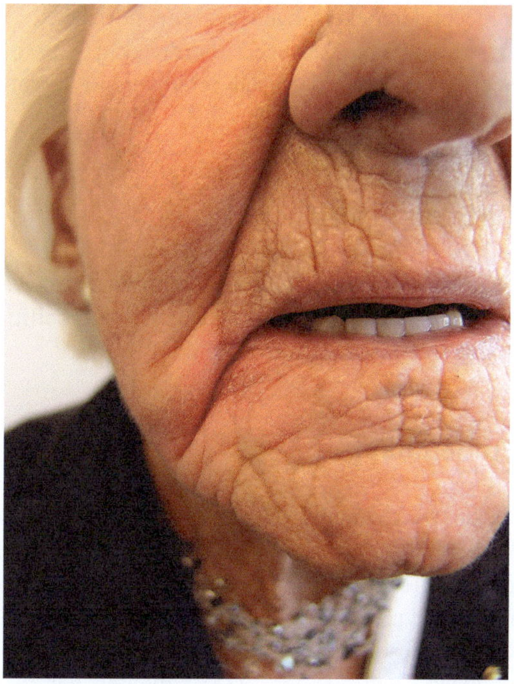

Figuur 35.1 Ragaden in de rechtermondhoek doordat in de plooi naast de mond de huid tegen elkaar aan ligt en vochtig blijft

Definitie

Mondhoekragaden, ook wel cheilitis angularis, perlèche of stomatitis angularis genoemd, worden gekenmerkt door erytheem, maceratie en fissuurvorming bij de mondhoeken, soms met korstvorming en uitbreiding naar de aangrenzende huid (fig. 35.1) [1, 2].

Etiologie/pathogenese

Bij het ontstaan van ragaden bij ouderen spelen verandering in de mondstructuur vaak een rol. Plooivorming in de mondhoeken ten gevolge van tandenloosheid, het dragen van gebitsprothesen, verminderde elasticiteit van de huid of gewichtsverlies zorgt dat speeksel zich ophoopt in de mondhoeken met maceratie tot gevolg. Ook bestaat er een verband met een verhoogde speekselvloed, bijvoorbeeld door een niet-passend kunstgebit [1].

Ook droge lippen, waardoor kleine scheurtjes ontstaan in de mondhoeken, kunnen bijdragen

J. Eekhof et al. (Red.), *Kleine Kwalen en alledaagse klachten bij ouderen*,
https://doi.org/10.1007/978-90-368-2549-8_35

aan het ontstaan van perlèche. Patiënten met aanleg voor andere huidaandoeningen, zoals atopisch eczeem, seborroïsch eczeem en psoriasis, hebben eerder last van mondhoekragaden dan anderen.

Waarschijnlijk dragen infectieuze oorzaken vaak bij aan het ontstaan en in stand houden van de ragaden. Infectie met *Candida albicans* komt het meest voor, wat soms gepaard gaat met een secundaire bacteriële infectie met stafylokokken en eventueel streptokokken [3].

In zeldzame gevallen bestaat er een relatie met ijzer- en vitamine-B-deficiëntie [4]. Infecties in mond, keel en neus kunnen volgens sommige onderzoekers eveneens een oorzaak zijn. De aandoening kan zeer hardnekkig zijn en heeft vaak een chronisch recidiverend beloop [5].

Differentiaaldiagnose

Overweeg eventueel de diagnosen contacteczeem, liplik-eczeem, koortslip of cheilitis actina (actinische keratose op de lip).

Epidemiologie

In de praktijk blijken ragaden een veelvoorkomende kwaal bij ouderen. De incidentie en prevalentie zijn uit de Nederlandse morbiditeitsregistratie niet af te leiden omdat het geen aparte ICPC-codering kent. Hodgkin gaf in 1978 een incidentie van 1,3 per 1.000 patiënten per jaar in de huisartspraktijk, maar tekende daarbij aan dat er waarschijnlijk sprake was van onderrapportage [1]. Terwijl in de meeste literatuur een groot deel van de patiënten met mondhoekragaden een kunstgebit heeft, was de prevalentie in een geselecteerde orthodontische patiëntpopulatie 11 % en in een verpleeghuispopulatie met eigen tanden 29 %. Goede mondhygiëne was gecorreleerd met een lagere prevalentie [5, 6].

Waarmee komt de patiënt?

Patiënten gaan met ragaden van de mondhoeken naar de huisarts omdat de aandoening pijnlijk kan zijn, kan jeuken en meestal ontsierend is. Aangezien de aandoening zich kan uitbreiden naar de omliggende huid en gepaard kan gaan met crustae en fissuren, maken de patiënten zich soms zorgen over een ernstige huidaandoening.

Anamnese

De huisarts vraagt naar:

- het beloop van de aandoening;
- klachten in mond, keel of neus;
- aanwijzingen voor een (chronische) ontsteking;
- gewoonten zoals kwijlen en likken aan de mondhoeken;
- het dragen van een kunstgebit en of het goed passend is.

Onderzoek

De huisarts beoordeelt de uitgebreidheid van de laesies en of er aanwijzingen zijn voor een secundaire bacteriële infectie (impetiginisatie). Door inspectie van de mond- en keelholte wordt gezocht naar aanwijzingen voor stomatitis of andere infecties. Ook let de huisarts op andere huidaandoeningen, zoals atopisch eczeem, seborroïsch eczeem of psoriasis.

Onderzoek naar *Candida albicans* of bacteriële verwekkers is weinig betrouwbaar en derhalve niet zinvol. Alleen bij ernstige, progressieve huidinfecties is het geïndiceerd om een kweek af te nemen.

Beleid

Barrièrecrème
Vaak treedt herstel op wanneer een neutrale crème op de mondhoeken wordt gesmeerd, met als doel deze te beschermen tegen irritatie door speeksel en maceratie [3, 7].

Antimycotische crème
Miconazolcrème 2 %, al dan niet gecombineerd met een lokaal desinfecterend middel, bijvoorbeeld chloorhexidinecrème FNA, tweemaal daags aan te brengen. Deze behandeling dient minimaal twee weken achtereen te worden volgehouden; soms is behandeling tot vijf weken noodzakelijk [7]. Er lijkt geen meerwaarde voor het toevoegen van topische corticosteroïden zoals hydrocortison [9].

Antibiotische crème
Alleen bij duidelijke aanwijzingen voor een bacteriële infectie, zoals gele crustae, kan gekozen worden voor fusidinezuurcrème 20 %, driemaal daags. Mupirocinecrème heeft alleen een plaats bij een bekende of aangetoonde resistentie van stafylokokken tegen fusidinezuur [8].

Orale antibiotica
Bij hardnekkig persisteren of duidelijke uitbreiding van de huidinfectie is een behandeling met orale antibiotica (flucloxacilline 3dd 500 mg gedurende zeven tot tien dagen) geïndiceerd [8].

Wat is aangetoond?
Het therapeutische beleid bij ragaden bij ouderen berust op consensus. We vonden geen gerandomiseerd gecontroleerd onderzoek naar de behandeling van ragaden. Wel is er vergelijkend onderzoek naar de behandeling van dermatomycosen als verzamelgroep (ragaden, intertrigo, tinea corporis, tinea cruris, luierdermatitis, enz.). De effectiviteit van placebo, een basiszalf, toont een klinische en mycologische genezing van 0–52 % (n=9 studies). De effectiviteit van lokale imidazolpreparaten toont hierbij een mycologische genezing van 78–100 % (n=8 studies) en een klinische genezing van 44–100 % (n=15 studies). De effectiviteit van lokale imidazolpreparaten zijn onderling vergelijkbaar (n=3 studies). De resultaten kunnen niet worden gepoold wegens heterogeniteit in methoden en studiepopulaties. In een enkele studie toonde orale antimycotica geen voordeel ten opzichte van lokale imidazolpreparaten [9].

In een RCT bij 111 ouderen met eigen tanden werd preventief de orale hygiëne bevorderd en de ontwikkeling van ragaden tegengegaan door het dagelijks gebruik van chloorhexidine/xylitol kauwgom. Deze kauwgom is echter niet gemakkelijk verkrijgbaar en kan niet worden gebruikt door ouderen met een kunstgebit [6].

Overwegingen bij comorbiditeit

Het gebruik van miconazolcrème kan het antistollende effect van cumarinederivaten versterken en is dus relatief gecontra-indiceerd bij patiënten die deze middelen gebruiken. Clotrimazol- of ketoconazolcrème zijn dan alternatieven [10].

Aandachtspunten bij de verzorging

Adviezen voor goede mondverzorging zijn belangrijk. Patiënten met een kunstgebit hebben extra aandacht nodig: wordt het zorgvuldig gereinigd en past het goed? Barrièrecrème of zinkolie kunnen laagdrempelig worden geadviseerd. Intensieve begeleiding bij verzorgingsbehoeftige patiënten zal in een aantal gevallen onontbeerlijk zijn.

Wanneer verwijzen?

Verwijzing zal zelden noodzakelijk zijn. Bij een niet-passend kunstgebit kan de tandarts of tandtechnicus hulp bieden.

Preventie en voorlichting

Wanneer ragaden geïmpetiginiseerd zijn, kan de bacteriële infectie gemakkelijk worden overgedragen. Hygiënische maatregelen zijn dan van belang. Voorlichting over goede mondhygiëne en eventuele schadelijke gewoonten, zoals likken aan mondhoeken, kan preventief werken. Bij een kunstgebit verdienen zorgvuldige reiniging en regelmatige controle of het nog passend is de aandacht. Bij ouderen met eigen tanden wordt de orale hygiëne bevorderd en de ontwikkeling van ragaden tegengegaan door het dagelijks gebruik van chloorhexidine/xylitolkauwgom.

Literatuur

1. Feldmann CT. Kleine kwalen in de huisartsgeneeskunde; cheilitis angularis. Ned Tijdschr Geneeskd. 1989;133:1638–40.
2. Gonsalves WC, Wrightson AS, Henry RG. Common oral conditions in older persons. Am Fam Physician. 2008;78(7):845–52.
3. Federico JR, Basehore BM, Zito PM. Angular cheilitis. [internet] StatPearls; 2019.
4. Park KK, Brodell RT, Helms SE. Angular cheilitis, part 2: nutritional, systemic, and drug-related causes and treatment. Cutis. 2011;88(1):27–32.
5. Cross D, Eide ML, Kotinas A. The clinical features of angular cheilitis occurring during orthodontic treatment: a multi-centre observational study. J Orthod. 2010;37(2):180–6.
6. Simons D, Brailsford SR, Kidd EA, Beighton D. The effect of medicated chewing gums on oral health in frail older people: a 1-year clinical trial. J Am Geriatr Soc. 2002;50:1348–53.
7. Skinner N, Junker JA, Flake D, Hoffman R. Clinical inquiries. What is angular cheilitis and how is it treated? J Fam Pract. 2005;54:470–1.
8. Bons SCS, Bouma M, Draijer LW, Koning S, Mulder L, Warnier MJ, Wichers IM; NHG-werkgroep Bacteriële huidinfecties. NHG-Standaard Bacteriële huidinfecties (tweede herziening). Huisarts Wet. 2017;60(5):224–33.
9. Taudorf EH, Jemec GBE, Hay RJ, Saunte DML. Cutaneous candidiasis – An evidence-based review of topical and systemic treatments to inform clinical practice. J Eur Acad Dermatol Venereol. 2019;33(10):1863–73.
10. Farmacotherapeutisch Kompas. Diemen: Zorginstituut Nederland. Available from: https://farmacotherapeutischkompas.nl (geraadpleegd januari 2020).

Gebitsproblemen

Pelle Kloos

Kernpunten

- Ouderen hebben meer kans op cariës waarbij ook de tandwortel betrokken is.
- Van alle ouderen vermijdt 18 % bepaalde voedingsmiddelen vanwege mondklachten met als gevolg dat ze afvallen en andere problemen ontwikkelen.
- Ouderen geven gebitsklachten vaak niet aan en maken minder gebruik van de beschikbare mondzorg, daarom is een proactieve houding van arts en verzorgenden nodig.
- Infecties in de mondholte zijn gerelateerd aan infecties op afstand, zoals pneumonie en endocarditis.
- Een goede gebitshygiëne vormt de basis. Wanneer poetsen niet mogelijk is, is spoelen met chloorhexidine een goed alternatief. Fluoride werkt ook bij ouderen preventief tegen cariës.

Definitie

Gebitsproblemen kunnen zowel bij het eigen gebit als bij een prothese ontstaan. Problemen met het eigen gebit zijn vooral aan cariës gerelateerd; dat wordt ook wel benoemd als 'caviteit', 'een gaatje' of 'tandbederf' [1]. Bij cariës is het tandglazuur en soms ook het tandbeen aangetast door bacteriën. Wanneer de ontsteking dieper is, kan een pulpitis ontstaan, een ontsteking van het merg van de tand.

Cariës kan gepaard gaan met gingivitis of parodontitis. Bij gingivitis is alleen het tandvlees ontstoken, bij een parodontitis betreft de ontsteking de ophanging van de tand aan de kaak. Met het toenemen van de leeftijd stijgt ook de kans op gebitsaandoeningen zoals cariës, onder andere door lichamelijke en cognitieve achteruitgang [2].

Ook problemen met het speeksel (droge mond of speekselvloed) kunnen van invloed zijn op de toestand van het gebit: zie hiervoor H. 34 (Droge mond/xerostomie) en H. 37 (Overmatige speekselvloed/sialorroe). Voor andere mondproblemen, zoals aften en orale candida, verwijzen wij naar *Kleine kwalen in de huisartsenpraktijk*.

Etiologie/pathogenese

Tandplaque bestaat uit speeksel, opgeloste voedingsstoffen en bacteriën, en het bedekt de gehele mondholte. Wanneer tandplaque niet regelmatig wordt verwijderd – door de tanden te poetsen en stokers, ragers of floss te gebruiken – verkalkt het en ontstaat tandsteen. Op het ruwe oppervlak van tandsteen hecht zich gemakkelijk nieuwe tandplaque. De bacteriën in tandplaque (voornamelijk *Streptococcus mutans* en *Lactobacillus spp.*) zetten suikers uit het voedsel om in zuren. Deze zuren demineraliseren het tandglazuur en het dentine waaruit de tand is opgebouwd. Zo ontstaat cariës. Oppervlakkige cariës hoeft geen pijn te doen, maar wanneer de ontsteking dieper reikt en het merg van de tand bereikt waarin de zenuwen en de bloedvoorziening lopen, veroorzaakt zij een continue pijn of pijn bij kou of warmte.

Doordat bij het stijgen van de leeftijd het tandvlees terugtrekt en de tandhals vrij komt te liggen, hebben ouderen een grotere kans op wortelcariës en parodontitis, met als ernstige complicatie dat tanden en kiezen gaan loszitten of verloren gaan [3]. In Nederland was het lange tijd gebruikelijk het eigen gebit geheel te vervangen door een volledig kunstgebit [3]. De inzichten zijn echter veranderd en de mondhygiëne is sterk verbeterd. Daardoor zullen in de toekomst steeds meer mensen oud worden met hun natuurlijke gebit.

In 2018 had nog ongeveer een kwart van de 65-plussers een volledige gebitsprothese [4]. Het langdurig dragen van een kunstgebit leidt tot botresorptie door druk op het kaakbot. Daardoor zal het kunstgebit minder goed passen en kan de patiënt last krijgen van een droge mond (H. 34) en van ragaden (H. 35). De pasvorm van de gebitsprothese moet regelmatig worden aangepast om drukulcera of hyperplasie van het tandvlees te voorkomen. Een andere oorzaak voor tandvleeshyperplasie is langdurig bestaande gingivitis [2].

Een slechte mondgezondheid of een slecht passende gebitsprothese kunnen van invloed zijn op de kwaliteit van leven en het eetgedrag. Van alle ouderen vermijdt 18 % bepaalde voedingsmiddelen vanwege mondklachten, met als gevolg een verhoogd risico op mineraal- en vitaminedeficiënties, een verhoogde kans op ondervoeding, maar ook een verminderde balans en een verhoogd valrisico [2, 5–8].

Tandplaque kan pathogenen bevatten die na aspiratie kunnen zorgen voor aspiratiepneumonie. Een goede mondhygiëne kan het aantal schadelijke pathogenen verminderen en zorgt daarnaast voor een betere slikreflex, waardoor dergelijke pneumonie vermindert [9–12]. Infecties in de mondholte zijn ook gerelateerd aan infecties op afstand zoals endocarditis. Ook het risico op cardiovasculaire incidenten zou

Tabel 36.1 De mogelijke bijwerkingen van medicatie in de mond

klacht	mogelijke medicamenteuze oorzaak
pijn in de mond	cytostatica, sulfonamiden, thyreostatica, antihypertensiva, chloorhexidine of jodium lokaal
afwijkingen van het mondslijmvlies	cytostatica, antibiotica, antidepressiva, antihypertensiva, anti-epileptica, protonpompremmers, NSAID's
tandvleeshyperplasie	calciumantagonisten, fenytoïne, cyclosporine
tandverkleuring	tetracyclinen, chloorhexidine-spoeling, sommige orale antibiotica
geur uit de mond	antidepressiva, antimycotica, antivirale middelen
smaakstoornis	antiaritmica, antibiotica, antimycotica, antihypertensiva, NSAID's, inhalatiemedicatie
verhoogde kans op cariës	suikerhoudende oplossingen, antibiotica, inhalatiemedicatie
tanderosie	aspirine, inhalatiemedicatie

mogelijk verhoogd zijn, hoewel hier beperkt bewijs voor is [2].

Tot slot kunnen ook bepaalde medicijnen aanleiding geven tot kaak- of gebitsproblemen. Tabel 36.1 geeft een overzicht van geneesmiddelen die afwijkingen van het gebit of tandvlees kunnen geven.

Epidemiologie

Thuiswonende, kwetsbare en zorgafhankelijke ouderen zijn vaak zelf niet in staat een adequate mondhygiëne (goed tandenpoetsen en eventueel flossen) te handhaven. Naarmate de afhankelijkheid van zorg en het aantal comorbiditeiten toeneemt, neemt de algemene mondhygiëne af met verschillende tandheelkundige problemen tot gevolg [13–15]. Daarbij gaat slechts 54,7 % van de 75-plussers jaarlijks naar de tandarts [16].

Uit onderzoek blijkt dat in het jaar 2000 69,6 % van de 75-plussers een volledig kunstgebit had. In 2009 was dit nog maar 53,3 %. In 2018 had (naar schatting) nog circa 39 % van de ouderen boven de 75 jaar een volledig kunstgebit had [17]. Daarnaast blijkt dat bij ouderen tussen 65–74 jaar zonder gebitsprothese het gebit uit gemiddeld 20 van de 28 eigen gebitselementen bestaat. Dit is lager bij patiënten met een lage sociaal-economische status. Het overgrote deel van de ontbrekende elementen is te wijten aan cariës [18].

In een onderzoek naar de rol van gebitsproblemen op de kwaliteit van leven, kwam naar voren dat de meest voorkomende problemen het niet goed kunnen kauwen en afbijten, het gevoel van een droge mond en het achterblijven van voedselresten tussen de tanden of onder het kunstgebit waren [19]. Mensen met het eigen gebit noemden daarnaast ook nog de gevoeligheid van het gebit voor warmte en kou; kunstgebitdragers noemden het losgaan van vooral de onderprothese [20].

Waarmee komt de patiënt?

De patiënt komt bij de huisarts met pijn aan een van de tanden of kiezen, pijn in de mond, gemakkelijk bloedend tandvlees, een slechte adem of problemen met eten en drinken. Veel ouderen komen echter niet spontaan met klachten en gaan ook niet – of niet meer – naar de tandarts (fig. 36.1). Een proactieve houding van de huisarts is dus op haar plaats. Gewichtsverlies ten gevolge van een verminderde voedselinname kan een aanwijzing zijn voor gebitsklachten. Tekenen waarop men bij deze patiënten ook kan letten, zijn veel met de vingers of tong in de mond voelen en veranderd gedrag bij de mondverzorging.

Anamnese

De huisarts vraagt naar:

- pijn;
- voorgeschiedenis van het gebit (veel cariës of andere problemen in het verleden?);
- de aanwezigheid van een prothese of plaatje;
- eetgedrag;
- het mijden van bepaalde voedingsmiddelen;
- gewichtsverlies;
- bloedend tandvlees;
- slechte adem;
- de mondverzorging (is patiënt zelf in staat om de tanden te poetsen of te spoelen? is er weerstand tegen de mondverzorging?);
- het laatste bezoek aan de tandarts of tandheelkundig specialist;
- medicijnen die van invloed zijn op de mondgezondheid.

In de palliatieve fase kan het nodig zijn te vragen naar de wensen die de patiënt of de familie nog hebben ten aanzien van de mondverzorging.

Onderzoek

Inspecteer de mondholte, kijk naar het gebit en beoordeel de gezondheid van het tandvlees. Indien de patiënt een gebitsprothese heeft, vraag dan dit uit te nemen.

Kijk naar de toestand van de lippen: zijn deze mooi roze of juist droog?

Bekijk de slijmvliezen: zijn er ulcera aanwezig? Is de mond droog? Is een wit beslag op de slijmvliezen ontstaan? Is het tandvlees rood, gezwollen en bloedt het?

Zijn er al oudere vullingen te zien en zijn er nieuwe plekken op de tanden ontstaan die kunnen wijzen op cariës?

Is de geur uit de mond afwijkend?

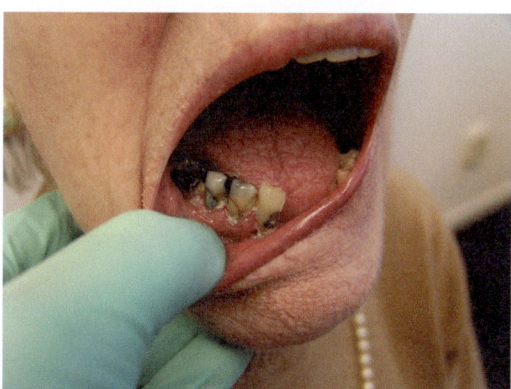

Figuur 36.1 Rottende tanden in de mond van een oudere die haar gebit al jaren niet meer onderhoudt

Is de mondholte droog?

Eventueel kan de patiënt of (mantel)zorg een demonstratie geven van de mondverzorging.

Beleid

Het beleid is in opzet preventief.

- *Water*. Adviseer de patiënt na elke maaltijd een glas water te drinken om voedingsresten weg te spoelen [2].
- *Poetsen*. Bij voorkeur tweemaal, maar minimaal eenmaal daags moeten het gebit, de gebitsprothese, de slijmvliezen en de tong grondig gereinigd worden. Na de reiniging kan de gebitsprothese het beste droog worden bewaard. Bij een eigen gebit verdient poetsen met een elektrische tandenborstel de voorkeur.
- *Gebitsprothese*. De gebitsprothese dient minstens één keer per jaar te worden gecontroleerd en zo nodig te worden aangepast door de tandarts [2].
- *Chloorhexidine*. Als poetsen niet goed mogelijk is, kan men het gebit spoelen of reinigen met gazen. Daarbij worden chloorhexidineoplossing 0,12 %, chloorhexidinespray 0,2 % of chloorhexidinegel 1 % of 0,5 % gebruikt.
- *Fluoride*. Bij alle ouderen met veel nieuwe cariës eens per week spoelen met fluorideoplossing 0,1 % of dagelijks met fluorideoplossing 0,025 % (verkrijgbaar bij de drogist) [2].
- *Mondzorgplan*. De richtlijn adviseert het opstellen van een individueel mondzorgplan door de tandarts als onderdeel van het volledige zorgplan [2].
- *Gingivitis*. Bij een gingivitis verminderen de zwelling en de ontsteking bij goed poetsen en flossen. Bij een medicamenteuze oorzaak zal de hyperplasie pas na het staken daarvan volledig verdwijnen [2].
- *Palliatieve fase*. In de palliatieve fase is mondzorg nog steeds belangrijk. De mondzorg is er dan op gericht om pijn of ongemak te verminderen en te voorkomen. Ook het voorkomen van een nare herinnering bij familie aan bijvoorbeeld een slechte adem of pijnlijke mond is belangrijk. Wanneer goede mondverzorging niet meer mogelijk is, kan gebruik worden gemaakt van gazen gedrenkt in chloorhexidine 0,12 %. Bij een droge mond kan kunstspeeksel worden gebruikt. Het is belangrijk de lippen regelmatig in te vetten en de mondholte vochtig te houden [2].

Wat is aangetoond?
Aangetoond is dat tandplaque verwijderen cariës voorkomt [1, 21]. In een klassiek experiment uit 1965 werd bij deelnemers gingivitis opgewekt door alle gebitshygiene te staken. Wanneer deze werd hervat, verdween de gingivitis binnen een week [1]. Hoewel eenmaal daags grondig tandenpoetsen voldoende zou moeten zijn voor de verwijdering van tandplaque, wordt toch aangeraden twee keer per dag te poetsen omdat de meeste patiënten niet voldoende schoon poetsen [1, 21–23].

In een systematische review (44 onderzoeken) met in totaal 3.855 deelnemers werd aangetoond dat een elektrische tandenborstel tandplaque beter verwijdert dan een gewone handborstel [24]. Wanneer poetsen niet goed mogelijk is, luidt het advies: spoelen met chloorhexidine [25].

In een meta-analyse (30 onderzoeken) werd gevonden dat spoelen met chloorhexidine een significante vermindering van tandplaque geeft ten opzichte van spoelen met placebo. De chloorhexidine zorgt echter ook voor verkleuring van de tanden. Eenmaal daags spoelen of sprayen met chloorhexidine gaf een significante vermindering van tandplaque; frequenter gebruik maakte geen verschil [26–29]. Een onderzoek onder 369 geïnstitutionaliseerde ouderen vergeleek gedurende twee jaar spoelen met chloorhexidine of met een fluorideoplossing. Na twee jaar waren er nog 116 deelnemers. In de groep die spoelde met een fluorideoplossing nam het percentage met cariës significant af, in de groep die spoelde met chloorhexidine nam dit percentage met 6 % toe [30]. Wanneer alleen fluoridehoudende tandpasta wordt gebruikt, is dat onvoldoende effectief [1].

Overwegingen bij comorbiditeit

Patiënten met neurologische aandoeningen, zoals de ziekte van Parkinson, of die een CVA hebben gehad, hebben vaker gebitsklachten en zijn minder vaak in staat om zelf voor hun gebit te zorgen [2]. Bij deze patiënten in het bijzonder moet men bedacht zijn op problemen bij het poetsen of spoelen door bijvoorbeeld een veranderde motoriek. Ergotherapie zou hier kunnen helpen.

Ook bij dementie en diabetes is een verhoogd risico op het ontstaan van cariës aangetoond [9, 31].

Aandachtspunten bij de verzorging

Als ouderen niet meer zelf in staat zijn hun mond te verzorgen, zijn zij aangewezen op mantelzorg of thuiszorg. Ook dan geldt dat het gebit tweemaal daags gepoetst moet worden. De tandplaque moet dagelijks worden verwijderd, ook bij patiënten met een prothese.

Bij (demente) ouderen met gewichtsverlies moet de verzorgende alert zijn op gebitsproblemen. Verdere adviezen zijn te vinden in de brochure *Mondzorg & de rol van verzorgenden en verpleegkundigen* [32].

Wanneer verwijzen?

Bij problemen met goede gebitsverzorging of klachten van pijn die niet afnemen bij goede mondverzorging, wordt verwezen naar de tandarts of mondhygiënist. Ook bij actieve cariës wordt de patiënt verwezen naar de tandarts of mondhygiënist.

Preventie en voorlichting

Instrueer de patiënt en de verzorgers over het belang van een goede mondverzorging; geef indien nodig een demonstratie. Bij verzorgenden maakt mondverzorging nauwelijks deel uit van de opleiding, wees hier alert op. Bespreek eventuele weerstand tegen mondverzorging.

Zowel bij patiënten met een eigen gebit als bij patiënten met een gebitsprothese wordt geadviseerd het gebit ten minste eens per jaar te laten controleren door een tandarts [2].

Verantwoording

Dit is een bewerking van het hoofdstuk 'Gebitsproblemen' door Sophie van Koningsbrugge in de eerste druk van dit boek.

Literatuur

1. Van Winkelhoff AJ, Houwink B, Van der Weijden GA, Penning C. Preventieve tandheelkunde: op weg naar een doelmatige aanpak. Houten: Bohn Stafleu van Loghum; 2019.
2. Beroepsvereniging van verpleeghuisartsen en sociaal geriaters. Richtlijn mondzorg voor zorgafhankelijke cliënten in verpleeghuizen. Available from: http://www.invoorzorg.nl/docs/ivz/literatuur/Richtlijn_Mondzorg_Verpleeghuizen.pdf. Utrecht: NVVA, 2007.
3. Kalsbeek H, Poorterman J. Tandcariës in Nederland rond de eeuwwisseling. NTVT. 2003;110(12):516–21.
4. KNMT. Demografische ontwikkelingen. NTVT 2019;216:630.
5. Psoter WJ, Reid BC, Katz RV. Malnutrition and dental caries: a review of the literature. Caries Res. 2005;39(6):441–7.
6. Brand C, Bridenbaugh SA, Perkovac M, Glenz F, Besimo CE, Sendi P, et al. The effect of tooth loss on gait stability of community-dwelling older adults. Gerodontology. 2015;32(4):296–301.
7. Takahashi M, Maeda K, Wakabayashi H. Prevalence of sarcopenia and association with oral health-related quality of life and oral health status in older dental clinic outpatients. Geriatr Gerontol Int. 2018;18(6):915–21.
8. Wu L, Cheung K, Lam P, Gao X. Oral health indicators for risk of malnutrition in elders. J Nutr Health Aging. 2018;22(2):254–61.
9. Van der Putten G. De relatie mondgezondheid en algemene gezondheid bij ouderen. NTVT. 2019;126:653–6.
10. Watando A, Ebihara S, Ebihara T, Okazaki T, Takahashi H, Asada M, et al. Daily oral care and cough reflex sensitivity in elderly nursing home patients. Chest. 2004;126(4):1066–70.

11. Bassim CW, Gibson G, Ward T, Paphides BM, DeNucci DJ. Modification of the risk of mortality from pneumonia with oral hygiene care. J Am Geriatr Soc. 2008;56(9):1601–7.
12. Ishikawa A, Yoneyama T, Hirota K, Miyake Y, Miyatake K. Professional oral health care reduces the number of oropharyngeal bacteria. J Dent Res. 2008;87(6):594–8.
13. De Visschere LM, Grooten L, Theuniers G, Vanobbergen JN. Oral hygiene of elderly people in long-term care institutions–a cross-sectional study. Gerodontology. 2006;23(4):195–204.
14. Gebitsafwijkingen. Volksgezondheid Toekomst Verkenning NKVBR, 2020. Available from: https://www.volksgezondheidenzorg.info/onderwerp/gebits-afwijkingen (geraadpleegd maart 2020).
15. Hoeksema A, Vissink A, Raghoebar G, Meijer H, Peters L, Arends S, et al. Mondgezondheid van kwetsbare ouderen: een inventarisatie in een verpleeghuis in Noord-Nederland. NTVT. 2014;121(12):627–33.
16. CBS-StatLine®. Gezondheid en zorggebruik; persoonskenmerken, 2020. Available from: https://opendata.cbs.nl/statline/#/CBS/nl/dataset/83005NED/table?ts=1584015472536 (geraadpleegd maart 2020).
17. KNMT Onderzoek & Informatie Gsvhpvei. Available from: https://www.staatvandemondzorg.nl/app/uploads/2019/06/Globale-schatting-aantal-edentaten.pdf (geraadpleegd maart 2020).
18. Schuller A, Van Kempen I, Vermaire E, Poorterman JHG, Verlinden A, Hofstetter H, et al. Gebit Fit, een onderzoek naar de mondgezondheid en het tandheelkundig preventief gedrag van volwassenen in Nederland in 2013, TNO; 2014.
19. Kalsbeek H, De Baat C, Kivit M, De Kleijn-de Vrankrijker M. Mondgezondheid van thuiswonende ouderen 1: gebitstoestand, verleende professionele tandheelkundige zorg en mondygiënisch gedrag. NTVT. 2000;107:499–504.
20. Kalsbeek H, De Baat C, Kivit M, De Kleijn de-Vrankrijker M. Mondgezondheid van thuiswonende ouderen 2: het subjectieve aspect van mondgezondheid. NTVT. 2001;108:16–20.
21. Axelsson P, Lindhe J. Effect of controlled oral hygiene procedures on caries and periodontal disease in adults. Results after 6 years. J Clin Periodontol. 1981;8(3):239–48.
22. Attin T, Hornecker E. Tooth brushing and oral health: how frequently and when should tooth brushing be performed? Oral Health Prev Dent. 2005;3(3):135–40.
23. Vysniauskaite S, Vehkalahti MM. Impacts of toothbrushing frequency on periodontal findings in a group of elderly Lithuanians. Oral Health Prev Dent. 2009;7(2):129–36.
24. Robinson P, Deacon SA, Deery C, Heanue M, Walmsley AD, Worthington HV, et al. Manual versus powered toothbrushing for oral health. Cochrane Database Syst Rev. 2005;2:CD002281.
25. Chapple IL, Van der Weijden F, Doerfer C, Herrera D, Shapira L, Polak D, et al. Primary prevention of periodontitis: managing gingivitis. J Clin Periodontol. 2015;42(suppl 16):S71–6.
26. Clark DC, Guest JL. The effectiveness of three different strengths of chlorhexidine mouthrinse. J Can Dent Assoc. 1994;60(8):711–4.
27. Clavero J, Baca P, Junco P, González MP. Effects of 0.2 % chlorhexidine spray applied once or twice daily on plaque accumulation and gingival inflammation in a geriatric population. J Clin Periodontol. 2003;30(9):773–7.
28. James P, Worthington HV, Parnell C, Harding M, Lamont T, Cheung A, et al. Chlorhexidine mouthrinse as an adjunctive treatment for gingival health. Cochrane Database Syst Rev. 2017;3:CD008676.
29. Van Strydonck DA, Slot DE, Van der Velden U, Van der Weijden F. Effect of a chlorhexidine mouthrinse on plaque, gingival inflammation and staining in gingivitis patients: a systematic review. J Clin Periodontol. 2012;39(11):1042–55.
30. Wyatt CC, MacEntee MI. Caries management for institutionalized elders using fluoride and chlorhexidine mouthrinses. Community Den Oral Epidemiol. 2004;32(5):322–8.
31. Wierink C, De Baat C. Dementie en mondgezondheid. NTVT. 2009;116:82–6.
32. Beroepsvereniging van verpleeghuisartsen en sociaal geriaters. Mondzorg & de rol van verzorgenden en verpleegkundigen. Utrecht: NVVA. Available from: https://www.zorgvoorbeter.nl/docs/PVZ/vindplaats/Mondzorg/Mondzorg%20en%20de%20rol%20van%20verpl.pdf (geraadpleegd maart 2020).

Sialorroe/overmatige speekselafscheiding

Nikki Bakker en Vicky Louwen

Kernpunten

- Bij ouderen is sialorroe (speekselvloed) meestal het gevolg van disfunctie van de slikmusculatuur. Zelden is verhoogde speekselproductie de oorzaak.
- Sialorroe wordt zelden als probleem aangegeven door patiënten, terwijl het wel een negatieve impact heeft op de kwaliteit van leven.
- Laagdrempelig verwijzen naar logopedie voor training wordt geadviseerd.
- De speekselproductie kan worden afgeremd met anticholinerge medicatie zoals glycopyrronium.
- Van de meer invasieve behandelingen met botuline-injecties of radiotherapie is de effectiviteit aangetoond, maar vanwege het grote risico op bijwerkingen moeten de voor- en nadelen goed worden afgewogen.

Definitie

Bij overmatige speekselafscheiding (sialorroe) kan er sprake zijn van hypersalivatie, een daadwerkelijke toename van de speekselsecretie. In veel gevallen van sialorroe is de speekselsecretie echter normaal of zelfs verlaagd. Desondanks vindt men in de literatuur vaak 'hypersalivatie' als synoniem voor sialorroe [1, 2]. In dit hoofdstuk gebruiken wij de term 'sialorroe' en zullen we alleen spreken van 'hypersalivatie' wanneer er daadwerkelijk sprake is van een toegenomen speekselproductie.

Etiologie/pathogenese

Elke dag produceren de speekselklieren ongeveer anderhalve liter speeksel. Daarvan wordt 90 % verzorgd door de grote speekselklieren (de glandulae parotideae, glandulae submandibulares en de glandulae sublinguales), die bilateraal gelegen zijn. De overige 10 % wordt verzorgd door honderden kleinere speekselklieren. De speekselklieren worden met name geïnnerveerd door het parasympathische zenuwstelsel. De speekselproductie is variabel en kan bij stimulatie tot wel het vijfvoudige toenemen.

Speeksel draagt bij aan de gezondheid van de mondholte, bijvoorbeeld doordat het bacteriostatische en bactericide eigenschappen heeft die het gebit tegen cariës beschermen. Het speelt ook een rol bij de vertering: het bevochtigt het voedsel en het bevat het enzym amylase, dat zetmeel afbreekt.

Differentiaaldiagnose

Er zijn vele verschillende oorzaken voor sialorroe. Daarbij is ofwel sprake van een verminderde afvoer (slikstoornis) ofwel van een verhoogde productie van speeksel [1–7]. Sialorroe kan gemakkelijk leiden tot aspiratie, met het risico op een aspiratiepneumonie [1–3].

Verminderde afvoer van speeksel

De oorzaak van sialorroe die bij ouderen het meest voorkomt, is disfunctioneren van de slikmusculatuur, waardoor het speeksel niet goed afgevoerd kan worden [2]. De slikmusculatuur kan zowel op het niveau van de orofarynx als meer caudaal op het niveau van de oesofagus aangedaan zijn.

- Een disfunctie op het niveau van de orofarynx kan ontstaan door bijvoorbeeld de ziekte van Parkinson, waarbij de mimiekarmoede en de flexiestand van het hoofd de sialorroe verder bevorderen. Andere neurologische aandoeningen waarbij men deze klacht veel ziet, zijn amyotrofe laterale sclerose (ALS) of een cerebrovasculair accident (CVA). Deze aandoeningen kunnen spierzwakte veroorzaken en daardoor de slikfunctie aantasten. Een andere oorzaak van een belemmerde slikfunctie is een verlaagd bewustzijn, zoals wel wordt gezien binnen de palliatieve zorg. De slikfunctie kan ook zijn aangetast door een tumor in de orofarynx of door een anatomische afwijking die volledige mondsluiting verhindert. Een sensibiliteitsstoornis, door bijvoorbeeld een doorgemaakt CVA, kan ervoor zorgen dat de prikkel om te slikken compleet wegvalt.
- Op het niveau van de oesofagus kan een motiliteitsstoornis (zoals achalasie) de oorzaak zijn van de afwijkende slikfunctie. Een andere oorzaak op oesofageaal niveau is mechanische obstructie door bijvoorbeeld een tumor, een corpus alienum of een strictuur.
- Ook het gebruik van bepaalde medicamenten, waaronder benzodiazepineagonisten en antipsychotica, zoals risperidon, kunnen gepaard gaan met slikstoornissen.

Hypersalivatie (verhoogde speekselproductie)

Hypersalivatie wordt meestal veroorzaakt door een ontsteking in de mond- of keelholte, maar kan ook voorkomen in het kader van gastro-oesofageale reflux, een nieuwe of niet goed passende gebitsprothese of door het gebruik van bepaalde medicatie. Het antipsychoticum clozapine is het bekendste middel in dit verband, maar ook haloperidol en rivastigmine (een middel gebruikt bij dementie) zijn bekende veroorzakers.

Om onderscheid te maken tussen de verschillende oorzaken is het belangrijk de verschillende mogelijkheden systematisch langs te lopen. Sialorroe is een hinderlijke klacht, niet alleen omdat het frequente verschoning van kleding en beddengoed nodig maakt, maar ook omdat het zorgt voor sociale problemen doordat het er vervelend uitziet en de spraak belemmert. Andere gevolgen zijn cheilitis angularis (perlèche; H. 35) en andere periorale infecties, met name veroorzaakt door *Candida albicans*.

Epidemiologie

Omdat sialorroe geen aparte ICPC-codering heeft, zijn er geen cijfers bekend over het voorkomen van de klacht in de huisartsenpraktijk. Uit de literatuur blijkt dat sialorroe op alle leeftijden voorkomt.

Bij volwassenen en ouderen is de ziekte van Parkinson de meest voorkomende oorzaak. Van de parkinsonpatiënten heeft 70–80 % in enige mate last van sialorroe en van de volwassenen met CVA of ALS 30 % [2, 8, 9].

Waarmee komt de patiënt?

Veel mensen zullen niet spontaan de huisarts raadplegen met klachten van een hinderlijke speekselvloed. Indien ze dit wel doen komt de patiënt of de mantelzorger met klachten als kwijlen, problemen met slikken, praten 'met consumptie' of halitose. Het is van belang deze klachten bij patiënten met de ziekte van Parkinson, ALS of een CVA gericht uit te vragen. Gezien de impact van sialorroe op het sociaal functioneren en de kwaliteit van leven tevens een bijdragende factor kan zijn bij de vereenzaming van ouderen [9].

Patiënten kunnen zich ook presenteren met periorale infecties, zoals cheilitis angularis, of met recidiverende luchtweginfecties bij niet eerder gediagnosticeerde slikproblemen.

Anamnese

De huisarts vraagt naar:

- het begin en beloop van de klacht;
- of de klacht met kwijlen gepaard gaat;
- of en in welke mate de patiënt zich verslikt;
- sociale beperkingen als gevolg van de klacht;
- uitlokkende factoren (nieuwe of slecht zittende gebitsprothese, klachten van intraorale ontsteking, slikstoornis door een onderliggende aandoening, passagestoornis, anatomische veranderingen);
- aandoeningen in de voorgeschiedenis die van invloed zijn op de sialorroe (de ziekte van Parkinson, ALS, CVA);
- klachten die passen bij complicaties, zoals periorale infectie van de huid en aspiratiepneumonie;
- gebruik van geneesmiddelen die van invloed zijn op de speekselafvoer (benzodiazepinen, risperidon) of op de speekselproductie (clozapine, haloperidol, rivastigmine).

Onderzoek

Bij het lichamelijk onderzoek kijkt de huisarts of de patiënt kwijlt en zo ja, hoe ernstig. De anatomie en de mimiek van het gelaat worden bekeken, waarbij gelet wordt op symmetrische mondsluiting en op periorale infecties als complicatie van sialorroe. In de mond en de farynx kijkt men naar bijzonderheden van de anatomie, of er een gebitsprothese aanwezig is en of er ontstekingen zijn. Het vermogen om te slikken wordt beoordeeld.

In het geval van verslikken moet men beducht zijn op het risico van een aspiratiepneumonie; indien geïndiceerd, worden de vitale parameters bepaald en de longen onderzocht.

Beleid

Er zijn verschillende behandelingen voor sialorroe, elk met haar eigen voor- en nadelen. Er bestaan geen richtlijnen over welke therapie bij welke patiënt geïndiceerd is. Daarom is het belangrijk om per patiënt de ernst van de hinder te bepalen, de comorbiditeit in overweging te nemen en het beleid in overleg met de patiënt hierop af te stemmen. De arts kijkt naar de onderliggende oorzaak en of deze kan worden weggenomen of behandeld.

Niet-farmacologische behandelingen

- Beoordeeld wordt of een medicijn dat door de patiënt wordt gebruikt de klachten (gedeeltelijk) kan verklaren, en of het mogelijk is dit medicijn te minderen of te stoppen.
- Wanneer de patiënt of de verzorgenden gemerkt hebben dat bepaalde voedingsmiddelen (bijv. melk of zure producten) stimulerend werken op de speekselproductie, worden deze middelen zo mogelijk vermeden.
- Overweeg mensen bij wie de oorzaak onbekend is en een afwijkende slikfunctie hebben, voor verder onderzoek naar een eventueel onderliggende oorzaak te verwijzen naar een KNO-arts of neuroloog.
- Verwijs laagdrempelig voor sliktherapie naar een logopedist of fysiotherapeut. Dit geldt zeker bij mensen die een slikstoornis hebben die de mond niet meer goed kunnen sluiten of die het hoofd niet meer goed overeind kunnen houden. Sliktherapie berust op gedragsmodificatie met behulp van een geluidssignaal als stimulus om te slikken. Deze paramedische behandelingen zijn tijdrovend en vereisen motivatie en uithoudingsvermogen [2, 6].

Medicatie

Zowel bij verminderde afvoer als bij hypersalivatie kan medicatie worden toegepast.

- *Anticholinergica* remmen de parasympathische prikkeling van de speekselklieren. Deze middelen kunnen in de eerste lijn gebruikt worden. Kies bij ouderen alleen voor anticholinergica indien er sprake is van forse lijdensdruk bij mensen met weinig comorbiditeiten en geen cognitieve stoornissen. Evalueer na starten van medicatie de effectiviteit, maar vooral het optreden van bijwerkingen. Bij ouderen is er een verhoogd risico op bijwerkingen, zoals obstipatie, urineretentie, verhoogde oogboldruk, tachycardie en verwardheid. Anticholinergica zijn gecontra-indiceerd bij glaucoom, obstructie van het maag-darmkanaal of de urinewegen, myasthenia gravis en cognitieve stoornissen (dementie) [5].
- *Glycopyrronium* is beschikbaar in de vorm van een drank (dosering 3dd 0,5–1 mg). Het heeft een lichte voorkeur boven andere anticholinergica omdat het in mindere mate de bloed-hersenbarrière passeert. Het is belangrijk met een lage dosering te beginnen en langzaam op te titreren tot voldoende effect bereikt is en de bijwerkingen nog acceptabel zijn [4, 5, 7]. Scopolamine (1,5 mg) in de vorm van een pleister achter het oor die elke 24–72 uur vervangen kan worden, wordt op de korte termijn goed verdragen. De langetermijneffecten zijn tot op heden onbekend [5, 10].
- Van *atropine* en *ipratropium* is de effectiviteit niet aangetoond.
- Bij patiënten met de ziekte van Parkinson is het optimaliseren van levodopatherapie van belang omdat hiermee de motorfunctie van slikken kan verbeteren en de klachten van speekselvloed kunnen afnemen [9].

Invasieve therapie in de tweede lijn

Wanneer bovengenoemde aanpak niet het gewenste effect heeft, wordt verwijzing naar de tweede lijn overwogen voor meer invasieve therapie. Deze therapieën kunnen zowel bij verminderde afvoer als bij hypersalivatie toegepast worden.

- *Botuline-A en -B-injecties* in de speekselklieren zijn aangetoond effectief en hebben relatief weinig bijwerkingen. Het effect is echter van beperkte duur: twee tot zes maanden. Gezien de noodzaak tot herhaling kunnen de kosten oplopen [2, 10].
- *Radiotherapie* kan gedurende maanden tot jaren voor een afname van de speekselproductie zorgen. De bestraling verhoogt echter ook de kans op maligniteiten, dus deze behandeling is alleen geïndiceerd voor patiënten met een beperkte levensverwachting [5, 6, 9].
- *Chirurgische behandeling* kan in aanmerking komen bij ernstige sialorroe die niet reageert op andere vormen van behandeling. Van de verschillende chirurgische opties is excisie van de speekselklieren de meest radicale. Voor oudere patiënten in slechte conditie is chirurgie echter weinig aantrekkelijk [4–6].

> **Wat is aangetoond?**
> Sliktherapie in de vorm van gedragsmodificatie met een geluidssignaal als slikstimulus is op de korte termijn effectief gebleken bij kinderen met neurologische aandoeningen. Op de lange termijn blijkt dit effect echter te vervagen. In hoeverre de therapie bij ouderen effectief is, komt uit de literatuur niet naar voren [2, 5, 6, 11].
>
> In enkele RCT's is het effect van glycopyrronium en scopolamine aangetoond, maar deze onderzoeken waren klein,

slecht vergelijkbaar en vergeleken niet de verschillende middelen onderling [2, 6, 8]. Uit casestudies komt naar voren dat er mogelijk een klein effect is bij gebruik van atropinedruppels (sublinguaal) [2, 3], maar de enige RCT (interventie bij orofaciale kankerpatiënten in de palliatieve fase) heeft geen positief effect van atropine aangetoond [12]. Verder wordt ipratropiumbromide neusspray aan de hand van casestudies benoemd als mogelijke behandeling, maar ook hiervoor geldt dat er weinig wetenschappelijk bewijs is om dit te staven [13].

Het effect van botuline-A-toxine is aangetoond in meerdere RCT's bij patiënten met de ziekte van Parkinson en ALS, maar de onderzoekers hebben niet specifiek gekeken naar 75-plussers. Er is geen consensus over de juiste techniek en de te gebruiken dosering [14].

Radiotherapie is een optie bij mensen met een kortere levensverwachting. Radiotherapie geeft een 13–40 keer verhoogd risico op het ontwikkelen van speekselklierneoplasmata over een periode van 6–32 jaar. De a-priori-kans (incidentie) is 1–3 per 100.000 mensen per jaar [9].

Overwegingen bij comorbiditeit

Indien men kiest voor medicamenteuze behandeling is het belangrijk alert te zijn op mogelijke interacties met andere medicatie. Gelijktijdig gebruik van twee anticholinergica kan zorgen voor een versterkt anticholinergisch effect en ook voor meer bijwerkingen. Voorbeelden van anticholinerge middelen zijn tricyclische antidepressiva, antihistaminica, antipsychotica, bepaalde antiaritmica (kinidine en disopyramide) en het antiparkinsonmiddel amantadine. Glycopyrronium kan de chronotrope werking van bètasympaticomimetica versterken. Oudere patiënten met veel comorbiditeit hebben meer last van de bijwerkingen van deze middelen.

Als de patiënt een beperkte levensverwachting heeft, zal men eerder kiezen voor een invasievere behandelmethode, zoals radiotherapie of chirurgie. Een slechte lichamelijke conditie maakt chirurgische behandeling echter minder aantrekkelijk.

Wanneer verwijzen?

Verwijzing is geïndiceerd wanneer behandeling in de eerste lijn niet mogelijk is, bijvoorbeeld doordat de onderliggende oorzaak van de sialorroe niet weggenomen kan worden of wanneer medicamenteuze behandeling geen of onvoldoende effect heeft of niet mogelijk is. Patiënten kunnen verwezen worden naar KNO-arts of neuroloog voor het bespreken van andere mogelijkheden, zoals botuline-A-toxine, radiotherapie of chirurgie.

Preventie en voorlichting

Het is belangrijk alert te zijn op het mogelijke ontstaan van sialorroe bij het starten van medicatie die speekselstimulering of een slikstoornis als (frequente) bijwerking heeft, of bij de aanwezigheid van een andere mogelijk oorzakelijke factor, zoals een neurologische aandoening.

Het is belangrijk de patiënt uit te leggen wat de oorzaak is van de sialorroe en te vertellen welke therapeutische opties er zijn, met hun voor- en nadelen. Op deze manier kan men samen met de patiënt een beslissing nemen over de behandeling.

Literatuur

1. Van Nieuw Amerongen A, Veerman EC, Vissink A. Speeksel, speekselklieren en mondgezondheid. 2e druk. Houten: Bohn Stafleu van Loghum; 2008.
2. Scully C, Limeres J, Gleeson M. Drooling. J Oral Pathol Med. 2009;38:321–7.
3. Meningaud JP, Pitak-Arnnop P, Chikhani L. Drooling of saliva: a review of the etiology and management options. Oral Surg Oral Med Oral Pathol Oral Radiol Endod. 2006;101:48–57.

4. Potulska A, Friedman A. Controlling sialorrhoea: a review of available treatment options. Expert Opin Pharmacother. 2005;6:1551–4.
5. Hockstein NG, Samadi DS, Gendron K. Sialorrhea: a management challenge. Am Fam Physician. 2004;69:2628–34.
6. Boyce HW, Bakheet MR. Sialorrhea: a review of a vexing, often unrecognized sign of oropharyngeal and esophageal disease. J Clin Gastroenterol. 2005;39:89–97.
7. Farmacotherapeutisch Kompas. Diemen: Zorginstituut Available from: www.farmacotherapeutischkompas.nl (geraadpleegd november 2019).
8. Van Onna M, Van Laar T. Behandeling van overmatige speekselvloed bij patiënten met parkinsonisme. Ned Tijdschr Geneeskd. 2010;154:A2282.
9. Merello M. Sialorrhea and drooling in patients with Parkinson's disease. Drugs Aging. 2008;25(12):1007–19.
10. Tscheng DZ. Sialorrhea: therapeutic drug options. Ann Pharmacother. 2002;36:1785–90.
11. Silvestre-Rangil J, Silvestre FJ, Puente-Sandoval A. Clinical-therapeutic management of drooling: review and update. Med Oral Patol Oral Cir Bucal. 2011;16:e763–6.
12. De Simone GG, Eisenchlas JH, Junin M, Pereyra F, Brizuela R. Atropine drops for drooling: a randomized controlled trial. Palliat Med. 2006;20:665–71.
13. Tessier P, Antonello C. Clozapine and sialorrhea: update. J Psychiatry Neurosci. 2001;26:253.
14. Vashishta R, Nguyen SA, White DR. Botulinum toxin for the treatment of sialorrhea: a meta-analysis. Otolaryngol Head Neck Surg. 2013;148:191–6.

Deel V
Ogen

Droge-ogensyndroom

Jan de Waard

Kernpunten

- Het droge-ogensyndroom komt op oudere leeftijd frequent voor en ontstaat door een combinatie van verhoogde verdamping van de traanfilm en verminderde traanvochtproductie.
- Belangrijke oorzaken zijn verstopping en degeneratie van de klieren van Meibom in de oogleden en atrofie van de traanklieren boven het oog.
- De klachten zijn gewoonlijk goed te behandelen, maar niet te genezen. De belangrijkste maatregelen zijn ooglidrandhygiëne en regelmatig gebruik van kunsttranen in de vorm van druppels, gel en/of zalf.
- Onvoldoende effect van de ingestelde behandeling(en) of alarmsymptomen als pijn en lichtschuwheid zijn redenen voor verwijzing naar de oogarts.

Definitie

Het droge-ogensyndroom kenmerkt zich door klachten van branderige, zanderige, prikkende, jeukende en – paradoxaal genoeg – ook vaak overmatig tranende ogen als reflex op de uitdroging [1]. Een gouden standaard voor de definitie van het syndroom ontbreekt. De kwaal kan het beste op basis van het klachtenpatroon worden vastgesteld, waarbij bevindingen bij lichamelijk onderzoek van aanvullende waarde kunnen zijn.

Etiologie/pathogenese

Er zijn meerdere oorzaken voor het droge-ogensyndroom te noemen. Lokale beschadiging en ontsteking van het oogoppervlak bestaande uit cornea en conjunctiva spelen een rol. Een onstabiele traanfilm door versnelde verdamping, verminderd knipperen en verminderde aanmaak van traanvocht is een andere reden. Uiteindelijk kunnen ook sensibilisatie en neuropathie optreden, die de klachten verergeren [2].

Een verhoogde verdamping van de traanfilm ontstaat door afname van de kwaliteit van het vetlaagje dat de buitenste laag van de traanfilm vormt. De in de oogleden gelegen klieren van Meibom produceren dit vetlaagje en bij elke ooglidslag wordt een beetje vet afgegeven. Gemiddeld zitten er bij de geboorte 30 in het bovenooglid en 25 in het onderooglid en die moeten een leven lang meegaan. Bij de oudere mens neemt het aantal functionerende klieren echter af door verstopping en degeneratie. Dit proces, genaamd Meibomian Gland Dysfunction (MGD), is deels waarschijnlijk als een normaal verouderingsproces te beschouwen, maar factoren als het dragen van contactlenzen en chronische ooglidrandontsteking zorgen voor versnelde uitval van de klieren. Beruchte oorzaken van deze blefaritis posterior zijn huidziekten zoals atopisch eczeem en rosacea. Er is vaak overlap met blefaritis anterior waarbij de wimpers aangedaan zijn.

Verhoogde verdamping treedt ook op door onvolledig sluiten van het oog tijdens het slapen: nachtelijke lagophthalmos. Een lagophthalmos ontstaat bij een perifere facialisparese, na overmatig uitgevoerde blefaroplastiek, maar kan ook zonder duidelijke oorzaak regelmatig (tot 5 % van de bevolking) voorkomen. Bij patiënten met een 'floppy eyelid syndrome' (FES) klapt tijdens het slapen het bovenooglid spontaan om en ook hierdoor droogt het oogoppervlak uit. Denk aan deze kwaal bij ernstig overgewicht of ouderen met het obstructieveslaapapneusyndroom (OSAS).

Uiteraard leidt verminderd knipperen bij de oudere patiënt ook tot meer kans op uitdroging. Oorzaken zijn onder andere de ziekte van Parkinson, tv-kijken of veel lezen in een boek of op een tablet. Behalve verhoogde verdamping van de traanfilm kan ook verminderde aanmaak van de waterige laag van de traanfilm tot droge ogen leiden. Verminderde traanvochtproductie uit de traanklier die temporaal boven het oog zit, kan ontstaan door veroudering met waarschijnlijk verstopping van de kliergangen, maar ook door een auto-immuunontsteking van de klier, zoals bij het Sjögren-syndroom.

Verder kan medicatie een negatieve invloed op de traanproductie hebben [3]. Iedere medicatie die een droge mond veroorzaakt, kan ook droge-ogenklachten geven, bijvoorbeeld antihistaminica, antidepressiva, diuretica, orale corticosteroïden, alfa-1-blokkers en aspirine in hogere dosering.

Oogdruppels kunnen droge-ogenklachten veroorzaken door ontsteking en irritatie van het oogoppervlak. Dit is bij oogdruppels tegen glaucoom een gevolg van de middelen zelf, maar ook van de gebruikte conserveermiddelen. Met name benzalkonium (BAK) is het meest toxisch voor het hoornvlies. Ook kunsttranen die BAK bevatten, zoals hypromellose, Thilo-Tears®, Oculotect® en Protagensdruppels®, kunnen de cornea beschadigen, vooral als de patiënt vaker dan viermaal daags druppelt. Andere gebruikte conserveermiddelen, zoals cetrimide, thiomersal, boorzuur en polyquarternium, zijn wellicht minder toxisch, maar ook daarbij is dit effect mogelijk.

Differentiaaldiagnose

Bij droge-ogenklachten in combinatie met een droge mond of andere reumatische aandoeningen moet aan het syndroom van Sjögren gedacht worden. Let bij de oudere patiënt goed op standsafwijkingen van de oogleden als mogelijke oorzaak van de klachten, bijvoorbeeld een afwijkende wimper of zelfs borstelig wenkbrauwhaar dat over de cornea strijkt of een entropion dat alleen bij het sluiten van de ogen zichtbaar wordt.

Epidemiologie

De incidentie in de huisartsenpraktijk is onbekend omdat de aandoening onder verschillende ICPC-codes wordt geregistreerd. De geschatte prevalentie van droge-ogensyndroom in de algemene bevolking is 5–35 %, afhankelijk van de gehanteerde definitie. Hoewel vrouwen gemiddeld 1,7 keer vaker klachten hebben dan mannen [4], blijkt dit verschil boven de 65 jaar af te nemen. Op hogere leeftijd komt het droge-ogensyndroom vaker voor. De prevalentie blijft stabiel 10 % tot 50 jaar en loopt dan op tot 30 % boven de 80 jaar [5]. Mensen afkomstig uit Azië hebben een tweemaal hogere kans op het droge-ogensyndroom.

Over de prognose van het droge-ogensyndroom lopen de meningen uiteen. Er zijn onderzoekers die denken dat bij voortschrijden van de aandoening verdere uitputting optreedt van traanvocht- en vetproductie, met verergering van de kwaal als gevolg. Ander onderzoek laat een wisselend beeld zien met een groep bij wie de klachten na tien jaar verbeteren (45 %), anderen bij wie het klachtenpatroon stabiel blijft (30 %) en een groep bij wie verslechtering optreedt (25 %) [6].

Waarmee komt de patiënt?

De patiënt met het droge-ogensyndroom kan klagen over vermoeide ogen, een droog en zanderig gevoel en branderige, tranende, jeukende of geïrriteerde ogen. De klachten kunnen toenemen in de loop van de dag, bij lezen of tv-kijken en in de buitenlucht bij wind. Ook kan de patiënt klagen over wazig zien dat na knipperen weer even herstelt. Als de klachten ernstig zijn, is er fotofobie en pijn.

Anamnese

De huisarts vraagt naar:

- de ernst en impact van de klachten op het dagelijks leven;
- het moment van optreden;
- medicijngebruik, met name of er recent veranderingen zijn geweest;
- gebruik van oogdruppels, ook zelfzorgmedicatie: druppels met of zonder conserveermiddel?
- contactlensgebruik: ook de oudere patiënt gebruikt steeds meer contactlenzen;
- droge lucht door airconditioning en centrale verwarming;
- droge mond (door medicatie of syndroom van Sjögren);
- andere auto-immuunaandoeningen, waaronder reumatoïde artritis.

Onderzoek

Lichamelijk onderzoek

Let op dermatosen in het gezicht. Beoordeel de oogleden: is er sprake van ooglidrandontsteking? Is er een afwijkende stand van een of meerdere wimpers? Vraag om de ogen te sluiten: kan patiënt dit niet goed (lagophthalmos) of krult het onderooglid naar binnen (entropion)? Trek vervolgens aan de temporale zijde van het bovenooglid: klapt dit gemakkelijk om ('floppy eyelid syndrome')? Is de conjunctiva geïnjiceerd?

Aanvullend onderzoek

Bevochtig een fluoresceïne-stripje met een druppel en schud deze eraf, vraag de patiënt om naar nasaal te kijken en raak voorzichtig (om reflexmatig tranen te voorkomen) even de temporale conjunctiva aan met het stripje. Een minimale hoeveelheid kleurstof is voldoende. Beoordeel de cornea met blauw licht op de aanwezigheid van kleine aankleurende puntjes. Bij droge ogen is vaak aan de conjunctiva niets te zien, soms is de conjunctiva iets rood door irritatie: keratitis sicca (fig. 38.1). Keratitis punctata vormt de uitzondering: hierbij zijn (met fluoresceïne-aankleuring en blauw licht) kleine aankleurende puntjes zichtbaar, typisch in het onderste derde deel fig. 38.2).

Heeft men de beschikking over een spleetlamp, dan kan het oog met fluoresceïne worden aangekleurd en kan de 'tear break-up time' worden bepaald. Dit is de tijd waarin de traanfilm opbreekt in delen met daartussenin droge gebieden. Deze moet langer zijn dan 10 seconden. De reproduceerbaarheid van deze test is echter niet groot.

Als laatste kan men door druk op de ooglidrand de kwaliteit van de vetafscheiding van de Meibom-klieren beoordelen: normaal gelijkt het exprimaat op olijfolie en bij MGD is dit troebel tot zelfs tandpasta-achtig.

In de meeste gevallen zijn bij droge-ogensyndroom echter geen afwijkingen bij onderzoek aanwezig.

Beleid

Uitleg

Geef uitleg over de oorzaak van de klachten. Maak duidelijk dat het meestal een chronische kwaal is die wel goed te behandelen is, maar niet te genezen.

Niet-medicamenteuze adviezen

Breng bij droge lucht luchtbevochtigers aan en streef naar een relatieve vochtigheidsgraad van 30–50 % in huis. Als de patiënt recent medicatie voorgeschreven heeft gekregen die droge ogen kan verergeren, bespreek dan of deze weer gestopt kan worden (bijv. antihistaminica, antidepressiva, diuretica, orale corticosteroïden, alfa-1-blokkers).

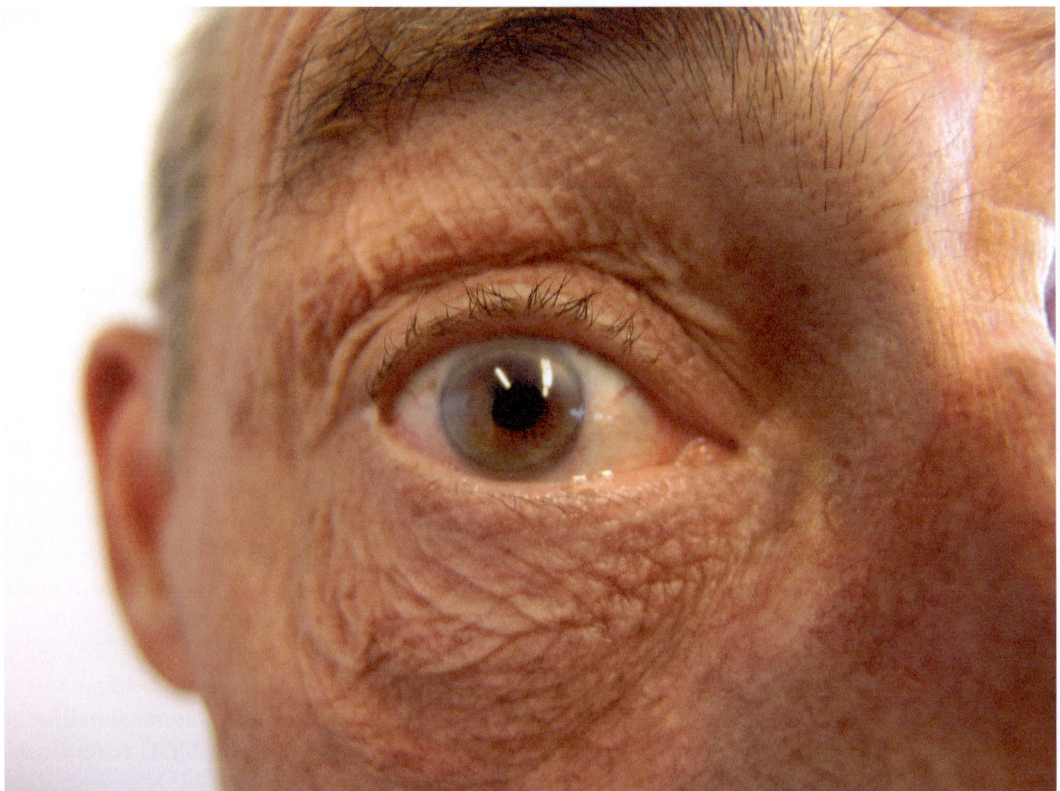

Figuur 38.1 Keratitis sicca

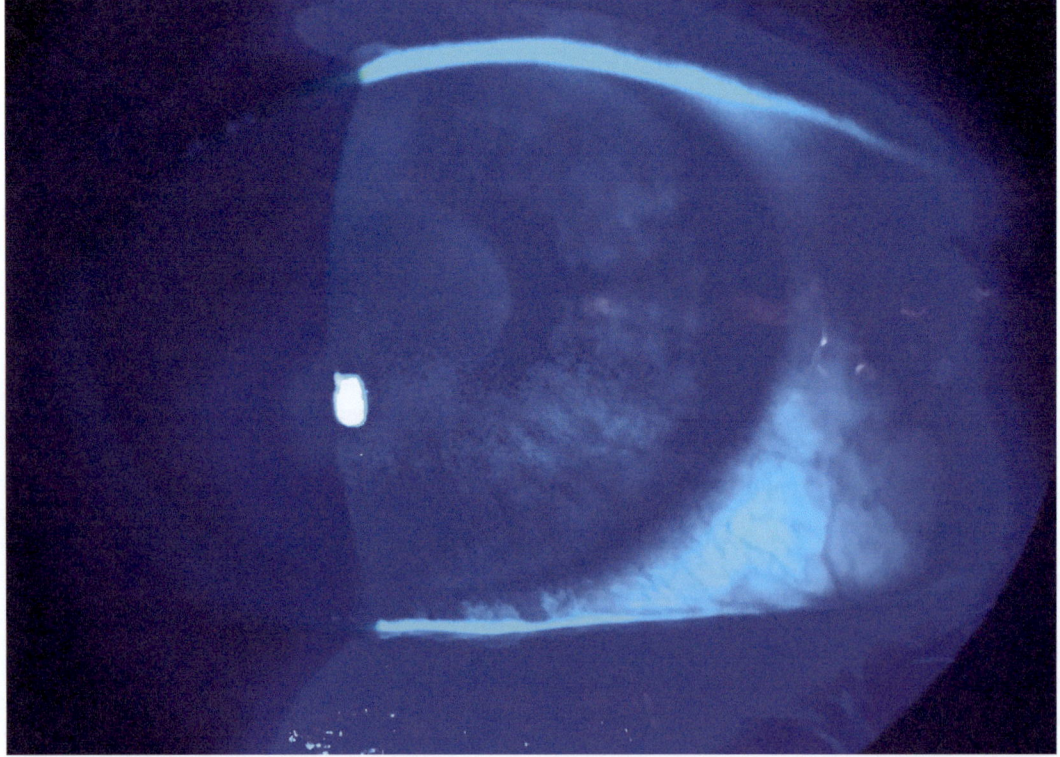

Figuur 38.2 Keratitis punctata

Ooglidrandhygiëne

Het doel is de klieren van Meibom zo goed mogelijk te laten functioneren. Dit is dus niet alleen zinvol bij vieze wimpers door blefaritis anterior, maar kan ook bijdragen aan verbetering van de klachten bij het droge-ogensyndroom met blefaritis posterior.

Dit betekent in het begin tweemaal daags tien minuten opwarmen van de oogleden met een commercieel verkrijgbaar pittenzakjes (zoekterm: oogmasker MGD) dat wordt opgewarmd in de magnetron, of regelmatig opnieuw aangebrachte warme kompressen. Daarna ooglidrandmassage met een wattenstaafje in verticale richting om de klieren te exprimeren en nadien schoonpoetsen van de ooglidrand. De frequentie kan in de loop van de tijd verlaagd worden. Verwijs naar thuisarts.nl/ooglidontsteking voor uitgebreide uitleg en een video. Een eenvoudiger oplossing volstaat soms: de ooglidranden dagelijks tijdens het douchen met wat babyshampoo goed masseren en daarna afspoelen.

Oogdruppels en oogzalf

Oogdruppels kan de patiënt naar behoefte aanbrengen. Als blijkt dat een hoge druppelfrequentie nodig blijft (meer dan 4 × per dag), is het noodzakelijk om oogdruppels zonder conserveermiddel verpakt in minims voor te schrijven. De druppels zonder conserveermiddel zijn gemiddeld vijfmaal duurder. Er zijn veel oogdruppels op de markt: deels worden deze vergoed, een ander deel is zelfzorgmiddel. Van geen enkele druppel is de superioriteit aangetoond en vaak moet de patiënt meerdere druppels uitproberen alvorens hij tevreden is [7]. Een gel werkt vaak iets langer dan een druppel. Selecteer bij druppelswitch een middel met een andere werkzame stof: methylcellulose, hypromellose, povidon, hyaluronzuur, carbomeer, polyethyleenglycol of een olie-in-water oogdruppel. De patiënt zal de druppels langdurig moeten gebruiken, soms voor altijd [8]. Breng indifferente oogzalf aan voor het slapen om nachtelijke uitdroging tegen te gaan; overdag is oogzalf ongeschikt omdat het zicht er wazig van wordt.

> **Wat is aangetoond?**
> Omdat voor de diagnose van het droge-ogensyndroom een gouden standaard ontbreekt, is er een grote diversiteit in de onderzochte populaties. De meeste gerandomiseerde onderzoeken zijn bovendien klein, zodat er geen definitieve conclusies aan verbonden kunnen worden. De hier gegeven adviezen berusten daarom op consensus van de beroepsgroep, zoals terug te vinden in de NHG-Standaard Rood oog en oogtrauma en in internationale afspraken.

Overwegingen bij comorbiditeit

Aandoeningen van het bewegingsapparaat en het centraal zenuwstelsel kunnen tot gevolg hebben dat de oudere patiënt ooglidrandhygiëne en het oogdruppelen moeilijk zelfstandig kan uitvoeren.

Aandachtspunten bij de verzorging

Er zijn diverse oogdruppelhulpmiddelen [9]. Sorteren deze geen effect, dan moet thuiszorg ingeschakeld worden. Kies in dat geval voor de laagst mogelijke nog effectieve behandelfrequentie en voor een gel omdat deze vaak langer werkzaam is.

Wanneer verwijzen?

Overweeg verwijzing naar de oogarts als de klachten onvoldoende op de behandeling reageren en bij fotofobie en sterke pijnklachten. Verwijzing voor onderzoek naar het Sjögren-syndroom is zinvol bij een droge mond zonder medicatie als oorzaak en bij aanwezigheid van auto-immuunaandoeningen. De oogarts beschikt over verdere behandelingen, zoals ciclosporine-oogdruppels, plugjes voor de onderste traanpunten, sclerale contactlens en langdurige behandeling met systemische antibiotica (doxycycline, azitromycine).

Preventie en voorlichting

Preventie is niet mogelijk. Ooglidrandhygiëne voorkomt verdere achteruitgang. Begrip over reflexmatig tranen bij droge ogen voorkomt misverstanden.

De huisarts kan de patiënt verwijzen naar informatie op Thuisarts: www.thuisarts.nl/droge-ogen.

Literatuur

1. Van Leeuwen Y, Van den Maegdenbergh M, Van der Pol BAE, De Waard J. Praktische huisartsgeneeskunde: oogheelkunde. Hoofdstuk 10. Houten: Bohn Stafleu van Loghum; 2016.
2. Vehof J, Kozareva D, Hysi PG, et al. Relationship between dry eye symptoms and pain sensitivity. JAMA Ophthalmol. 2013;131:1304–8.
3. Fraunfelder F, Sciubba JJ, Mathers WD. The role of medications in causing dry eye. J Ophthalmol. 2012;1–8.
4. Bolsius EJM, De Jongh E, Larsen-Bakker IM, Rietveld RP, Tellegen E, Van der Weele GM, Wouda PJ. NHG-Standaard Rood oog en oogtrauma (tweede herziening). Utrecht: NHG, 2017. Available from: https://richtlijnen.nhg.org/standaarden/rood-oog-en-oogtrauma.
5. Stapleton F, Alves M, Bunya VY, Jalbert I, Lekhanont K, Malet F, et al. TFOS DEWS II epidemiology report. Ocul Surf. 2017;15(3):334–65.
6. Lienert JP, Tarko L, Uchino M, Christen WG, Schaumberg DA. Long-term natural history of dry eye disease from the patient's perspective. Ophthalmology. 2016;123(2):425.
7. Pucker AD, Ng SM, Nichols JJ. Over the counter (OTC) artificial tear drops for dry eye syndrome. Cochrane Database Syst Rev. 2016;2:CD009729.
8. De Waard J. Droge ogen syndroom. Available from: http://oogheelkunde.pbworks.com/w/page/96460620/droge_ogen_syndroom (geraadpleegd september 2019).
9. Oogziekenhuis Rotterdam. Oogdruppelhulpmiddelen. Available from: https://www.oogziekenhuis.nl/oogdruppelhulpmiddelen-informatie-voor-zorgverleners (geraadpleegd september 2019).

Tranende ogen

Jan de Waard

Kernpunten

- Een eenzijdig tranend oog is vaak gevolg van een gestoorde afvoer.
- Als beide ogen tranen is er vaker sprake van reflectoir tranen door verhoogde verdamping.
- Bij reflectoir tranen door verhoogde verdamping zijn kunsttranen effectief.
- De oogarts kan een hinderlijk tranend oog door gestoorde afvoer met diverse technieken behandelen.

Definitie

Bij tranende ogen of epiphora is sprake van een aanhoudende hinderlijke tranenvloed van één of beide ogen [1].

Etiologie/pathogenese

Een tranend oog ontstaat wanneer er meer traanvocht wordt geproduceerd door de traanklier dan het afvoersysteem kan verwerken. Dus zowel verhoogde reflectoire aanmaak als verminderde afvoer van traanvocht kan epiphora veroorzaken. Combinaties komen regelmatig voor [2].

De lidslag transporteert het traanvocht naar nasaal en het bovenste en onderste traanpuntje nemen het daar op, geholpen door de aanzuigende werking veroorzaakt door de contractie van de m. orbicularis oculis. Het onderste traanpuntje neemt het grootste deel van de opname voor zijn rekening. Via de bovenste en onderste traankanaaltjes die samenkomen in het gemeenschappelijke traankanaal, gaat het traanvocht naar de tranenzak die in de benige fossa lacrimalis ligt (fig. 39.1). Het traanvocht mondt daarna via de ductus nasolacrimalis uit in de neus beneden de onderste neusschelp. De normale productie van het waterige deel door de traanklier is 5 μl per minuut, maar kan bij prikkeling toenemen met een factor honderd.

Differentiaaldiagnose

Reflectoir tranen door prikkeling van de cornea veroorzaakt een tranend oog bij een normaal afvoersysteem. Deze corneale prikkeling zien we bij het droge-ogensyndroom door overmatige verdamping van traanvocht (H. 38). Ook een afwijkende wimperstand, zoals entropion of trichiasis, veroorzaakt tranen door irritatie en beschadiging van de cornea. Een acuut pijnlijk tranend oog treedt op bij cornea erosie, corpus alienum of een cornea-infiltraat.

Verminderd functionerende afvoer treedt op bij een ectropion (fig. 39.2), een afstaand traanpuntje (ectropion van het punctum lacrimale) of verminderde kracht van de m. orbicularis oculis,

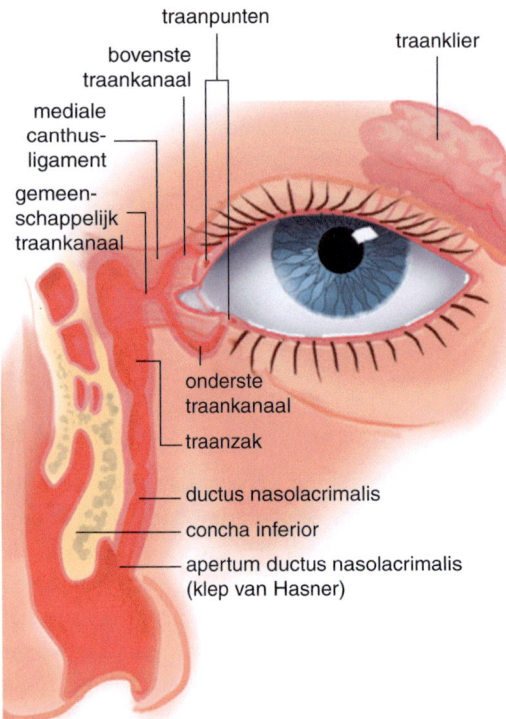

Figuur 39.1 Het traanafvoersysteem

bijvoorbeeld bij een facialisparese. Ook een chronische rinitis door allergie of sinusitis kan de afvoer relatief belemmeren. Een acute traanzakontsteking geeft ook tranenvloed.

Verstopping van het afvoerend systeem kan volledig of gedeeltelijk zijn en treedt meestal op na chronische ontstekingen, veroudering of een trauma. De verstopping kan zich bevinden bij het traanpuntje, de traankanalen of verderop in de ductus nasolacrimalis.

Epidemiologie

De incidentie in de huisartsenpraktijk is onbekend omdat de aandoening onder verschillende ICPC-codes wordt geregistreerd [3]. Bij een populatiestudie in Minnesota was er een incidentie met betrekking tot niet-aangeboren verstoorde traanafvoer van 0,3 per 1.000 patiënten per jaar, waarbij vrouwen ruim tweemaal zo vaak last hadden. Deze incidentie nam vanaf 60 jaar toe tot 2 per 1.000 patiënten per jaar op 80-jarige leeftijd [4].

Waarmee komt de patiënt?

De patiënt klaagt over een hinderlijk tranend oog of ogen. Soms raakt ook de omliggende huid geïrriteerd door de tranenvloed.

Anamnese

De huisarts vraagt of [5]:

- één of beide ogen aangedaan zijn (beide ogen: vaker bij reflectoir tranen);
- het tranen continu of intermitterend is (continu: meer bij gestoorde afvoer);
- de ogen alleen waterig zijn of dat er tranenvloed optreedt (waterig: bij reflectoir tranen);
- er neusklachten zijn, zoals verstopping of loopneus (bij allergische rinitis, sinusitis);
- of er pijn of zwelling aan de binnenste ooghoek is (dacryocystitis);
- er omstandigheden zijn waaronder de klachten toenemen (toename door wind bij reflectoir tranen);
- de patiënt traumata of operaties aan het gelaat heeft gehad (gestoorde afvoer).

Onderzoek

Bij inspectie laat de huisarts eerst de ogen sluiten. Wanneer het onderooglid naar binnen krult, is sprake van een entropion. Daarna inspecteert de huisarts de ooglidranden van de geopende ogen. Als er één of meerdere wimpers een afwijkende stand richting cornea hebben, is er trichiasis.

Normaliter is het traanpuntje alleen zichtbaar bij het omlaag trekken van het onderooglid. Is het zonder manipulatie te zien, dan is er een ectropion van het punctum.

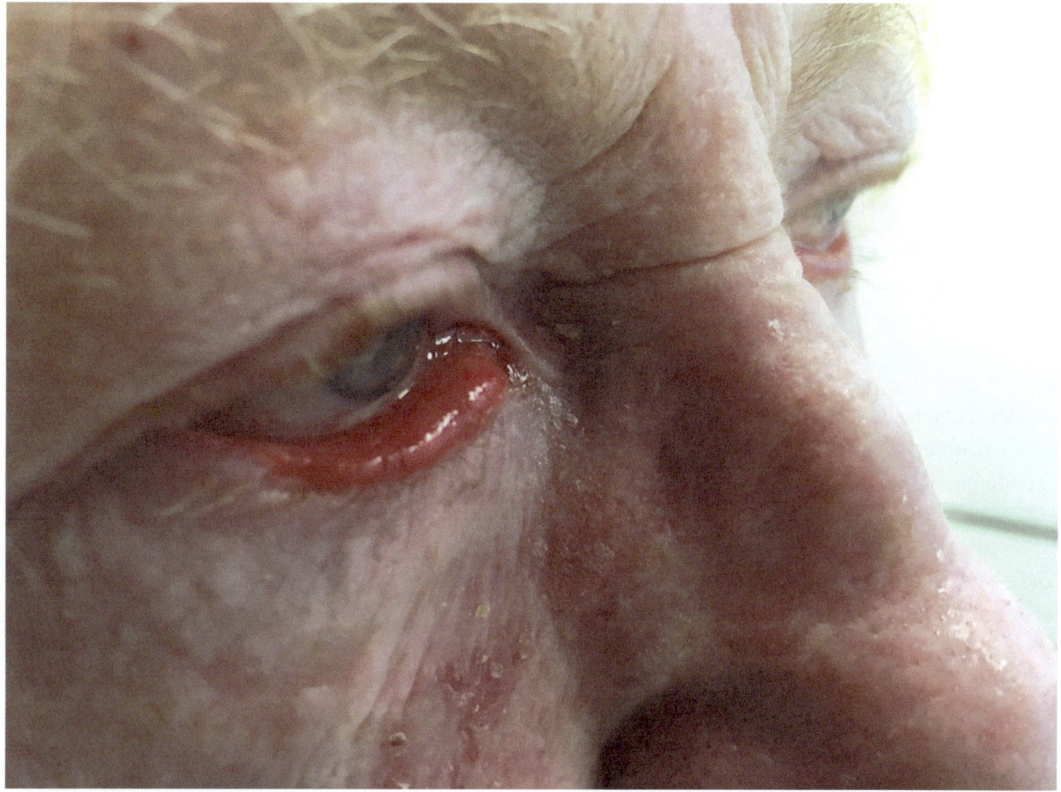

Figuur 39.2 Ectropion van het gehele ooglid. Traanmeer en geïrriteerde huid is goed zichtbaar. Patiënte wenst geen behandeling

De gehele onderooglidrand kan ook afstaan van de oogbol: ectropion. Mildere vormen van ectropion worden zichtbaar door het onderooglid naar beneden te trekken: de afstand van de ooglidrand tot het oogwit dient kleiner dan 1 centimeter te zijn. Als de arts daarna het ooglid loslaat, dient dit vlot binnen vijf seconden zonder knipperen weer tegen de oogbol terug te klappen ('snapback test'). Let bij druk op de traanzak of er purulent vocht uit het onderste traanpuntje terugstroomt als teken van traanzakontsteking.

Om verhoogde verdamping met reflectoir tranen op te sporen kan de huisarts een druppel fluoresceïne in beide ogen aanbrengen en de cornea met blauw licht beoordelen op aanwezigheid van eventuele keratitis punctata. Hierbij is een puntjespatroon door uitdroging op de cornea te zien. Ook zijn door trichiaisis of entropion veroorzaakte oppervlakkige erosies op de cornea zo zichtbaar.

Als na vijf minuten de fluoresceïne met blauw licht niet meer in het oog te zien is, pleit dit voor een goede afvoer: 'dye disappearance test' (DDT) [6]. Deze test kent wel veel foutpositieven: als de fluoresceïne nog wel zichtbaar is, dan kan het zijn dat de afvoer toch adequaat is. Een verschil tussen beide ogen is ook behulpzaam. Bij normale oogleden en normale DDT is vaak sprake van droge ogen.

De huisarts inspecteert de beide neusgangen met speculum op ontsteking, slijmvliesverdikking, poliepen of neusseptumdeviatie.

De proef van Anel, waarbij een zoutoplossing door het traankanaal wordt gespoeld, kan voor diagnostische doeleinden worden toegepast door huisartsen die daarin expertise hebben verworven. Verricht de test om verlittekening te voorkomen bij voorkeur met behulp van een techniek met een stompe dunne 27G-naald, zodat er geen dilatatie van het traanpuntje nodig is [7]. Soms is de proef van Anel ook therapeutisch omdat een slijmplug bij het doorspuiten wegschiet.

Beleid

Afwachtend beleid
Dit is gerechtvaardigd als de patiënt weinig klachten ervaart.

Bril
Als het tranen alleen buiten optreedt, is een bril soms voldoende om overmatige verdamping tegen te gaan.

Reflectoir tranen
Zoek en behandel de oorzaak van irritatie van de cornea. Denk aan epileren van een wimper bij trichiasis of verwijderen van een corpus alienum. Bij normale oogleden en een DDT van langer dan 5 minuten is vaak sprake van een droge-ogensyndroom met reflectoir tranen en is een proefbehandeling met kunsttranen en ooglidrandhygiëne zinvol (H. 38).

Verminderde afvoer
Hierbij is meestal een oogheelkundige ingreep nodig. Een uitzondering hierop vormt slijmvlieszwelling in de neus door bijvoorbeeld allergische rinitis of chronische sinusitis. Dan is een behandeling met nasale corticosteroïden de moeite waard. Bij een acute dacryocystitis kan in de eerste lijn gestart worden met amoxicilline/clavulaanzuur met dagelijkse follow-up.

> **Wat is aangetoond?**
> De diagnostiek en behandeling van het tranend oog berusten op consensus. Gerandomiseerd onderzoek beperkt zich tot vergelijking van enkele operatieve technieken.

Overwegingen bij comorbiditeit

Wanneer er sprake is van reflectoir tranen door het droge-ogensyndroom is het zinvol om te kijken naar recente wijzigingen in de medicatie. Neurologische aandoeningen, zoals facialisparese en de ziekte van Parkinson, vragen specifieke aandacht. Voor de patiënt die zelf moeilijk kan oogdruppelen zijn er hulpmiddelen beschikbaar [8].

Aandachtspunten bij de verzorging

Als er vooral sprake is van reflectoir tranen kunnen kunsttranen en ooglidrandhygiëne goed helpen. Is patiënt zelf niet meer in staat dit te verzorgen, dan kan de thuiszorg hiervoor ingeschakeld worden. Een overmatig tranend oog door verminderde afvoer geneest gewoonlijk niet spontaan. De beslissing over wel of geen operatieve ingreep hangt dan af van de door de patiënt ervaren last.

Wanneer verwijzen?

Overweeg verwijzing naar de oogarts als de klachten onvoldoende op de behandeling reageren. Bij hinderlijke tranenvloed met een afwijkende stand of vorm van het punctum lacrimale of het gehele ooglid is verwijzing voor operatieve correctie zinvol. De oogarts kan een vernauwd punctum of een ectropion corrigeren. Bij een verstopping verderop in het traject van traanzak en traanbuis is een sondage, dotterbehandeling en soms een externe dacryocystorhinostomie mogelijk. Hemolacria, ofwel bloederige tranenvloed, kan een gevolg zijn van vasculaire tumoren van het oog. Ook bij verdenking op abcesvorming bij dacryocystitis is verwijzing naar de oogarts noodzakelijk.

Literatuur

1. Kuriakose RK, Leffler CT. The new definition of epiphora should be rejected. Hist Ophthalm Int. 2017;2:109–13.
2. Nemet AY. The etiology of epiphora: a multifactorial issue. Semin Ophthalmol. 2016;31:275–9.
3. NIVEL. Zorgregistraties eerste lijn. Incidenties en prevalenties. Utrecht: Nivel, 2018. Available from: https://www.nivel.nl/nl/nivel-zorgregistraties-eerste-lijn/incidenties-en-prevalenties (geraadpleegd september 2019).
4. Woog JJ. The incidence of symptomatic acquired lacrimal outflow obstruction among residents of Olmsted County, Minnesota, 1976-2000. Trans Am Ophthalm Soc. 2007;105:649–66.
5. Blackmore KJ, Ainsworth G, Robson AK. Epiphora: an evidence based approach to the 12 minute consultation. Clin Otolaryngol. 2010;35:210–4.
6. Skuta GL, Cantor LB, Weiss JS. Basic and clinical science course: section 7 orbit, eyelids and lacrimal system. San Francisco: American Academy of Ophthalmology; 2013. pp. 258–9.
7. Van Leeuwen Y, Van den Maegdenbergh M, Van der Pol BAE, De Waard J. Praktische huisartsgeneeskunde: oogheelkunde. Houten: Bohn Stafleu van Loghum; 2016. p. 191.
8. Oogziekenhuis Rotterdam. Oogdruppelhulpmiddelen. Available from: https://www.oogziekenhuis.nl/oogdruppelhulpmiddelen-informatie-voor-zorgverleners (geraadpleegd augustus 2019).

40 Ectropion/naar buiten gekeerd ooglid

Sophie van Blijswijk

Kernpunten

- Bij een ectropion is de rand van het ooglid naar buiten gekeerd, waardoor deze niet meer tegen de oogbol aanligt en de conjunctiva zichtbaar is.
- Het verworven, involutioneel ectropion ontstaat door horizontale zwakte van het ooglid en komt vooral op oudere leeftijd voor.
- Door het ectropion wordt het traanvocht niet meer goed over het oog verdeeld en niet goed afgevoerd. Hierdoor kan de cornea uitdrogen en beschadigen.
- Veelvoorkomende klachten zijn roodheid, irritatie, tranenvloed, gevoeligheid voor licht en wind en kans op secundaire infectie.
- Opereren biedt een definitieve oplossing. Als een operatie niet gewenst is en ter overbrugging kunnen oogdruppels of ooggel en het dragen van een bril de klachten wellicht verlichten.

Definitie

De term 'ectropion' betekent 'omstulping, uitstulping van een slijmvlies' en is daarmee niet voorbehouden aan afwijkingen van de oogleden. Ook bijvoorbeeld bij de cervix uteri kan sprake zijn van een ectropion. Bij een ectropion van het oog is een rand van het ooglid naar buiten gekeerd. Daardoor ligt het ooglid niet meer tegen de oogbol aan (fig. 40.1), zijn de conjunctiva zichtbaar en ontstaat tranenvloed door eversie van de traanpunt.

Het ectropion kan congenitaal aanwezig zijn of verworven. Het congenitaal ectropion is zeldzaam en komt meestal voor in combinatie met andere afwijkingen of een onderliggend syndroom. De bespreking ervan valt buiten het bestek van dit hoofdstuk.

Etiologie/pathogenese

De oogleden beschermen de ogen tegen beschadiging (door zich te sluiten) en tegen uitdroging (door traanvocht over het oog te verspreiden). De oogleden bestaan uit twee lagen. De buitenste laag wordt gevormd door de wimpers (cilia), de huid, bindweefsel, de m. orbicularis oculi (die het ooglid sluit) en de m. levator palpebrae (die het ooglid opent). De binnenste laag bestaat uit de tarsus (een bindweefsellaag die de klieren van Meibom bevat), de conjunctiva en de m. tarsalis (deze regelt de tonus van het bovenooglid en bepaalt zo de grootte van de lidspleet) [1].

Een ectropion van het oog betreft in verreweg de meeste gevallen het onderste ooglid, maar het kan ook bij het bovenste ooglid voorkomen. Het involutioneel ectropion is de meest voorkomende variant bij ouderen; het ontstaat door structurele veranderingen die leiden tot (horizontale) zwakte van het ooglid [1–4]. Bij

Differentiaaldiagnose

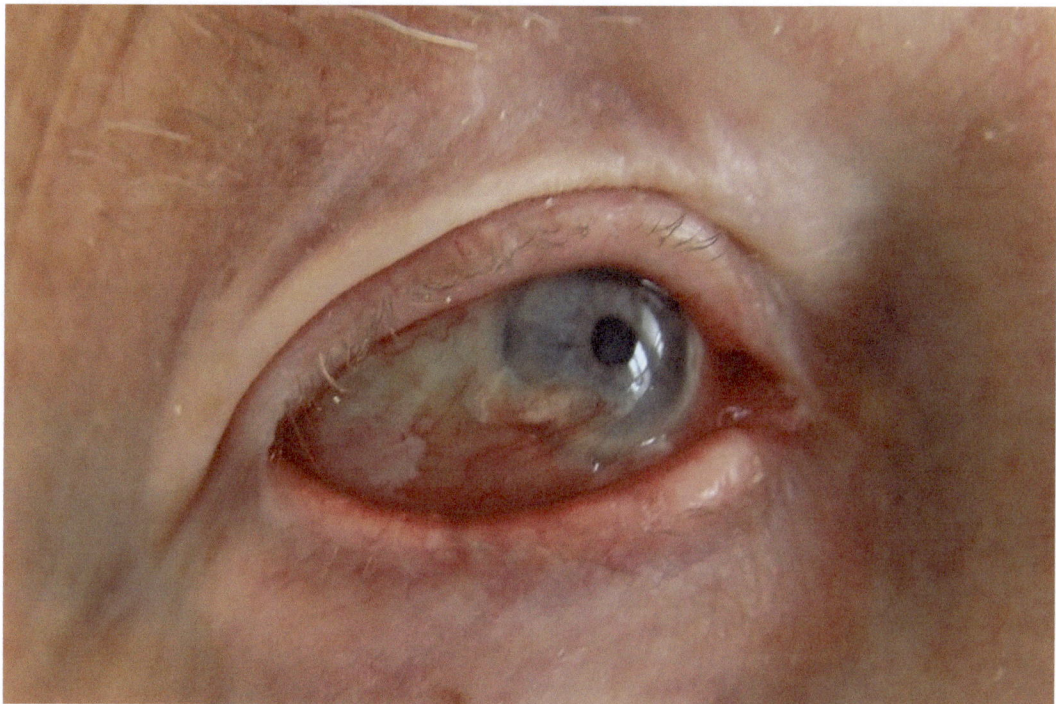

Figuur 40.1 Ectropion van het rechteroog: het onderste ooglid ligt niet meer tegen het oog aan

een involutioneel ectropion dragen diverse factoren bij aan de toenemende zwakte van het ooglid. Dit zijn onder andere afname van vetweefsel in de orbita, verdunning van de huid en subcutane weefsels, verzwakking en verlenging van de m. orbicularis en de m. tarsus, en zwakte van de mediale canthale pees. Door (een combinatie van) deze factoren zakt de ooglidrand naar buiten, in eerste instantie ter plaatse van de puncta lacrimalis (traanpunt), waardoor de oogleden niet meer goed sluiten en het traanvocht niet meer kan worden afgevoerd via de ductus lacrimalis, zodat het uit het oog loopt. De conjunctiva en de cornea worden onvoldoende bevochtigd en kunnen geïrriteerd aanvoelen en rood worden. Dit kan leiden tot droge ogen en keratoconjunctivitis sicca. Als reactie wordt nog meer traanvocht geproduceerd. Door ontsteking en verlittekening van het weefsel en verdere verdunning van de tarsus door blootstelling van de conjunctiva kan het ectropion verergeren. Een ectropion zal niet spontaan herstellen [1–4].

Andere vormen van ectropion zijn:

- *cicatrieel ectropion*, veroorzaakt door verlittekening van de voorste lamel (huid en m. orbicularis) door bijvoorbeeld brandwonden, ontstekingen (zoals blefaritis) of huidziekte;
- *paralytisch ectropion*, veroorzaakt door parese van de n. facialis (Bell-verlamming);
- *mechanisch ectropion*, veroorzaakt door bijvoorbeeld de aanwezigheid van een tumor nabij de ooglidrand of door overmatige verwijdering van huid bij een tumorexcisie [2, 3].

Differentiaaldiagnose

Differentiaaldiagnostisch kan worden gedacht aan retractie van het onderste of bovenste ooglid, waarbij het ooglid naar beneden of naar boven is verplaatst. Een verschil met ectropion is dat het ooglid nog op de normale wijze tegen de cornea rust en niet naar buiten is gedraaid [3].

Epidemiologie

Een onderzoek naar het voorkomen van ectropion bij 60-plussers in Brazilië toonde een prevalentie van 2,9 % (mannen 5,1 %, vrouwen 1,5 %). De prevalentie neemt toe met de leeftijd: bij 80-plussers is zij 17,7 % [5].

In Nederland is geen onderzoek verricht naar de prevalentie van ectropion bij ouderen. In de Nederlandse huisartsenpraktijk wordt ectropion geregistreerd onder ICPC-code F99 (Andere ziekte(n) van het oog/adnexen). De incidentie is 7,5 en de prevalentie 13,3 per 1.000 patiënten per jaar. In sommige gevallen zal het ectropion worden gecodeerd als ICPC-code F16 (Symptomen of klachten van oogleden) [6].

Waarmee komt de patiënt?

Patiënten komen op het spreekuur vanwege overvloedig tranen, omdat oog en oogleden rood en geïrriteerd zijn en met overgevoeligheid voor licht en wind. De aandoening kan als cosmetisch storend worden ervaren en visusklachten geven [1].

Anamnese

De huisarts vraagt naar:

- het begin van de klachten (geleidelijk of acuut?);
- het beloop van de klachten (volgorde van ontstaan, vererende en verbeterende factoren);
- tranenvloed, irritatie van het oog, overgevoeligheid voor licht en wind, visusklachten;
- tekenen van infectie (afscheiding uit het oog, eerdere episode van infectie?);
- alarmsymptomen (pijn, daling van het gezichtsvermogen, lichtschuwheid, (recent) trauma of mogelijk corpus alienum in het oog);
- eerdere problemen met de oogleden, eerdere ingrepen aan de ogen;
- effect op het dagelijks functioneren [1, 7].

Onderzoek

De diagnose kan à vue worden gesteld wanneer sprake is van een zichtbaar naar buiten gedraaid ooglid [1]. Veelal betreft het vooral het mediale deel van het ooglid. Dit kan zich ook beperken tot direct nabij de punctum lacrimalis [8]. Bij roodheid van het oog en de conjunctiva moeten deze worden geïnspecteerd volgens de NHG-Standaard Rood oog en oogtrauma [9]. Tot slot kan worden gekeken naar tekenen van verlittekening (cicatrieel ectropion) of de aanwezigheid van een tumor (mechanisch ectropion) [7].

Beleid

Advies

Voor zover bekend zijn er geen adviezen die het ontstaan dan wel verergeren van een ectropion kunnen voorkomen. Als de patiënt niet kiest voor operatief herstel, richt de behandeling zich op de klachten die ontstaan door het ectropion. Het voorkomen van uitdrogen van de ogen kan zorgen dat de patiënt minder klachten ervaart. Het kan daarom zinvol zijn te zorgen voor een goede luchtvochtigheidsgraad en gebruik van airconditioning en blowers te vermijden. Ook het dragen van een beschermende bril waarvan de zijkanten zijn afgesloten of een horlogeglasverband kan de klachten verlichten [9].

Conservatieve behandeling

Een andere conservatieve optie in afwachting van een operatie is het aanbrengen van Steri-strips® aan de zijkant van het oog om het ectropion op te heffen. Dit zou ook zinvol kunnen zijn bij patiënten die afzien van een operatie [10].

Traanvervangende middelen

Ter verlichting van de klachten kan worden gestart met traanvervangende middelen (kunsttranen), zoals indifferente oogdruppels (hypromellosedruppels 0,3 % FNA, zo nodig eenmaal per uur, indien met conserveermiddel maximaal viermaal per dag) of oogzalf (carbomeer 0,2–0,3 % een- tot viermaal per dag). Overweeg de oogzalf voor de nacht ook als aanvulling op de oogdruppels. Voeg dit zeker toe in het geval van keratoconjunctivitis sicca [9].

Antibiotische oogzalf

Overweeg bij secundaire ontstekingsverschijnselen antibiotische oogdruppels (geen gel) of zalf. Bij een infectieuze conjunctivitis is antibiotica (chlooramfenicol oogdruppels 0,5 %, 1–2 druppels iedere 2–3 uur, of oogzalf 1 %, 2–4dd 1 cm zalfstreng op de binnenzijde van het onderste ooglid tot 2 dagen na verdwijnen van de symptomen) alleen geïndiceerd bij risicogroepen. Bij een stafylokokkenblefaritis en bij aanhoudende blefaritis ondanks vier weken ooglidhygiëne is antibiotica geïndiceerd (fusidinezuurooggel 10 mg/g, 2–6dd 1 druppel inmasseren in de ooglidranden) en continueer de ooglidhygiëne [9].

Operatieve behandeling

De definitieve behandeling bij een ectropion is operatieve correctie van de (horizontale) slapte van het ooglid. Deze ingreep wordt over het algemeen poliklinisch verricht door de oogarts of plastisch chirurg [3, 4, 7].

> **Wat is aangetoond?**
> Wij vonden geen systematische reviews of RCT's over conservatieve behandeling van het involutioneel ectropion. Adviezen voor conservatieve behandeling, oogdruppels en oogzalf zijn gebaseerd op de bestaande adviezen voor droge ogen [9].
> Een casuïstisch onderzoek bij patiënten met een paralytisch ectropion toonde een positief effect van het gebruik van Steri-strips® lateraal van het oog om het ectropion tijdelijk op te heffen [10].
> Een caseserie uit 2018 toont goede resultaten op een cicatrieel en een involutioneel ectropion na injectie met hyaluronzuur. Verder onderzoek zal het effect op de langere termijn en de veiligheid van deze injectie moeten tonen [11].

> De keuze voor operaties en andere tweedelijnsbehandelingen valt onder de verantwoordelijkheid van de oogarts en plastisch chirurg; de wetenschappelijke onderbouwing daarvan valt buiten het bestek van dit hoofdstuk.

Overwegingen bij comorbiditeit

Bij sommige ouderen zal een operatie op bezwaren stuiten vanwege comorbiditeit of om andere redenen. Het ectropion en daarmee de klachten zullen dan blijven bestaan. In zo'n situatie is het belangrijk de klachten zo veel mogelijk te verlichten met conservatief beleid (oogdruppels of ooggel, bril). Ook kan worden gekeken naar maatregelen om een eventuele functionele beperking zo veel mogelijk tegen te gaan, bijvoorbeeld door een leesloep.

Aandachtspunten bij de verzorging

Om secundaire infectie te voorkomen moet het oog goed worden schoongehouden met wegwerpdoekjes en kraanwater, en moet het regelmatig worden gedruppeld met traanvervangende middelen. Het kan voor de oudere lastig zijn om dit zelf te doen. Dat geldt ook voor het zelf aanbrengen van Steri-strips®. Tijdens het consult moet aandacht worden besteed aan de mogelijkheden van de oudere en/of mantelzorgers om dit uit te voeren. Als zij dat onvoldoende kunnen, kan thuiszorg worden ingeschakeld.

Wanneer verwijzen?

Verwijzing is geïndiceerd voor operatieve behandeling van het ectropion. Ook wanneer er aanwijzingen zijn voor een andere oorzaak dan een involutioneel ectropion (bijv. een mechanisch ectropion door een tumor) is verwijzing voor verdere diagnostiek op zijn plaats.

Preventie en voorlichting

Wanneer het ectropion niet chirurgisch wordt verholpen, zal het niet verdwijnen en zullen de ermee samenhangende klachten blijven bestaan. Deze kunnen worden verlicht door aanhoudend gebruik van oogdruppels of oogzalf.

Literatuur

1. Giessen PHJ, Ten Berge JVC. Ooglidklachten. In: De Jongh TOH, De Vries H, Grundmeijer HGLM, redactie. Diagnostiek van alledaagse klachten. Bouwstenen voor rationeel probleem oplossen. 3e druk. Houten: Bohn Stafleu van Loghum; 2011. pag. 219–26.
2. Piskinienè R. Eyelid malposition: lower lid entropion and ectropion. Medicina (Kaunas). 2006;42:881–4.
3. Vallabhanth P, Carter SR. Ectropion and entropion. Curr Opin Ophthalmol. 2000;11:345–51.
4. De Menezes Bedran EG, Correia Pereira MV, Bernardes TF. Ectropion. Semin Ophthalmol. 2010;25:59–65.
5. Damasceno RW, Osaki MH, Dantas PE, Belfort jr R. Involutional entropion and ectropion of the lower eyelid: prevalence and associated risk factors in the elderly population. Ophthal Plast Reconstr Surg 2011;27:317–20.
6. NIVEL. Zorgregistraties eerste lijn. Incidenties en prevalenties. Available from: https://www.nivel.nl/nl/nivel-zorgregistraties-eerste-lijn/incidenties-en-prevalenties (geraadpleegd januari 2020).
7. Carter SR. Eyelid disorders: diagnosis and management. Am Fam Physician. 1998;57:2695–702.
8. Beigi B, Gupta D, Luo YH, Saldana M, Georgalas I, et al. Punctal function in lacrimal drainage: the 'pipette sign' and functional ectropion. Clin Exp Optom. 2015;98:366–9.
9. Bolsius EJM, De Jongh E, Larsen-Bakker IM, Rietveld RP, Tellegen E, Van der Weele GM, Wouda PJ. NHG-Standaard Rood oog en oogtrauma (tweede herziening). Utrecht: NHG; 2017. Available from: https://richtlijnen.nhg.org/standaarden/rood-oog-en-oogtrauma.
10. Schrom T, Habermann A. Temporary ectropion therapy by adhesive taping: a case study. Head Face Med. 2008;4:12.
11. Mitchell DA, Lyons AB, Moy RL. Correction of cicatricial and involutional lower eyelid ectropion with hyaluronic acid. JAAD Case Rep. 2018;7:628–30.

41 Entropion/naar binnen gekeerd ooglid

Sophie van Blijswijk

Kernpunten

- Bij een entropion is de rand van het ooglid naar binnen gekeerd, waardoor de oogharen tegen de oogbol aanschuren.
- Het verworven, involutioneel entropion ontstaat onder andere door horizontale zwakte van het ooglid en irritatie van de conjunctiva, en komt vooral op oudere leeftijd voor.
- Door het entropion schuren de oogharen langs de oogbol, waardoor verdere irritatie optreedt en de oogbol kan beschadigen.
- Veelvoorkomende klachten zijn roodheid, irritatie, tranenvloed en secundaire infectie.
- Opereren biedt een oplossing. Bij afzien van een operatie of ter overbrugging kunnen oogdruppels/ooggel de klachten wellicht verlichten.

Definitie

Bij entropion is de ooglidrand naar binnen gekeerd, waardoor de oogharen de oogbol raken. Entropion gaat veelal gepaard met trichiasis. Bij trichiasis komen de haren van het onder- of bovenooglid tegen het hoornvlies aan.

Etiologie/pathogenese

De oogleden beschermen de ogen tegen beschadiging (door zich te sluiten) en tegen uitdroging (door traanvocht over het oog te verspreiden). De oogleden bestaan uit twee lagen. De buitenste laag wordt gevormd door de wimpers (cilia), de huid, bindweefsel, de m. orbicularis oculi (die het ooglid sluit) en de m. levator palpebrae (die het ooglid opent). De binnenste laag bestaat uit de tarsus (een bindweefsellaag die de klieren van Meibom bevat), de conjunctiva en de m. tarsalis (deze regelt de tonus van het bovenooglid en bepaalt zo de grootte van de lidspleet) [1].

Het meest voorkomende entropion is het involutioneel entropion van het onderste ooglid. Net als bij het involutioneel ectropion dragen diverse factoren (o.a. veranderingen van de m. orbicularis, de tarsus en de canthale pees) bij aan de toenemende horizontale zwakte van het ooglid. Door de combinatie van slapte van het ooglid, een kleiner dan gemiddelde tarsus en een verhoogde tonus van de m. orbicularis oculi wordt het ooglid naar binnen geklapt. Een onderzoek waarbij operatief verwijderde stukjes van het ooglid van twintig patiënten met een involutioneel entropion en twintig patiënten met een BCC van het ooglid histopathologisch werden onderzocht, liet zien dat de tarsus dikker was bij patiënten met een entropion. Ook was bij deze groep sprake van verticale slapte van het ooglid [2]. Soms wordt het intermitterende, involutionele entropion apart benoemd. Hierbij staat de wisselend verhoogde tonus van de m. orbicularis oculi op de voorgrond. Diagnostiek is lastiger doordat het entropion niet continu aanwezig is [3–5].

Door het entropion ontstaat verdere irritatie, met verhoogde tranenvloed en mogelijk chronische bacteriële ontsteking of beschadiging van de oogbol (keratitis punctata, ulcus corneae) doordat de oogharen, de rand van het ooglid en de huid over de oogbol schuren [1, 5]. Er zijn geen aanwijzingen dat een involutioneel entropion verband houdt met andere aandoeningen of een erfelijke component heeft. Een entropion zal niet spontaan herstellen.

Naast het involutioneel entropion onderscheidt men het cicatrieel entropion, dat ontstaat door verkorting van de conjunctiva na bijvoorbeeld ooglidchirurgie, traumata of chronische allergieën, en het zeldzame congenitaal entropion [5]. Deze vormen van entropion vallen buiten het bestek van dit hoofdstuk.

Differentiaaldiagnose

Differentiaaldiagnostisch kan worden gedacht aan trichiasis (alleen de oogharen wijzen naar de oogbol), distichiasis (een extra rij oogharen bij de klieren van Meibom) en epiblefaron (de oogharen worden omhooggeduwd door de huid en de m. orbicularis) [5].

Epidemiologie

Braziliaans onderzoek naar het voorkomen van entropion bij 60-plussers vond een prevalentie van 2,1 % (mannen 1,9 %, vrouwen 2,4 %). De prevalentie stijgt met de leeftijd en is bij 80-plussers 10,7 % [6].

In Nederland is geen onderzoek verricht naar het voorkomen van entropion bij ouderen. In de Nederlandse huisartsenpraktijk wordt het entropion geregistreerd onder ICPC-code F99 (Andere ziekte(n) van het oog/adnexen). De incidentie is 7,5 en de prevalentie 13,3 per 1.000 patiënten per jaar. In sommige gevallen zal het entropion worden gecodeerd als ICPC-code F16 (Symptomen of klachten van oogleden) [1, 7].

Waarmee komt de patiënt?

Patiënten komen op het spreekuur met overvloedig tranen, een gevoel dat er iets in het oog zit, gevoeligheid voor licht en wind, een rood en geïrriteerd oog of irritatie van het ooglid. De aandoening kan als cosmetisch storend worden ervaren en visusklachten geven [1, 5].

Anamnese

De huisarts vraagt naar [1, 8]:

- het begin van de klachten (geleidelijk of acuut?);
- het beloop van de klachten (volgorde van ontstaan, verergerende en verbeterende factoren);
- tranenvloed, irritatie van het oog, gevoel van een corpus alienum, visusklachten;
- tekenen van infectie (afscheiding uit het oog, eerdere episode van infectie?);
- alarmsymptomen (pijn, daling van het gezichtsvermogen, lichtschuwheid, (recent) trauma, mogelijk corpus alienum in het oog);
- eerdere problemen met de oogleden, ingrepen aan de ogen;
- effect op het dagelijks functioneren.

Onderzoek

De diagnose kan à vue worden gesteld wanneer sprake is van een zichtbaar naar binnen gedraaid ooglid [1]. In het begin is deze standsafwijking soms alleen zichtbaar bij het dichtknijpen van de ogen (fig. 41.1).

Aanvullende tests die eenvoudig kunnen worden uitgevoerd in de huisartspraktijk en behulpzaam kunnen zijn bij de diagnostiek van een beginnend of intermitterend entropion zijn:

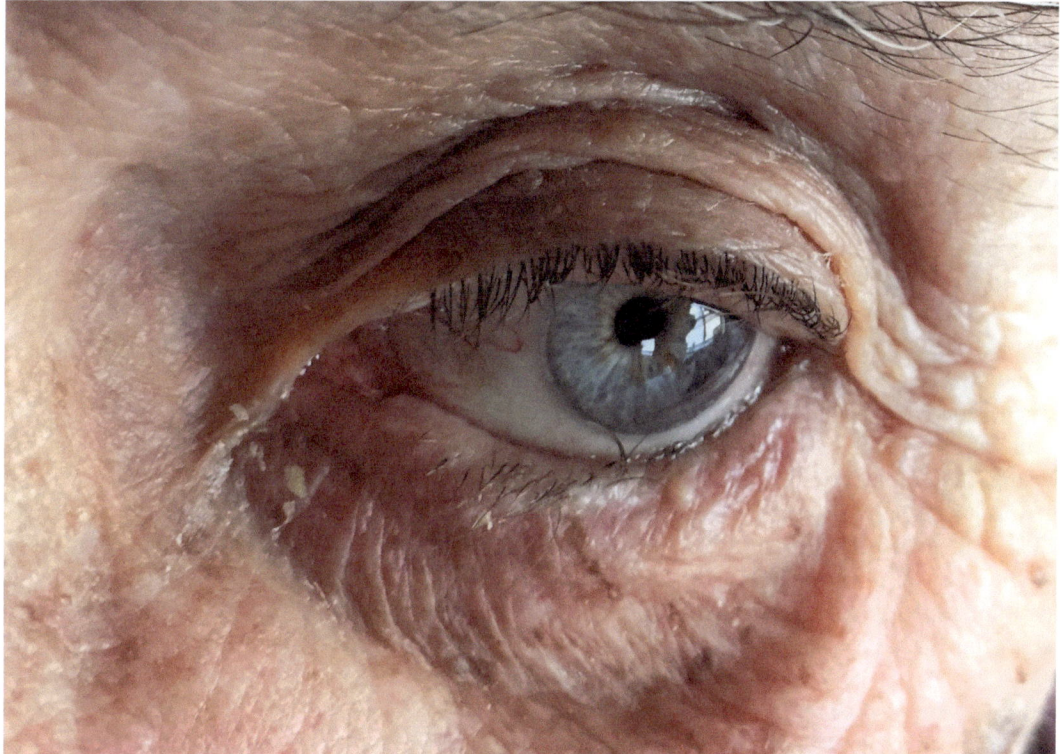

Figuur 41.1 Entropion van het onderste linker ooglid: de wimpers komen lateraal tegen de conjunctiva aan en dat leidt tot irritatie

- *Snapback test*: de rand van het ooglid sluit niet volledig aan op de oogbol nadat deze eerst iets naar beneden is getrokken. Na knipperen met de oogleden sluit het ooglid soms wel weer aan.
- *Distraction test*: het is mogelijk om het ooglid 6 mm of meer naar voren (van de oogbol af) te trekken.
- *Manuele provocatietest*: het onderooglid wordt tussen duim en wijsvinger naar voren (van de oogbol af) getrokken. De patiënt wordt gevraagd krachtig zijn oogleden dicht te knijpen en het ooglid wordt losgelaten waarna het entropion kan worden gezien [9].
- *Test of Induced Entropion-2*: terwijl de patiënt naar beneden kijkt, wordt het bovenste ooglid zo hoog mogelijk naar boven getrokken. De patiënt wordt gevraagd zijn ogen zo stevig mogelijk dicht te knijpen, waarna het entropion kan worden gezien [3].

Bij roodheid van het oog en de conjunctiva moeten deze worden geïnspecteerd conform de NHG-Standaard Rood oog en oogtrauma [8].

Beleid

Advies

Voor zover bekend zijn er geen adviezen die het ontstaan dan wel verergeren van een entropion kunnen voorkomen. Als de patiënt niet kiest voor operatief herstel, richt de behandeling zich op de klachten die ontstaan door het entropion. Het voorkomen van uitdrogen van de ogen kan zorgen dat minder klachten worden ervaren. Het kan daarom zinvol zijn te zorgen voor een goede luchtvochtigheidsgraad en het gebruik van airconditioning en blowers te vermijden. Ook het dragen van een beschermende bril waarvan de zijkanten zijn afgesloten of een horlogeglasverband kan de klachten verlichten. Dit voorkomt niet dat de haren de oogbol raken [8].

Conservatieve behandeling

Een casuïstisch onderzoek bij zes patiënten toonde een positief effect van het preoperatief gebruik van Steri-strips® onder het oog; de deelnemers rapporteerden geen klachten van de Steri-strips®. Wellicht is deze behandeling ook effectief op de langere duur indien operatieve correctie niet aan de orde is [10].

Traanvervangende middelen

Ter verlichting van de klachten kan worden gestart met traanvervangende middelen (kunsttranen) zoals indifferente oogdruppels (hypromellosedruppels 0,3 % FNA, zo nodig eenmaal per uur, indien met conserveermiddel maximaal viermaal per dag) of oogzalf (carbomeer 0,2–0,3 % een- tot viermaal per dag). Overweeg de oogzalf voor de nacht ook als aanvulling op de oogdruppels. Voeg dit zeker toe in het geval van keratoconjunctivitis sicca [8].

Antibiotische oogzalf

Overweeg bij secundaire ontstekingsverschijnselen antibiotische oogdruppels of zalf. Bij een infectieuze conjunctivitis is antibiotica (chlooramfenicol oogdruppels 0,5 %, 1–2 druppels iedere 2–3 uur, of oogzalf 1 %, 2–4dd 1 cm zalfstreng op de binnenzijde van het onderste ooglid tot 2 dagen na verdwijnen van de symptomen) alleen geïndiceerd bij risicogroepen. Bij een stafylokokkenblefaritis en bij aanhoudende blefaritis ondanks vier weken ooglidhygiëne is antibiotica geïndiceerd (fusidinezuurooggel 10 mg/g, 2–6dd 1 druppel inmasseren in de ooglidranden) en continueer de ooglidhygiëne [8].

Operatieve behandeling

De definitieve behandeling bij een entropion is operatieve correctie van de horizontale en/of verticale slapte van het ooglid. Er zijn verschillende operatietechnieken die (onder lokale verdoving) worden verricht door oogartsen [11, 12].

> **Wat is aangetoond?**
> Wij hebben geen systematische reviews of RCT's gevonden over conservatieve behandeling van entropion. De adviezen voor conservatieve behandeling, oogdruppels en oogzalf zijn gebaseerd op de bestaande richtlijnen voor droge ogen [8].
>
> In één caseserie bij 11 patiënten worden na 24 maanden follow-up goede resultaten gezien na een injectie met abobotulinum toxin A. Afhankelijk van het beloop is bij sommige patiënten de injectie herhaald na 3 maanden (n=1), 6 maanden (n=3), 9 maanden (n=3) en 24 maanden (n=2, beiden al een eerdere extra injectie gekregen). Er werden geen bijwerkingen gerapporteerd [4].
>
> In 2011 is er een Cochrane-review, gebaseerd op één RCT met 63 deelnemers, gepubliceerd over chirurgische behandeling bij het entropion [11]. Sindsdien is meer onderzoek gedaan en worden verschillende operatietechnieken aanbevolen. De keuze van operatietechniek lijkt afhankelijk van de meest prominente oorzaak van het entropion bij de patiënt. Vergelijkend onderzoek ontbreekt [12].

Overwegingen bij comorbiditeit

Bij sommige ouderen zal een operatie op bezwaren stuiten vanwege comorbiditeit of om andere redenen. Het entropion en daarmee de klachten zullen dan blijven bestaan. In zo'n situatie is het belangrijk de klachten zo veel mogelijk te verlichten met conservatief beleid (oogdruppels of ooggel, bril). Ook kan worden gekeken naar maatregelen om een eventuele functionele beperking zo veel mogelijk tegen te gaan; bijvoorbeeld door een leesloep.

Aandachtspunten bij de verzorging

Om secundaire infectie te voorkomen moet het oog goed worden schoongehouden met wegwerpdoekjes en kraanwater, en moet het regelmatig worden gedruppeld met traanvervangende middelen. Het kan voor de oudere lastig zijn om dit zelf te doen. Tijdens het consult moet aandacht worden besteed aan de mogelijkheden van de oudere en/of mantelzorgers om dit uit te voeren. Als zij dat onvoldoende kunnen, kan thuiszorg worden ingeschakeld.

Wanneer verwijzen?

Operatie lijkt de beste behandeling van het entropion. Ook wanneer er aanwijzingen zijn voor een andere oorzaak dan een involutioneel entropion (bijv. een mechanisch entropion door een tumor) is verwijzing op haar plaats.

Preventie en voorlichting

Wanneer het entropion niet chirurgisch wordt verholpen, zal het niet verdwijnen en zullen de ermee samenhangende klachten blijven bestaan en zelfs verergeren door de aanhoudende irritatie van de oogbol. De klachten kunnen worden verlicht door aanhoudend gebruik van oogdruppels of oogzalf.

Literatuur

1. Giessen PHJ, Ten Berge JVC. Ooglidklachten. In: De Jongh TOH, De Vries H, Grundmeijer HGLM, redactie. Diagnostiek van alledaagse klachten. Bouwstenen voor rationeel probleem oplossen. 3^e druk. Houten: Bohn Stafleu van Loghum, 2011. pag. 219–26.
2. Miletić D, Kuzmanović Elabjer B, Bušić M, Bišćan Tvrdi A, Petrović Z, Bosnar D, Bjeloš M. Histopathological changes in involutional lower eyelid entropion: the tarsus is thickened! Can J Ophthalmol. 2016;51(6):482–6.
3. Kennedy AJ, Chowdhury H, Athwal S, Garg A, Baddeley P. Are you missing an entropion? The test of induced entropion 2. Ophthalmic Plast Reconstr Surg. 2015;31(6):437–9.
4. Iozzo I, Tengattini V, Antonucci VA. Senile lower lid entropion successfully treated with botulinum toxin A. J Cosmet Dermatol. 2016;15(2):158–61.
5. Pĭskinienè R. Eyelid malposition: lower lid entropion and ectropion. Medicina (Kaunas). 2006;42:881–4.
6. Damasceno RW, Osaki MH, Dantas PE, Belfort jr R. Involutional entropion and ectropion of the lower eyelid: prevalence and associated risk factors in the elderly population. Ophthal Plast Reconstr Surg. 2011;27:317–20.
7. NIVEL. Zorgregistraties eerste lijn. Incidenties en prevalenties. Available from: https://www.nivel.nl/nl/nivel-zorgregistraties-eerste-lijn/incidenties-en-prevalenties (geraadpleegd januari 2020).
8. Bolsius EJM, De Jongh E, Larsen-Bakker IM, Rietveld RP, Tellegen E, Van der Weele GM, Wouda PJ. NHG-Standaard Rood oog en oogtrauma (tweede herziening). Utrecht: NHG, 2017. Available from: https://richtlijnen.nhg.org/standaarden/rood-oog-en-oogtrauma.
9. Tonk RS, Meyer DR. Manual provocation test for intermittent involutional entropion. Cornea. 2016;35(4):510–2.
10. Irvine S, Francis IC, Bishop AE, Baxter J. The entropion patch: a method of temporarily correcting involutional entropion with adhesive tape. Ophthalmic Surg. 1994;25:604–6.
11. Boboridis KG, Bunce C. Interventions for involutional lower lid entropion. Cochrane Database Syst Rev. 2011;12:CD002221.
12. Lin P, Kitaguchi Y, Mupas-Uy J, Sabundayo MS, Takahashi Y, Kakizaki H. Involutional lower eyelid entropion: causative factors and therapeutic management. Int Ophthalmol. 2019;39(8):1895–907.

Syndroom van Charles Bonnet

Rosier Hoogelander

Kernpunten

- Het syndroom van Charles Bonnet betreft visuele complexe hallucinaties met intacte realiteitstoetsing bij patiënten met een verworven visuele stoornis.
- Leeftijdgerelateerde maculadegeneratie is de meest voorkomende onderliggende oorzaak.
- Door onbekendheid bij de arts en door angst en schaamte bij de patiënt wordt de aandoening vaak gemist.
- Symptoomverlichting kan door afleiding, hulpmiddelen en visusverbetering; overweeg bij ernstig lijden verwijzing of farmacotherapie met antidepressiva, antipsychotica of benzodiazepinen.

Definitie

Het syndroom van Charles Bonnet (CBS) kenmerkt zich door herhaaldelijke of persisterende complexe visuele hallucinaties, voornamelijk bij patiënten met verminderde gezichtsscherpte of gezichtsvelduitval. Tijdens de hallucinaties behoudt men intacte realiteitstoetsing: de patiënt heeft inzicht in de fictieve aard van de hallucinaties. Er zijn dus geen wanen of hallucinaties van andere zintuigen, veranderde cognitie of onderliggende psychiatrische of neurologische aandoeningen [1]. Gezien de intacte realiteitstoetsing gebruikt men ook termen als 'niet-psychotische hallucinaties', 'fantoombeelden' en 'release hallucinaties' [2, 3]. Naast CBS bestaan er ook soortgelijke auditieve hallucinaties waarop dit hoofdstuk verder niet ingaat.

Etiologie/pathogenese

Het ontstaansmechanisme van de visuele hallucinaties bij CBS is nog niet geheel duidelijk, maar waarschijnlijk spelen twee modellen een rol. Volgens de deprivatietheorie – analoog aan fantoompijn – leidt vermindering van sensitieve input ertoe dat de visuele-associatiecortex zelf beelden genereert. Externe impulsen onderdrukken deze normaliter. De ontladingstheorie redeneert dat beschadiging in het visuele traject zorgt voor ontlading van abnormale signalen naar de cortex doordat neuronen gevoeliger worden [2–6].

De typische complexe hallucinaties bestaan uit figuren, gezichten, dieren, planten, mensen of voorstellingen [3, 4]. De beelden zijn doorgaans kleurrijk en tonen een beter beeld dan bij visusstoornis verwacht wordt [5]. Ze kunnen monoculair, binoculair of als hemibeelden voorkomen, corresponderend met het aangedane gebied. De plaats van het visusdefect bepaalt niet de aard van de hallucinaties. Ze zijn doorgaans niet passend in de omgeving, wisselend van aard, stilstaand of bewegend. Ze duren minuten, variërend van enkele seconden tot continu aanwezig. De frequentie is bij veel patienten meerdere keren per dag; anderen ervaren geïsoleerde periodes [4]. Eenvoudige hallucinaties – als stippen, lijnen, geometrische lichamen, floaters en/of flitsen – kunnen ook bij CBS horen [3, 6].

CBS kan voorkomen bij elke vorm van visusproblematiek, maar leeftijdgerelateerde maculadegeneratie (LMD) is de belangrijkste onderliggende oorzaak. Ook komt het voor bij glaucoom, cataract, diabetische retinopathie en CVA [4, 7–9].

Bij chronische visusklachten wordt CBS doorgaans na een jaar gediagnosticeerd. Bij acute visusproblematiek worden hallucinaties ook direct of binnen dagen beschreven [4]. Na een aantal maanden nemen de hallucinaties doorgaans af, ofwel kan de patiënt er beter mee omgaan. De kans op verdwijnen of verminderen is groter bij acuut of compleet visusverlies [3, 8].

Hallucinaties komen vaker voor bij geopende ogen. Fel licht of een witte achtergrond of juist matige omgevingsverlichting, maar ook vermoeidheid, stress en matige sociale interactie zijn uitlokkende factoren [8–10]. De relatie met andere aandoeningen met visuele hallucinaties blijft onduidelijk.

Differentiaaldiagnose

CBS wordt vaak miskend en aangezien als psychose of beginnende dementie. Het is een diagnosis per exclusionem: de aanwezigheid van visusproblematiek, bij intacte realiteitstoetsing in afwezigheid van neurologische afwijkingen. Onderliggende oculaire, neurologische, psychiatrische en metabole oorzaken of intoxicaties (zie hierna) moeten worden uitgesloten [4, 6, 9].

Eenvoudige hallucinaties, met intacte realiteitstoetsing

- *Glasvocht- en netvliesaandoeningen.* Het zien van stippen, floaters, lijnen of flitsen kan wijzen op glasvochttroebeling, achtersteglasvochtmembraanloslating, retinale scheur of ablatio retinae [3, 4].
- *Migraine.* (Flikker)scotomen passen bij oculaire migraine of migraine met aura. Ze duren tot een uur en kunnen gepaard gaan met migraineuze verschijnselen [3, 4].
- *Epilepsie.* Stereotiepe hallucinaties, in hemibeelden, passen bij (occipitale) epilepsie. Ze duren tot minuten, al dan niet met (post)ictale verschijnselen [3, 4].

Complexe hallucinaties

- *Psychotische ziekten.* Gezichtsveldvullende hallucinaties wisselen van helderheid. Vaak komen ze voor met wanen, paranoia en auditieve en tactiele hallucinaties. Ook conversiestoornissen kunnen hallucinaties geven [3–6].
- *Neurodegeneratieve ziekten.* Inzicht en normale cognitie kunnen in het beginstadium aanwezig zijn [3–5]. Bij M. Parkinson, cognitieve achteruitgang en slaapproblematiek treden hallucinaties vaak 's avonds op [5]. Differentiatie met Lewy-body-dementie (LBD) kan lastig zijn, omdat visuele hallucinaties een eerste uiting kunnen zijn. Denk bij partiële realiteitstoetsing aan een cognitieve stoornis [7].
- *Delier.* Een onderliggende (infectie)ziekte veroorzaakt hallucinaties met een gestoorde aandacht.
- *Medicatie*: medicijnbijwerkingen, -intoxicatie, drugsgebruik of (alcohol)onthoudingsverschijnselen [3, 4].
- *Metabole encefalopathie.* Cardiopulmonale insufficiëntie, uremie, leverziekte, endocriene stoornis, vitaminedeficiëntie, inflammatoire of infectieuze ziekte kunnen leiden tot visuele hallucinaties.
- *Hersenstaminfarct.* Pedunculo hallucinose is een zeldzame diagnose bij een hersenstamlaesie, waarbij gezichtsveldvullende hallucinaties vaak in combinatie voorkomen met auditieve en tactiele hallucinaties en andere neurologische symptomen, zoals verminderd inzicht, ataxie of stoornissen van de oogbewegingen [4].

- Bij extreme uitputting, stress of sensorische deprivatie zijn hallucinaties met intacte realiteitstoetsing beschreven. Rouwproceshallucinaties betreffen altijd de overledene [1].
- *Narcolepsie* is geassocieerd met hallucinaties die optreden bij slaap-waakovergangen [3, 4].

Epidemiologie

De prevalentie en incidentie van CBS zijn uit Nederlandse morbiditeitsregistraties in de huisartsenpraktijk niet af te leiden, omdat er geen aparte ICPC-codering voor is. Het wordt waarschijnlijk meestal gecodeerd onder ICPC-code F05 (Andere visussymptomen/-klachten) of P29 (Andere psychische symptomen/klachten).

Waarschijnlijk is sprake van onderrapportage, omdat het niet herkend wordt, de patiënt angst heeft voor psychiatrische ziekte of niet veel last ondervindt [3, 8]. Er worden verschillende prevalenties bij verschillende populaties en definities beschreven: bijvoorbeeld bij LMD-patiënten op poliklinieken oogheelkunde rond de 7 % en bij oogheelkundige revalidatiecentra rond de 32 % [2, 9]. In de eerstelijnspopulatie zal deze veel lager zijn. CBS bij LMD is geassocieerd met hogere leeftijd en vrouwelijk geslacht [10]. CBS kan ook bij kinderen voorkomen, bij blindgeborenen niet [9].

Waarmee komt de patiënt?

De typische patiënt is een oudere met bilateraal centraal visusverlies en visuele hallucinaties, zonder hallucinaties van andere zintuigen [8]. De beelden zijn scherper en kleurrijker dan verwacht bij visusverlies en variëren van duur [5]. Neurologische uitvalsverschijnselen of psychiatrische ziekte zijn afwezig; patiënten kunnen hier wel bang voor zijn [5, 6]. Patiënten kunnen zich presenteren met angst, met depressieve klachten, of dermate last van de hallucinaties hebben dat de kwaliteit van leven verminderd is [2, 5].

Anamnese

De huisarts vraagt naar:

- begin, aard, frequentie, karakter, locatie, duur, uitlokkende/verminderende factoren van hallucinaties;
- realiteitstoetsing, hallucinaties van andere zintuigen, wanen;
- voorgeschiedenis, comorbiditeit;
- bijkomende verschijnselen;
- visusproblematiek, acute visusvermindering of -verandering;
- neurologische uitvalsverschijnselen;
- cognitie;
- slaappatroon;
- ziek voelen, koorts;
- medicatiegebruik, drugsgebruik, middelenonthouding;
- stress, angst, depressie, levensgebeurtenissen, kwaliteit van leven.

Onderzoek

Lichamelijk onderzoek

Na algehele indruk en het testen van oriëntatie en aandacht volgt oriënterend lichamelijk onderzoek om metabole oorzaken als cardiopulmonale insufficiëntie, leverziekte, endocriene stoornissen en infectie minder waarschijnlijk te maken.

Verricht op indicatie psychiatrisch onderzoek om primaire psychotische ziekten – als psychose of schizofrenie – alsook een affectieve stoornis of conversiestoornis uit te sluiten. Bij geen of onduidelijke visusproblematiek past oftalmologisch onderzoek (inclusief visusbepaling, gezichtsveldonderzoek, Amsler-kaart). Indien aanwijzingen voor cognitieve achteruitgang, M. Parkinson en/of andere neurologische afwijkingen volgt uitgebreider neurologisch onderzoek [1, 3, 4].

Aanvullend onderzoek

Bij verdenking op cognitieve stoornis kan de Mini Mental State Examination (MMSE) worden afgenomen; cave verminderde betrouwbaarheid bij milde cognitieve stoornissen en LBD [7]. Bij afwijkende status mentalis is psychiatrische evaluatie en uitsluiten van een delier aangewezen. Op indicatie zet men laboratoriumonderzoek in naar hematologie, elektrolyten, lever-, nier- en schildklierfunctie, vitaminedeficiëntie, ontstekingsparameters en intoxicatie [1, 4].

Beleid

Uitleg
Informeren over de aard en oorzaken van CBS, geruststelling inzake het benigne karakter, en het wegnemen van angst voor onderliggende neurologische of psychiatrische problematiek is doorgaans afdoende. Daarmee verminderen de hallucinaties of kan de patiënt er geleidelijk beter mee omgaan [3, 8].

Afleidingstechnieken
Deze kunnen hallucinaties kortdurend verminderen. Denk hierbij aan snelle oogsluiting, veranderen van blik-/hoofdrichting, omgevingsverandering, sociale interactie, praten tegen hallucinaties of ernaartoe lopen [5, 10].

Bijwerkingen medicatie
Overweeg potentieel hallucinogene farmaca te stoppen of te vervangen. Denk aan psychotropica (benzodiazepinen, levodopa, dopamineagonisten, TCA's, morfine), niet-psychotrope medicatie (digoxine, glucocorticoïden, amantadine, cimetidine, ranitidine, sildenafil, bètablokkers (oogdruppels), claritromycine, ACE-remmers) en alfa-2-agonisten (zoals brimonidine-oogdruppels bij glaucoom) [1, 4].

Medicamenteuze behandeling
Bij grote lijdensdruk kan er vanuit de patiënt of omgeving vraag zijn naar medicatie. Gezien de minimale bewijskracht voor effectiviteit van medicatie en de potentiële bijwerkingen is terughoudendheid geboden. Individueel kan medicatie worden overwogen, eventueel via een psychiater. Denk hierbij aan SSRI's (escitalopram, venlafaxine), antipsychotica (haloperidol, olanzapine, quetiapine) of benzodiazepinen (diazepam) [2–6].

> **Wat is aangetoond?**
> In een systematische review naar gebruikte diagnostische criteria voor CBS noemde van de geïncludeerde studies (n = 33 artikelen) 54 % intacte realiteitstoetsing, 76 % visusverlies en 42 % ongestoorde cognitieve functies. Er bestaan geen uniforme criteria voor de diagnosestelling, beleid, pathofysiologie, epidemiologie, en het kunnen differentiëren tussen andere aandoeningen [3].
>
> We vonden geen gecontroleerd onderzoek naar de behandeling van CBS. Individuele casusbeschrijvingen en klein niet-gecontroleerd observationeel onderzoek naar (atypische) antipsychotica, cholinesteraseremmers, memantine, SSRI's, benzodiazepinen en anti-epileptica toonden geringe effectiviteit met minimale bewijskracht [3–6].
>
> Een systematische review (145 artikelen, waarvan 11 observationele studies en 134 case reports) naar de relatie tussen cognitieve achteruitgang en CBS toonde dat bestaande studies van beperkte methodologische kwaliteit zijn en geen conclusie toelaten. Gezien de vele casusbeschrijvingen van CBS-patiënten met gedeeltelijke realiteitstoetsing, zou een relatie mogelijk zijn [7].

Overwegingen bij comorbiditeit

Alertheid voor gedeeltelijk inzicht in de fictieve aard van de hallucinaties of cognitieve achteruitgang is geboden. De huisarts monitort en verwijst zo nodig naar de geheugenpolikliniek of neurologie [7].

Aandachtspunten bij de verzorging

Zorg voor goede omgevingsverlichting, visushulpmiddelen en sociale interactie. Bij partieel inzicht of cognitieve achteruitgang moet een neurologische aandoening worden uitgesloten. Adequate monitoring helpt daarbij [5, 7].

Wanneer verwijzen?

De huisarts overweegt verwijzing naar de volgende specialisten.

- *Neuroloog*: bij gezichtsveldproblematiek, andere neurologische afwijkingen, cognitieve achteruitgang, gedeeltelijk inzicht in de fictieve aard van de hallucinaties [4].
- *Psychiater*: bij twijfel over de aard van de hallucinaties, grote lijdensdruk, hallucinaties van andere zintuigen, afwezige visusproblematiek, gestoorde realiteitstoetsing. Bij angst en/of lijdensdruk tevens voor individuele farmacotherapeutische interventie [2, 5].
- *Oogarts*: het wegnemen van reversibele oorzaken van visusverlies (zoals cataractoperatie, oculaire anti-VEGF bij natte maculadegeneratie en lasertechnieken bij proliferatieve diabetische retinopathie) kan de klachten verminderen [3, 8, 10]. Ook bij lichtflitsen of verdenking netvliesloslating [5].
- *Geriater*: bij cognitieve achteruitgang [5].
- *Psycholoog*: psychologische zorg bij verwerkingsproblematiek en sociale interactie, zelfhulpgroep, lotgenotencontact [2, 5].
- *Visusrevalidatie*: ondanks gebrek aan bewijs kunnen voorlichting, omgevingsverlichtingsadvies en visushulpmiddelen verlichting bieden [2, 5, 8].

Preventie en voorlichting

Bij diagnose van een visusstoornis dient op CBS gewezen te worden. Vroegtijdige herkenning bij arts en patiënt, open communicatie met uitleg, geruststelling, coping en verbetering van de omstandigheden maken CBS draaglijker [2].

Literatuur

1. Teunisse RJ. Complexe visuele hallucinaties bij slechtziende ouderen: syndroom van Charles Bonnet. Ned Tijdschr Geneeskd. 2002;146:49–52.
2. Van Rens GHMB, Vreeken HL, Nispen RMA. Richtlijn Visusstoornissen, revalidatie en verwijzing. Nijmegen: Nederlands Oogheelkundig Gezelschap; 2011. Available from: https://richtlijnendatabase.nl/richtlijn/visusstoornissen_revalidatie_en_verwijzing/communicatie_met_visueel_beperkte_patient/charles_bonnet_syndroom_visusstoornissen.html (geraadpleegd november 2019).
3. Hamedani AG, Pelak VS. The Charles Bonnet syndrome: a systematic review of diagnostic criteria. Curr Treat Options Neurol. 2019;21:41.
4. UpToDate. Visual release hallucinations (Charles Bonnet Syndrome). Available from: https://www.uptodate.com/contents/visual-release-hallucinations-charles-bonnet-syndrome. Literatuurreview bijgewerkt tot en met oktober 2019, laatste update februari 2019 (geraadpleegd november 2019).
5. Pang L. Hallucinations experienced by visually impaired: Charles Bonnet Syndrome. Optom Vis Sci. 2016;93:1466–78.
6. Jacobs L, Van den Bos F, Samson MM. Het bonnetsyndroom. Ned Tijdschr Geneesk. 2011;155:A3046.
7. Russel G, Burns A. Charles Bonnet syndrome and cognitive impairment: a systematic review. Int Psychogeriatr. 2014;26:1431–43.
8. Jurisic D, Sesar I, Cavar I, Sesar A, Zivkovic M, Curkovic M. Hallucinatory experiences in visually impaired individuals: Charles Bonnet syndrome – implications for research and clinical practice. Psychiatr Danub. 2018;30:122–8.
9. Elflein HM, Rudy M, Lorenz K, Ponto KA, Scheurich A, Pitz S. Charles Bonnet's syndrome: not only a condition of the elderly. Graefes Arch Clin Exp Ophthalmol. 2016;254:1637–42.
10. Niazi S, Krogh Nielsen M, Singh A, Sørensen TL, Subhi Y. Prevalence of Charles Bonnet syndrome in patients with age-related macular degeneration: systematic review and meta-analysis. Acta Ophthalmol. 2019;98(2):121–31.

Deel VI
Romp

Hyperkyfose/kromme rug

43

Annemarije Kruis

Kernpunten

- Hyperkyfose is een abnormale achterwaartse kromming van de wervelkolom.
- De oorzaak is multifactorieel. Onder andere vertebrale compressiefracturen, osteoporose, een slechte houding en verminderde mobiliteit van de wervelkolom spelen een rol.
- Patiënten met hyperkyfose ervaren vaak pijn en hebben een hoger risico op vallen en op nieuwe compressiefracturen.

Definitie

Kyfose is een natuurlijke achterwaartse kromming van de thoracale wervelkolom. Wanneer de kromming meer toeneemt spreekt men van een hyperkyfose of kromme rug.

Etiologie/pathogenese

De normale kromming van de thoracale wervelkolom neemt toe wanneer we ouder worden. Onder de 40 jaar is de kromming gemiddeld 20 tot 29 graden, tussen de 60 en 74 jaar is deze kromming 53 graden. Bij personen van 75 jaar of ouder neemt de kromming toe tot gemiddeld 66 graden. De natuurlijke kromming tijdens het leven neemt sneller toe bij vrouwen dan bij mannen [1].

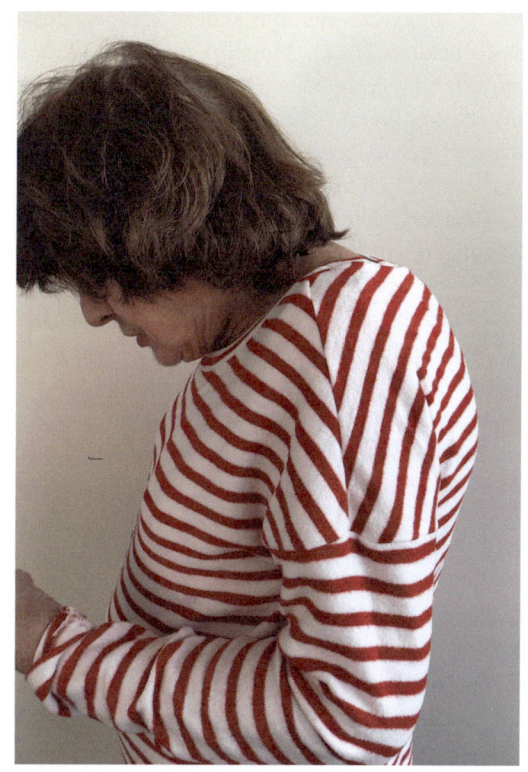

Figuur 43.1 Hyperkyfose

Wanneer de kromming van de thoracale wervelkolom meer toeneemt dan gemiddeld, spreekt men van een hyperkyfose (fig. 43.1). De pathogenese van hyperkyfose is multifactorieel. Elk proces dat invloed heeft op het naar voren buigen van de wervels geeft een toename van de kyfose. Bij ongeveer 40 % van de patiënten wordt de hyperkyfose veroorzaakt door vertebrale compressiefracturen. Anderzijds kan een hyperkyfose ook een risicofactor zijn voor het ontstaan van (nieuwe) fracturen, aangezien verdere voorwaartse buiging zorgt voor meer druk op de wervelkolom.

Er is een sterke associatie tussen osteoporose, vertebrale fracturen en hyperkyfose. Een verminderde botdichtheid geeft immers een grotere kans op inzakking van de wervel en het ontstaan van fracturen [1, 2]. Een slechte houding, verminderde mobiliteit in de wervelkolom, verhoogde kans op vallen en matige spierkracht van de rugextensoren zijn andere veelgenoemde risicofactoren [1, 2]. Mogelijk is er sprake van een erfelijke component, aangezien veel patiënten een familielid hebben met hyperkyfose, ook wanneer gecorrigeerd wordt voor osteoporose of wervelfracturen in de familie [1].

Meerdere idiopathische en genetische aandoeningen, zoals de ziekte van Scheuermann, de ziekte van Marfan, het Ehlers-Danlos-syndroom en osteogenesis imperfecta gaan gepaard met een hyperkyfose [1].

Een hyperkyfose kan niet alleen pijn en bewegingsbeperking geven, maar heeft ook een negatieve invloed op de fysieke gesteldheid, vermindert de longfunctie [3] en geeft een groter risico op vallen en op mortaliteit [1, 2, 4].

Differentiaaldiagnose

Wervelinzakkingsfracturen kunnen uiteraard ook veroorzaakt worden door metastasen van bijvoorbeeld longcarcinoom, prostaat- of mammacarcinoom.

Epidemiologie

In de internationale literatuur wordt een prevalentie gerapporteerd van 20 tot 40 %. Het komt meer voor bij vrouwen dan bij mannen. Getallen zijn niet bekend [1]. In de huisartsenregistratie kan het syndroom worden gecodeerd onder ICPC-code L28 (Functiebeperking/handicap bewegingsapparaat), onder ICPC-code L29 (Andere/meerdere symptomen/klachten bewegingsapparaat) of onder ICPC-code L99 (Andere ziekte(n) bewegingsapparaat). Uit deze registratie is daarom geen incidentie of prevalentie te herleiden.

Waarmee komt de patiënt?

Patiënten presenteren zich met de klacht dat ze steeds krommer groeien. Ook kunnen ze zich presenteren met fysieke klachten voortkomend uit de bochel, zoals pijn of een bewegingsbeperking. De huisarts moet alert zijn dat de pijn niet alleen kan komen door de veranderde houding, maar dat er mogelijk ook een inzakkingsfractuur aan ten grondslag kan liggen.

Anamnese

De huisarts vraagt:

- wanneer de hyperkyfose zich heeft ontwikkeld of is begonnen;
- naar aanwijzingen voor wervelfracturen, zoals verlies van lichaamslengte, een recent trauma en voorafgaande episodes van rugklachten;
- of er pijnklachten zijn van de rug;
- of er op jongere leeftijd al pijnklachten of standsafwijkingen van de rug waren;
- of de patiënt bekend is met osteoporose en/of naar risicofactoren voor osteoporose;
- of de patiënt frequent valt;
- of er familieleden waren met een kromme rug;
- naar hinder en beperkingen bij dagelijkse activiteiten;
- of de patiënt klachten heeft van kortademigheid vanwege zijn houding.

Onderzoek

Lichamelijk onderzoek

De huisarts onderzoekt de mate van standsafwijking in de rug en beoordeelt of er sprake is van een versterkte kyfose. De huisarts let daarbij op de beweeglijkheid van de wervelkolom en de aanwezigheid van een lumbale lordose. Aanwezigheid van asdrukpijn of kloppijn op de wervelkolom kan een teken zijn van een wervelinzakking. De huisarts moet – met name bij patiënten met een oncologische voorgeschiedenis – bedacht zijn op metastasen. De huisarts bekijkt daarnaast hoe het evenwicht van de patient is en hoe de mobiliteit is.

Aanvullend onderzoek

De diagnose hyperkyfose kan gesteld worden met het blote oog. Een röntgenfoto kan inzage geven of er sprake is van een wervelinzakking, met name als de hyperkyfose recent is ontstaan of bij een recent trauma.

Een radioloog kan de mate van kyfose meten door de Cobbse hoek te bepalen tussen thoracale wervel 2 en thoracale 12 [1].

Beleid

Voorlichting
Het doel is verminderen van eventuele pijnklachten. De huisarts legt uit welke factoren een rol spelen bij het ontstaan van de hyperkyfose, en dat het in principe om een goedaardige aandoening gaat die niet reversibel is en die klachten kan geven van pijn, verminderde mobiliteit en dat er een hogere kans is op vallen.

Oefentherapie
De fysiotherapeut kan eventueel/desgewenst oefeningen doen om de flexibiliteit en houding te verbeteren en om de rug- en buikspieren te versterken.

Medicatie
Wanneer er sprake is van veel pijn, kan de huisarts pijnstilling voorschrijven conform de NHG-Standaard Pijn [5].

Osteoporose
Bij een hyperkyfose kan een osteoporotische wervelinzakking overwogen worden [6]. Er wordt dan gescreend op (de kans op) osteoporose; zeker bij jonge patiënten is dit van belang. De huisarts kan dan aandacht besteden aan het advies om voldoende calcium en vitamine D te gebruiken.

> **Wat is aangetoond?**
> Twee systematische reviews concludeerden dat een oefenprogramma met stretching en/of versterkende krachtoefeningen voor buik-/rugspieren effectief kan zijn in het verbeteren van de houding van patiënten met een hyperkyfose [2, 7]. Er is geen verschil in effect tussen mannen en vrouwen [8]. Deze intensieve trainingsprogramma's zijn veilig en geven geen groter risico op wervelfracturen bij oudere vrouwen met een zeer lage botdichtheid [9].

Wanneer verwijzen?

Als de klachten dusdanig ernstig zijn en persisteren ondanks pijnmedicatie en fysiotherapie kan eventueel naar een pijnteam verwezen worden.

Preventie en voorlichting

Uitleg over de oorzaak en het beloop van een hyperkyfose is belangrijk om onnodige diagnostiek te voorkomen. Het is een chronische aandoening en het is belangrijk om te kijken naar oplossingen die de pijn kunnen verminderen en om voorlichting te geven aan de patiënt en naasten omdat er door de veranderde houding een grotere kans is op vallen.

Verantwoording

Met dank aan dr. H.J.L. van der Heide, afdeling Orthopedie Leids Universitair Medisch Centrum, voor de becommentariëring van de tekst.

Literatuur

1. Ailon T, Shaffrey CI, Lenke LG, Harrop JS, Smith JS. Progressive spinal kyphosis in the aging population. Neurosurgery. 2015;77:S75–91.
2. Bansal S, Katzman WB, Giangregorio LM. Exercise for improving age-related hyperkyphotic posture: a systematic review. Arch Phys Med Rehabil. 2014;95:129–40.
3. Lorbergs AL, O'Connor GT, Zhou Y, Travison TG, Kiel DP, Cupples LA, et al. Severity of kyphosis and decline in lung function: the Framingham study. J Gerontol A Biol Sci Med Sci. 2017;72(5):689–94.
4. McDaniels-Davidson C, Davis A, Wing D, MAcera C, Lindsay SP, Schousboe JT, et al. Kyphosis and incident falls among community-dwelling older adults. Osteoporos Int. 2018;29:163–9.
5. De Jong L, Janssen PGH, Keizer D, Köke AJA, Schiere S, Van Bommel M, et al. NHG-Standaard pijn (tweede herziening). Utrecht: NHG; 2018. Available from: https://richtlijnen.nhg.org/standaarden/pijn.
6. Elders PJM, Dinant GJ, van Geel T, Maartens LWF, Merlijn T, Geijer RMM, Geraets JJXR. NHG-Standaard fractuurpreventie (tweede herziening). Huisarts Wet. 2012;55:452–8.
7. González-Gálvez N, Gea-García GM, Marcos-Pardo PJ. Effects of exercise programs on kyphosis and lordosis angle: a systematic review and meta-analysis. PLoS ONE. 2019;14:e0216180.
8. Katzman WB, Parimi N, Gladin A, Poltavskiy EA, Schafer AL, Long RK, et al. Sex differences in response to targeted kyphosis specific exercise and posture training in community-dwelling older adults: a randomized controlled trial. BMC Musculoskelet Disord. 2017;18:509.
9. Watson SL, Weeks BK, Weis LJ, Harding AT, Horan SA, Beck BR. High-intensity exercise did not cause vertebral fractures and improves thoracic kyphosis in postmenopausal women with low to very low bone mass: the LIFTMOR trial. Osteoporos Int. 2019;30:957–64.

Ribs-on-pelvissyndroom

Annie Bos en Anouk Meijer

Kernpunten

- Het ribs-on-pelvissyndroom wordt veroorzaakt door inzakking van de wervelkolom, waardoor de onderste ribben in contact komen met de bekkenkam.
- Bij palpatie zijn de onderste ribben en de bekkenkam gevoelig.
- De diagnose kan gesteld worden op basis van anamnese en lichamelijk onderzoek; aanvullend onderzoek heeft geen toegevoegde waarde.
- Er is tot op heden geen eenduidig effectief beleid.

Definitie

Het ribs-on-pelvissyndroom ontstaat doordat de onderste ribben tegen de bekkenkam aanstoten, wat bewegings- en houdingsafhankelijke pijn veroorzaakt [1, 2]. Het ziektebeeld staat bekend onder verschillende namen, waaronder 'costo-iliacaal syndroom', 'rib-tipsyndroom' en 'iliocostalefrictiesyndroom'. Er is weinig onderzoek naar gedaan en er worden verschillende definities gehanteerd.

Etiologie/pathogenese

In de loop van het leven neemt de lichaamslengte af door inzakken en standsverandering van vooral de lumbale en thoracale wervelkolom. Hierdoor wordt ook de afstand tussen de onderste drie ribben en de bekkenkam kleiner (fig. 44.1). Dit kan ertoe leiden dat deze elkaar bij bepaalde houdingen of bewegingen raken, hetgeen pijn en bewegingsbeperking veroorzaakt [1, 3]. De onderliggende oorzaak is het fysiologische verouderingsproces, al dan niet in combinatie met osteoporose, dat zorgt voor degeneratieve veranderingen van de tussenwervelschijven, toename van de thoracale kyfose en compressiefracturen van de wervellichamen [3, 4].

Differentiaaldiagnose

Het ribs-on-pelvissyndroom is een relatief onschuldige aandoening met een uitgebreide differentiaaldiagnose, waarin onder andere intercostale neuralgie, een myogene oorzaak en botmetastasen in bekken of ribben voorkomen, naast nog zeldzamere oorzaken zoals primaire botmaligniteiten (ziekte van Kahler, ziekte van Waldenstrom), maligniteiten van de weke delen (sarcoom, lymfoom) en aandoeningen van de inwendige organen (hydronefrose, diverticulitis) [3, 5].

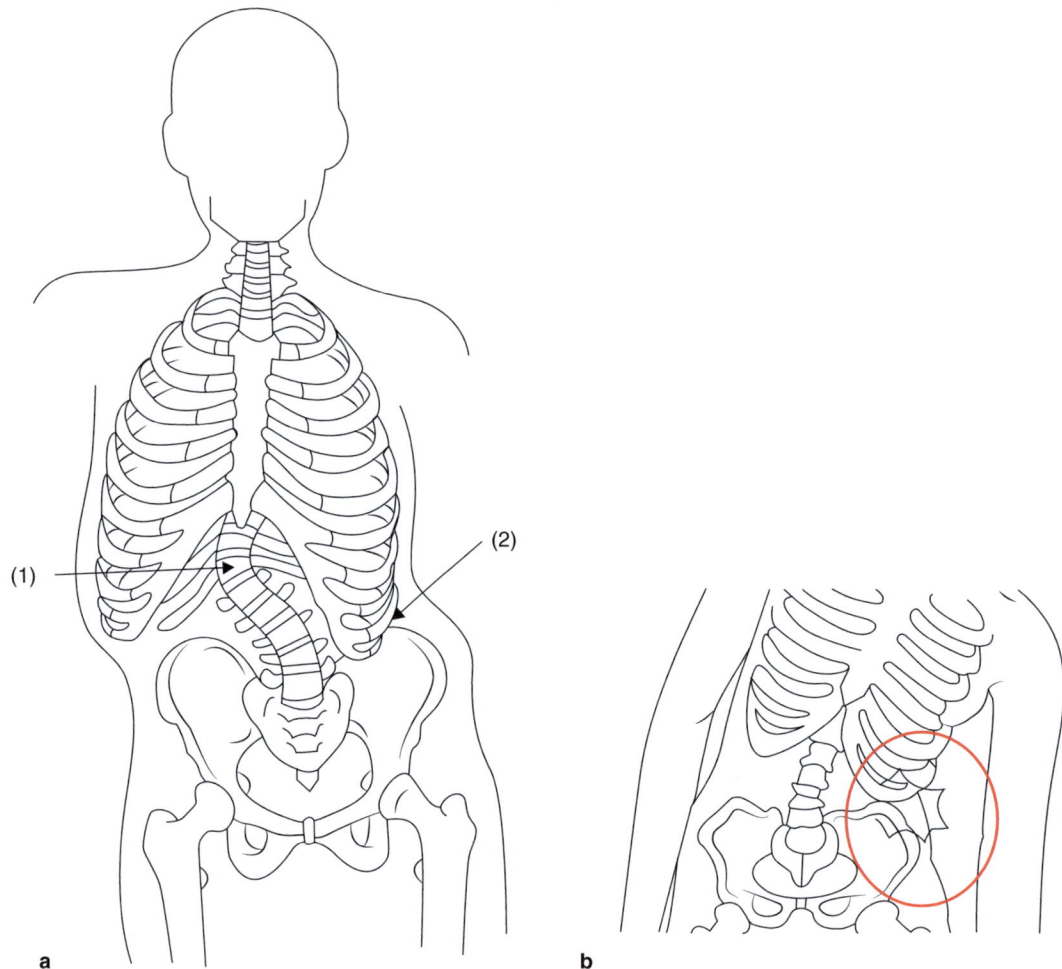

Figuur 44.1 Ribs-on-pelvissyndroom: (a) versterkte kyfose (1): de patiënt geeft het probleem aan bij (2); (b) in detail met rode cirkel aangegeven

Epidemiologie

Het is bekend dat de prevalentie van osteoporose bij oudere vrouwen hoger is dan bij mannen. Dit geldt ook voor 'ribs on pelvis' [6]. In de huisartsenregistratie kan het syndroom worden gecodeerd onder ICPC-code L28 (Functiebeperking/handicap bewegingsapparaat), onder ICPC-code L29 (Andere/meerdere symptomen/klachten bewegingsapparaat) of onder ICPC-code L99 (Andere ziekte(n) bewegingsapparaat). Uit deze registratie is daarom geen incidentie of prevalentie te herleiden.

Waarmee komt de patiënt?

De patiënt kan bij het zitten of bij bepaalde houdingen hinder ervaren door het contact dat de onderste ribben maken met de bovenrand van het bekken (fig. 44.2). De (pijn)klachten kunnen zowel unilateraal als bilateraal voorkomen en bevinden zich ter hoogte van de bekkenkam. Ze verergeren door rotatie en lateroflexie van de romp, bij langdurig zitten en bij opstaan vanuit zittende positie [2, 4]. Soms is de patiënt ongerust over de gevolgen van het verder voortschrijden van deze aandoening.

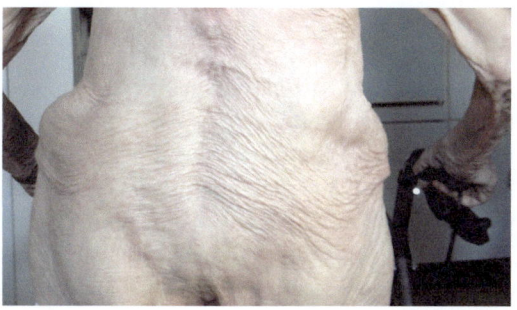

Figuur 44.2 De onderzijde van de ribben rust bijna op de bekkenkam

Anamnese

De huisarts vraagt naar:

- het ontstaan en de duur van de klachten: was er een aanleiding bij de eerste keer dat de patiënt klachten had?
- de invloed van rust, houding en beweging op de klachten;
- aanwijzingen voor wervelfracturen, zoals:
  - verlies van lichaamslengte;
  - voorafgaande episodes van rugklachten;
  - (recente) postuurverandering;
- maximaal bereikte lengte in het verleden;
- lokalisatie en uitstraling;
- gewichtsverlies;
- aanwezigheid van een maligniteit in de voorgeschiedenis;
- doorgemaakte traumata;
- slaapproblematiek door ongemak bij het vinden van een slaaphouding en nachtelijke pijn;
- hinder en beperkingen bij dagelijkse activiteiten.

Onderzoek

Lichamelijk onderzoek

De huisarts kijkt naar de lichaamshouding en meet de lengte van de patiënt. Beoordeeld wordt of er sprake is van een versterkte kyfose. Klop-, druk- en asdrukpijn van de thoracale en lumbale wervelkolom worden nagegaan. Verder wordt gekeken naar het uitpuilen van de voorste buikwand en de afstand tussen ribbenboog en bekkenkam. Vaak zijn de onderste ribben en de bekkenkam gevoelig bij palpatie [5]. Ook de (beperkingen van de) beweeglijkheid van de romp worden onderzocht.

Aanvullend onderzoek

Bij een eenduidige uitkomst van de anamnese en het lichamelijk onderzoek, is aanvullend onderzoek niet zinvol. Als de klachten recent ontstaan zijn, bij drukpijn op de wervels of wanneer de klachten zijn ontstaan na een (recent) trauma is een röntgenfoto van de wervelkolom te overwegen om een wervelfractuur of osteoporotische wervelinzakking uit te sluiten [7].

Bij twijfel aan de diagnose kan gericht aanvullend onderzoek middels een MRI of een verwijzing overwogen worden [4]. Bij het vermoeden van osteoporose zal het verdere beleid plaatsvinden conform de NHG-Standaard Fractuurpreventie [8].

Beleid

Uitleg

Het doel van de behandeling is het verminderen van de pijnklachten. Het gaat om een goedaardige aandoening die vooral hinderlijk is. Er is geen duidelijke therapie die bij alle patiënten tot verbetering leidt. Waar het om gaat, is te kijken hoe bij deze persoon de klachten kunnen worden verminderd.

Niet-medicamenteuze adviezen

De patiënt krijgt houdingsadviezen waarmee getracht wordt de afstand tussen de ribbenboog en bekkenkam te vergroten. Bij niet-mobiele patiënten kan de fysiotherapeut of Mensendieck-therapeut oefeningen doen om de beweeglijkheid van de romp te bevorderen, en adviezen geven hoe de iliocostale afstand te vergroten en zo de klachten te verlichten [1–4].

Medicatie
Wanneer pijnklachten op de voorgrond staan, wordt zo nodig paracetamol voorgeschreven, eventueel aangevuld met NSAID's (zie par. Overwegingen bij comorbiditeit) [9, 10].

Elastische riem
Men kan de patiënt een stevige elastische riem van ongeveer 7,5 cm breed aanmeten, die boven de bekkenkam wordt aangebracht waardoor de iliocostale afstand wordt vergroot [2, 3].

Rugorthese
Bij een ernstige kyfose kan een orthese worden aangemeten om de kyfose met gewicht voor een deel te corrigeren. De orthese moet dan twee keer per dag een halfuur gedragen worden in combinatie met een trainingsprogramma voor de rug [7].

Zenuwblokkade
In de tweede lijn kan een proefblokkade van de thoracale intercostale twaalfde zenuwwortel worden uitgevoerd. Als deze blokkade effect heeft, wordt transcutane elektrische neurostimulatie (TENS) gestart.

> **Wat is aangetoond?**
> Er zijn geen onderzoeken bekend naar de effectiviteit van de genoemde behandelopties. De literatuur is beperkt tot gevalsbeschrijvingen.

Overwegingen bij comorbiditeit

Osteoporose
Bij het ribs-on-pelvissyndroom zal vaak een osteoporotische wervelinzakking overwogen moeten worden [8]. Bij ouderen met dit syndroom moet meer dan bij andere ouderen aandacht besteed worden aan het advies om voldoende calcium en vitamine D te gebruiken.

NSAID's
Terughoudendheid is geboden bij het voorschrijven van NSAID's aan ouderen, vanwege de hogere frequentie van gastro-intestinale en renale bijwerkingen, en de grotere kans op hartfalen daardoor. Het gebruik van NSAID's wordt daarom afgeraden bij patiënten ouder dan 75 jaar, maar ook bij ouderen onder de 75 jaar zal het gebruik van NSAID's alleen in lage doseringen en voor korte duur gerechtvaardigd zijn. NSAID's zijn relatief gecontra-indiceerd bij een verminderde nierfunctie, hypertensie, hartfalen, atherosclerotisch hart- en vaatlijden en gebruik van antistollingsmiddelen [9].

Lokaal anestheticum
Bij ouderen wordt lokale injectie met lidocaïne afgeraden in verband met de contra-indicaties (waaronder geleidingsstoornissen en hartfalen). Bovendien is er onvoldoende onderzoek naar de effectiviteit gedaan en is het effect slechts tijdelijk [10].

Elastische riem en rugorthese
De positie en de druk van een elastische riem of rugorthese kan redelijkerwijs de kwaliteit van leven aantasten. Weeg daarom, indien toch gekozen wordt voor deze behandeling, regelmatig de voor- en nadelen tegen elkaar af.

Aandachtspunten bij verzorging

Ribs on pelvis is niet te genezen. Des te belangrijker is het om klachten en progressie, voor zover mogelijk, te voorkomen. Middels houdingsadviezen en oefeningen kan worden getracht om de beweeglijkheid van de romp te verbeteren. Tevens worden de algemene adviezen die gelden bij osteoporose gegeven: minimaal een halfuur beweging per dag, voldoende calciuminname (gemiddeld 2–3 porties melk en melkproducten en 1 à 2 plakken kaas), vitamine D-suppletie, valpreventie, stoppen met roken en alcoholgebruik minimaliseren.

Wanneer verwijzen?

Als de klachten ernstig zijn en persisteren ondanks orale pijnmedicatie en fysiotherapie, kan verwijzing naar een pijnteam overwogen worden. Als er ook na aanvullend onderzoek twijfel aan de diagnose blijft bestaan, kan een neuroloog geconsulteerd worden.

Preventie en voorlichting

De huisarts kan de patiënt verwijzen naar informatie op https://tinyurl.com/botbreuk-botontkalking.

Literatuur

1. Loffeld JLF. Het zwevende-ribsyndroom: een veelal niet herkende oorzaak van pijnklachten. Ned Tijdschr Geneeskd. 2002;146:1813–5.
2. Marcus A. Foundations for integrative musculoskeletal medicine: an east-west approach. Berkeley (CA): North Atlantic Books; 2005. p. 655.
3. Patel SI, Jayaram P, Portugal S, Stitik TP. Iliocostal friction syndrome causing flank pain in a patient with a history of stroke with scoliosis and compensated Trendelenburg gait. Am J Phys Med Rehabil. 2014;93:632–3.
4. Thoracale pijn bij rib-tip syndroom. Maastricht: UPCM Zorgverleners; 2019. Available from: https://www.pijn.com/nl/zorgverleners/pijndiagnose/pijndiagnoses-per-regio/bovenrug-borstkas/rib-tip-syndroom (geraadpleegd november 2019).
5. De Jongh TOH, Buis J, Daelmans HEM, Dekker JM, De Jong E, Kramer WLM, et al. Fysische diagnostiek: uitvoering en betekenis van het lichamelijk onderzoek. 1^e druk. Houten: Bohn Stafleu van Loghum; 2010.
6. Barry PJ, O'Mahony D. Costo-iliac distance: a physical sign of understated importance. Ir J Med Sci. 2012;181:151–3.
7. Brubaker ML, Sinaki M. Successful management of iliocostal impingement sydrome. A case series. Prosthet Orthot Int. 2016;40(3):384–7.
8. Elders PJM, Dinant GJ, Van Geel T, Maartens LWF, Merlijn T, Geijer RMM, Geraets JJXR. NHG-Standaard fractuurpreventie (tweede herziening). Huisarts Wet. 2012;55:452–8.
9. De Jong L, Janssen PGH, Keizer D, Köke AJA, Schiere S, Van Bommel M, et al. NHG-Standaard pijn (tweede herziening). Utrecht: NHG; 2018. Available from: https://richtlijnen.nhg.org/standaarden/pijn.
10. Farmacotherapeutisch Kompas. Diemen: Zorginstituut Nederland. Available from: www.farmacotherapeutischkompas.nl (geraadpleegd november 2019).

45 Obstipatie

Birgitta Cloosterman

Kernpunten

- Obstipatie bij ouderen heeft meestal geen organische oorzaak.
- De diagnose wordt gesteld met behulp van anamnese en lichamelijk onderzoek.
- Lactulose en macrogol zijn de beste middelen om obstipatie bij ouderen te behandelen.
- Niet-medicamenteuze adviezen staan centraal, al is er weinig onderbouwing voor.

Definitie

Er is sprake van obstipatie bij ouderen wanneer ten minste twee van de volgende symptomen aanwezig zijn:

- minder dan drie keer per week ontlasting;
- hard moeten persen tijdens het produceren van ontlasting;
- harde, pijnlijke en/of keutelvormige ontlasting;
- gevoel van incomplete defecatie;
- gevoel van anorectale obstructie óf blokkade;
- digitale handelingen noodzakelijk om de ontlasting te verwijderen [1].

Men spreekt van chronische obstipatie indien de klacht minstens drie maanden bestaat.

Etiologie/pathogenese

Fysiologie van het colon

In het colon worden twee soorten contracties onderscheiden: fasische en tonische [2]. De fasische drukgolven wekken peristaltische bewegingen op, waarmee de darminhoud wordt gemengd en voortgestuwd. Tonische contracties treden met name op na het ontwaken en na de inname van voedsel.

De defecatie wordt ingeleid door tonische contracties, waardoor het rectum gevuld wordt. De rectumvulling leidt tot een gevoel van aandrang. Relaxatie van de externe sfincter is nodig om tot defecatie te komen. Door te persen wordt de ontlasting naar buiten gedreven. De defecatie kan worden opgehouden door contractie van de externe anale sfincter en de bekkenbodem. Het rectum zal zich dan aanpassen aan de inhoud.

Intrinsieke factoren (primaire obstipatie)

Kenmerken van de ouder wordende darm zijn afnemende peristaltiek, toename van de interluminale druk, vorming van divertikels en afname van de compliantie en gevoeligheid van het rectum. Tevens kan een stoornis in de bekkenbodemfunctie een rol spelen bij obstipatie, in de vorm van paradoxale contracties of inadequate relaxatie van de bekkenbodemspieren tijdens de defecatie [3]. Angst en stress kunnen bijdragen aan deze functiestoornis door toename van de spierspanning. Er blijkt ook een relatie mogelijk met doorgemaakte zwangerschappen en seksueel misbruik in het verleden [4]. Bij ouderen spelen ook verminderde vochtconsumptie en afnemende mobiliteit een belangrijke rol; dit zijn echter geen bewezen veroorzakers van obstipatie [5].

Extrinsieke factoren (secundaire obstipatie)

Verschillende extrinsieke factoren kunnen een rol spelen bij obstipatie [3, 6].

- Medicatiegebruik kan leiden tot obstipatie, waaronder opioïden, anticholinergica, psychotropica, diuretica, calciumantagonisten, NSAID's en ijzertabletten [3, 7].
- Leef- en eetgewoonten, zoals minder voedsel, weinig vezels of te weinig vocht, kunnen bijdragen.
- Inactiviteit, bedlegerigheid en het ontbreken van privacy tijdens de defecatie.
- Een aantal aandoeningen is geassocieerd met obstipatie, waaronder neurologische ziekten (ziekte van Parkinson, multipele sclerose), colorectaal carcinoom, ileus, hypothyreoïdie, diabetes en na een (uro)gynaecologische ingreep [7, 8].

Differentiaaldiagnose

Het is vooral van belang een onderliggende somatische oorzaak uit te sluiten. Denk aan een *onderliggende oorzaak* van obstipatie als er sprake is van: malaise, onverklaard gewichtsverlies, rectaal bloedverlies, veranderd defecatiepatroon, buikpijn, braken, forse distensie van het abdomen, afwezige peristaltiek of aanwezigheid van gootsteengeluiden (ileus). In de literatuur wordt een veranderd defecatiepatroon vaak geassocieerd met de aanwezigheid van een maligniteit. De onderbouwing hiervoor is matig [1]. Evalueer of de medicatie die patiënt gebruikt, als bijwerking obstipatie heeft, zoals opioïden. Denk bij obstipatie ook aan ziektenbeelden die samen kunnen gaan met obstipatie, zoals hypothyreoïdie, diabetes mellitus, ziekte van Parkinson, multipele sclerose, dementie, CVA of depressie.

Epidemiologie

Obstipatie komt frequent voor. Bij thuiswonende ouderen is de prevalentie 10–20 %, bij ouderen met een maligniteit, hartfalen of COPD is zij 37 % en bij ouderen in het verpleeghuis zelfs 50 %. De gemiddelde incidentie van ICPC-code D12 (Obstipatie) in de huisartsenpraktijk is 20,6 per 1.000 patiënten van alle leeftijden [8]. De incidentie stijgt bij 75-plussers tot 36,7 per 1.000 patiënten per jaar. Obstipatie komt bij vrouwen ongeveer twee tot drie keer vaker voor dan bij mannen [9].

Waarmee komt de patiënt?

De patiënt komt vaak met de klacht dat de ontlasting niet elke dag komt en daarbij hard of pijnlijk is. Soms is het ontlastingspatroon veranderd, er kan buikpijn zijn en een opgezette buik. In veel gevallen heeft de patiënt echter geen specifieke klachten: men meldt gewoon dat er sprake is van 'hardlijvigheid'.

Anamnese

De huisarts vraagt naar:

- de aanvang en duur van de klachten;
- de frequentie, vorm, hoeveelheid en consistentie van de ontlasting;
- verstopping, waarbij defecatie niet of nauwelijks lukt;

- dunnere ontlasting: overloopdiarree;
- voedingsgewoonten (bijv. eenzijdig voedings-patroon);
- lichaamsbeweging;
- gebruikte medicatie, zoals opioïden;
- alarmsymptomen (gewichtsverlies, buikpijn, rectaal bloedverlies);
- verschijnselen van comorbiditeit: ziekte van Parkinson, hypothyreoïdie, diabetes mellitus.

Onderzoek

Lichamelijk onderzoek

De huisarts kijkt naar de algemene toestand, mogelijke dehydratie en het gewicht. Bij het onderzoek van de buik wordt gelet op palpabele weerstanden en op aanwijzingen voor een ileus.

Bij inspectie van de perianale regio wordt gelet op mogelijke fissuren, hemorroïden of een prolaps (rectokèle). Een rectaal toucher wordt altijd verricht [10]. Bij palpatie van een weerstand zal de patiënt verwezen moeten worden. Bij aanwijzingen voor een prolaps of vaginale ingreep op dit gebied in de voorgeschiedenis zal een vaginaal toucher verricht worden. Als de anamnese daartoe aanleiding geeft, kan een gericht, uitgebreider lichamelijk onderzoek verricht worden.

Aanvullend onderzoek

Alleen als de anamnese daartoe aanleiding geeft, wordt laboratoriumonderzoek en/of urineonderzoek aangevraagd. Denk hierbij aan algemeen bloedbeeld, leverenzymen, nierfunctie, schilderklierfunctie en glucoseconcentratie. Een echo of buikoverzichtsfoto is niet zinvol voor het stellen van de diagnose 'obstipatie' [11]. Bij fecale impactie kan een klysma worden overwogen als diagnosticum.

Beleid

Het is vooral van belang om somatische, corrigeerbare oorzaken van obstipatie uit te sluiten. Men moet dus vooral denken aan een onderliggende oorzaak als er ook sprake is van alarmsymptomen (zie par. Differentiaaldiagnose). Bij uitsluiten van de onderliggende oorzaak is er mogelijk sprake van functionele obstipatie [1, 3, 7].

Niet-medicamenteuze adviezen

Uitleg
In de meeste gevallen wordt gestreefd naar een defecatiefrequentie van eens per 1–2 dagen. Adviseer om naar het toilet te gaan bij aandrang en/of informeer de mantelzorger/verzorging hier extra aandacht aan te geven, bijvoorbeeld bij dementie of immobiliteit.

Vocht en vezels
Voor een goede consistentie van de ontlasting is de inname van voldoende vocht en vezels, als dieetadvies of als supplement (psyllium), van belang [7]. Daarbij is de aanname dat vezels meer vocht vasthouden, daardoor voor grotere en zachtere feces zorgen en daarmee de peristaltiek verbeteren. Verwijs eventueel voor voedingsadviezen naar een diëtist.

Lichaamsbeweging
Lichaamsbeweging zou een gunstige werking hebben op de peristaltiek [4]. Het gaat hierbij om een normaal, actief bewegingspatroon. Wetenschappelijke onderbouwing voor deze adviezen is er overigens niet [5, 7].

Medicamenteuze therapie

De obstipatie wordt medicamenteus behandeld als zij na twee weken niet-medicamenteuze therapie niet verbetert, of eerder als de patiënt veel klachten ervaart [1].

- *Macrogol, lactulose*. Deze middelen hebben een osmotische werking en eerste keus bij

ouderen zijn macrogol (1–2 sachets/dag) of lactulose (15–45 ml in 1 of 2 doses per dag) [6, 7]. De werking is na 1–2 dagen te verwachten. De defecatiefrequentie neemt toe en de consistentie verbetert. Als bijwerking kan een opgeblazen gevoel en flatulentie ervaren worden.
- *Contactlaxantia.* Tweede keus zijn contactlaxantia, zoals bisacodyl ('s avonds 5–10 mg) en sennosiden (10–20 ml), of andere osmotisch werkende laxantia zoals magnesiumoxide (2–5 g per dag). De middelen hebben een snelle werking, maar geven ook vaak buikkrampen. Magnesiumoxide mag niet gegeven worden bij een ernstig gestoorde nierfunctie.
- *Rectale therapie.* Bij fecale impactie of indien er na drie dagen orale therapie nog onvoldoende effect is, is rectale therapie mogelijk met bisacodyl zetpil (10 mg/dag) of microklysma (1 per dag).
- Bij chronische therapieresistente obstipatie is prucalopride (2 mg 1dd) nog te overwegen.
- Probiotica hebben geen overtuigende waarde [12].

Controles

Het is belangrijk om controles af te spreken om na te gaan of de adviezen en de voorgeschreven medicatie effect hebben gehad. Zo nodig kan de huisarts vragen beantwoorden en de medicatie bijstellen. Controles zijn ook belangrijk om te bespreken wanneer de medicatie kan worden afgebouwd. Zo nodig wordt de behandeling gecontinueerd.

Behandeling van secundaire oorzaken

- *Medicatie.* Als de obstipatie veroorzaakt wordt door medicatie die de patiënt gebruikt, moet beoordeeld worden of dat medicament kan worden gestaakt of dat het gewijzigd kan worden. Indien dit niet mogelijk is, kan een laxans voorgeschreven worden.
- Bij gebruik van opioïden dient standaard een laxans (macrogol/elektrolyten of lactulose) gegeven te worden. Indien dit onvoldoende effect heeft kan methylnaltrexon (12 mg s.c. per dag) ingezet worden. Bij niet-palliatieve patiënten wordt het gebruikelijke laxans dan gestaakt.
- *Bekkenbodemdisfunctie.* De huisarts kan bekkenbodemfysiotherapie of biofeedbacktraining adviseren.

Wat is aangetoond?
Er zijn geen RCT's gevonden waarin aangetoond is dat leefstijladviezen, zoals vochtinname en lichamelijke activiteit, effectief zijn [5]. Leefstijladviezen berusten dus op consensus en ervaring.

In een systematische review (31 trials) is het gebruik van laxantia bij ouderen geëvalueerd. Macrogol en lactulose bleken beide effectief vergeleken met placebo (p = 0,005) [7].

In een andere systematische review werd geconcludeerd dat (psyllium)vezels, macrogol en lactulose als eerste keuze geadviseerd kunnen worden [13].

In een Cochrane-review is lactulose vergeleken met macrogol [14]. Op basis van tien trials met 868 patiënten werd geconcludeerd dat macrogol effectiever is wat betreft defecatiefrequentie en buikpijn. De patiënten waren echter kinderen en volwassenen tot 70 jaar.

Overwegingen bij comorbiditeit

Somatische problemen en de hiervoor noodzakelijke medicatie dragen bij aan het ontstaan van obstipatie. Het is een uitdaging om hierin de juiste afweging te maken en eventueel laxantia toe te voegen.

Vraag bij patiënten met ziektenbeelden als CVA, depressie, dementie, ziekte van Parkinson en multipele sclerose specifiek naar klachten van obstipatie.

Bij opioïdengebruik is een laxans standaard aangewezen.

Aandachtspunten bij de verzorging

Ouderen met verminderde mobiliteit en bedlegerige patiënten hebben hulp nodig bij (tijdige) defecatie. Een patiënt met verminderde mobiliteit zal bij aandrang tot ontlasting de toiletgang mogelijk zelf uitstellen omdat hij zich bezwaard voelt om ondersteuning van de mantelzorger of verzorging te vragen. Een postoel of een verhoogd toilet kunnen de toiletgang vergemakkelijken. Bij bedlegerige patiënten met weinig kracht is manuele fecesverwijdering soms nodig bij fecale impactie.

Wanneer verwijzen?

Verwijzing is geïndiceerd als de ingestelde behandeling niet voldoende werkzaam is. De huisarts verwijst dan naar de MDL-arts of chirurg. In de tweede lijn kan onderzocht worden of er een onderliggende oorzaak is voor de obstipatie. De huisarts verwijst als er een vermoeden is van een ileus, acute buik of een maligniteit.

Bij een vermoeden van herstelbare bekkenbodempathologie verwijst men naar een gynaecoloog. Bij een vastgestelde functiestoornis van de bekkenbodem zou de bekkenbodemfysiotherapeut ingeschakeld kunnen worden.

Preventie en voorlichting

De huisarts geeft uitleg over wat een normaal defecatiepatroon is en over het recidiverende karakter van obstipatie. Om dit te ondersteunen kan de huisarts verwijzen www.thuisarts.nl/verstopping. Er moet ook aandacht zijn voor de toilettraining en de daarbij behorende adviezen.

Informeer de patiënt over de leefregels, voedingsadviezen en therapietrouw en ga na of ondersteuning (mantelzorger of verzorging) ook op de hoogte is van deze adviezen. Breng eventuele mantelzorger of verzorgende zo nodig van deze adviezen op de hoogte.

Het is onwaarschijnlijk dat leefstijladviezen obstipatie altijd kunnen voorkomen. Het is wel belangrijk dat mensen bij klachten hulp zoeken, zeker als de frequentie van de defecatie plotseling veranderd blijkt. Bij de voorlichting is het belangrijk uit te leggen dat obstipatie vaak recidiveert en een langdurige behandeling soms nodig is.

Verantwoording

Met dank aan dr. G. Griffioen, gastro-enteroloog, LUMC te Leiden, voor de becommentariëring van dit hoofdstuk.

Literatuur

1. Diemel JM, van den Hurk APJM, Muris JWM, Pijpers MAM, Verheij AAA, Kurver MJ. NHG-Standaard obstipatie. Huisarts Wet. 2010;53:484–98.
2. Yu SW, Rao SS. Anorectal physiology and pathophysiology in the elderly. Clin Geriatr Med. 2014;30:95–106.
3. Costilla VC, Foxx-Orenstein AE. Constipation: understanding mechanisms and management. Clin Geriatr Med. 2014;30:107–15.
4. Beck JJ, Elzevier HW, Pelger RC, Putter H, Voorham-van der Zalm PJ. Multiple pelvic floor complaints are correlated with sexual abuse history. J Sex Med. 2009;6:193–8.
5. Gandell D, Straus SE, Bundookwala M, Tsui V, SM. Treatment of constipation in older people. CMAJ. 2013;185:663–70.
6. Leung L, Riutta T, Kotecha J, Rosser W. Chronic constipation: an evidence based review. J Am Board Fam Med. 2011;24:436–51.
7. Fleming V, Wade WE. A review of laxative therapies for treatment of chronic constipation in older adults. Am J Geriatr Pharmacother. 2010;8:514–50.
8. Van der Linden MW, Westert GP, De Bakker DH, Schellevis FG. Tweede Nationale Studie naar ziekten en verrichtingen in de huisartsenpraktijk: klachten en aandoeningen in de bevolking en in de huisartsenpraktijk. Utrecht/Bilthoven: NIVEL/RIVM, 2004. Available from: www.nivel.nl/nationalestudie.
9. Lam TJ, Felt-Bersma JF. Vrouwen met chronische obstipatie. Ned Tijdschr Geneeskd. 2013;457A5665.
10. Smith RG, Lewis S. The relationship between digital rectal examination and abdominal radiographs in elderly patients. Age Ageing. 1990;19:142–3.

11. Starreveld JS, Pols MA, van Wijk HJ, Bogaard JW, Poen H, Smout AJ. The plain abdominal radiograph in the assesment of constipation. Z Gastroenterol. 1990;28:335–8.
12. KoebnickC, Wanger I, Leitzmann P, Stern U, Zunft HJ. Probiotic beverage containing Lactobacilluscasei Shirota improves gastro-intestinal symptoms in patiënts with chronic constipation. Can J Gastroenterol. 2003;17:655–9.
13. Ramkumar D, Rao SS. Efficacy and safety of traditional medical therapies for chronic constipation: systematic review. Am J Gastroenterol. 2005;100:936–71.
14. Lee-Robichaud H, Thomas K, Morgan J, Nelson RL. Lactulose versus polyethylene glycol for chronic constipation. Cochrane Database Syst Rev. 2010;7:CD007570.

46 Soiling/fecale incontinentie

Gerrit Roorda

Kernpunten

- Fecale incontinentie komt onder ouderen veel voor; in een minderheid van de gevallen wordt hiervoor medische hulp gezocht.
- Fecale incontinentie is vaak sociaal invaliderend en gaat gepaard met schaamte.
- Eenduidig advies voor behandeling ontbreekt gezien de multifactoriële etiologie.
- Bewijs voor effectiviteit van behandelingen, wanneer er geen sprake is van een chirurgisch behandelbare oorzaak, is schaars en van lage kwaliteit.

Definitie

Soiling is het onwillekeurig verliezen van fecaal materiaal uit de anus in de kleding. Het betreft dus een lichte vorm van anale incontinentie, ook wel fecale incontinentie, encopresis of incontinentia alvi genoemd. In relatie tot ouderen wordt met de term 'soiling' in de praktijk meestal verlies van vocht uit de anus bedoeld. In relatie tot kinderen wordt meestal verlies van alle soorten van feces bedoeld. Fecale incontinentie wordt volgens Browning en Parks ingedeeld in vier groepen [1]: I normale continentie, II incontinentie voor flatus, III incontinentie voor dunne feces, IV complete incontinentie voor feces.

Etiologie/pathogenese

Continentie wordt verzorgd door een complex samenspel van bekkenbodemspieren, het sfinctercomplex, de veneuze plexus, het rectum, de samenstelling van de feces en de cognitieve functie van de patiënt (fig. 46.1). Verstoring van elk van deze zaken kan incontinentie veroorzaken. Schade aan rectum en sfinctercomplex kan worden veroorzaakt door interne oorzaken als fisteling of proctitis bij inflammatoire darmziekten (M. Crohn, colitis ulcerosa en prikkelbaredarmsyndroom) of neuropathie bij diabetes mellitus [2]. Hyperglykemie kan ook een direct effect op de sfincter- en rectumfunctie hebben. Obstipatie kan schade aan rectum en sfinctercomplex veroorzaken.

Externe oorzaken voor schade aan rectum en sfinctercomplex maar ook aan bekkenbodem en n. pudendus zijn anorectale chirurgie, zoals hemorroïdectomie, fistelchirurgie of sfincterotomie, verder radiotherapie van bijvoorbeeld de prostaat, obstetrisch of seksueel trauma en prolaps van rectum of vaginawand. Hemorroïden verstoren de werking van de rectale veneuze plexus, die de sfincterfunctie complementeert, en kunnen zo soiling veroorzaken. Obstipatie kan, naast het veroorzaken van structurele schade, ook overloopdiarree tot gevolg hebben. Verminderde inname van vezels, dehydratie,

Epidemiologie

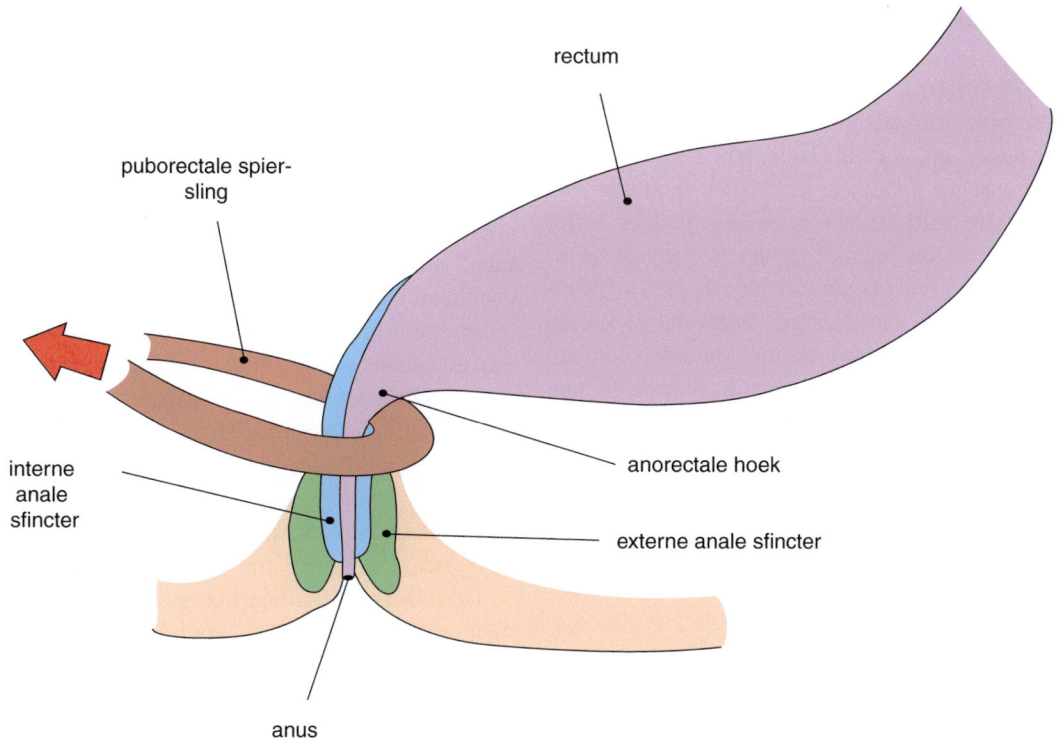

Figuur 46.1 Anatomie van het anale gebied

verminderde mobiliteit en afname van de defecatiefrequentie dragen hieraan bij. Dementie en andere cognitieve stoornissen breken de cognitieve component van het incontinentiesysteem af, waardoor incontinentie ontstaat. Tot slot zijn alle delen van het continentiesysteem onderhevig aan degeneratie met het stijgen van de leeftijd [3].

Differentiaaldiagnose

Andere oorzaken van bevuiling van het ondergoed kunnen zijn incontinentie voor urine, vochtafscheiding van mucosa bij een rectumprolaps of vaginale prolaps, vaginale afscheiding of bloedverlies, afscheiding van wonden of fistels, en maligniteiten van rectum of anus, maar ook van vagina, portio of uterus.

Epidemiologie

De prevalentie van ICPC-code D17 (Fecale incontinentie) in de Nederlandse huisartsenpraktijk is 1,5 % [4]. Voor de algemene populatie worden prevalenties van fecale incontinentie van 1–12 % beschreven, waarbij incontinentie voor vloeibare feces een hogere prevalentie heeft dan die voor vaste feces [3, 4]. Er is geen significant verschil in prevalentie tussen mannen en vrouwen. Boven de leeftijd van 50 jaar is de prevalentie 5–15 % en stijgt met 7 % per tien jaar [2]. Een prevalentie van 27 % wordt beschreven bij ouderen met psychiatrische ziekte [5]. Slechts een minderheid van de patiënten zoekt voor dit probleem medische hulp [3, 5, 6].

Waarmee komt de patiënt?

Een belangrijk probleem bij soiling is dat het vaak sociaal invaliderend is, zorgt voor schaamte en sociaal isolement. Het grootste deel van de patiënten komt niet spontaan met de klacht soiling. Het is belangrijk hier actief naar te vragen bij risicogroepen, wanneer patiënten met gerelateerde klachten komen of wanneer u andere aanwijzingen heeft dat er sprake zou kunnen zijn van soiling. Patiënten kunnen zich presenteren met obstipatie, diarree of met perianale pijn, jeuk of andere huidproblemen rondom de anus [7].

Anamnese

De huisarts vraagt naar:

- risicofactoren/predisponerende factoren (zie par. Etiologie/pathogenese);
- gevoel van onvolledige ontlediging;
- loze aandrang;
- flatulentie;
- incontinentie voor urine of flatus;
- rectaal bloedverlies;
- nierziekten;
- artritis;
- medicijngebruik (met name laxerende of obstiperende bijwerkingen);
- de mate van mobiliteit: wordt regelmatig toiletbezoek verhinderd?
- het begin en beloop van de klachten;
- de ziektelast: hoe vaak is er sprake van soiling, hoeveel, van welke consistentie, is er sprake van aandrang of bemerkt de patiënt het verlies niet, hoe gaat de patiënt ermee om, beïnvloedt het zijn of haar sociaal functioneren, is er sprake van schaamte en angst, hoe beïnvloedt dit het seksueel functioneren? Het bijhouden van een dagboek kan eraan bijdragen dit goed in kaart te krijgen;
- pijn, jeuk en een geïrriteerde huid rond de anus.

Onderzoek

Lichamelijk onderzoek

De huisarts onderzoekt de algehele toestand van de patiënt, waarbij gelet wordt op mobiliteit, cognitie, musculoskeletale gebreken en oedemen, maar ook op lichaamsgeur, kleding en eventueel incontinentiemateriaal.

Inspectie van de anus en rectaal toucher, in rust en tijdens persen, zijn obligaat. Hierbij worden beoordeeld: prolaps van rectum of vagina bij persen, hemorroïden, fissura ani, de vulling van de ampul, pijn, bloed of feces aan de handschoen, de spanning van de sfincter in rust en bij aanspannen, de anale reflex, de sensibiliteit rond de anus.

De huisarts ausculteert en palpeert het abdomen en let daarbij op gootsteengeruisen en fecale impactie [7, 8].

Aanvullend onderzoek

Voor het stellen van de diagnose soiling is geen aanvullend onderzoek nodig. Voor het vinden of uitsluiten van behandelbare oorzakelijke factoren wordt aanvullend onderzoek verricht. Diagnostiek naar inflammatoire aandoeningen kan worden verricht middels bepaling van het calprotectinegehalte in de feces [8]. Middels bloedtests kunnen nierfunctiestoornissen en diabetes worden aangetoond.

Fecale impactie kan middels beeldvormend onderzoek worden aangetoond. Oriënterend neuropsychologisch onderzoek middels bijvoorbeeld de MMSE kan cognitieve problemen aan het licht brengen.

Diagnostiek naar onderliggend anatomisch letsel zal in de regel na verwijzing door de specialist verricht worden (zie par. Wanneer verwijzen?).

Beleid

Na uitsluiten van behandelbare structurele oorzaken (bijv. een fistel of M. Crohn) wordt conservatief behandeld.

Niet-medicamenteuze behandeling

Adviezen en eventueel begeleiding worden gegeven bij gewichtsreductie, lichaamsbeweging, stoppen met roken, vergroten van de vocht- en vezelinname, frequent toiletbezoek en gebruik van kleine maaltijden. Eventuele belemmeringen voor toiletbezoek, zoals immobiliteit, onvoldoende hulp en beschikbaarheid, bereikbaarheid en nabijheid van toiletten, worden zo mogelijk aangepakt. Sommige patiënten hebben baat bij bekkenbodemtraining, al dan niet ondersteund door biofeedback.

Medicamenteuze behandeling

Bij onvoldoende effect kan dagelijks gebruik van klysma's of darmspoelingen de incontinentie verminderen [8–10].

Regulering van de ontlasting
- Overloopdiarree: defecatie gereguleerd middels laxantia of vezels (bijv. bisacodyl, natriumfosfaatklysma, psylliumvezel).
- In afwezigheid van obstipatie kan loperamide zo nodig worden voorgeschreven. Hierbij moet gezien het risico op obstipatie en ileus voorzichtigheid worden betracht.

> **Wat is aangetoond?**
> Een Cochrane-review van zestien kleine studies met in totaal 558 patiënten naar medicamenteuze therapie (laxantia, diarreeremmers, sfinctertonusverhogende medicatie) vond enig bewijs dat deze fecale incontinentie vermindert [9]: vier studies waarin loperamide werd vergeleken met placebo lieten minder incontinentieklachten zien bij gebruik van loperamide. Bijwerkingen als constipatie, buikpijn, diarree, hoofdpijn en misselijkheid werden meer gezien in de interventiegroep. Van vijf studies die fenylefrinezalf (sfinctertonusverhogend) rond de anus vergeleken met placebo lieten er vier enig positief effect op de klachten zien; één liet geen effect zien. Dermatitis en hoofdpijn werden als bijwerkingen beschreven. Vanwege zwak bewijs en frequente bijwerkingen wordt dit niet aanbevolen voor alle patiënten. Wanneer bij aanvullend onderzoek een intacte sfincter met lage rustspanning wordt gezien, kan het echter een rol hebben.
> Eén studie vergeleek zink-aluminiumzalf (sfinctertonusverhogend; te onderscheiden van zinkzalf, die wordt gebruikt als barrièrecrème) met placebo en vond toename in kwaliteit van leven in beide groepen, maar meer in de interventiegroep (toename in Fecal Incontinence Quality of Life (FIQL-)score (p=0,001). Onduidelijk is echter wat er als placebo gebruikt werd, en de alumiumzalf bevatte ook zink en benzocaïne. Om deze redenen wordt zink-aluminiumzalf niet aanbevolen. Een Cochrane-review uit 2012 van onderzoeken naar anale sfincteroefeningen en biofeedbacktherapie stelt dat deze mogelijk enig effect op fecale incontinentie hebben (RR om volledige continentie te bereiken 0,70; 95 %-BI 0,52 tot 0,94), maar kon geen definitieve conclusie trekken [9].

Aandachtspunten bij de verzorging

Een veel (6–27 %) voorkomende complicatie is de *Incontinence Associated Dermatitis (IAD)*. De voortdurende blootstelling van de huid rond de anus aan urine en feces veroorzaakt via verweking, alkalinisering en ontvetting van de huid achtereenvolgens ontsteking, blaren, erosie, wonden en infectie. Ouderen lopen hierop meer risico door een huid die dunner, minder elastisch en minder vet is en trager regenereert. Onderscheid kan gemaakt worden met decubitus, hoewel beide zaken tegelijk voor kunnen komen. Decubitus is scherp omschreven en op drukplekken, IAD minder scherp omschreven en op vochtige plekken. De behandeling is navenant: bij IAD moet de huid droog, schoon en goed gehydrateerd blijven. Frequente zorg, voorzichtig schoonmaken, hydraterende (vette) crèmes en barrièremiddelen als zinkoxide zijn aangewezen [9].

Wanneer verwijzen?

Bij aanwijzingen voor structurele schade van het sfinctercomplex wordt verwezen naar de chirurg die dit laat objectiveren middels manometrie, anale endo-echografie of MRI. Behandelingsmogelijkheden in de tweede lijn zijn onder andere rectopexie, vaginawandplastieken of uterusextirpatie in geval van prolaps, hemorroïdectomie, fistulectomie of een sfincterplastiek [9].

Bij falen van conservatieve therapie is verwijzing naar de MDL-arts aangewezen. Deze kan nadere diagnostiek verrichten als een capaciteitsmeting van het rectum, een defecogram, elektromyografie van de n. pudendus en endoscopie.

In het geval van onderliggende neurologische aandoeningen behoren sacrale neuromodulatie en percutane tibiale neurostimulatie tot de mogelijkheden [9].

Bij onvoldoende effect van genoemde behandelingen is het aanleggen van een stoma een laatste mogelijkheid voor behandeling.

Literatuur

1. Browning GG, Parks AG. Postanal repair for neuropathic faecal incontinence: correlation of clinical result and anal canal pressures. Br J Surg. 1983;70(2):101–4.
2. Menees SB, Almario CV, Spiegel BMR, Chey WD. Prevalence of and factors associated with fecal incontinence: results from a population-based survey. Gastroenterol. 2018;154(6):1672–81.
3. Sharma A, Yuan L, Marshall RJ, Merrie AEH, Bissett IP. Systematic review of the prevalence of faecal incontinence. Br J Surg. 2016;103(12):1589–97.
4. NIVEL. Zorgregistraties eerste lijn. Incidenties en prevalenties. Available from: https://www.nivel.nl/nl/nivel-zorgregistraties-eerste-lijn/incidenties-en-prevalenties (geraadpleegd november 2019).
5. Drennan VM, Rait G, Cole L, Grant R, Iliffe S. The prevalence of incontinence in people with cognitive impairment or dementia living at home: a systematic review. Neurourol Urodyn. 2013;32(4):314–24.
6. Meinds RJ, Van Meegdenburg MM, Trzpis M, Broens PMA. On the prevalence of constipation and fecal incontinence, and their co-occurrence, in the Netherlands. Int J Colorectal Dis. 2017;32(4):475–83.
7. Felt-Bersma RJ, Sloots CE. Fecal incontinence: various causes and treatments. Ned Tijdschr Geneeskd. 2001;145(20):937–41.
8. Quartero AO, Bartelink MEL. Stapsgewijze aanpak bij fecale incontinentie. Huisarts Wet. 2017;12:651–4. Available from: https://www.henw.org/artikelen/stapsgewijze-aanpak-bij-fecale-incontinentie (geraadpleegd november 2019).
9. Robson KM, Lembo AJ. Fecal incontinence in adults: management. UpToDate. Available from: https://www.uptodate.com/contents/fecal-incontinence-in-adults-management?search=fecal%20incontinence&source=search_result&selectedTitle=2~150&usage_type=default&display_rank=2 (geraadpleegd november 2019).
10. Bharucha AE, Dunivan G, Goode PS, Lukacz ES, Markland AD, Matthews CA, et al. Epidemiology, pathophysiology, and classification of fecal incontinence: state of the science summary for the National Institute of Diabetes and Digestive and Kidney Diseases (NIDDK) workshop. Am J Gastroenterol. 2015;110(1):127–36.

47 Dyspareunie bij oudere vrouwen

Arie Knuistingh Neven

Kernpunten

- Bij postmenopauzale vrouwen is vulvovaginale atrofie bijna altijd de oorzaak van dyspareunie.
- Vaginale atrofie is het gevolg van de oestrogeendaling van meer dan 90 % na de overgang.
- Regelmatige seksuele activiteit is belangrijk voor het behoud van de vaginale gezondheid.
- Lokale oestrogenen hebben de voorkeur als er ook andere klachten van oestrogeendeficiëntie zijn.
- Lokale bevochtigers zijn een geschikt alternatief voor de behandeling van dyspareunie.

Definitie

Dyspareunie is pijn tijdens de geslachtsgemeenschap. In dit hoofdstuk gaat het specifiek over dyspareunie bij postmenopauzale vrouwen.

Etiologie/pathogenese

De menopauze zorgt voor nogal wat veranderingen op sociaal, psychologisch en lichamelijk gebied. Er kunnen seksuele klachten ontstaan, die de kwaliteit van leven negatief beïnvloeden. Pijn bij de geslachtsgemeenschap kan leiden tot verminderd seksueel verlangen en dat kan van invloed zijn op de relatie tussen de beide partners [1]. Bij postmenopauzale vrouwen is vulvovaginale atrofie de belangrijkste oorzaak van seksuele problematiek [2]. De atrofie leidt tot vaginale droogheid, waardoor behalve dyspareunie ook klachten als jeuk en irritatie kunnen ontstaan en recidiverende urineweginfecties kunnen optreden (fig. 47.1).

Van de postmenopauzale vrouwen heeft 30 % klachten van vaginale droogheid. De lubricatie is verminderd en komt ook trager tot stand. Minder seksueel actief zijn geeft ook meer klachten van dyspareunie. De vaginale atrofie is het gevolg van een daling van meer dan 90 % in de oestrogeenspiegel, die na de overgang inzet. De oestrogeenspiegel is bij vrouwen in de reproductieve levensfase 30–300 pg/ml [3]. Na de menopauze is dit gemiddeld 6,5 pg/ml.

Epidemiologie

Onderzoek heeft uitgewezen dat 21 % van de vrouwen van 70–80 jaar nog seksueel actief is [4]. In de huisartsenpraktijk is de incidentie van ICPC-code X04 (Pijnlijke coïtus) voor vrouwen van 65–74 jaar 0,5 en voor vrouwen boven de 75 jaar 0,1 per 1.000 patiënten per jaar. De incidentie van ICPC-code X01 (Pijn geslachtsorganen vrouw) is in de leeftijd 65–74 jaar 0,9 en voor vrouwen boven de 75 jaar 1,2 per 1.000 patiënten per jaar [5].

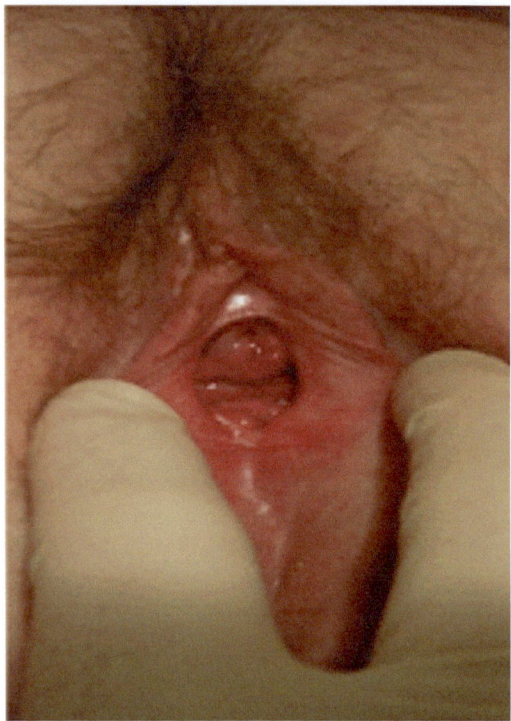

Figuur 47.1 Vaginale atrofie is veel gevallen de oorzaak bij dyspareunie. Hierbij kan de ingang van de vagina vernauwd zijn en is het slijmvlies vaak bleker van kleur en soms glanzend en rimpelig

Waarmee komt de patiënt?

Vrouwen kunnen bij de dokter komen vanwege pijn bij geslachtsgemeenschap, waardoor de seksuele activiteit beperkt blijft of zelfs helemaal stilvalt. Maar veel vrouwen met klachten van dyspareunie komen helemaal niet naar het spreekuur. De huisarts zou dit bespreekbaar kunnen maken en ernaar kunnen vragen. Zo is er bij vrouwen met recidiverende urineweginfecties vaak sprake van vaginale atrofie en pijn bij de geslachtsgemeenschap. Anderen komen naar het spreekuur in verband met vaginaal bloedverlies na de gemeenschap. Ook bij patiënten met een chronische ziekte, zoals diabetes mellitus of hypertensie, kan de huisarts de seksualiteit actief ter sprake brengen tijdens een consult. Andere aanleidingen om naar de seksualiteit te vragen zijn bijvoorbeeld tijdens of na een ernstige ziekte, bij chronisch geneesmiddelgebruik, bij ziekte van de partner of bij het laatste uitstrijkje (60 jaar).

Anamnese

De huisarts vraagt naar:

- de aard van de klachten;
- verschijnselen passend bij de overgang;
- de seksuele beleving;
- andere klachten, zoals veranderde vaginale afscheiding, jeuk (anaal) en irritatie;
- recidiverende urineweginfecties;
- vaginaal bloedverlies voor, na of tijdens de geslachtsgemeenschap;
- duur en beloop van de klachten;
- eerdere episodes met dyspareunie;
- zelf reeds toegepaste behandelingen.

Onderzoek

Allereerst wordt de buitenzijde van de schaamlippen geïnspecteerd. Mogelijk zijn er huidveranderingen en/of anatomische veranderingen. Bij inwendig onderzoek (vaginaal toucher) wordt gelet op de aanwezigheid van een prolaps. Bij speculumonderzoek kijkt de huisarts of er zichtbare tekenen zijn van vaginale atrofie, hyperkeratose (porseleinwitte glanzende plekken) of een ulcus, hetgeen kan wijzen op lichen sclerosus. Als er vaginale fluor wordt aangetroffen, kan een kweek worden afgenomen om een bacteriële vaginose, een *Candida*-infectie of een seksueel overdraagbare aandoening uit te sluiten.

Beleid

- *Uitleg en informatie* zijn het startpunt van het beleid. Daarna kan gekozen worden voor lokale bevochtigers of lokale oestrogenen.
- *Lokale oestrogenen* hebben de voorkeur als er naast dyspareunie nog andere klachten zijn

die wijzen op een oestrogeendeficiëntie (bijv. recidiverende urineweginfecties, jeuk en irritatie) [2]. Vaginale oestrogenen, twaalf weken te gebruiken in de vorm van ovules of crème, helpen het atrofische slijmvlies te herstellen. Dit maakt seksuele activiteit gemakkelijker, waardoor het vertrouwen in geslachtsgemeenschap weer toeneemt.
- *Niet-hormonale lokale bevochtigers*, zoals Replens® en Gynofit®, zijn geschikt als dyspareunie de enige klacht is, en vooral ook bij vrouwen met een risico op oestrogeengerelateerde neoplasie [6]. Lokale bevochtigers zijn bij vaginale atrofie minder effectief dan oestrogenen, maar hebben wel een gunstig effect op de rijping van het vaginale epitheel.
- *Glijmiddelen*. Een glijmiddel tijdens de gemeenschap heeft slechts kortdurend effect. Dit moet goed toegelicht worden. Er moet gewezen worden op het feit dat regelmatige seksuele activiteit op termijn belangrijk is voor het behoud van een goede vaginale gezondheid (*use it or lose it*). Indien de patiente daar behoefte aan heeft, kan worden verwezen naar een seksuoloog.

Wat is aangetoond?
Een systematische review beoordeelde vier onderzoeken waarin lokale bevochtigers werden vergeleken met lokale oestrogenen ter behandeling van vulvovaginale atrofie [7]. Zowel bevochtigers als oestrogenen verminderden de seksuele klachten, maar in drie van de vier onderzoeken scoorden oestrogenen significant beter. Gepoolde resultaten konden echter niet verkregen worden. De reviewers beoordeelden zeven onderzoeken naar glijmiddelen tijdens seksuele gemeenschap. De glijmiddelen verminderden klachten als vaginale droogheid en dyspareunie slechts tijdelijk. De reviewers vonden geen gecontroleerd onderzoek over dit onderwerp.

Een Cochrane-review analyseerde het effect van lokale oestrogenen bij vaginale atrofie op basis van dertig trials met 6.235 vrouwen [8]. Alle toedieningsvormen (crème, ovules, pessarium en vaginale ring) hadden een vergelijkbaar, gunstig effect vergeleken met placebo.

In een RCT werd oestradiol vaginaal vergeleken met placebo bij postmenopauzale vrouwen met vaginale droogheid [9]. Er werden 576 vrouwen gerandomiseerd. Duur: 2 ×/week gedurende tien weken. Er werd een duidelijk effectief gezien vergeleken met placebo. Het bijwerkingenniveau was vergelijkbaar met dat van placebo.

In een andere systematische review werden de diverse vaginale behandelingen (o.a. oestrogenen, bevochtigers) en het effect daarvan bij menopauzale vrouwen op een rij gezet [10]. Er werden 29 RCT's met 3.689 vrouwen geïncludeerd. De diverse uitkomstmaten waren dyspareunie, vaginale droogheid, orgasme en seksueel functioneren. Dyspareunie en vaginale droogheid verbeterden in alle relevante studies. Vaginale oestrogenen scoorden ook hier beter dan vaginale bevochtigers (gestandaardiseerd gemiddeld verschil −0,64; 95 %-BI −1,10 tot −0,18).

Overwegingen bij comorbiditeit

Voor het beleid bij lichen sclerosus verwijzen we naar de NHG-Standaard Lichen sclerosus. Bij prolaps zal de behandeling primair daarop gericht zijn.

Wanneer verwijzen?

Verwijzing naar een gynaecoloog is geïndiceerd bij ernstige lichen sclerosus en bij onverklaard vaginaal bloedverlies.

Bij prolapsklachten wordt zo nodig verwezen naar een bekkenbodemfysiotherapeut; bij ernstige klachten naar een gynaecoloog.

Preventie en voorlichting

Aangetoond is dat regelmatige seksuele activiteit belangrijk is voor het behoud van een goede vaginale gezondheid. Seksueel actief blijven stimuleert de lubricatie.

Literatuur

1. Alimi Y, Iwanaga J, Oskouian RJ, Loukas M, Tubbs RS. The clinical anatomy of dyspareunia: a review. Clin Anat. 2018;31:1013–7.
2. Bouma J, De Jonge M, De Laat EAT, Eekhof H, Engel HF, Groeneveld FPMJ, et al. NHG-Standaard de overgang (eerste herziening). Huisarts Wet. 2012;55:168–72. Available from: https://richtlijnen.nhg.org/standaarden/de-overgang.
3. Tan O, Bradshaw K, Carr BR. Management of vulvovaginal atrophy-related sexual dysfunction in postmenopausal women: an up-to-date review. Menopause. 2012;19:109–17.
4. Lochlainn MN, Kenny RA. Sexual activity and aging. J Am Med Dir Assoc. 2013;14:565–72.
5. NIVEL. Zorgregistraties eerste lijn. Incidenties en prevalenties. Utrecht: NIVEL; 2018. Available from: https://www.nivel.nl/nl/nivel-zorgregistraties-eerste-lijn/incidenties-en-prevalenties (geraadpleegd januari 2020).
6. Jonkers S, Knuistingh Neven A. Behandeling van vaginale atrofie. Huisarts Wet. 2013;56:426.
7. Sinha A, Ewies AAA. Non-hormonal topical treatment of vulvovaginal atrophy: an up-to-date overview. Climacteric. 2013;16:305–12.
8. Lethaby A, Roberts H, Ayeleke RO. Local oestrogen for vaginal atrophy in postmenopausal women. Cochrane Database Syst Rev. 2016;8:CD001500.
9. Arche DF, Kimble TD, Lin FD, et al. A randomized, multicenter, double-blind, study to evaluate the safety and efficacy of estradiol vaginal cream 0.003% in postmenopausal women with vaginal dryness as the most bothersome symptom. J Womens Health. 2018;27(3):231–7.
10. Pitsouni E, Grigoriadis T, Douskos A, Kyriakidou M, Falagas ME, Athanasiou S. Efficacy of vaginal therapies alternative to vaginal estrogens on sexual function and orgasm of menopausal women: a systematic review and meta-analysis of randomized controlled trials. Eur J Obstet Gynecol Reprod Biol. 2018;229:45–56.

Prolaps/verzakking

Imke Esser en Suzanne van Markus-Floor

Kernpunten

- Er is sprake van een prolaps als een of meer organen van het kleine bekken vanuit de normale positie naar beneden of voorwaarts zijn verplaatst.
- De keuze van behandeling hangt sterk af van de ernst van de klachten, het stadium van verzakking en de wensen van de patiënt.
- Bij lichte tot milde prolaps zijn bekkenbodemspieroefeningen of een pessarium eerste keus; voor beide behandelingen bestaat bewijs voor de effectiviteit.
- Er is geen bewijs voor vaginale toediening van oestrogenen in combinatie met een pessarium.
- Bij aanhoudende klachten die niet reageren op fysiotherapie of een pessarium, kan de huisarts de patiënte verwijzen voor operatieve therapie.

Definitie

Bij een prolaps zakken de vaginawanden met de achterliggende organen of de baarmoeder vanuit hun normale positie naar beneden; dit wordt ook wel verzakking genoemd. In het geval van de vagina-achterwand kan dit leiden tot een moeizame stoelgang als gevolg van een rectokèle. In het geval van de vagina-voorwand (cystokèle) kan dit leiden tot overactieve blaasklachten en het moeilijk ledigen van de blaas met als gevolg recidiverende urineweginfecties. De mate van prolabering wordt – internationaal – aangegeven met behulp van de pelvic organ prolapse quantification (POP-Q), die de afstand tot het hymen als criterium neemt (fig. 48.1) [1].

Etiologie/pathogenese

In het kleine bekken zorgt de bekkenbodem ervoor dat bij drukverhogende momenten de vagina op haar plaats blijft. Bij toename van verhoogde abdominale druk of verminderde functie van de bekkenbodem kan een prolaps optreden. Verhoogde abdominale druk kan bijvoorbeeld veroorzaakt worden door adipositas, het persen van de patiënt bij chronische obstipatie en veelvuldig hoesten bij chronische longaandoeningen zoals COPD. Verminderde functie van de bekkenbodem ontstaat door zwangerschap en geboorte, veroudering en menopauze waarbij het collageen in het spierweefsel beschadigd en verzwakt raakt. Door verminderde oestrogeenaanmaak ontstaat daarnaast atrofie van het epitheel en bindweefsel, waardoor nog meer stevigheid verloren gaat [1].

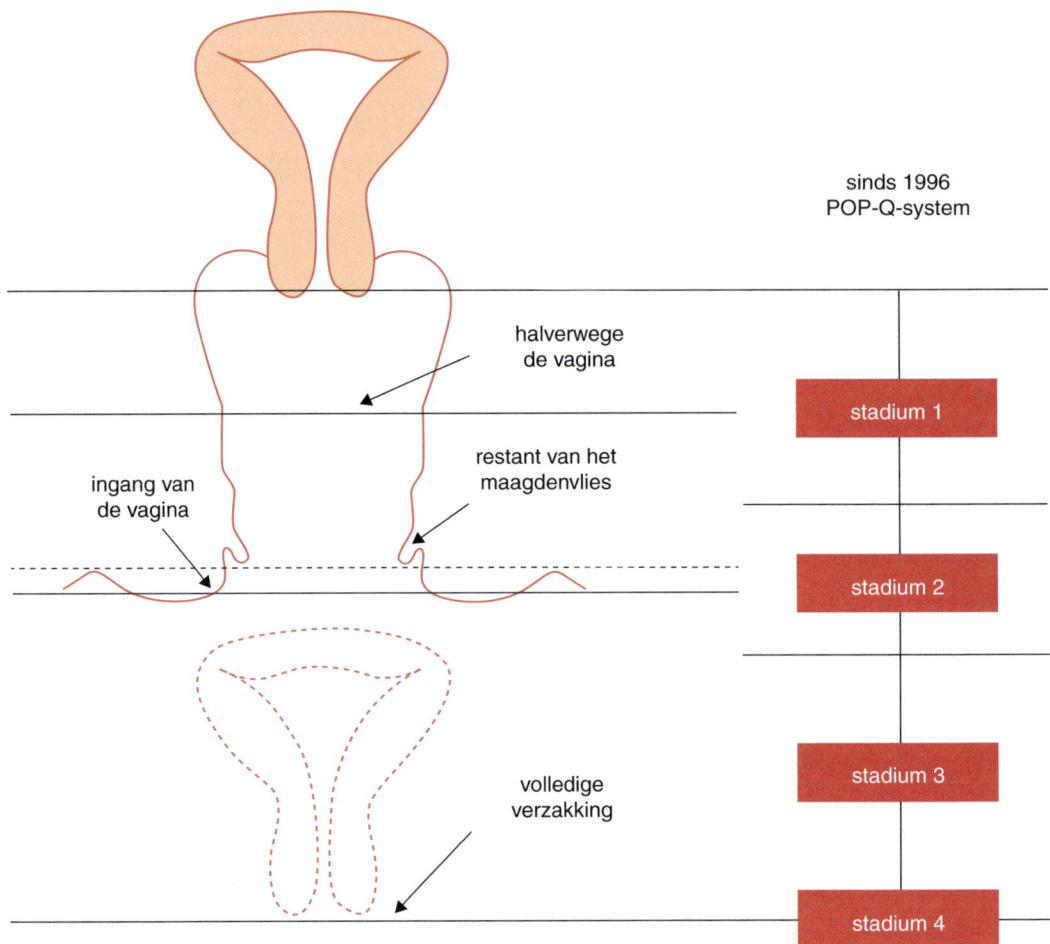

Figuur 48.1   POP-Q-stadia van prolaps

Differentiaaldiagnose

Differentiaaldiagnostisch moet de huisarts verschillende benigne en maligne zwellingen in de onderbuik overwegen. Zij zijn op basis van anamnese en lichamelijk onderzoek te onderscheiden van een verzakking. Een urethradivertikel onderscheidt zich van een cystokèle doordat het gepaard gaat met mictieklachten. Gesteelde (submuceuze) myomen kunnen in de onderbuik of vagina een verzakkingsgevoel geven, evenals endometrium- of cervixpoliepen, maar deze gezwellen gaan vaak gepaard met menstruatiestoornissen. Ten slotte kan ook een vaginawandcyste een verzakkingsgevoel geven. Deze cyste veroorzaakt soms dyspareunie, maar verloopt vaak asymptomatisch.

Epidemiologie

De prevalentie van een prolaps op basis van geregistreerde ICPC-code X87 (Prolaps van de vagina/uterus) is 12,1 per 1.000 vrouwen per jaar [2]. Uit wetenschappelijk onderzoek blijkt dat dit aantal een flinke onderschatting is: 75 % van de vrouwen boven de 45 jaar blijkt bij lichamelijk onderzoek een prolaps te hebben. Hierbij zijn echter niet altijd symptomen aanwezig. Met de leeftijd neemt de kans op symptomen toe: boven de 75 jaar is de kans twee keer zo groot [3].

Waarmee komt de patiënt?

Zoals eerder genoemd hoeft een prolaps niet altijd lichamelijk klachten te geven. De klachten die ervaren kunnen worden, zijn zeer divers. Mictieklachten, defecatie en seksuele klachten kunnen voorkomen. Daarnaast kan de patiënt het gevoel van een zwelling in de vagina hebben, ook wel 'balgevoel' genoemd.

Anamnese

De huisarts vraagt naar:

- het ontstaan en beloop van de klachten;
- verloop van de klachten over de dag;
- uitlokkende factoren (zwaar tillen, opstaan, hoesten, lang staan, enz.);
- risicofactoren (o.a. obstetrische voorgeschiedenis);
- mictieklachten;
- defecatieklachten;
- seksuele klachten, zoals pijn en contactbloedingen;
- balgevoel in de vagina, gevoel dat er iets uit de vagina hangt;
- terugduwen van een zwelling in de vagina om te kunnen urineren of ontlasten;
- toenemend zwaar gevoel in de rug dan wel onderbuik;
- impact van klachten op het dagelijks leven;
- gevoelens van frustratie en sombere stemming.

Onderzoek

Lichamelijk onderzoek

Begin met een uitwendige inspectie van de vulva en introïtus. Beoordeel globaal de functie van de bekkenbodem door te letten op de mate van prolaps tijdens ontspannen, aanspannen, hoesten en persen. Doe hierbij een vaginaal toucher en laat de vrouw de m. levator ani aanspannen en ontspannen. Let hierbij ook op een palpabele blaas, een uterus myomatosus of een tumor van de adnexen. In het geval van een symptomatische prolaps van de achterwand dient ook de anale sfincterfunctie onderzocht te worden [3].

Aanvullend onderzoek

Aanvullend onderzoek heeft niet de voorkeur en moet weloverwogen ingezet worden ter uitsluiting van andere diagnosen.

Beleid

Bij de meerderheid van de vrouwen die een vaginale partus heeft doorgemaakt, is een milde prolaps van de achterwand van de vagina fysiologisch aanwezig. Het is daarom belangrijk om pas tot behandeling over te gaan indien de prolaps klachten veroorzaakt. De mate van anatomische afwijking hoeft niet overeen te komen met de ernst van de klachten. In overleg met de patiënt wordt de beste behandeling gekozen [1].

Bekkenbodemtraining
Bij milde klachten (POP-Q-stadia 1 en 2) is het advies in eerste instantie contact op te nemen met een fysiotherapeut of oefentherapeut met aanvullende scholing bekkenbodemdisfunctie. Bekkenbodemtraining kan de klachten bij een verzakking verminderen. Nemen de klachten onvoldoende af, dan krijgt patiënte een pessarium. Wanneer daardoor drukplekken aan de vaginawand ontstaan, kan de patiënte kortdurend (bijv. 2 weken) vaginale oestrogenen krijgen.

Pessarium
Bij ernstigere klachten komt een pessarium als eerste in aanmerking. Een pessarium helpt bij de meeste vormen van verzakking, maar geeft het beste resultaat bij een verzakking van de baarmoeder en/of voorwand van de vagina. Bij een recto- of enterokèle geeft een pessarium een minder goed resultaat.

Eerste keus in de huisartsenpraktijk is het ondersteunende siliconenringpessarium (fig. 48.2). Bevalt dit niet, dan zijn er nog het

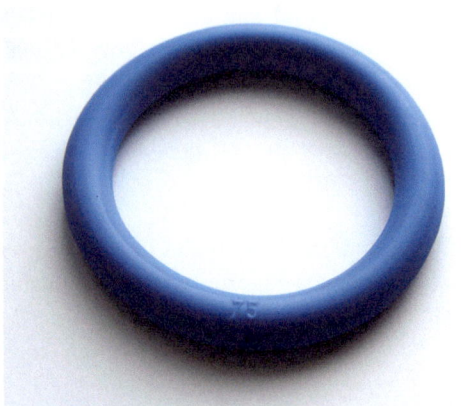

Figuur 48.2 Ringpessarium

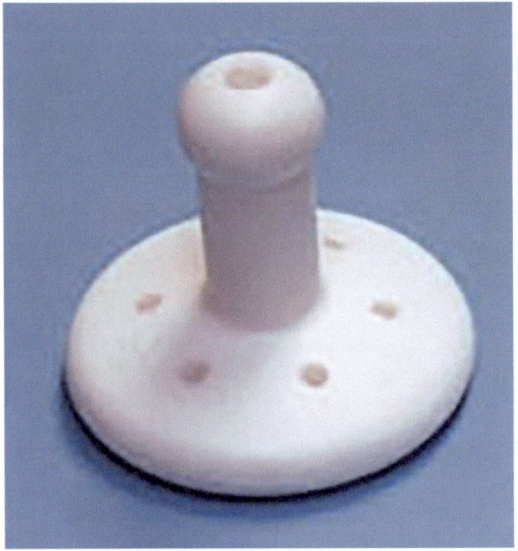

Figuur 48.4 Gellhornpessarium

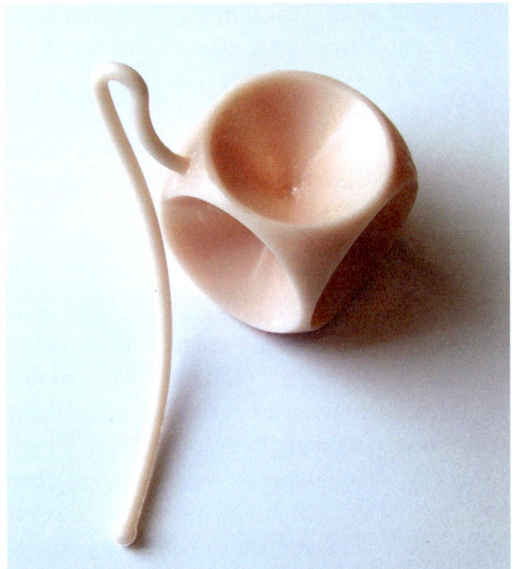

Figuur 48.3 Kubuspessarium

ruimtevullend kubuspessarium (fig. 48.3), dat 's nachts moet worden verwijderd, of het gellhornpessarium (fig. 48.4). Huisartsen moeten na plaatsing alert zijn op complicaties, zoals toename van fluor, decubitus of bloedverlies. Een pessarium kan de mictieklachten (met name stressincontinentie) verergeren doordat de hele blaas nu weer boven het niveau van de urethra komt te liggen en het sluitmechanisme van de urethra meer onder druk komt te staan. Dit fenomeen wordt 'gemaskeerde stressincontinentie' genoemd. Ook kan een pessarium de urethra ongemerkt gedeeltelijk dichtduwen, zodat de mictie wordt geobstrueerd en er een retentieblaas kan ontstaan. De huisarts moet de patiënte hierover informeren bij de eerste aanmeting van een pessarium om blijvende schade aan de blaas door retentie te voorkomen.

Bij oudere patiënten dient ook mee te wegen of het voor hen mogelijk is om zelfstandig het pessarium eruit te halen en te plaatsen, bijvoorbeeld voor de nacht, voor coïtus of om het te reinigen. Bij mobiliteitsklachten kan dit lastig zijn. Een oudere leeftijd kan anderzijds ook juist pleiten om te kiezen voor een pessarium omdat bekkenbodemfysiotherapie te intensief is en een operatie te veel risico's geeft [4].

> **Wat is aangetoond?**
> In een Cochrane-review op basis van zes RCT's is geconstateerd dat bekkenbodemspieroefeningen gedurende zes maanden de symptomen verbeteren en dat er bewijs is voor hun effectiviteit op de klachten en de ernst van uterovaginale prolaps [4].
> Een Cochrane-review literatuuronderzoek naar het effect van het ring- en het

gellhornpessarium toonde een statistisch significante verbetering (bij 60 % effectief) van de kwaliteit van leven [5].

Een RCT naar het verschil tussen bekkenbodemfysiotherapie en pessaria liet een voorkeur voor een pessarium zien bij vrouwen met typische prolapsklachten, zoals een zwelling in de vagina. Ook is deze therapie goedkoper dan zes maanden bekkenbodemfysiotherapie. Helaas is een nadeel dat het aanmeten van een pessarium niet bij alle vrouwen succesvol is en bijwerkingen kan geven, zoals overmatige fluor vaginalis en decubitus van de vaginawand [6].

Recent Nederlands onderzoek liet twee belangrijke groepen zien waarbij de kans van slagen met bekkenbodemfysiotherapie het hoogst is, namelijk vrouwen met bevallingstrauma in de voorgeschiedenis (episiotomie, perineumruptuur, forcepsgebruik, vacuümextractie) (OR 4,4; 95 %-BI 1,6 tot 12,0) en een jongere leeftijd (OR 0,94 per jaar; 95 %-BI 0,9 tot 1,0). Dit betekent dat een vrouw van 70 jaar 0,5 keer minder kans van slagen heeft dan een 60-jarige vrouw [7].

Een derde systematische review vond matig bewijs voor de effectiviteit van orale oestrogenen bij uterovaginale prolaps. De review bevatte geen onderzoeken naar de effectiviteit van vaginale toepassing van oestrogenen [8]. In een andere Cochrane-review werd geen voordeel gezien van een preoperatief bekkenbodemfysiotherapieprogramma [9].

In de NVOG Richtlijn Prolaps heeft conservatieve behandeling de voorkeur. Vrouwen moeten goed worden geïnformeerd over de mogelijkheden (fysiotherapie, pessaria) alvorens chirurgie overwogen kan worden. De voor- en nadelen van chirurgie moeten worden besproken. De keuze van de vrouw zelf prevaleert. In onderzoek is niet aangetoond dat meer invasieve chirurgische technieken tot betere resultaten leiden. Transvaginaal prolapsherstel wordt in principe alleen aangeboden aan vrouwen met een recidief [3]. Ook moet bij oudere vrouwen rekening gehouden worden met comorbiditeit en langer herstel.

Wanneer verwijzen?

Bij ernstige klachten, een ernstige prolabering of bij uitblijven van resultaat na conservatieve therapie verwijst de huisarts naar de gynaecoloog.

Preventie en voorlichting

Preventie van een prolaps is mogelijk door aandacht te schenken aan de risicofactoren. Door het behandelen van chronische hoest en chronische obstipatie kan verhoging van de intra-abdominale druk verminderd worden. Een zware bevalling en kunstverlossing zijn een bekende oorzaak voor beschadiging van de steunfunctie van de bekkenbodem. Helaas is er onvoldoende onderbouwing voor het preventief trainen van de bekkenbodem na een partus. Ditzelfde geldt voor het gebruik van orale oestrogenen in de menopauze [1].

Voor patiënteninformatie kan de huisarts verwijzen naar de websites https://tinyurl.com/info-verzakking en https://tinyurl.com/pPessarium-verzakking.

Verantwoording

Dit hoofdstuk is een herziening van het hoofdstuk 'Verzakking/uterovaginale prolaps' geschreven door S. van Markus-Floor en A.G. Glansdorp in het boek *Kleine kwalen*, 2018.

Literatuur

1. Heineman MJ, Evers JLH, Massuger LFAG, Steegers EAP, redactie. Obstetrie en gynaecologie. Amsterdam: Reed Business; 2012.
2. Nielen MMJ, Hek K, Schermer TRJ. Uit: NIVEL. Zorgregistraties eerste lijn. Incidentie en prevalentie van gezondheidsproblemen in de Nederlandse huisartsenpraktijk in 2018 [updated 17-09-2019]. Available from: https://www.nivel.nl/nl/nivel-zorgregistraties-eerste-lijn/incidenties-en-prevalenties.
3. Nederlandse Vereniging voor Obstetrie en Gynaecologie (NVOG). Multidisciplinaire richtlijn Prolaps. Utrecht: NVOG; 2014. Available from: https://richtlijnendatabase.nl/richtlijn/prolaps/prolaps_-_startpagina.html.
4. Hagen S, Stark D. Conservative prevention and management of pelvic organ prolapse in women. Cochrane Database Syst Rev. 2011;12:CD003882.
5. Bugge C, Adams EJ, Gopinath D, Reid F. Pessaries (mechanical devices) for pelvic organ prolapse in women. Cochrane Database Syst Rev. 2013;2;CD004010.
6. Panman CM, Wiegersma M, Kollen BJ, Berger MY, Lisman-van Leeuwen Y, Vermeulen KM, et al. Effectiveness and cost-effectiveness of pessary treatment compared with pelvic floor muscle training in older women with pelvic organ prolapse: 2-year follow-up of a randomized controlled trial in primary care. Menopause (New York, NY). 2016;23(12):1307–18.
7. Wiegersma M, Panman C, Hesselink LC, Malmberg AGA, Berger MY, Kollen BJ, et al. Predictors of success for pelvic floor muscle training in pelvic organ prolapse. Phys Ther. 2019;99(1):109–17.
8. Ismail SI, Bain C, Hagen S. Oestrogens for treatment or prevention of pelvic organ prolapse in postmenopausal women. Cochrane Database Syst Rev. 2010;9;CD007063.
9. Haya N, Feiner B, Baessler K, Christmann-Schmid C, Maher C. Perioperative interventions in pelvic organ prolapse surgery. Cochrane Database Syst Rev. 2018;8:CD013105.

Nycturie

49

Willemijn de Graaf en Arie Knuistingh Neven

Kernpunten

- Nycturie komt veel voor bij ouderen en is een multifactorieel probleem.
- Nycturie wordt als storend ervaren indien het meer dan tweemaal per nacht optreedt.
- Nycturie wordt niet vaak als primaire klacht naar voren gebracht.
- In principe dient bij nycturie de mogelijk causale oorzaak behandeld te worden.
- In het algemeen is medicatie voor nycturie teleurstellend.

Definitie

Nycturie betekent letterlijk 'nachtelijk plassen'. Het is een symptoom dat bij verschillende aandoeningen voorkomt. De precieze definitie is één of meermalen in de nacht wakker worden om te urineren en daarna weer door te slapen [1, 2]. Uit onderzoek blijkt dat nycturie klinisch relevant is als het tweemaal of vaker per nacht voorkomt. Dit wordt als zeer storend ervaren en kan een grote impact hebben op de slaap en op de kwaliteit van leven. Ondanks dat het veel voorkomt, blijft het een ondergerapporteerd en onderbehandeld probleem.

Bij ouderen zal men vooral aandacht moeten hebben voor comorbiditeit en mogelijke onderliggende oorzaken.

Etiologie/pathogenese

Nycturie ontstaat doordat de nachtelijke urineproductie groter is dan de blaascapaciteit. De oorzaak kan dus zowel een te kleine blaascapaciteit zijn als een te grote nachtelijke urineproductie. Van overmatige nachtelijke urineproductie is sprake wanneer het nachtelijk geplaste urinevolume groter is dan 33 % van het 24-uursvolume – waarbij de ochtendurine is meegenomen in de nachtelijke output [1, 2].

De oorzaak van nycturie is grotendeels onbegrepen; meerdere factoren kunnen een rol spelen. Men onderscheidt vier pathofysiologische processen: toegenomen vochtintake, toegenomen urineproductie (waaronder nachtelijke polyurie), verminderde blaascapaciteit en slaapstoornissen [1, 2].

Toegenomen vochtintake

Excessieve vochtintake kan leiden tot nycturie. Dit kan gedurende 24 uur of excessieve inname gedurende de avond of nacht zijn, zoals bij iatrogene of psychogene polydipsie en alcoholisme.

Toegenomen urineproductie

Bij een toegenomen urineproductie wordt onderscheid gemaakt tussen een toegenomen 24-uursurineproductie en nachtelijke polyurie.

Toegenomen 24-uursurineproductie wordt gedefinieerd als >40 ml/kg per dag bij volwassenen, wat neerkomt op >3 liter per dag. Aan de basis hiervan ligt vaak een verhoogde vochtinname. Dit kan echter ook veroorzaakt worden door diabetes mellitus, diabetes insipidus, nierinsufficiëntie of een *hypercalciëmie* [2].

Nachtelijke polyurie betekent dat de nachtelijke urineproductie is toegenomen ten opzichte van de productie overdag. Dit verschijnsel is bij 88 % van de patiënten (mede) de oorzaak van nycturie.

Een van de oorzakelijke factoren van nachtelijke polyurie is een veranderd circadiaan ritme van het antidiuretisch hormoon (ADH). Bij een normale urineproductie neemt de ADH-concentratie 's avonds toe, waardoor de urineproductie 's nachts afneemt. Bij ouderen wordt de ADH-spiegel lager, waardoor er nachtelijke polyurie ontstaat. Cafeïne en alcohol werken diuretisch doordat zij de ADH-concentratie doen afnemen. Een andere oorzaak van nachtelijke polyurie zijn processen die gepaard gaan met verplaatsing van vocht uit de 'derde ruimte', zoals hartfalen en andere aandoeningen die gepaard gaan met oedeem. Ook externe factoren, zoals het slikken van calciumantagonisten, kunnen nachtelijke polyurie veroorzaken.

Blaascapaciteit

Een verminderde blaascapaciteit – permanent of alleen 's nachts – kan veroorzaakt worden door een anatomische afwijking (bijv. primaire blaaspathologie) of door druk van buitenaf (bijvoorbeeld prolaps). Veel vaker is er sprake van een functioneel verminderde blaascapaciteit. Primair door bijvoorbeeld een overactieve blaas of blaasresidu bij benigne prostaathypertrofie. Secundair bij een urineweginfectie of een blaassteen [2].

Slaapstoornissen

Slaapstoornissen hangen samen met nycturie, al is het de vraag of de patiënt wakker wordt door de slaapstoornis en dan pas aandrang voelt, of vice versa. Het is bekend dat van de mensen met het obstructieveslaapapneusyndroom (OSAS) de helft nycturie heeft [2]. Wordt de OSAS adequaat behandeld, dan vermindert de nycturie. Nycturie heeft invloed op de lengte en de diepte van slaap. Een toegenomen aantal onderzoeken toont aan dat er een correlatie is tussen slaapdeprivatie en metabole processen en hierdoor een toegenomen kans op mortaliteit [2].

Met het ouder worden wordt de slaap lichter, maar ook de functionele blaascapaciteit neemt af, de urineflow wordt minder, het residu neemt toe, de detrusoractiviteit wordt hoger en de nieren concentreren de urine minder goed. Dit alles leidt tot meer en vaker urineren.

Differentiaaldiagnose

Het is een klacht waarvan de oorzaak in Etiologie/pathogenese uitgebreid beschreven wordt.

Epidemiologie

De prevalentie van nycturie onder 70-plussers is hoog: 69–93 % van de mannen en 74–77 % van de vrouwen gaat minstens eenmaal per nacht uit bed om te plassen, en 29–59 % van de mannen en 28–62 % van de vrouwen moet er tweemaal uit [3, 4]. Bij het ouder worden neemt zowel de prevalentie als de ernst van de nycturie toe.

De huisartsenregistratie kent geen aparte ICPC-code voor nycturie. Het is niet bekend hoe vaak de huisarts met deze problematiek geconfronteerd wordt.

Waarmee komt de patiënt?

Meestal is nycturie niet de primaire klacht waarvoor de huisarts geconsulteerd wordt. Het probleem ontstaat vaak geleidelijk en de variabiliteit per nacht is groot. Het is belangrijker te vragen naar hoeveel hinder de patiënt ervaart dan naar het aantal micties per nacht. Moeite om weer in slaap te komen of ochtendvermoeidheid bepalen mede de hinder. Patiënten komen soms pas bij de huisarts als de nycturie vaker dan driemaal per nacht is en vaak komen ze zelfs helemaal niet met de klacht op het spreekuur.

Anamnese

De huisarts vraagt naar:

- het gemiddeld aantal keren dat de patiënt wakker wordt om te plassen;
- het volume van de nachtelijke mictie;
- het begin van de klachten (langzaam of plots ontstaan?);
- het beloop van de klachten;
- de vochtinname (>3 l per dag? en waarom zoveel?) en het moment van vochtinname (vlak voor bedtijd?); het gebruik van alcohol of cafeïne 's avonds;
- typische of atypische mictieklachten: urgeklachten, stressincontinentie, LUTS-klachten;
- verschijnselen van hartfalen, zoals dyspneu en oedeem;
- slaapgewoonten;
- mogelijke verschijnselen van OSAS, restless legs syndrome (RLS) en andere slaapstoornissen;
- medicatie (calciumantagonisten, lisdiuretica);
- vallen overdag of 's nachts;

Onderzoek

Inventariseer, als de anamnese hiervoor aanwijzingen geeft, of er sprake is van een onderliggende behandelbare aandoening, zoals diabetes mellitus, diabetes insipidus, OSAS, overactieve blaas, atypische mictieklachten, urineweginfectie of hartfalen.

Lichamelijk onderzoek

Kijk naar tekenen van hartfalen en/of oedeem aan de benen. Onderzoek het abdomen op zwellingen en of er tekenen van urineretentie zijn. Doe zo nodig vaginaal of rectaal toucher om na te gaan of er een prolaps of een vergrote prostaat is.

Aanvullend onderzoek

Laat de patiënt altijd een plasdagboek bijhouden, liefst voor drie dagen. Met deze frequentievolumekaarten (https://tinyurl.com/plasdagboek) kan onderscheid gemaakt worden tussen 24-uurspolyurie, nachtelijke polyurie, verminderde blaascapaciteit (structureel of functioneel) en andere oorzaken.

Middels *urineonderzoek* wordt gecontroleerd op een eventuele infectie. Op indicatie wordt er *bloedonderzoek* verricht: creatinine, elektrolyten, glucose, calcium.

Medicatiereview: het is raadzaam de medicatielijst na te lopen of de indicatie voor het geneesmiddel nog valide is en of nycturie een bijwerking zou kunnen zijn (calciumantagonisten, lisdiuretica).

Beleid

Omdat nycturie een multifactorieel probleem is, is het onwaarschijnlijk dat één bepaalde behandeling succesvol zal zijn voor alle nycturiepatiënten. De behandeling zal toegespitst moeten worden op de belangrijkste onderliggende oorzaak. Als er een duidelijke oorzaak gevonden is, zoals mictieklachten, diabetes mellitus of (suboptimale behandeling van) hartfalen, is daarvan enig effect te verwachten. Voor de behandeling van hartfalen, diabetes mellitus, slaapstoornissen en mictieklachten wordt verwezen naar de desbetreffende NHG-Standaarden. Medicatie voor LUTS en overactieve blaas hebben helaas veel meer invloed op de mictie overdag dan in de nacht [1, 2].

Niet-medicamenteus

Hoewel de niet-medicamenteuze behandelopties niet goed onderbouwd zijn, vormen ze de hoeksteen van de behandeling van nycturie.

Adviezen
- Minimaliseer de vochtinname zeker een uur voor het slapengaan, zeker wat betreft cafeïne en alcohol; totale vochtintake onder de 2 liter houden;
- plassen vlak voor het naar bed gaan;
- om de zogeheten 'koude-diurese' tegen te gaan is het verstandig in een warm bed te stappen;
- zorg ervoor dat er geen obstakels tussen het bed en het toilet, of dat er een toiletstoel is;
- meer bewegen, inclusief bekkenbodemoefeningen als hier een indicatie voor bestaat;
- minderen van de zoutinname;
- afvallen bij obesitas;
- nycturie en perifeer oedeem: voor patiënten met perifeer oedeem is het advies om enkele uren voor het naar bed gaan met de benen omhoog te zitten (boven het hart).
- voor patiënten met hartfalen en diuretica: bij patiënten die kortwerkende diuretica gebruiken, zoals furosemide en bumetanide, kan het verschuiven van het innamemoment naar zes uur voor het slapengaan een gunstig effect hebben.

Medicamenteus

Anticholinergica
Als hinderlijke klachten ondanks optimale oorzakelijke behandeling en conservatieve therapie persisteren en er naast de nycturie ook urgeklachten aanwezig zijn, is het te overwegen een anticholinergicum op proef te proberen, bijvoorbeeld oxybutynine 2,5–5 mg voor de nacht [1, 4, 5]. Wees echter bedacht op bijwerkingen, zoals orthostatische hypotensie, cognitieve stoornissen en delier.

Alfablokker
Als er naast nycturie ook LUTS-klachten aanwezig zijn bij mannen, overweeg een proefbehandeling met een alfablokker (tamsulosine, alfuzosine) [5]. Bijwerking bij ouderen: orthostatische hypotensie.

Diuretica
Bij nachtelijke polyurie of tekenen van hartfalen kan een diureticum worden voorgeschreven (zie NHG-Standaard Hartfalen). Voor de nycturie is het raadzaam deze lisdiuretica (furosemide, bumetanide) zes uur voor het slapengaan in te nemen.

Desmopressine
Dit middel heeft enig effect op de nachtelijke polyurie. Het vermindert de diurese 3–5 uur gedurende de slaap. Een ernstige bijwerking van desmopressine is hyponatriëmie. Het gebruik van dit middel (off label) is alleen te overwegen bij zeer hinderlijke klachten en als andere opties gefaald hebben [1, 2]. Randvoorwaarden zijn dat er een goede nierfunctie is, geen cardiovasculair lijden en geen andere medicatie die de natriumspiegel verlaagt. De geadviseerde dosering is 25 pg voor vrouwen en 50 pg voor mannen (vrouwen zijn gevoeliger voor desmopressine) [2]. Goede controle van de natriumspiegel is van groot belang. Het is raadzaam niet te starten bij een serumnatrium < 135 mmol/l en de natriumspiegel te controleren na 4 dagen, na 28 dagen en uiteindelijk elk half jaar. Bij een natriumspiegel < 130 mmol/l is het advies te stoppen met de desmopressine.

Het advies is verzorgenden en partners te informeren over de symptomen van een hyponatriëmie (misselijkheid, overgeven, hoofdpijn, slap en bij ernstige hyponatriëmie spierverslapping, krampen en convulsies) [2].

> **Wat is aangetoond?**
> Er zijn weinig RCT's uitgevoerd met nycturie bij ouderen als primaire uitkomstmaat. In één RCT bleek furosemide zes uur voor het slapengaan superieur vergeleken met placebo (een halve mictie

per nacht minder) [6]. Een andere RCT constateerde dat bumetanide (een kortwerkend diureticum) effectiever was dan placebo (een halve mictie per nacht minder) [7]. Bij patiënten met prostaathypertrofie was er echter geen verschil.

Een RCT toonde aan dat oxybutynine bij oudere vrouwen met urge-incontinentie een reductie geeft van 0,3 mictie per nacht, wat een verbetering geeft van een halve mictie per nacht [8].

In een systematische review zijn het effect en de veiligheid van desmopressine beschreven [9]. Desmopressine heeft een bescheiden effect op de nycturie, met een verbetering van een halve mictie per nacht. In een recente Cochrane-review (met daarin 50 % van de patiënten ouder dan 70 jaar) werd aangetoond dat desmopressine het aantal urinelozingen per nacht vergeleken met placebo in beperkte mate verminderde (gemiddeld 0,61 mictie per nacht minder, geen verbetering op kwaliteit van leven) [10]. Het aantal onderzoeken was echter beperkt, de kwaliteit matig en de looptijd kort.

Overwegingen bij comorbiditeit

Nycturie is de grootste oorzaak voor slaapverstoring. Het is ook geassocieerd met depressie, hartfalen, toegenomen mortaliteit bij kwetsbare ouderen door allerlei aandoeningen, toegenomen vallen en heupfracturen.

Aandachtspunten bij de verzorging

De patiënt heeft vaak minder hinder van nycturie als er een postoel of urinaal bij de hand is. Ook het dragen van incontinentiemateriaal kan bij een aantal patiënten mogelijk de hinder beperken.

Wanneer verwijzen?

Patiënten met primaire polydipsie, diabetes insipidus, onbegrepen hypercalciëmie of hypokaliëmie worden verwezen naar de internist.

Indien met geen van de genoemde methoden een bevredigende oplossing bereikt kan worden, is verwijzing naar een uroloog zinvol. Bij de overweging om desmopressine toe te passen is overleg met de uroloog nuttig.

Preventie en voorlichting

Preventieve adviezen voor nycturie zijn heel algemeen: gezond oud worden door een gezond gewicht en voldoende beweging.

De huisarts kan de patiënt verwijzen naar informatie op www.opstaanomteplassen.be en op www.thuisarts.nl.

Literatuur

1. Cornu JN, Abrams P, Chapple CR, et al. A contemporary assessment of nocturia: definition, epidemiology, pathophysiology, and management: a systematic review and meta-analysis. Eur Urol. 2012;62:877–90.
2. Oelke M, De Wachter S, Drake MJ, et al. A practical approach to the management of nocturia. Int J Clin Pract. 2017;71(11):e13027.
3. Bosch JLH, Weiss J. The prevalence and causes of nocturia. J Urol. 2013;189:S86–92.
4. Pesonen JS, Cartwright R, Mangera A, et al. Incidence and remission of nocturia: a systematic review and meta-analysis. Eur Urol. 2016;70(2):372–81.
5. Blanker MH, Breed SA, Van der Heide WK, Norg RJC, De Vries A, Wolters RJ, et al. NHG-Standaard mictieklachten bij mannen. Utrecht: Nederlands Huisartsen Genootschap; 2014. Available from: https://richtlijnen.nhg.org/standaarden/mictieklachten-bij-mannen (geraadpleegd juli 2019).
6. Reynard JM, Cannon A, Yang Q, Abrams P. A novel therapy for nocturnal polyuria: a double-blind randomized trial of frusemide against placebo. Br J Urol. 1998;81:215.
7. Pedersen PA, Johansen PB. Prophylactic treatment of adult nocturia with bumetanide. Br J Urol. 1988;62:145.

8. Vaughan CP, Endeshaw Y, Nagamia Z, Ouslander JG, Johnson TM. A multicomponent behavioural and drug intervention for nocturia in elderly men: rationale and pilot results. BJU Int. 2009;104:69–74.
9. Ebell MH, Radke T, Gardner J. A systematic review of the efficacy and safety of desmopressin for nocturia in adults. J Urol. 2014;192:829.
10. Han J, Jung JH, Bakker CJ, Ebell MH, Dahm P. Desmopressin for treating nocturia in men. Cochrane Database Syst Rev. 2017;10:CD012059.

Urine-incontinentie

Els Visser

Kernpunten

- Veel patiënten met urine-incontinentie zullen niet uit zichzelf hulp vragen voor hun klachten, terwijl zij wel baat kunnen hebben bij behandeling.
- Functionele incontinentie speelt een belangrijke rol bij ouderen.
- Bij ouderen zijn de behandelopties hetzelfde als bij jongeren, maar er moet meer rekening gehouden worden met comorbiditeit.

Definitie

Urine-incontinentie is ongewenst urineverlies [1]. Er zijn drie typen: stressincontinentie, urgency-incontinentie en gemengde incontinentie. Bij ongewenst urineverlies door verhoging van de intra-abdominale druk, spreekt men van stressincontinentie [1]. Bij urgency-incontinentie gaat het ongewenst urineverlies samen met een plotselinge aandrang om te plassen. Gemengde incontinentie heeft kenmerken van beide. Bij overloopincontinentie (overloopblaas) is er sprake van onwillekeurig urineverlies door overvulling van de blaas.

Bij ouderen speelt functionele urine-incontinentie ook vaak een rol [2]. Dit is de vorm van urine-incontinentie waarbij de oorzaak buiten de lagere urinewegen is gelegen. Bijvoorbeeld dat iemand door sterk verminderde mobiliteit het toilet niet tijdig kan bereiken.

Etiologie/pathogenese

Continentie en mictie vereisen een optimale coördinatie van het afsluitmechanisme van de urethra (onderdeel van de bekkenbodem) en de activiteit van de detrusor [3]. Bij stressincontinentie werkt het afsluitmechanisme van de urethra niet goed, bij urgency-incontinentie zijn er onwillekeurige contracties van de detrusor.

Als de leeftijd stijgt, veranderen de urinewegen en de bekkenbodem: de capaciteit en de contractiliteit van de blaas nemen af, de bekkenbodem functioneert minder goed en de detrusor vertoont overactiviteit en verminderde contractiliteit. Ongeremde detrusorcontracties komen vaker voor en het residuvolume neemt toe.

Belangrijke comorbide factoren zijn urogenitale prolaps (vooral cystokèle), chronische longziekten, diabetes mellitus, gewrichtsaandoeningen, hartfalen, hersenziekten, obstipatie, overgewicht, visuele of cognitieve beperkingen en depressie. Aandoeningen die functionele incontinentie kunnen veroorzaken zijn artrose, spierzwakte, communicatiestoornissen en verminderde cognitie. Vrouwen die zwanger zijn geweest en met name vrouwen die (meerdere keren) vaginaal zijn bevallen hebben een grotere kans op urine-incontinentie [1]. Een ernstige cysto- of rektokèle bij vrouwen of prostaathypertrofie bij mannen kunnen obstructie en daarmee overloopincontinentie veroorzaken, maar dit is zelden het geval [2]. Ook medicatie kan leiden tot urine-incontinentie (zie par. Overwegingen bij comorbiditeit).

Differentiaaldiagnose

Differentiaaldiagnostisch zijn van belang: urineweginfecties (pijnlijke en/of frequente mictie, hematurie), urinesteenlijden (flankpijn, hematurie), urineretentie (voortdurende mictieaandrang, opgezette buik, doorlopend kleine hoeveelheden urineverlies) en tumoren in het kleine bekken (pijn onderbuik, hematurie, postmenopauzaal bloedverlies).

Epidemiologie

Afhankelijk van de gehanteerde definitie heeft een derde tot de helft van de oudere vrouwen weleens ongewenst urineverlies [2]. Dit is driemaal zo vaak als bij oudere mannen. De prevalentie van urine-incontinentie in verzorgings- en verpleeghuizen loopt op tot 90 %.

Het aantal patiënten dat bij de huisarts bekend is met urine-incontinentie ligt laag: 3,9 % van de vrouwelijke en 0,4 % van de mannelijke patiënten [2]. Dit komt omdat slechts zo'n 30 % van de patiënten met urine-incontinentie hulp zoekt [4].

Bij oudere vrouwen is er meestal sprake van gemengde incontinentie, bij oudere mannen van urgency-incontinentie [1, 5, 6]. Dit komt doordat ouderen in het algemeen een verhoogde detrusoractiviteit hebben (wat urgency-klachten geeft), maar oudere vrouwen daarnaast ook hinder hebben van een zwakkere bekkenbodem. Dat geeft samen met het ontbreken van een proximale sfincter (die hebben vrouwen niet) stressincontinentie. Bij de meeste ouderen speelt daarnaast functionele incontinentie een belangrijke rol.

Waarmee komt de patiënt?

Veel patiënten met urine-incontinentie beginnen niet uit zichzelf over hun klachten. Dit komt omdat ze hun klachten niet erg genoeg vinden om naar de huisarts te gaan, ze het bij het ouder worden vinden horen, of omdat ze denken dat er toch niets aan te doen is. Een receptverzoek voor incontinentiemateriaal kan aanleiding zijn om het te bespreken met de patiënt. Een deel van de patiënten die geen hulp zoekt, staat wel open voor behandeling en heeft daar baat bij [4].

Anamnese

De huisarts vraagt naar het type urine-incontinentie [1]:

- het moment van ongewenst urineverlies (bij hoesten, niezen, lachen of tillen? bij aandrang?);
- fysieke of praktische problemen om het toilet tijdig te bereiken.

De huisarts vraagt naar de ernst en impact van de urine-incontinentie [1]:

- de mictiefrequentie;
- de grootte van de porties;
- de frequentie en de hoeveelheid van het ongewenst urineverlies per keer;
- sinds wanneer de klachten bestaan;
- of de patiënt 's nachts ook uit bed moet om te plassen;
- of de patiënt opvangmateriaal gebruikt en zo ja, welk type en hoeveel;
- in welke mate de patiënt beperkingen ondervindt in het dagelijks leven.

De huisarts vraagt naar eventuele onderliggende pathologie:

- pijnklachten;
- hematurie;
- (bij mannen) 'lower urinary tract'-symptomen (LUTS);
- (bij vrouwen) aanwijzingen voor urogenitale prolaps.

Tot slot is het belangrijk een volledig beeld te hebben van de comorbide factoren, het medicatiegebruik en de voorgeschiedenis.

Onderzoek

Lichamelijk onderzoek

De huisarts onderzoekt het abdomen op littekens, tumoren en of er een palpabele blaas is [1]. Bij vrouwen wordt een vaginaal toucher gedaan, gericht op het opsporen van een prolaps en om de functie van de bekkenbodemspieren te testen [3]. Het doel hiervan is vaststellen of er sprake is van een normale, onderactieve, overactieve of inactieve bekkenbodem. Bij mannen wordt de penis geïnspecteerd en een rectaal toucher verricht om de prostaat te beoordelen en de bekkenbodemspieren te testen [5].

Aanvullend onderzoek

Een mictiedagboek geeft een beeld van de mictie- en incontinentiefrequentie en mictievolumes, wat kan helpen bij het vaststellen van de ernst en het type urine-incontinentie [1].

Bij recent ontstane klachten wordt een urineweginfectie uitgesloten, vooral als er ook andere klachten zijn die in die richting wijzen, zoals dysurie en polyurie.

Bij patiënten in verzorgings- of verpleeghuizen die urine verliezen zonder duidelijke aandrang of bij het opstaan, kan er sprake zijn van een overloopblaas. Dit kan aangetoond worden met een bladderscan, waarbij een residu van ≥ 200 ml telt als klinisch relevant.

Beleid

Afwachtend beleid met advies

Opvangmaterialen voorkomen dat kleding en meubilair nat worden en gaan de verspreiding van urinelucht tegen. Speciaal urine-incontinentiemateriaal is beter dan maandverband, inlegkruisjes, omdat het vocht en geuren beter absorbeert. De keuze wordt bepaald door de hoeveelheid urineverlies, de vaardigheden en maat van de patiënt, de kosten en de vergoeding. Een apothekersassistent kan helpen bij het maken van een juiste keuze. Goed aangemeten materiaal leidt tot minder huidproblemen en meer draagcomfort.

Voor mannen is er speciaal incontinentiemateriaal ontwikkeld. Een condoomkatheter biedt bij hen vaak betere opvang dan absorberende producten.

Indicaties voor blaaskatheterisatie zijn het onvermogen om de blaas op natuurlijke wijze te ledigen (retentie, bijvoorbeeld op basis van prostaathypertrofie) en het onvermogen om urine vast te houden (incontinentie). Incontinentie is alleen een indicatie voor blaaskatheterisatie indien het urineverlies gepaard gaat met ernstig huidletsel bij een bedlegerige patiënt of als de patiënt er nadrukkelijk zelf om vraagt [1].

'Plassen op aansporing' (het aanmoedigen hulp te vragen bij de mictie) en 'Plassen op de klok' (op gezette tijden naar het toilet (laten) gaan, bijvoorbeeld elke 2 uur) kan de urine-incontinentie bij hulpbehoevende en/of cognitief beperkte ouderen verminderen [7].

Leefstijladviezen

Vermindering van de cafeïne-inname kan de aandrang doen verminderen. De vochtinname moet normaal (1,5–2 liter per dag) zijn. Matige lichamelijke activiteit en gewichtsverlies bij obesitas zijn geassocieerd met minder urine-incontinentie bij ouderen [1].

Conservatieve maatregelen

Stress-incontinentie
Bekkenbodemfysiotherapie is zinvol, ook bij (kwetsbare) oudere vrouwen met stressincontinentie [1, 7, 8]. Stressincontinentie komt bij mannen nagenoeg alleen voor als complicatie na een prostaatoperatie [5]. Het effect van bekkenbodemspieroefeningen bij hen is onzeker, maar kan wel overwogen worden. De huisarts kan de oefeninstructies zelf geven of verwijzen naar een bekkenbodemfysiotherapeut. Sommige vrouwen met stressincontinentie hebben baat bij een pessarium. Het effect is vergelijkbaar met dat van bekkenbodemspieroefeningen [1].

Urgency-incontinentie
Blaastraining, waarbij de tijd tussen twee micties geleidelijk verlengd wordt, kan de klachten bij urgency-incontinentie verminderen. Bekkenbodemoefeningen, gericht op coördinatie om de aandrang tegen te gaan, zijn ook zinvol bij urgency-incontinentie.

Medicamenteuze behandeling

Stressincontinentie
Er zijn geen medicamenteuze behandelingen voor stressincontinentie.

Urgency-incontinentie
Anticholinergica kunnen bij urge-incontinentie als aanvulling overwogen worden als blaastraining of oefentherapie niet of niet voldoende effect hebben [1]. De voorkeur heeft tolterodine met gereguleerde afgifte, 1dd 4 mg. Beoordeel na vier tot zes weken het effect. Anticholinergica bij vrouwen verminderen de aandrang en zijn effectiever in de behandeling van urge-incontinentie dan placebo, maar hun effectiviteit ten opzichte van blaastraining is onzeker. De effectiviteit bij mannen en bij kwetsbare ouderen is nauwelijks onderzocht. Bijwerkingen worden hoe dan ook veel vaker gemeld bij anticholinergica dan bij blaastraining; het advies is derhalve terughoudend te zijn met het voorschrijven ervan [9].

Mirabegron, een urologisch spasmolyticum, 50 mg 1 × per dag is nog weinig onderzocht bij ouderen. De belangrijkste bijwerkingen zijn hartkloppingen en een hogere bloeddruk.

Ingreep
Stress-incontinentie: een midurethraal bandje kan een oplossing zijn als conservatieve maatregelen hebben gefaald.

Urgency-incontinentie: er zijn geen chirurgische opties.

Wat is aangetoond?
Uitgebreide onderbouwing van de behandeling van de verschillende vormen van urine-incontinentie wordt gegeven in de NHG-Standaard Incontinentie voor urine bij vrouwen en de NHG-Standaard Mictieklachten bij mannen [1, 5].

De International Continence Society geeft een algoritme voor de aanpak van urine-incontinentie bij kwetsbare mannen en vrouwen, gebaseerd op een uitgebreide literatuurstudie [6]. De belangrijkste bevindingen uit deze richtlijn zijn:

- 'Plassen op de klok' is effectief bij alle kwetsbare ouderen, behalve als zij ondersteuning van meer dan één persoon nodig hebben voor de toiletgang. Een combinatie van 'plassen op de klok' en het doen van bekkenbodemoefeningen is nog effectiever dan alleen 'plassen op de klok'.
- Kortdurende behandeling met oxybutynine, mits toegevoegd aan gedragstherapie, geeft een kleine tot matige verbetering van de mictiefrequentie. Gebruik gedurende twee jaar of langer is geassocieerd met hogere mortaliteit.

- Oxybutynine is minder effectief bij ouderen met cognitieve problemen.
- Fesoterodine kan symptomen van een overactieve blaas verminderen.
- Ook (zeer) oude mensen kunnen baat hebben bij de chirurgische opties voor urine-incontinentie. De belangrijkste aanbevelingen zijn dat niet leeftijd, maar kwetsbaarheid en algemene conditie bepalend moeten zijn bij het kiezen tussen de verschillende (chirurgische) behandelopties, en dat 'one-size fits all' niet opgaat bij kwetsbare ouderen.
- Bekkenbodemfysiotherapie bij stressincontinentie geeft vaak vermindering van het aantal episodes incontinentie, maar het effect op de langere termijn is onduidelijk [1, 7, 8].
- Zowel blaastraining als bekkenbodemspieroefeningen geven vaker verbetering of genezing van urgency-incontinentie dan geen behandeling [7, 8].
- Anticholinergica bij vrouwen verminderen de aandrang en zijn effectiever in de behandeling van urgency-incontinentie dan placebo, maar hun effectiviteit ten opzichte van blaastraining is onzeker. De effectiviteit bij mannen en bij kwetsbare ouderen is nauwelijks onderzocht.
- Een midurethraal bandje heeft bij vrouwen met stressincontinentie meer effect dan een afwachtend beleid, mits er kritisch gekeken wordt naar de comorbiditeit [6]. Bij vrouwen ouder dan 70 jaar is de kans op falen van de behandeling en op complicaties iets hoger dan bij jongere vrouwen [10].
- Mogelijk zijn botuline-injecties rondom de urethra ook effectief bij zowel (milde) stressincontinentie als bij overactieve blaasklachten [11]. Gedragstherapie in een groep lijkt ook werkzaam bij oudere vrouwen met urine-incontinentie [12]. Ter ondersteuning van de conservatieve behandeling van urine-incontinentie lijkt begeleiding met behulp van een app zinvol [13, 14].

Overwegingen bij comorbiditeit

Bij ouderen is urine-incontinentie vaker functioneel van aard dan bij volwassenen, maar de behandelopties zijn hetzelfde [2]. De behandeling begint met het aanpakken van eventuele uitlokkende factoren, waaronder belangrijke comorbide aandoeningen, zoals COPD, reumatoïde artritis en hartfalen, en met sanering van de medicatie.

Langer bestaande urine-incontinentie verbetert niet als een asymptomatische bacteriurie wordt behandeld. Ook scherpere glucoseregulatie leidt niet tot verbetering van de incontinentieklachten. Wel is het zinvol om eventuele obstipatieklachten te behandelen. Bij functionele beperkingen kan de mobiliteit verbeterd worden door het gebruik van hulpmiddelen.

Cognitieve stoornissen kunnen problemen geven bij het doen van bekkenbodemspieroefeningen. Ook blaastraining is voor deze patiënten vaak niet uitvoerbaar. 'Plassen op aansporing' of 'op de klok plassen' kan dan uitkomst bieden.

Geneesmiddelen die urine-incontinentie als bijwerking kunnen hebben betreffen vooral de anticholinerge middelen, omdat zij urineretentie en daardoor overloopincontinentie kunnen geven. Voorbeelden zijn: tricyclische antidepressiva, urologische anticholinergica, antipsychotica en alfablokkers. Andere middelen die nadelig voor de continentie kunnen zijn, zijn opioïden (kan urineretentie geven), lisdiuretica (snelle blaasvulling), benzodiazepinen (verwardheid, sufheid, verminderde mobiliteit), calciumantagonisten (urineretentie) en lithium (diabetes insipidus) [1].

Aandachtspunten bij de verzorging

Het bevuilen van kleding en beddengoed kan huidproblemen zoals dermatomycosen tot gevolg hebben [2]. Belangrijke aandachtspunten voor de verzorgenden zijn dan ook het juiste gebruik van opvangmateriaal en (tijdig) verschonen. Kleding moet gemakkelijk te openen zijn, het toilet moet goed bereikbaar zijn. Zo nodig kan het gebruik van een postoel geadviseerd worden. Het gebruik van een blaaskatheter als oplossing voor het urineverlies wordt afgeraden [1].

Wanneer verwijzen?

Verwijzing naar een gespecialiseerde bekkenbodemfysiotherapeut kan zinvol zijn [1, 5]. Verwijzing naar een medisch specialist is geïndiceerd als er bij het lichamelijk onderzoek aanwijzingen worden gevonden voor (ernstig) onderliggend lijden, zoals een ruimte-innemend proces of een ernstige prolaps. Er kan ook naar de tweede lijn worden verwezen als de behandeling in de eerste lijn onvoldoende verbetering geeft [1, 5].

Preventie en voorlichting

Urine-incontinentie is een veelvoorkomend probleem bij ouderen. Hoewel het vaak niet volledig kan worden verholpen, kan de impact ervan wel verminderd worden door verschillende behandelopties. De patiënt hoeft niet te schromen hulp te zoeken.

Het is belangrijk dat arts en patiënt voorafgaand aan de behandeling samen een (haalbaar) behandeldoel vaststellen.

Literatuur

1. NHG-Werkgroep Incontinentie voor urine bij vrouwen. NHG-Standaard Incontinentie voor urine bij vrouwen (tweede herziening). Huisarts Wet. 2015;58(7):368–75.
2. Lagro-Jansen T, Teunissen D. Urine-incontinentie op oudere leeftijd. Huisarts Wet. 2009;52:674–8.
3. Bosch R, Van Balken M, Heesakkers J, Koldewijn E, De Kort L, Diets V, et al. Richtlijn urine-incontinentie voor de tweede- en derdelijnszorg. Utrecht: NVU/NVOG; 2013. Available from: www.nvog-documenten.nl (geraadpleegd september 2015).
4. Visser E, De Bock GH, Messelink EJ, Schram AJ, Kollen BJ, La Bastide-van Gemert S, et al. Active encouragement of older women with urinary incontinence in primary care to undergo diagnosis and treatment: a matched-pair cluster randomized controlled trial. Maturitas. 2015;80:212–9.
5. Blanker MH, Breed SA, Van der Heide WK, Norg RJC, Vries A, Wolters RJ, et al. NHG-Standaard mictieklachten bij mannen. Huisarts Wet. 2013;56:114–22.
6. Wagg A, Gibson W, Ostaszkiewicz J, Johnson T III, Markland A, Palmer MH, et al. Urinary incontinence in frail elderly persons: report from the 5th International Consultation on Incontinence. Neurourol Urodynam. 2015;34:398–406.
7. Stenzelius K, Molander U, Odeberg J, Hammarström M, Franzen K, Midlöv K, et al. The effect of conservative treatment of urinary incontinence among older and frail older people: a systematic review. Age Ageing. 2015;44:736–44.
8. Roe B, Flanagan L, Maden M. Systematic review of systematic reviews for the management of urinary incontinence and promotion of continence using conservative behavioural approaches in older people in care homes. J Adv Nurs. 2015;71(7):1464–83.
9. Samuelsson E, Odeberg J, Stenzelius K, Molander U, Hammarström M, Franzen K, et al. Effect of pharmacological treatment for urinary incontinence in the elderly and frail elderly: a systematic review. Geriatr Gerontol Int. 2015;15(5):521–34.
10. Franzen K, Andersson G, Odeberg J, Midlöv P, Samuelsson E, Stenzelius K, et al. Surgery for urinary incontinence in women 65 years and older: a systematic review. Int Urogynecol J. 2015;26:1095–102.
11. Elmelund M, Sokol ER, Karram MM, Dmochowski R, Klarskov N. Patient characteristics that may influence the effect of urethral injection therapy for female stress urinary incontinence. J Urol. 2019;202(1):125–31.
12. Diokno AC, Newman DK, Low LK, Griebling TL, Maddens ME, Goode PS, et al. Effect of group-administered behavioral treatment on urinary incontinence in older women: a randomized clinical trial. JAMA Intern Med. 2018;178(10):1333–41.
13. Hoffman V, Söderström L, Samuelsson E. Self-management of stress urinary incontinence via a mobile app: two-year follow-up of a randomized controlled trial. Acta Obstet Gynecol Scand. 2017;96(10):1180–7.
14. Asklund I, Nyström E, Sjöström M, Umefjord G, Stenlund H, Samuelsson E. Mobile app for treatment of stress urinary incontinence: a randomized controlled trial. Neurourol Urodyn. 2017;36(5):1369–76.

51 Bemoeilijkte mictie bij mannen

Jeannaïs Marchena

Kernpunten

- Bemoeilijkte mictie bij oudere mannen is vaak multifactorieel bepaald.
- Een prostaatcarcinoom is zelden de oorzaak van bemoeilijkte mictie.
- Bemoeilijkte mictie heeft meestal een goedaardig karakter en kent een wisselend beloop.
- De meest voorkomende klachten naast bemoeilijkte mictie zijn een urineresidu of urine-incontinentie.
- Medicamenteuze behandeling heeft een bescheiden effect op bemoeilijkte mictie.
- Een alfablokker kan kortdurend op proef worden voorgeschreven.

Definitie

Onder bemoeilijkte mictie (aspecifieke mictieklachten) verstaat men een verandering van de mictie die leidt tot klachten, zoals moeilijk op gang komen, een zwakke straal, moeilijk te bedwingen aandrang (overactieve blaas), nadruppelen, minder goed uitplassen en toegenomen mictiefrequentie overdag en 's nachts [1].

Etiologie/pathogenese

Bemoeilijkte mictie bij mannen is vaak multifactorieel bepaald. Het met de leeftijd verslechterende vullings- en ledigingsmechanisme van de blaas spelen daarbij een belangrijke factor. Toegenomen of juist verminderde elasticiteit van de blaas, vergroting van de prostaat en veranderingen in de bekkenbodemspieren spelen een rol. Neurogene regulatie, comorbiditeit en medicatie kunnen in wisselende mate van invloed zijn [1, 2].

Naast benigne prostaathypertrofie zijn er andere aandoeningen die kunnen leiden tot obstructieve mictieklachten door de urethrale weerstand te verhogen, namelijk blaashalsdisfunctie, een urethrastrictuur, meatusstenose en zelfs een extreme mate van fimose [2]. Een prostaatcarcinoom is zelden de oorzaak van mictieklachten: het ontwikkelt zich meestal in de perifere zone van de prostaat en geeft dus ook zelden of pas laat compressie van de urethra [1].

Mictieklachten kunnen ook hun oorsprong hebben buiten de urinewegen. Hartfalen kan aanleiding geven tot nachtelijke polyurie. Polydipsie en polyurie kunnen het gevolg zijn van diabetes mellitus of diabetes insipidus. Een depressie gaat geregeld gepaard met een overactieve blaas. Neurologische aandoeningen (CVA, ziekte van Parkinson en multipele sclerose) hebben invloed op de mictiereflex [1, 2].

Medicatie kan ook een belangrijke rol spelen. Antipsychotica en anticholinergica kunnen de blaasfunctie remmen. Diuretica en lithium kunnen leiden tot (tijdelijke) polyurie. NSAID's verhogen de kans op blaasontledigingsstoornissen. Ook (tricyclische) antidepressiva en SSRI's, antiparkinsonmiddelen, (klassieke) antihistaminica, opioïden en calciumantagonisten kunnen leiden tot mictieklachten [1, 2].

Het beloop van mictieklachten varieert. De klachten kunnen intermitterend zijn, stabiel blijven, progressief zijn, maar ook geheel verdwijnen. Wel neemt met de leeftijd de mictiefrequentie toe en de functionele blaascapaciteit af [1].

Complicaties zijn recidiverende urineweginfecties, urine-incontinentie, acute of chronische urineretentie en zelden hydronefrose of verminderderde nierfunctie [1, 2].

Differentiaaldiagnose

Bij een bemoeilijkte mictie staat een aantal specifieke oorzaken in de differentiaaldiagnose.

- *Acute prostatitis* moet overwogen worden bij snel ontstane klachten van een pijnlijke of branderige mictie en perineale pijn, samengaand met koorts, koude rillingen en/of malaise.
- *Chronische prostatitis* heeft een klachtenpatroon waarbij aspecifieke mictieklachten gepaard gaan met urogenitale pijn of discomfort, al dan niet met seksuele problemen.
- *Acute (gecompliceerde) cystitis* geeft pijnlijke of branderige, frequente mictie, een positieve nitriettest, afwijkend urinesediment, positieve dipslide of kweek.
- *Urethritis* geeft een pijnlijk, branderig of geïrriteerd gevoel in de urethra met afscheiding en leukocyturie [1].
- Een *urethrastrictuur* kan zijn veroorzaakt door lokaal trauma, een (diagnostische of therapeutische) urologische ingreep of een urethritis in de voorgeschiedenis. Ook lichen sclerosus of klachten van progressieve obstructie doen een urethrastrictuur vermoeden.
- *Acute urineretentie* wordt gekenmerkt door onvermogen tot plassen bij een gevulde blaas, ondanks aandrang en meerdere pogingen binnen een tijdsbestek van enkele uren. Tekenen bij lichamelijk onderzoek zijn gedempte percussie of een palpabele blaas [1].
- *Benigne prostaathyperplasie.* Deze diagnose wordt meestal gesteld in de tweede lijn, als aspecifieke mictieklachten onvoldoende reageren op de ingestelde behandeling.
- *Prostaatcarcinoom.* De diagnose prostaatcarcinoom wordt gesteld als bij rectaal toucher een asymmetrische vorm van de prostaat, onregelmatige consistentie en een of meer harde noduli worden gevonden [1].
- Tot slot moet bij mictieklachten nog gedacht worden aan hartfalen, diabetes mellitus, medicamenteuze behandeling of een neurologische aandoening [1].

Epidemiologie

In de Nederlandse huisartsenregistraties heeft ICPC-code U02 (Frequente mictie/aandrang) bij 75-plussers een incidentie van 10,8 en een prevalentie van 12,3 per 1.000 mannen per jaar [3]. Van ICPC-code U05 (Andere mictieproblemen) is de incidentie 12,8 en de prevalentie 9,9 per 1.000 mannen per jaar en van ICPC-code U04 (Urine-incontinentie, [ex. P12]) is de incidentie 2,7 en de prevalentie 4,8 per 1.000 mannen per jaar [3]. Er zijn geen relevante etnische verschillen bekend in het voorkomen van mictieklachten [1].

Waarmee komt de patiënt?

De patiënt komt met klachten, zoals [2]:

- het gevoel niet goed leeg te kunnen plassen;
- vaak binnen twee uur opnieuw te moeten plassen;

- het plassen met horten en stoten gaat (onderbroken straal);
- het kost moeite om het plassen even uit te stellen;
- moeten persen om de straal op gang te brengen;
- 's nachts het bed uit moeten om te plassen;
- erectiele disfunctie;
- urine-incontinentie;
- pijn/brandend gevoel bij het plassen.

Het toenemen en de duur van de klachten, de invloed op de dagelijkse activiteiten en de angst voor een prostaatcarcinoom spelen bij het bezoeken van de huisarts een belangrijke rol [1, 4].

Anamnese

De huisarts vraagt naar [1]:

- de aard en mate van de hinder;
- de snelheid van ontstaan of verergering van de klacht;
- toegenomen mictiefrequentie overdag en 's nachts;
- incontinentie;
- pijn bij het plassen, branderigheid, eerdere urineweginfecties;
- algemene malaise, koorts, koude rillingen of flankpijn, vooral bij snel ontstane klachten;
- SOA, afscheiding;
- bloed bij de urine;
- obstipatie;
- relevante comorbiditeit;
- invasief urologisch onderzoek of behandeling;
- medicijngebruik;
- schaamte over de klacht;
- angst voor prostaatkanker;
- medicijngebruik;
- sociale beprekingen;
- tekenen van seksuele problematiek.

Onderzoek

Lichamelijk onderzoek

- Rectaal toucher: geeft informatie over de grootte, symmetrie en consistentie van de prostaat en eventuele anorectale kenmerken. De grootte is te discrimineren tussen prostaten van meer of minder dan 50 cc. Bij een harde en knobbelige consistentie gaat het vaak om een prostaatcarcinoom. Ook is er dan dikwijls sprake van asymmetrie [1, 2].
- Inspectie van de onderbuik: bij uitpuilende onderbuik zit er vaak meer dan 1 liter urine door een urineretentie. Percuteer de blaasregio, demping bij urineresidu > 300 ml.
- Palpeer de nierloges bij algemene malaise en koorts [2].
- Inspecteer de externe genitalia op anatomische afwijkingen (fimose en hypospadie) en urethrale uitvloed [1].
- Verricht bij nycturie zonder andere mictieklachten onderzoek op hartfalen [1].

Maak, ter aanvulling op de anamnese en het lichamelijk onderzoek, eventueel gebruik van een vragenlijst (Internationale Prostaat Symptoom Score; IPSS) en/of plasdagboek [1, 2].

Aanvullend onderzoek

- Urineonderzoek: dipsticks, een positief nitriet en een verhoogd aantal leukocyten wijst op urineweginfectie. Neem op indicatie een urinekweek om de bacteriële verwekker en gevoeligheid van het spectrum te bepalen [1, 2].
- Het PSA-gehalte is een niet-prostaatkankerspecifieke serummarker. Het PSA-gehalte kan ook bij prostatitis en benigne prostaathypertrofie verhoogd zijn [2].

Beleid

Niet-medicamenteuze behandeling

- Regelmatige lichaamsbeweging: dit heeft mogelijk een beschermend effect tegen progressie van de klachten.
- Verminderde vochtinname wanneer frequente mictie samengaat met een hoge vochtinname. Bij nycturie, de vochtinname in de avond verminderen.
- Bekkenbodemfysiotherapie is een mogelijke behandeling bij een overactieve blaas en bij urine-incontinentie. Bij een overactieve blaas kan het zinvol zijn de patiënt aan te leren de mictie uit te stellen [1].
- Bij nadruppelen: de plasbuis leeg laten strijken na iedere mictie en/of bekkenbodemoefeningen.
- Opvangmaterialen gebruiken bij incontinentie en/of nadruppelen.
- Mictiegedrag aanpassen door rustig te tijd te nemen om te plassen [2].

Medicamenteuze behandeling

Medicatie voor mictieklachten en incontinentie bij (oudere) mannen heeft slechts een bescheiden effect. Dit komt waarschijnlijk doordat het werkingsmechanisme alleen gericht is op de prostaat- of blaasfunctie, terwijl de oorzaken van de klacht multifactorieel bepaald zijn. Mannen met lichte tot matige klachten (IPSS < 19) zonder veel hinder komen in aanmerking voor medicamenteuze behandeling.

- *Alfablokkers* kunnen kortdurend (zonder effect maximaal zes weken) worden voorgeschreven, bijvoorbeeld alfuzosine 1dd 10 mg 's avonds of tamsulosine 1dd 0,4 mg 's ochtends (beide als tablet met gereguleerde afgifte). Bij verbetering van de klachten kan de behandeling drie tot zes maanden worden voortgezet, waarna op proef gestopt moet worden. Bij recidief van de klachten kan de alfablokker opnieuw voor drie tot zes maanden worden voorgeschreven. Wees alert op vasculaire bijwerkingen, zoals orthostase, duizeligheid en hoofdpijn [1, 2].
- *5-alfa-reductaseremmers*, zoals finasteride, worden niet aanbevolen voor gebruik in de huisartsenpraktijk. Het middel was in enkele onderzoeken wel significant effectief, maar zo beperkt werkzaam dat het klinische effect niet relevant wordt bevonden [1].
- Combinatiebehandeling van alfablokkers en 5-alfa-reductaseremmers door de huisarts wordt ontraden [1].
- *Anticholinergica* ter behandeling van nycturie met klachten van een overactieve blaas (vaak kleine beetjes plassen en moeite om de urine op te houden bij aandrang) of van mictieklachten bij een geobjectiveerde kleine blaascapaciteit worden niet aanbevolen bij mannen boven de 65 jaar in verband met het risico op verwardheid. Het voorschrijven van desmopressine wordt niet aanbevolen [1].
- Een *verblijfskatheter* (in combinatie met alfablokker) kan gedurende 48–72 uur geplaatst worden bij acute urineretentie. Zo nodig wordt een onderliggende urineweginfectie behandeld. Plaats een afsluiting op de katheter en laat de patiënt op gezette tijden of bij aandrang de blaas legen door het kraantje te openen. Gelijktijdig starten van een alfablokker met gereguleerde afgifte verhoogt de kans dat de mictie na verwijdering van de katheter spontaan op gang komt met zo'n 30 %. Indien er na twee weken geen noemenswaardige mictieklachten meer zijn, kan de alfablokker worden gestopt [1].
- Bij een onderliggende oorzaak, zoals hartfalen, moet die behandeld worden. Bij medicatiegebruik, overweeg de dosering te verlagen of te stoppen.

Wat is aangetoond?

Een systematische review naar het behandelen van urineretentie waarbij 21 studies geëvalueerd werden (18 RCT en 3 prospectieve studies), toonde bij α1-blokkers significant hogere percentages met zeldzame bijwerkingen vergeleken met placebo (alfuzosin: 322/540 (60 %) versus placebo156/400 (39 %) (OR 2,28; 95 %-BI 1,55 tot 3,66); tamsulosine: 75/158 (47 %) versus placebo 40/139 (29 %) (OR 2,40; 95 %-BI 1,29 tot 4,45) [5].

Subanalyse van RCT's met een placebo-arm toonde een significante verbetering op de BOOI ('bladder outlet obstruction index') bij patiënten die een alfablokkerbehandeling ondergingen. Alfablokkers verbeteren BOOI bij patiënten met Lower Urinary Tract Symptoms (LUTS)/benigne prostaathypertrofie en toonden een gemiddelde BOOI-verandering van $-14,19$ ($p < 0,0001$). Subgroepanalyse toonde een gemiddelde BOOI-verandering van $-14,88$ ($p = 0,01$) voor alfuzosine, $-19,41$ ($p = 0,01$) voor doxazosine, $-16,47$ ($p < 0,0001$) voor tamsulosine en $-6,69$ ($p = 0,005$) voor terazosine [6, 7].

In een niet-systematische review wordt aangegeven dat educatie aan patiënten over reversibele risicofactoren voor LUTS als gevolg van BPH van cruciaal belang is en in de dagelijkse praktijk moet worden opgenomen. Lichamelijke activiteit en afvallen zijn de belangrijkste factoren waarmee rekening moet worden gehouden [2, 4].

Er is geen consistente significante betere werking dan placebo aangetoond bij fytotherapie [1].

Overwegingen bij comorbiditeit

Behandeling van bemoeilijkte mictie met alfablokkers wordt ontraden bij patiënten met leverinsufficiëntie en orthostatische hypotensie [1, 8]. Alfuzosine wordt afgeraden bij een creatinineklaring < 30 ml/min en er is weinig ervaring met tamsulosine bij patiënten met een ernstige nierfunctiestoornis. Een alfablokker wordt ook afgeraden als er een operatie wegens glaucoom of cataract gepland is, gezien het risico op een intra-operatief 'floppy eyelid syndrome' (FES) [8].

Bij acuut hartfalen is voorzichtigheid geboden met alfablokkers en zal eerder voor een conservatief beleid met vochtbeperking gekozen worden.

Bij diabetes mellitus en neurologische ziektebeelden komen mictieklachten voor ten gevolge van autonome neuropathie. Dit leidt tot verminderde mictiedrang en een bemoeilijkte mictieaanzet. De blaas wordt onvoldoende geledigd, waardoor recidiverende urineweginfecties kunnen ontstaan en uiteindelijk een hypotone en hyposensitieve blaas met overloopincontinentie [9]. De behandeling voor deze patiëntengroep is niet anders dan hiervoor beschreven.

Aandachtspunten bij de verzorging

Gebruik incontinentiemateriaal. Bij gebruik daarvan dient de patiënt aandacht te besteden aan de bescherming van de omliggende huid door niet te frequent te wassen en zo nodig een barrièrezalf (bijv. zinkoxidezalf 10 % FNA) toe te passen [1].

Bij een verblijfskatheter is het belangrijk te letten op de goede afvloed en zo nodig de katheter te spoelen met blaasspoelvloeistof (NaCl 0,9 %).

Wanneer verwijzen?

Overweeg verwijzing naar de uroloog indien de al dan niet medicamenteuze behandeling geen of onvoldoende verbetering geeft. Verwijs ook bij een gecompliceerd beloop (recidiverende urineretentie, nierinsufficiëntie, hydronefrose, refractaire urineretentie, macroscopische hematurie) en bij een vermoeden op een urethrastrictuur of een prostaatcarcinoom naar de uroloog [1].

Preventie en voorlichting

De huisarts legt uit dat bemoeilijkte mictieklachten op oudere leeftijd vaak voorkomen, multifactorieel zijn en aspecifiek; de oorzaak is meestal onbekend [1]. Bespreek dat de ernst van de mictieklachten in de tijd kan variëren, individueel sterk kan verschillen en dat bij een derde deel van de mannen de klachten zelfs spontaan verdwijnen [1, 2]. Leg de verschillende effecten uit die medicamenteuze behandeling kan hebben. Leg uit dat een prostaatcarcinoom zelden de oorzaak is. Bespreek de zin en onzin over PSA-bepaling (geef de NHG-patiëntenbrief over informatie over PSA-bepaling) [1, 2].

De huisarts kan de patiënt ook verwijzen naar informatie op Thuisarts: https://tinyurl.com/onderzoek-pProstaatkanker.

Literatuur

1. Blanker MH, Breed SA, Van der Heide WK, Norg RJC, De Vries A, Wolters RJ, et al. NHG-Standaard mictieklachten bij mannen. Huisarts Wet. 2013;56:114–22.
2. Bangma CH. Leerboek urologie. Houten: Bohn Stafleu van Loghum; 2018.
3. Nielen MMJ, Hek K, Schermer TRJ. Incidentie en prevalentie van gezondheidsproblemen in de Nederlandse huisartsenpraktijk in 2018. Uit: NIVEL. Zorgregistraties eerste lijn. Incidenties en prevalenties, 2020 [Laatst gewijzigd op 17-09-2019]. Available from: https://www.nivel.nl/nl/nivel-zorgregistraties-eerste-lijn/incidenties-en-prevalenties (geraadpleegd januari 2020).
4. De la Taille A, Descazeaud A, Robert G. How to prevent LUTS due to BPH development and progression. Prog Urol. 2018;28(15):821–9.
5. Fusco F, Palmieri A, Ficarra V, Giannarini G, Novara G, Longo N, et al. α1-Blockers improve benign prostatic obstruction in men with lower urinary tract symptoms: a systematic review and meta-analysis of urodynamic studies. Eur Urol. 2016;69(6):1091–101.
6. Gratzke C, Bachmann A, Descazeaud A, Drake MJ, Madersbacher S, Mamoulakis C, et al. EAU guidelines on the assessment of non-neurogenic male lower urinary tract symptoms including benign prostatic obstruction. Eur Urol. 2015;67(6):1099–109.
7. Karavitakis M, Kyriazis I, Omar MI, Gravas S, Cornu JN, Drake MJ, et al. Management of urinary retention in patients with benign prostatic obstruction: a systematic review and meta-analysis. Eur Urol. 2019;75(5):788–98.
8. Farmacotherapeutisch Kompas. Diemen: Zorginstituut Nederland. www.farmacotherapeutischkompas.nl (geraadpleegd januari 2020).
9. Heine RJ, Tack CJ. Handboek diabetes mellitus. Utrecht: De Tijdstroom; 2004.

Urineweginfecties (acuut en recidiverend)

Charlotte Gijsbers

Kernpunten

- Stel de diagnose urineweginfectie bij ouderen alleen bij specifieke urineweggerelateerde klachten in combinatie met positief aanvullend onderzoek.
- De diagnostiek van urineweginfecties is bij ouderen moeilijker vanwege aspecifieke klachten en het veelvuldig voorkomen van asymptomatische bacteriurie; hierdoor worden ouderen vaker dan nodig behandeld met antibiotica.
- Behandel een urineweginfectie bij patiënten met een katheter altijd als infectie met tekenen van weefselinvasie.

Definitie

Een urineweginfectie wordt gekenmerkt door infiltratie van bacteriën in de urinewegen, leidend tot specifieke symptomen bij de patiënt, zoals dysurie, mictiedrang, toegenomen mictiefrequentie of recent ontstane/verergerde urine-incontinentie.

Een urineweginfectie zonder weefselinvasie (cystitis) beperkt zich tot de blaasmucosa. Weefselinvasie uit zich vaak in algehele malaise en koorts en/of koude rillingen. Bij patiënten met een verblijfskatheter is er per definitie sprake van weefselinvasie [1, 2].

Dit hoofdstuk richt zich met name op kwetsbare ouderen die thuis of in een instelling wonen. Hierbij worden verschillende definities gebruikt en er geldt geen harde leeftijdsgrens. Vaak gaat het om ouderen met meerdere aandoeningen en/of beperkingen in het dagelijks leven [2].

Etiologie/pathogenese

Een urineweginfectie wordt veroorzaakt door infiltratie van bacteriën in de urinewegen vanuit het peri-urethrale gebied [3]. Urineweginfecties komen vaker voor bij vrouwen dan bij mannen, onder andere vanwege de kortere urethra. Op oudere leeftijd spelen ook vaginale atrofie en residuvorming door prolaps van uterus of blaas een rol. Bij mannen kan residuvorming door bijv. LUTS (lower urinary tract-symptomen) bijdragen aan het ontwikkelen van een urineweginfectie [1]. Bij ouderen (85+ jaar) zijn belangrijke predisponerende factoren urine-incontinentie, ADL-afhankelijkheid, cognitieve stoornissen en een blaaskatheter [4].

Veelvoorkomende verwekkers zijn *E. coli*, *Proteus mirabilis* en *Klebsiella pneumoniae*. De prevalentie van *Klebsiella pneumoniae* neemt toe met de leeftijd. De prevalentie van *E. coli* neemt juist af naarmate de kwetsbaarheid van patiënt toeneemt [2].

Een urineweginfectie moet worden onderscheiden van een asymptomatische bacteriurie. Hierbij is er wel sprake van positief aanvullend onderzoek (dipstick of kweek), maar ontbreken specifieke symptomen passend bij een urineweginfectie. Asymptomatische bacteriurie komt veel voor bij ouderen, vooral bij kwetsbare groepen, zoals patiënten in een verzorgings- of verpleeghuis, ADL-afhankelijke patiënten, patiënten met urine-incontinentie en cognitieve problemen. Het komt vaker voor bij vrouwen dan bij mannen. De meest voorkomende verwekker is de *E. coli*-bacterie [5]. Bij (kwetsbare) ouderen is er per definitie een verhoogde kans op een gecompliceerd beloop bij een urineweginfectie, zoals weefselinvasie en sepsis. De kans op sepsis en ziekenhuisopname is vooral verhoogd bij mannen ouder dan 85 jaar. Snelle start van behandeling na diagnose vermindert de kans op complicaties [6].

Differentiaaldiagnose

De differentiaaldiagnose van een urineweginfectie is zeer uitgebreid. Denk altijd aan de mogelijkheid van een asymptomatische bacteriurie. Klachten zoals een frequentere mictie kunnen onder andere wijzen op een overactieve blaas. Donkere of troebele urine kan wijzen op dehydratie. Hematurie kan worden veroorzaakt door een maligniteit, nierstenen of trauma. Denk bij buikpijn aan urineretentie of obstipatie en bij flankpijn aan myogene oorzaken. Pijn in de genitaalstreek bij de man kan duiden op prostatitis.

Epidemiologie

Urineweginfecties

Informatie van het NIVEL laat zien dat de totale incidentie van urineweginfectie voor alle leeftijden bij vrouwen 165 per 1.000 patiënten per jaar en 26 per 1.000 patiënten per jaar bij mannen is. De incidentie neemt bij mannen toe vanaf 45 jaar en bij vrouwen vanaf 35 jaar. Opvallend is dat op jonge leeftijd de man-vrouwverhouding 1:54 is, en dat dit verschil op oudere leeftijd veel kleiner wordt: tot de leeftijd ≥ 85 jaar een verhouding 1:2,5 [7].

Asymptomatische bacteriurie

Er zijn geen gegevens bekend over het voorkomen van asymptomatische bacteriurie in de algemene bevolking in Nederland. Schattingen van de prevalentie uit vergelijkbare landen lopen uiteen tussen 1,5 en 17 %. Bij verpleeghuisbewoners komt asymptomatische bacteriurie vaker voor. In een Belgisch onderzoek is een prevalentie van 40 % gevonden (oplopend tot 90 % bij extra kwetsbare patiënten) [5]. Bij patiënten met een katheter is het voorkomen van bacteriurie na enkele dagen 100 %, meestal asymptomatisch [1].

Waarmee komt de patiënt?

Een urineweginfectie wordt vaak geassocieerd met een breed scala aan (soms aspecifieke) klachten, zoals veranderd aspect van urine, toegenomen mictievolume of veranderd gedrag. Vaak komt de vraag vanuit een verzorgende of mantelzorger van de patiënt. Probeer middels gerichte anamnese de specifieke van de aspecifieke symptomen te onderscheiden.

Anamnese

De huisarts vraagt naar [1, 2, 8]:

- recent ontstane klachten;
- specifieke symptomen:
  - dysurie (pijnlijke of branderige mictie);
  - toegenomen mictiefrequentie;
  - mictiedrang;
  - toegenomen of recent ontstane urine-incontinentie;
  - hematurie;
  - afwezigheid van vaginale irritatie of fluor;
  - klachtherkenning;

- tekenen van weefselinvasie:
  - algehele malaise;
  - koorts en/of koude rillingen (NB koorts kan vroeg in de ziekte of bij ouderen ontbreken);
  - flankpijn;
  - symptomen passend bij een delier (zoals plots ontstane onrust of aandachtsproblemen met een wisselend beloop);
- aspecifieke symptomen:
  - veranderingen in aspect van urine (zoals veranderde geur of kleur, troebele urine);
  - veranderd mictievolume, nycturie;
  - prostaatpijn, scrotale pijn, urineretentie;
  - verminderde intake, misselijkheid met of zonder braken, diarree;
  - veranderd gedrag (bijv. agitatie/agressie zonder tekenen van wisselend beloop zoals bij een delier, maar ook vermoeidheid, verminderd functioneren of 'anders dan anders zijn').

Onderzoek

Lichamelijk onderzoek

De rol van lichamelijk onderzoek bij de diagnose urineweginfecties is beperkt. Verricht wel altijd lichamelijk onderzoek bij mannen, bij tekenen van weefselinvasie of bij een onduidelijke anamnese.

Onderzoek de buik (let op urineretentie, peritoneale prikkeling of flankpijn) en meet de vitale parameters om een inschatting te maken van de mate van ziekzijn. Bij een (dreigende) urosepsis is er sprake van een versnelde ademhaling ≥ 20 ademhalingen/minuut), een versnelde polsfrequentie (>90 slagen/minuut) en/of een afwijkende lichaamstemperatuur (<36 °C of >38 °C).

Onderzoek ook de genitale regio bij recidiverende infecties (≥ 3 per jaar), inclusief vaginaal of rectaal toucher. Let dan op anatomische afwijkingen, prolaps of prostaathypertrofie [1].

Aanvullend onderzoek

Algemeen

Verricht alleen aanvullend onderzoek bij een duidelijk klinisch vermoeden van een urineweginfectie (op basis van anamnese en lichamelijk onderzoek) vanwege de hoge prevalentie van een asymptomatische bacteriurie bij ouderen.

Gebruik aanvullend onderzoek bij patiënten met een verblijfskatheter alleen om een urineweginfectie uit te sluiten en niet om deze aan te tonen vanwege de zeer hoge prevalentie van (asymptomatische) bacteriurie.

Dipstick

Bij een urinedipstick wordt gekeken naar nitriet en leukocyten. Gebruik een gewassen midstream-urine op kamertemperatuur <2 uur na opvang. De voorkeur gaat uit naar ochtendurine, zodat er voldoende tijd is geweest voor omzetting van nitraat naar nitriet onder invloed van reductase. Bij een positieve nitriettest in combinatie met specifieke klachten/symptomen mag de diagnose urineweginfectie worden gesteld.

Verricht verder aanvullend onderzoek middels dipslide of sediment bij een negatieve nitriettest, maar een positieve leukocytentest. Een gewassen plas maakt de kans op een foutpositieve uitslag (leukocyten) kleiner. Bij een juiste afname van de urine, een negatieve nitriet- en een negatieve leukocytentest is een urineweginfectie nagenoeg uitgesloten [1, 2].

Ook bij urine-incontinentie kan een dipstick worden gebruikt, bijvoorbeeld door afname uit het incontinentiemateriaal [2].

Dipslide of sediment

Verricht een dipslide of sediment bij een negatieve nitriet-, maar positieve leukocytentest, of bij een aanhoudend vermoeden van een urineweginfectie ondanks een negatieve nitriet- en leukocytentest.

Een dipslide wordt als positief beschouwd vanaf 10^4 kve/ml. Vanwege de hoge sensitiviteit en specificiteit lijkt een dipslide een goede test om een urineweginfectie aan te tonen en uit te sluiten.

Een sediment kan eveneens worden gebruikt als aanvullend diagnostisch middel. Vanwege de testeigenschappen, het gebruiksgemak en de mogelijkheid om bij een dipslide alsnog een kweek met resistentiebepaling in te zetten, heeft een dipslide evenwel de voorkeur boven een sediment [1].

Urinekweek

Gebruik een kweek, gezien de hoge prevalentie van asymptomatische bacteriurie, niet om de diagnose urineweginfectie te stellen. Een kweek kan wel worden gebruikt om de verwekker en het gevoeligheidsspectrum te bepalen, en hier het antibiotisch beleid op af te stemmen.

Zet altijd een kweek in bij een urineweginfectie bij mannen, patiënten met een katheter, tekenen van weefselinvasie, eenmaal falen van ingezette therapie, recidiverende infecties (≥ 3 per jaar), patiënten die antibiotische profylaxe gebruiken, patiënten uit risicogroepen* (zie par. Overwegingen bij comorbiditeit) en bij een aanhoudend vermoeden op een urineweginfectie ondanks negatieve dipstick, dipslide en/of sediment [1, 2].

Neem bij patiënten met een verblijfskatheter geen kweek af uit de oude katheter. Verwijder de katheter en neem mid-streamurine af uit spontane lozing (of uit de nieuwe katheter indien er een indicatie is voor het opnieuw plaatsen hiervan). Indien een kweek echt noodzakelijk is voor de therapiekeuze, kan bij urine-incontinentie eenmalige katheterisatie overwogen worden [2].

Zie fig. 52.1 voor de diagnostiek en behandeling van ouderen bij een vermoeden van een urineweginfectie.

Beleid

- Alleen recent ontstane symptomen mogen worden toegeschreven aan een urineweginfectie.
- Schrijf antibiotica voor bij specifieke symptomen in combinatie met een positief aanvullend onderzoek (nitriettest, dipslide of sediment).
- Wees terughoudend met voorschrijven van antibiotica bij aspecifieke klachten vanwege het frequent voorkomen van asymptomatische bacteriurie.
- Vaak bij een bacteriurie bij ouderen met koorts of delier zonder lokaliserende klachten niet op de diagnose urineweginfectie. Sluit eerst andere oorzaken, zoals een urineretentie of een ander infectiefocus, uit [1, 2].

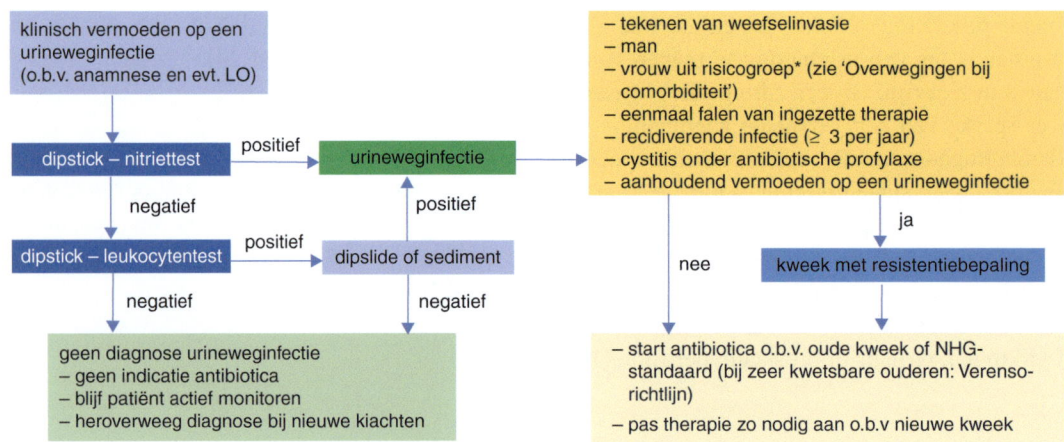

Figuur 52.1 Diagnostiek en behandeling ouderen bij vermoeden op een urineweginfectie

Antibioticumkeuze

- Volg hierbij zo veel mogelijk de NHG-Standaard Urineweginfecties uit 2020 [1].
- Overweeg bij zeer kwetsbare ouderen de Verenso-richtlijn te volgen in verband met bijwerkingen en het resistentiepatroon. Deze richtlijn adviseert bijvoorbeeld om mannen met een urineweginfectie per definitie als een urineweginfectie met weefselinvasie te behandelen [2].
- Baseer de behandeling zo veel mogelijk op recente kweekuitslagen. Vaak zal echter 'blind' moeten worden gestart met behandeling in afwachting van een nieuwe kweek.

Cystitis bij vrouwen

De eerste keuze is nitrofurantoïne (2dd 100 mg retard of 4dd 50 mg gedurende 5 dagen) of bij contra-indicaties fosfomycine (eenmalig 3 gram ante noctem). Derde keuze is trimethoprim 300 mg 1dd AN gedurende 3 dagen. Pas de antibioticaduur aan bij vrouwen uit risicogroepen* (zie par. Overwegingen bij comorbiditeit) conform de NHG-Standaard.

Cystitis bij mannen

Het middel van eerste keuze is nitrofurantoïne gedurende 7 dagen. De tweede keuze is trimethoprim gedurende 7 dagen.

Urineweginfectie met tekenen van weefselinvasie

Middel van eerste keus is ciprofloxacine 500 mg 2dd (vrouwen 7 dagen; mannen 14 dagen). De tweede keuze is amoxicilline/clavulaanzuur 3dd 500/125 mg (vrouwen 10 dagen; mannen 14 dagen); derde keuze is cotrimoxazol 2dd 960 mg (vrouwen 10 dagen; mannen 14 dagen).

Urineweginfectie bij katheter

Hiervoor gelden dezelfde antibiotica als bij een urineweginfectie met tekenen van weefselinvasie. De behandelduur voor vrouwen is 10 dagen, voor mannen 14 dagen. Bij een snelle en goede respons kan de behandelduur worden verkort tot 7 dagen (fig. 52.2).

▷ Pas de therapie zo nodig aan indien nieuwe kweekresultaten beschikbaar zijn.

Recidiverende urineweginfecties (≥ 3 per jaar)

Er is geen bewijs voor zelfzorgmiddelen als vitamine C, cranberryproducten of D-mannose ter preventie van urineweginfecties bij ouderen.

Overweeg lokale behandeling met oestrogenen bij vrouwen (effect op vaginale atrofie). Evalueer deze behandeling (half)jaarlijks [1].

▷ Overweeg onderhoudsbehandeling met antibiotica, vanwege resistentievorming en mogelijke bijwerkingen, alleen bij een hoge ziektelast. Het middel van eerste keus is nitrofurantoïne 50–100 mg 1dd, tweede keus is trimethoprim 100 mg 1dd AN, tenzij resistentie is aangetoond voor deze antibiotica.
Behandel zes tot maximaal twaalf maanden: bij langer gebruik zijn de

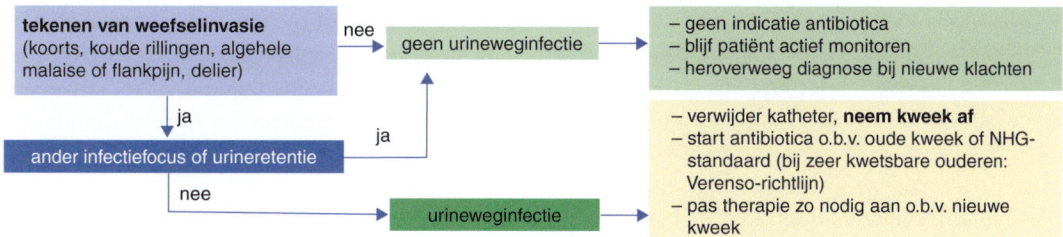

Figuur 52.2 Diagnostiek en behandeling ouderen met katheter bij vermoeden op een urineweginfectie

risico's op resistentievorming en bijwerkingen groter [1, 2].

> **Wat is aangetoond?**
> De keuze voor specifieke antibiotische middelen is gebaseerd op verschillende wetenschappelijke studies, resistentiecijfers, bijwerkingen en gebruiksgemak [1, 2]. Hierbij is onder andere gebruikgemaakt van gegevens van het NIVEL en de ISIS-AR.
>
> Bij kwetsbare ouderen wordt er in de Verenso-richtlijn geen onderscheid gemaakt tussen patiënten met of zonder andere comorbiditeit, zoals diabetes mellitus of een neurologische blaasstoornis. Dit is vanwege het toch al verhoogde risico op een gecompliceerd beloop. Zij adviseren zo kort mogelijk te behandelen vanwege de mogelijke bijwerkingen [2].
>
> Een Amerikaanse richtlijn uit 2019 adviseert om kwetsbare ouderen of patiënten met een katheter niet actief te screenen of te behandelen bij een asymptomatische bacteriurie. Alleen bij ouderen met cognitieve problemen en een delier mag een bacteriurie als potentieel symptomatisch worden gezien, mits andere oorzaken zijn uitgesloten [9].
>
> Uit de Cochrane-review blijkt dat cranberryproducten (zowel sap/concentraat als capsules/tabletten) niet effectief zijn in het voorkómen van urineweginfecties in de algemene populatie (RR 0,86; 95 %-BI 0,71 tot 1,04), noch in de subgroep ouderen (RR 0,75; 95 %-BI 0,39 tot 1,44) [10]. Een systematische review toont beperkt bewijs voor de effectiviteit van cranberryproducten ter preventie van urineweginfecties, maar niet in de subgroep ouderen. Bovendien is er geen consensus over de optimale dosering [11].
>
> Er is één RCT die beperkt bewijs toont voor D-mannose ter preventie van urineweginfecties bij vrouwen, maar in een populatie zonder comborbiditeit [12].

Overwegingen bij comorbiditeit

Voor bepaalde risicogroepen bestaat een verhoogd risico op een gecompliceerd beloop met weefselinvasie. Dit geldt voor patiënten met diabetes mellitus of met een verminderde weerstand en voor patiënten met afwijkingen aan de nieren of urinewegen (zoals ernstige nierfunctiestoornissen (eGFR < 30 ml/min/1,73 m^2), cystenieren, nierstenen, een neurogene blaas, een bemoeilijkte mictie of bekend blaasresidu). Hiervoor gelden bepaalde aanpassingen bij zowel diagnostiek (bijv. altijd inzetten van een kweek met resistentiebepaling) als beleid (antibioticumkeuze en duur van de therapie).

Nierfunctiestoornissen zijn een veelvoorkomende comorbiditeit bij ouderen. Let altijd goed op contra-indicaties of aanpassing van de dosering bij het starten van therapie [1].

Aandachtspunten bij de verzorging, preventie en voorlichting

Stimuleer voldoende vochtintake bij ouderen, mits daar geen contra-indicaties voor zijn. Stimuleer een vlotte toiletgang bij aandrang, ook binnen zorginstellingen [2]. Adviseer de (mantel)zorg alleen urine in te leveren voor diagnostiek na overleg; dit vanwege de hoge voorafkans op foutpositieve uitslagen door asymptomatische bacteriurie.

Wanneer verwijzen?

Verwijs mannen met twee of meer urineweginfecties in korte tijd om mogelijk onderliggende oorzaken op te sporen en te behandelen. Overweeg verwijzing of overleg met een specialist bij patiënten met recidiverende urineweginfecties ondanks profylactische therapie of recidiverende infecties bij risicogroepen. Verwijs patiënten met een urineweginfectie met tekenen van weefselinvasie die niet binnen 48 uur na start van antibiotische therapie opknappen. Verwijs direct bij tekenen van (dreigende) sepsis [1].

Literatuur

1. Bouma M, Geerlings SE, Klinkhamer S, Knottnerus BJ, Platteel TN, Reuland EA, et al. NHG-Standaard Urineweginfecties (vierde herziening). Utrecht: NHG; 2020. Available from: https://richtlijnen.nhg.org/standaarden/urineweginfecties.
2. Urineweginfecties bij kwetsbare ouderen. Utrecht: Verenso; 2018. Available from: https://www.verenso.nl/richtlijnen-en-praktijkvoering/richtlijnendatabase/urineweginfecties.
3. Pinkhof, Geneeskundig woordenboek. Elfde druk. Houten: Bohn Stafleu van Loghum; 2006.
4. Caljouw MAA, Den Elzen WPJ, Cools HJM, Gussekloo J. Predictive factors of urinary tract infections among the oldest old in the general population. A population-based prospective follow-up study. BMC Med. 2011;9:57.
5. Biggel M, Heytens S, Latour K, Bruyndonckx R, Goossens H, Moons P. Asymptomatic bacteriuria in older adults: the most fragile women are prone to long-term colonization. BMC Geriatr. 2019;19(1):170.
6. Gharbi M, Drysdale JH, Lishman H, Goudie R, Molokhia M, Johnson AP, et al. Antibiotic management of urinary tract infection in elderly patients in primary care and its association with bloodstream infections and all cause mortality: population based cohort study. BMJ. 2019;364:l525.
7. NIVEL Jaarrapport Urineweginfecties 2014. Available from: https://www.nivel.nl/sites/default/files/Hoofdstukje%20Urineweginfecties%20jaarrapport%202014.pdf (geraadpleegd januari 2020).
8. Van Buul LW, Vreeken HL, Bradley SF, Crnich CJ, Drinka PJ, Geerlings SE, et al. The development of a decision tool for the empiric treatment of suspected urinary tract infection in frail older adults: a delphi consensus procedure. J Am Med Dir Assoc. 2018;19(9):757–64.
9. Nicolle LE, Gupta K, Bradley SF, Colgan R, et al. Clinical practice guideline for the management of asymptomatic bacteriuria: 2019 update by the infectious diseases society of America. Clin Infect Dis. 2019;68(10):1611–5.
10. Jepson RG, Williams G, Craig JC. Cranberries for preventing urinary tract infections. Cochrane Database Syst Rev. 2014;10:CD001321.
11. Luis A, Domingues F, Pereira L. Can cranberries contribute to reduce the incidence of urinary tract infections? A systematic review with meta-analysis and trial sequential analysis of clinical trials. J Urol. 2017;198:614–21.
12. Kranjcec B, Papes D, Altarac S. D-mannose powder for prophylaxis of recurrent urinary tract infections in women: a randomized clinical trial. World J Urol. 2014;32:79–84.

Deel VII
Armen

Noduli van Heberden (osteoartrose van de hand)

53

Josta van Stappen

Kernpunten

- Noduli van Heberden zijn benigne verdikkingen (noduli) bij de DIP-gewrichten van de hand en ontstaan vaker aan de dominante zijde.
- De noduli zijn meestal een uiting van een onderliggende handartrose, vaak in het kader van een meer gegeneraliseerde artrose.
- Noduli van Heberden zijn geen voorloper of teken van reumatoïde artritis.
- De noduli zijn goedaardig en worden uiteindelijk altijd pijnloos.

Definitie

Noduli van Heberden zijn benigne verdikkingen (noduli) bij de DIP-gewrichten van de hand, meestal als uiting van een onderliggende artrose van het DIP-gewricht in het kader van een handartrose [1, 2].

Etiologie/pathogenese

Er worden twee verschillende oorzaken van noduli van Heberden beschreven. Posttraumatisch ontstaat een nodulus vrij vaak snel na het trauma als een pijnlijke, rode, wekedelenzwelling die na enkele weken tot maanden een pijnloze harde verdikking wordt. Typisch is dat dit solitair voorkomt. Veel vaker komt de idiopathische vorm voor [3].

Noduli van Heberden komen vaker voor bij vrouwen dan bij mannen en de incidentie en prevalentie neemt toe met de leeftijd. Er is een opvallend hoge piekincidentie rondom de menopauze, maar de rol van sekshormonen is nog niet geheel duidelijk [2, 3]. Ze komen ook frequenter voor bij verwanten van patiënten met handartrose dan in de algemene bevolking en genetische factoren spelen mogelijk een rol [1]. Ze komen ook vaker voor in de dominante hand, wat een sterke aanwijzing is voor mechanische overbelasting als oorzaak van de onderliggende artrose [2]. De rol van ontsteking in handartrose is nog onduidelijk. Want hoewel veranderingen door ontsteking zichtbaar zijn, zijn deze relatief bescheiden ten opzichte van de artritiden bij bijvoorbeeld reumatoïde artritis. Het is dus de vraag of dit een oorzaak is of veeleer een gevolg van een herstelproces van de gewrichten, waarbij ontsteking secundair is [2, 4].

Artrose van de hand heeft niet altijd een progressief beloop. Het is een proces van herstel en modellering, waardoor episodes van pijn en functiebeperkingen ('flares') gevolgd kunnen worden door een langdurige periode zonder klachten. De noduli blijven wel bestaan.

Het merendeel van de patiënten rapporteert over een periode van twee jaar wel een toename van pijnklachten, en progressie gaat samen met verminderde knijpkracht van de handspieren [1, 5].

Differentiaaldiagnose

Differentiaaldiagnostische overwegingen bij noduli van Heberden zijn reumatoïde artritis (RA) en andere vormen van artritis, zoals een psoriatrische artritis (PsA), jichtartritis of een reactieve artritis. Bij diagnose van RA is de leeftijd echter vaak jonger dan 40 jaar, zijn vaak de pols, de MCP- en PIP-gewrichten aangedaan en duurt de ochtendstijfheid vaak langer dan één uur en staat op de voorgrond. De noduli van Heberden ontstaan vanaf een leeftijd ouder dan 45 jaar, bevinden zich typisch aan de DIP-gewrichten en geven een milde of kortdurende startstijfheid en pijnlijkheid [1]. RA en de overige vormen van artritis geven pijnlijke, rode wekedelenzwellingen in plaats van pijnloze, palpabele verdikkingen. PsA tast ook vaak het DIP-gewricht aan, maar uit zich als een monoartritis en hierbij kunnen de kenmerkende huid- en nagelafwijkingen, passend bij psoriasis, aanwezig zijn [1, 3].

Epidemiologie

De huisartsenregistratie heeft geen aparte ICPC-code voor de noduli. Ze vallen onder ICPC-code L91 (Andere artrose/verwante aandoening(en)). Er is geen incidentie in de Nederlandse huisartsenpraktijk bekend. De literatuur vermeldt zeer uiteenlopende cijfers over de prevalentie van handartrose, maar niet typisch voor de noduli van Heberden [6].

Waarmee komt de patiënt?

Patiënten komen naar het spreekuur met al dan niet pijnlijke zwellingen aan de DIP-gewrichten of het IP-gewricht van de duim. Ze zijn vaak langzaam ontstaan en het duurt soms jaren voordat ze de maximale grootte hebben bereikt. Soms is er slechts één nodulus, vaak zijn er meerdere, soms aan beide handen. Veel patiënten willen weten wat het voor knobbeltjes zijn en of er sprake kan zijn van reumatoïde artritis. Ook kan er angst zijn voor vergroeiingen en daarmee gepaard gaande cosmetische bezwaren, of voor functieverlies door standsverandering van de distale falanx en soms ook krachtsverlies in de handen.

Anamnese

De huisarts vraagt naar [1]:

- de aard, duur en het beloop van de klachten: de aanwezigheid van startpijn en startstijfheid (vaak mild en korter dan een half uur); zwelling; wanneer ontstaan;
- de lokalisatie van de klachten/aangedane gewrichten;
- klachten aan andere gewrichten die duiden op artrose (met name knie of heup);
- eventueel recent of ouder trauma van de hand;
- het vóórkomen van artrose en noduli in de familie.

Ter bepaling van de ernst van klachten vraagt de huisarts naar:

- de mate van hinder bij de dagelijkse werkzaamheden en activiteiten (grijpen en knijpen);
- verminderde kracht.

Onderzoek

Lichamelijk onderzoek

Beoordeel de lokalisatie van de klachten. Kenmerkend voor de diagnose noduli van Heberden zijn de vaak pijnloze benige verdikkingen aan de dorsale zijde van de DIP-gewrichten en het

IP-gewricht van de duim. De wijs- en middelvinger zijn voorkeursplaatsen (fig. 53.1). De verdikkingen gaan soms gepaard met deformiteiten en standsafwijkingen van de distale falanx [2].

Let verder op een eventuele adductiecontractuur van het CMC-I-gewricht met hyperextensie van het MCP-I-gewricht in het kader van handartrose en verdikkingen in andere gewrichten (PIP), passend bij de differentiaaldiagnosen. Onderzoek de mobiliteit van de pols-, hand- en vingergewrichten en de knijpkracht. Vergelijk de beide handen [1]. De noduli zijn typisch erger aan de dominante hand [2].

Aanvullend onderzoek

Laboratoriumonderzoek is niet geïndiceerd aangezien er geen afwijken zijn te verwachten en met name geen verhoogde ontstekingsparameters [1].

Er is een sterke positieve associatie tussen de aanwezigheid van de noduli en radiologisch aangetoonde artrose, waardoor de huisarts ervan uit kan gaan dat wanneer er noduli zijn, er waarschijnlijk ook sprake is van handartrose. Derhalve is een röntgenfoto ter diagnose overbodig [2]. Verder heeft het merendeel van de mensen ouder dan 55 jaar radiologische kenmerken van artrose van de hand of pols, maar slechts ongeveer 20 % van hen heeft ook klinische symptomen [1]. Er is dus een grote discrepantie tussen radiologische kenmerken van artrose van de hand of pols en de klinische symptomen, wat dit onderzoek dus weinig zinvol maakt.

Beleid

Uitleg en geruststelling dat het geen RA betreft is belangrijk. Zijn de noduli eenmaal aanwezig, dan verdwijnen ze nooit meer. Bij het ontstaan waren de noduli wellicht pijnlijk, maar ze worden uiteindelijk pijnloos. De patiënt moet de afwijking accepteren: er zijn geen (cosmetische) behandelingen [3].

Oefeningen kunnen een positief effect hebben op pijn, functie, stijfheid en knijpkracht van de vingers. Het effect is echter beperkt en er is geen bewijs is voor effect op lange termijn [7].

Wanneer patiënt veel pijn heeft, adviseer dan tijdelijk de aangedane gewrichten te ontzien bij dagelijkse activiteiten [1].

Pijnbestrijding. Bij onacceptabele pijn kan men, kortdurend, analgetica overwegen. Een lokale NSAID is daarbij eerste keus. Paracetamol is tweede keus, omdat de effecten bij handartrose niet goed onderzocht zijn, maar dit middel wel een breed veiligheidsprofiel heeft. Derde keus bij onvoldoende resultaat is een orale NSAID, waarbij conventionele NSAID's zoals diclofenac of ibuprofen de voorkeur verdienen [1, 7].

Voedingssupplementen (glucosamine, chondroïtine) worden niet aanbevolen. Er is onvoldoende bewijs dat ze helpen [1, 7, 8].

Intra-articulaire corticosteroïdinjecties in het IP-gewricht kunnen mogelijk verlichting geven [7–9].

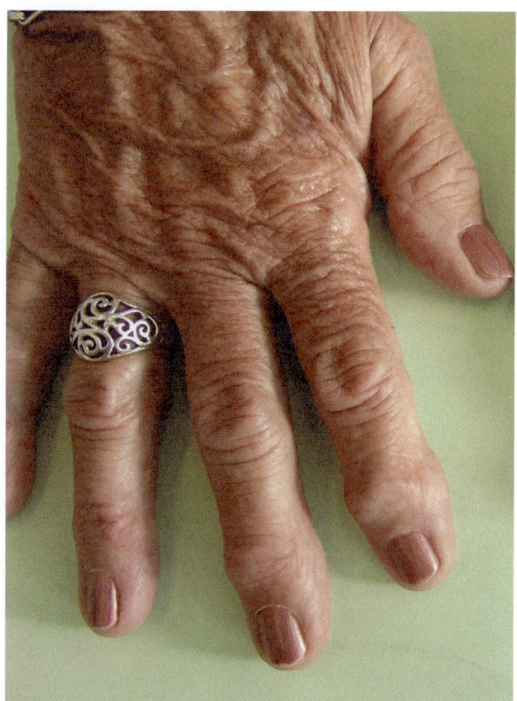

Figuur 53.1 Noduli van Heberden zijn knobeltjes ter zijde van de DIP-gewrichten van de vingers

> **Wat is aangetoond?**
> Er is op de lange termijn geen gunstig effect van niet-farmacologische behandelingen bij noduli van Heberden te verwachten. Topicaal aangebrachte NSAID's en orale NSAID's zijn even effectief, maar lokaal aangebrachte NSAID's geven minder bijwerkingen. Een enkele studie heeft een nachtelijke spalk van het DIP-gewricht onderzocht, maar heeft geen positief effect op pijn, functie en kracht na drie maanden gemeten [7].
>
> Bevindingen van een enkel goed uitgevoerd onderzoek suggereert dat intra-articulaire corticosteroïdinjecties mogelijk effectief zijn vergeleken met placebo bij patiënten met interfalangeale osteoartritis, al moet dit in grotere studies bevestigd worden [4].
>
> Geen van de DMARD's verlicht pijn door artrose, wat suggereert dat inflammatie geen risicofactor voor pijn bij artrose is [4].

Overwegingen bij comorbiditeit

Zodra pijnbestrijding nodig blijkt, is het verstandig te kijken naar de comorbiditeit en het medicatiegebruik van de patiënt. Maag-, darm-, hart-, vaat- of nierproblemen komen vaker voor bij mensen op leeftijd en er is vaker sprake van polyfarmacie. Topicale NSAID's geven vaak veel minder bijwerkingen en zijn ook effectief gebleken [7]. Orale NSAID's kunnen bijwerkingen geven of interacties met overige medicijnen.

Aandachtspunten bij de verzorging

Als noduli van Heberden er eenmaal zijn, gaan ze niet meer weg en hoewel ze in het begin soms pijnlijk zijn, worden ze uiteindelijk altijd pijnloos. Er is geen behandeling mogelijk. Schakel eventueel de hulp van een ergotherapeut in en heroverweeg hobby's of beroepen [10].

Wanneer verwijzen?

Verwijzing naar een medisch specialist is voor noduli van Heberden nooit geïndiceerd.

Als er een vermoeden is van een gegeneraliseerde artrose en de patiënt hinder ondervindt van een operabel gewricht, zoals de heup of knie, is verwijzing naar een orthopeed te overwegen. Als reumatoïde artritis of reactieve artritis in de differentiaaldiagnose staan, kan men naar de reumatoloog verwijzen.

Preventie en voorlichting

Voor de eventueel onderliggende handartrose zijn er volgens https://tinyurl.com/artrose-van-hand de volgende aanbevelingen voor noduli van Heberden van toepassing: beweeg voldoende om stijfheid en pijn te voorkomen en de kracht te behouden. Bij veel pijn kan dit door in warm water in een zachte bal of spons te knijpen. Ook overbelasting voorkomen is belangrijk.

Literatuur

1. Peters-Veluthamaningal C, Willems W, Smeets JGE, Van der Windt DAWM, Spies MN, et al. NHG-Standaard hand- en polsklachten. Huisarts Wet. 2010;53(1):22–39.
2. Marshall M, Watt FE, Vincent TL, Dziedzic K. Hand osteoarthritis: clinical phenotypes, molecular mechanisms and disease management. Nat Rev Rheumatol. 2018;14(11):641–56.
3. Nienhuis RLF. Noduli van Heberden, vaak miskend! Ned Tijdschr Geneeskd. 1970;114:453–6.
4. Persson MSM, Sarmanova A, Doherty M, Zhang W. Conventional and biologic disease-modifying anti-rheumatic drugs for osteoarthritis: a meta-analysis of randomized controlled trials. Rheumatology (Oxford). 2018;57(10):1830–7.
5. Siviero P, Zambon S, Limongi F, Castell MV, Cooper C, Deeg DJ, et al.; EPOSA Research Group. How hand osteoarthritis, comorbidity, and pain interact to determine functional limitation in older people: observations from the European project on OSteoArthritis study. Arthritis Rheumatol. 2016;68(11):2662–70.
6. NIVEL. Zorgregistraties eerste lijn. Incidenties en prevalenties. Available from: https://www.nivel.nl/nl/nivel-zorgregistraties-eerste-lijn/incidenties-en-prevalenties (geraadpleegd december 2019).

Literatuur

7. Kroon FPB, Carmona L, Schoones JW, Kloppenburg M. Efficacy and safety of non-pharmacological, pharmacological and surgical treatment for hand osteoarthritis: a systematic literature review informing the 2018 update of the EULAR recommendations for the management of hand osteoarthritis. RMD Open. 2018;4(2):e000734.
8. Liu X, Machado GC, Eyles JP, Ravi V, Hunter DJ. Dietary supplements for treating osteoarthritis: a systematic review and meta-analysis. Br J Sports Med. 2018;52(3):167–75.
9. Kroon FP, Rubio R, Schoones JW, Kloppenburg M. Intra-Articular therapies in the treatment of hand osteoarthritis: a systematic literature review. Drugs Aging. 2016;33(2):119–33.
10. https://www.thuisarts.nl/artrose/ik-heb-artrose-van-hand (december 2019).

54 Artrose van het CMC-I-gewricht

Tom Alkemade en Rianne Remmerswaal

Kernpunten

- Kenmerkend voor artrose van het CMC-I-gewricht zijn pijn en zwelling van de basis van de duim, gepaard gaande met krachtsvermindering en bewegingsbeperking.
- De aandoening komt meer voor bij een stijgende leeftijd en meer bij vrouwen.
- Anamnese en lichamelijk onderzoek zijn meestal voldoende om de diagnose te stellen.
- Conservatieve maatregelen (aanpassen activiteiten, NSAID's, spalken) kunnen de klachten verminderen en de progressie van de artrose vertragen.

Definitie

Bij CMC-I-artrose, ook wel huisvrouwenduim, is er sprake van klachten van de duimbasis als gevolg van degeneratieve veranderingen aan het carpometacarpale (CMC-)gewricht. Artrose van het CMC-I-gewricht (ook wel trapeziometacarpaal gewricht) is na artrose aan het DIP-gewricht van de wijsvinger de meest voorkomende artrose onder de handgewrichten [1]. Er ontstaat pijn, progressieve standsafwijking, krachtsvermindering en bewegingsbeperking, waardoor eenvoudige taken, zoals het draaien van sleutels en deurknoppen en het openen van potten, moeizamer worden [2].

Etiologie/pathogenese

Het CMC-I-gewricht is een biconcaaf zadelgewricht met twee gewrichtsoppervlakken met verschillende kromtestralen. Dat resulteert in grote beweeglijkheid van de duim in flexie, extensie, abductie, adductie en rotatie, die oppositie van de duim mogelijk maakt. De keerzijde van deze beweeglijkheid is instabiliteit (fig. 54.1). Meerdere ligamenten stabiliseren het gewricht [3]. Letsels of zwakte van deze ligamenten, zoals het anterieure oblique ligament en het dorsoradiale ligament evenals intra-articulaire fracturen kunnen leiden tot vroegtijdige artrose [2].

Artrose komt vaak voor zonder aanwijsbare oorzaak (primaire artrose). Inflammatoire artropathieën, zoals reumatoïde artritis, kunnen leiden tot secundaire artrose [4]. Progressie van degeneratie is waarschijnlijk gerelateerd aan repetitieve belasting van de duim, terwijl algemeen gevarieerder handwerk juist lijkt te beschermen, zoals bij tandartsen. Ook is er duidelijke genetische invloed aangetoond [5].

Door de artrose ontstaat subluxatie van metacarpale I ten opzichte van het os trapezium, gevolgd door progressieve erosieve veranderingen aan het trapeziometacarpale gewricht, waardoor slijtage en progressieve afbraak van het gewrichtskraakbeen wordt veroorzaakt [2].

Anamnese

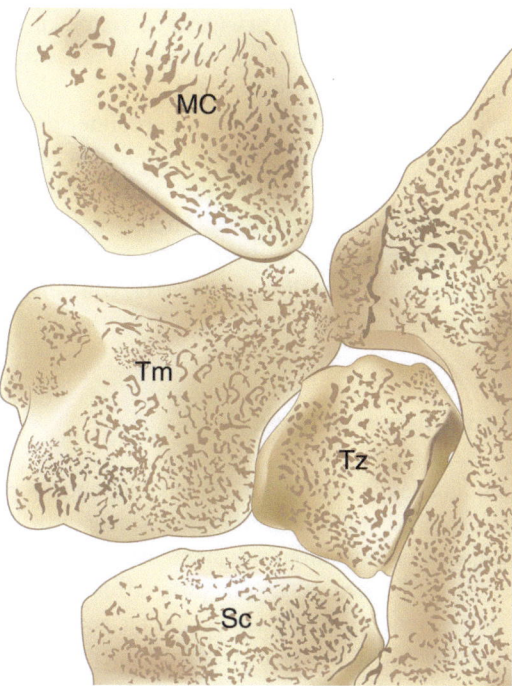

Figuur 54.1 Een gestyleerd micro-CT-beeld van de carpometacarpale regio van de duim met aanwezige gewrichten. MC = os metacarpale I; Sc = os scaphoideus; Tm = os trapezium, Tz = os trapezoideus. Gebaseerd op Weiss en Goodman (2018) [1]

Differentiaaldiagnose

Bovenaan de differentiaaldiagnose staan tendovaginitis van De Quervain, oude, al dan niet miskende scafoïdlaesies of laesies van het scafolunaire ligament na een eerder trauma, scafotrapezo-trapezoïdale artrose, carpaletunnelsyndroom, stenoserende tenosynovitis van de duim (triggerduim) en tendinitis van de m. flexor carpi radialis [2, 4, 6].

Epidemiologie

Het CMC-I-gewricht wordt van alle gewrichten in de hand na het DIP-gewricht van de wijsvinger het vaakst getroffen door degeneratieve artrose [1]. De prevalentie in de bevolking ≥ 20 jaar is 2,2 % bij vrouwen en 0,62 % bij mannen, en loopt in de leeftijdscategorie 70–74 jaar op naar 5,3 % onder vrouwen. De gemiddelde leeftijd bij de diagnose is 68 jaar. Van alle patiënten is 78,5 % vrouw [5]. Dit komt doordat ligamenten van vrouwen door verschil in hormoonhuishouding meer laxiteit vertonen dan die van mannen [1].

Het merendeel van de mensen ouder dan 55 jaar heeft radiologische kenmerken van artrose van hand of pols, maar slechts 20 % van hen heeft klinische symptomen. De niet-dominante hand is het vaakst aangedaan [3]. De aandoening wordt gecodeerd in de gemeenschappelijke ICPC-code L91 (Andere artrose/verwante aandoening(en)). Bij 30 % van de patiënten met CMC-1-artrose komt gelijktijdig ook het carpaletunnelsyndroom voor [1].

Waarmee komt de patiënt?

Patiënten komen met een geleidelijk toenemende pijn aan de duimbasis met een sluipend begin die zich vooral presenteert bij grijp- of knijpbewegingen, zoals het omdraaien van een sleutel, het openen van potten en bij schrijven [2]. Vaak is er sprake van zwelling en gevoeligheid van de duimbasis [6]. Veel patiënt melden ook vaak verlies van kracht bij grijp- of knijpactiviteiten. Pijnklachten treden vaak op in exacerbaties (flares) [4] (fig. 54.2).

Anamnese

De huisarts vraagt naar [4]:

- een recent of ouder trauma van het gewricht;
- de lokalisatie van de pijn (pijnklachten in duimmuis ter hoogte van de handpalm);
- het effect van eventuele pijnstillers of andere genomen maatregelen;
- aanwezigheid van startpijn en startstijfheid; zwelling en ochtendstijfheid (korter dan een halfuur);
- pijn bij het knijpen, grijpen of wringen;
- klachten aan andere gewrichten (met name heup en knie);

- krachtsvermindering;
- enkel- of dubbelzijdig voorkomen van de klachten;
- de mate van hinder bij de dagelijkse werkzaamheden en activiteiten.

Onderzoek

Lichamelijk onderzoek

Er wordt gelet op de zwelling van de duimbasis [5]. De stand van de duim kan bij inspectie afwijkend zijn, waarbij de duimmuis naar binnen (dorsoradiaal) wijkt, het MP-gewricht hyperextendeert en het interfalangeale gewricht flecteert: de karakteristieke Z-deformiteit [2]. Ook kan atrofie van de duimmuis worden gezien [5]. Dat gebeurt vaak bij gevorderde slijtage van het gewricht en kan duiden op subluxatie en ontsteking van het gewricht. In de vroege stadia zijn er soms nog geen afwijkingen zichtbaar bij inspectie. Bij palpatie zijn er vaak lokale drukpijn, zwelling en crepitaties [1].

De in het verleden vaak gebruikte grindprovocatietest heeft een specificiteit van 97 %, maar slechts een sensitiviteit van 30 %. De tractie-shifttest is sensitiever. Hierbij wordt pijn uitgelokt op het gewricht (fig. 54.3). Deze test heeft een specificiteit van 100 % en een sensitiviteit van 60 % [2].

Aanvullend onderzoek

Een goede anamnese en lichamelijk onderzoek zijn meestal voldoende voor het stellen van de diagnose. Röntgenfoto's kunnen een ondersteunende rol hebben bij de diagnose artrose van het CMC-gewricht en ook ter uitsluiting van andere diagnosen. De klachten van de patiënt komen evenwel niet goed overeen met de mate van artrose te zien op de röntgenfoto en is derhalve niet geschikt om de diagnose artrose te stellen. Slechts een klein gedeelte van de mensen met afwijkingen op de röntgenfoto ervaart klachten [4].

Beleid

Conservatieve behandeling

De eerste stap in de behandeling betreft uitleg over de aandoening en het bieden van leefstijladviezen. Hierbij wordt benadrukt dat provocatieve handelingen die veel pijn uitlokken, vermeden moeten worden. Voor het behoud van de functie van de duim zijn handversterkende oefeningen van belang, zoals de duim afwisselend strekken en buigen (zie https://tinyurl.com/artrose-van-hand).

Fysiotherapie, manuele en ergotherapie

Er is enig bewijs dat het inschakelen van een (hand)fysiotherapeut pijn en functiebeperking kan verminderen [7]. De therapeut kan

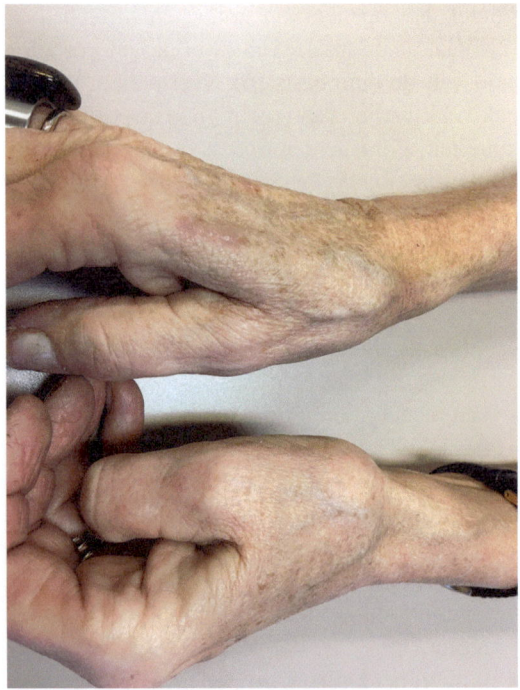

Figuur 54.2 Bij een huisvrouwenduim leidt artrose van het CMC-gewricht tot een pijnlijke zwelling (hier zichtbaar aan de linkerhand)

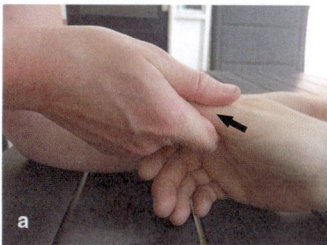 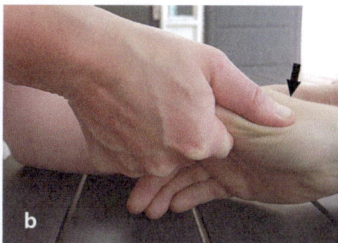 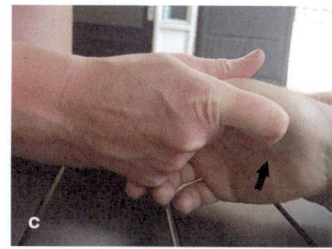

Figuur 54.3 Tractie-shifttest. (**a**) De onderzoeker omvat de aangedane duim van de patiënt met de middelvinger, ringvinger en pink van zijn ipsilaterale hand (rechts onderzoekt rechts en v.v.) en geeft hiermee longitudinale tractie aan de duim (waarmee vaak de gesubluxeerde staat van het gewricht opgeheven wordt). Met afwisselend dorsale druk van de duim (**b**) en palmaire druk van de wijsvinger van de onderzoeker (**c**) op het CMC1-gewricht wordt subluxatie en relocatie van het gewricht uitgelokt. De test is positief als er pijn wordt veroorzaakt in het gewricht

fysiotherapie en/of manuele therapie toepassen en een spalk aanmeten. Wanneer er beperkingen zijn bij de algemene dagelijkse levensverrichtingen kan er op advies van de ergotherapeut een hulpmiddel worden ingezet, zoals een pottenopener.

Spalk

Spalken kan met name op de lange termijn bijdragen aan pijnreductie [8]. Het doel is het stabiliseren van de basis van het CMC-1-gewricht. Adviseer bij ernstige klachten een spalk overdag te gebruiken bij symptomen (pijn) en bij zwaardere manuele taken. Dit kan meerdere dagen achter elkaar. Er is geen bewijs dat een op maat gemaakte spalk beter effect heeft op reductie van pijn en verbetering van de functionaliteit dan een geprefabriceerde spalk [9].

Medicatie

Paracetamol
Hoewel er geen valide en betrouwbare placebogecontroleerde onderzoeken zijn die het effect van paracetamol bij CMC-1-artrose onderzocht hebben, wordt wel geadviseerd dit te starten en te continueren wanneer een NSAID wordt toegevoegd vanwege een verwacht cumulatief effect [7]. Start met paracetamol 1.000 mg zo nodig bij pijnklachten met een maximale dosering van 3dd 1.000 mg, maximaal 3–6 maanden.

NSAID's
Topicaal: er is bewijs voor effect van topicale NSAID's. Deze lijken even effectief als orale toediening [7]. Wrijf 2–4 keer per dag de duimbasis (pijnlijke plek) in met diclofenac-gel 1–3 % of ibuprofen gel 5 %. Zeldzame bijwerkingen zijn huiduitslag en jeuk.

Oraal: bij onvoldoende effect van een topicaal NSAID kan geswitcht worden naar een oraal NSAID, zoals ibuprofen 400 mg of diclofenac 50 mg maximaal 2-3dd. Start hierbij een maagbeschermer (zoals omeprazol 20 mg 1dd) bij ouderen (leeftijd >70 jaar) of maagpathologie in de voorgeschiedenis.

Intra-articulaire injecties
Er is wisselend resultaat van de onderzoeken met corticosteroïd- of hyaluronzuurinjecties. Er wordt geen langdurig effect verwacht. In de eerste lijn wordt het toedienen van intra-articulaire injecties in het CMC-gewricht niet geadviseerd [7].

Overige medicatie
Orale of topicale corticosteroïden, DMARD's (zoals infliximab, anti-TNF), zogenoemde kraakbeenbeschermende middelen (zoals glucosamine), foliumzuursuppletie, duloxetine (SSRI), pregabaline (anti-epileptica), clodrinezuur (bisfosfonaat) worden niet geadviseerd bij CMC-1-artrose [7].

Chirurgische interventie

Verwijzing voor chirurgische interventie (zie Wat is aangetoond?) is vaak niet nodig, maar kan overwogen worden bij aanhoudende hoge ziektelast (pijn en functiebeperking). Mogelijke interventies zijn een trapeziëctomie met of zonder ligamentreconstructie en peesinterpositie, artrodese, een gewrichtsvervanging en intra-articulaire vettransplantatie [7, 10].

> **Wat is aangetoond?**
> Een systematische review (127 trials) uit 2018 heeft zowel niet-farmacologische, farmacologische als chirurgische behandelingen van handartrose onderzocht [7].
> *Spalken* heeft bij langdurig gebruik (onduidelijk hoelang precies, waarschijnlijk meerdere maanden) een positief effect op pijn en functieverbetering. Dit is gebaseerd of 28 onderzoeken (19 RCT's, 3 CCT's en 6 cross-over trials). Drie gepoolde studies (de andere studies konden wegens heterogeniteit niet gepoold worden) tonen bij spalken een reductie van pijn (VAS, 100 mm) ten opzichte van niet spalken op de lange termijn met een 'gewogen gemiddeld verschil' (weighted mean difference) in de afzonderlijke studies van −17,40 (95 %-BI van −25,57 tot −9,23) [8]. Het is nog niet duidelijk welk soort spalk (kort/lang, op maat gemaakt/standaard spalk) het meest effectief is, of op welke wijze en tijdstippen de spalk gedragen zou moeten worden.
> *Manuele therapie.* Drie onderzoeken (met hoog risico op bias) bij ouderen (gemiddeld 81 jaar) met ernstige CMC-1-artrose concluderen dat manuele therapie leidt tot pijnreductie en toename van handkracht in vergelijking met de niet-behandelde groep [11].
>
> *Paracetamol.* Paracetamol bij artrose van het CMC-1-gewricht is onderzocht in vier onderzoeken, waarbij in drie onderzoeken het gebruik van paracetamol als controlegroep is gebruikt. Paracetamol was in deze drie onderzoeken niet effectiever dan de behandelarm. In één placebogecontroleerd onderzoek was paracetamol niet effectief tegen pijn en ochtendstijfheid ten opzichte van geen medicatie.
> *NSAID's.* Topicaal: een RCT (n = 385) waarbij diclofenac-gel vergeleken werd met placebo toont een pijnreductie van −5.9 mm op 100 mm VAS [7]. Er werd een lager risico gevonden op stoppen als gevolg van bijwerkingen bij het gebruik van een topicale NSAID ten opzichte van een orale NSAID (RR 0;15; 95 %-BI 0,03 tot 0,63). Twee studies (n = 695) onderzochten het effect van orale NSAID's (ibuprofen 800 mg 2dd gedurende 2 wk) op pijn en functie na vier weken [7]. De pijnreductie is in grootte van 10 mm op de 100 mm VAS-schaal. Concluderend zijn topicale en orale NSAID's beide effectieve pijnstillers, waarbij topicale toediening een gunstiger bijwerkingsprofiel heeft.
> *Injecties.* Verscheidene onderzoeken tonen geen bewijs voor behandeling met corticosteroïdinjecties, injecties met hyaluronzuur of injecties met andere middelen bij CMC-1-artrose [7].
> *Chirurgie.* Er is – mede door het gebrek aan randomisatie en blindering van de interventie – beperkt bewijs voor chirurgische interventies. Er is tot nu toe geen bewijs van de superioriteit van een van de behandelingen ten aanzien van pijnreductie en verbetering van de handfunctie [7, 10, 12]. Complicaties zijn (ernstig) zenuwletsel. Een recente nieuwe behandeling is transplantatie van autoloog abdominaal vetweefsel; dit is alleen beschreven in een casereport.

Overwegingen bij comorbiditeit

Indien gebruik van analgetica nodig is, ligt de voorkeur bij paracetamol, gecombineerd met een topicaal NSAID. Afhankelijk van de comorbiditeit [13] en leeftijd wordt hierbij geadviseerd een maagbeschermer te gebruiken bij oraal gebruik van een NSAID, bijvoorbeeld omeprazol of pantoprazol.

Aandachtspunten bij de verzorging

Artrose van het CMC-1-gewricht kan leiden tot verminderde handfunctie en verlies van kracht van de hand. Door deze (ernstige) functionele beperkingen kan de patiënt de onafhankelijkheid verliezen en afhankelijk kunnen worden van hulpmiddelen en/of zorgverleners/mantelzorgers. Verlies van ADL-taken die moeilijker of onmogelijk kunnen worden, zijn zelfzorg (wassen) en koken (verpakkingen openen). Adviezen van een ergotherapeut kunnen hierbij behulpzaam zijn.

Wanneer verwijzen?

Verwijzing voor chirurgische behandeling is alleen geadviseerd indien de ziektelast hoog blijft en alle andere behandelmethoden onvoldoende effect hebben gehad.

Preventie en voorlichting

Artrose van het CMC-1-gewricht ontstaat met de leeftijd en is onderdeel van het normale verouderingsproces. Het komt meer voor bij mensen die veel repetitief handwerk hebben gedaan. Bij klachten van de artrose is het van belang om provocatieve handelingen die pijn veroorzaken te beperken en handspierversterkende oefeningen regelmatig uit te voeren (zie https://tinyurl.com/artrose-van-hand).

Literatuur

1. Weiss AC, Goodman AD. Thumb basal joint arthritis. J Am Acad Orthop Surg. 2018;26(16):562–71.
2. Pickrell BB, Eberlin KR. Thumb basal joint arthritis. Clin Plast Surg. 2019;46:407–13.
3. Baker RHJJ, Al-Shukri J, Davis TRC. Evidence-based medicine: thumb basal joint arthritis. Plast Reconstr Surg. 2017;139(1):256e–66e.
4. Peters-Veluthamaningal C, Willems W, Smeets J, Van der Windt D, Spies M, Strackee S, et al. NHG-Standaard hand- en polsklachten. Huisarts Wet. 2010;53(1):22–39.
5. Kloppenburg M, Van Beest S, Kroon FPB. Thumb base osteoarthritis: a hand osteoarthritis subset requiring a distinct approach. Best Pract Res Clin Rheumatol. 2017;31(5):649–60.
6. Higgenbotham C, Boyd A, Busch M, Heaton D, Trumble T. Optimal management of thumb basal joint arthritis: challenges and solutions. Orthop Res Rev. 2017;9:93–9.
7. Kroon FPB, Carmona L, Schoones JW, Kloppenburg M. Efficacy and safety of non-pharmacological, pharmacological and surgical treatment for hand osteoarthritis: a systematic literature review informing the 2018 update of the EULAR recommendations for the management of hand osteoarthritis. RMD open. 2018;4(2):e000734.
8. Buhler M, Chapple C, Stebbings S, Sangelaji S, Baxter GD. Effectiveness of splinting for pain and function in people with thumb carpometacarpal osteoarthritis: a systematic review with meta-analysis. Osteoarthritis Cartilage. 2018;27(4):547–59.
9. Baradaran A, Baradaran A, Ebrahimzadeh MH, Kachooei AR, Rivlin M, Beredjiklian P. Comparison of custom-made versus prefabricated thumb splinting for carpometacarpal arthrosis: a systematic review and meta-analysis. Arch Bone Jt Surg. 2018;6(6):478–85.
10. Haas EM, Eisele A, Arnoldi A, Paolini M, Ehrl D, Volkmer A, Giunta RE. One-Year outcomes of intraarticular fat transplantation for thumb carpometacarpal joint osteoarthritis: case review of 99 joints. Plast Reconstr Surg. 2019;145(1):151–9.
11. Bertozzi L, Valdes K, Vanti C, Negrini S, Pillastrini P, Villafeñe JH. Investigation of the effect of conservative interventions in thumb carpometacarpal osteoarthritis: systematic review and meta-analysis. Disabilit Rehabil. 2015;37(22):2025–43.
12. Wilkens SC, Bargon CA, Mohamadi A, Chen NC, Coert JH. A systematic review and meta-analysis of arthroscopic assisted techniques for thumb carpometacarpal joint osteoarthritis. J Hand Surg Eur. 2018;43(10):1098–105.
13. Farmacotherapeutisch Kompas. Diemen: Zorginstituut Nederland. Available from: https://www.farmacotherapeutischkompas.nl/bladeren/indicatieteksten/maagbescherming (geraadpleegd april 2020).

Deel VIII
Benen

Hypostatisch eczeem

Carolien Jonker

Kernpunten

- Hypostatisch eczeem is secundair aan chronische veneuze insufficiëntie (CVI).
- Het eczeem is gelokaliseerd op de onderbenen en wordt gekenmerkt door erytheem met schilfering en in veel gevallen lichenificatie.
- De diagnose wordt gesteld op het klinisch beeld, waarbij tevens wordt gelet op tekenen van CVI.
- Corticosteroïden zijn effectief als lokale behandeling van hypostatisch eczeem, maar de belangrijkste component is het behandelen van de onderliggende aandoening.

Definitie

Hypostatisch eczeem wordt ook wel variceus eczeem of eczema cruris genoemd. Deze vorm van eczeem is secundair aan chronische veneuze insufficiëntie (CVI). Het wordt gekenmerkt door een erytheem met schilfering en in veel gevallen lichenificatie aan de onderbenen. Hiernaast zijn er vaak andere tekenen van CVI, zoals varices, oedeem en hyperpigmentatie [1].

Etiologie/pathogenese

Het exacte ontstaansmechanisme van hypostatisch eczeem is niet bekend. CVI is een afvloedstoornis van de aderen in de benen door slechte werking van de kleppen, met reflux en stuwing in de aderen [2]. Hierdoor wordt de druk in de venen en capillairen hoger en ontstaan er afwijkingen in het capillaire vaatbed en veranderingen in de cutis en de subcutis van het onderbeen. Door de verhoogde intracapillaire druk zal oedeem ontstaan. Het exacte mechanisme van de overige huidafwijkingen en ulceraties is nog niet verder opgehelderd [3, 4].

Bij het eczeem kunnen gemakkelijk wondjes ontstaan, die een verhoogde kans geven op een bacteriële superinfectie (erysipelas/cellulitis). Ook zijn de wondjes een risico voor het ontstaan van een ulcus cruris venosum, een vervelende complicatie die tot langdurige klachten kan leiden [5].

Differentiaaldiagnose

Hoewel het eczeem op de onderbenen bij CVI in de meeste gevallen hypostatisch eczeem is, moet de afwijking wel gedifferentieerd worden van andere vormen van eczeem. Differentiaaldiagnostisch moet worden gedacht aan cellulitis/erysipelas, asteatotisch eczeem, psoriasis, lichen simplex chronicus of een mycose. Het eczeem kan onderhouden worden door een gesuperponeerd allergisch contacteczeem, dat ontstaat door lokale medicatie, waaronder corticosteroïden [1, 6].

Epidemiologie

De incidentie en prevalentie van hypostatisch eczeem zijn niet af te leiden uit de Nederlandse morbiditeitsregistraties. De diagnose wordt namelijk niet afzonderlijk geregistreerd, maar valt onder ICPC-code S88 (Contacteczeem/ander eczeem). Wat wel bekend is, is dat de incidentie hoger ligt bij vrouwen. Een mogelijke verklaring is het verhoogde tromboserisico na de zwangerschap, maar ook hormonale factoren kunnen een rol spelen [5].

Waarmee komt de patiënt?

De patiënt komt bij de huisarts met jeukende rode (soms nattende) plekken en schilfering op een of beide onderbenen. Vaak zijn er nog andere klachten of verschijnselen van CVI, zoals varices, oedeem, hyperpigmentatie en atrophie blanche (fig. 55.1).

Anamnese

De huisarts vraagt naar:

- het ontstaan, de duur en het beloop van de klachten;
- jeuk en pijnklachten;
- huidproblemen in de voorgeschiedenis;
- klachten passend bij CVI (vermoeid gevoel in de benen, nachtelijke beenkrampen, varices, oedeem);
- gebruik van therapeutische elastische kousen;
- gebruik van zalf of crème (met name corticosteroïden).

Onderzoek

Lichamelijk onderzoek

De diagnose wordt voornamelijk gesteld op het klinisch beeld. De huisarts beoordeelt de huidafwijking en let op de kenmerken van hypostatisch eczeem: onscherp begrensd erytheem op

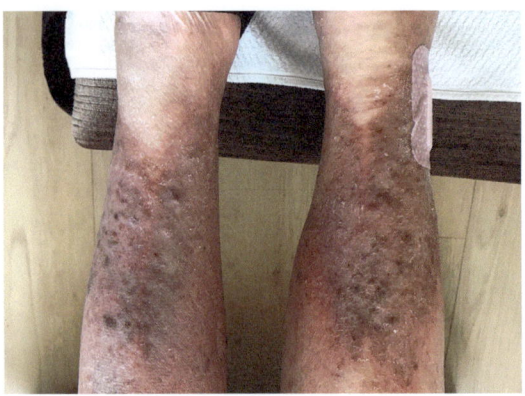

Figuur 55.1 Hypostatisch eczeem ontstaat secundair aan chronische veneuze insufficiëntie

een of beide onderbenen met schilfering en vaak lichenificatie. De voorkeurslokalisatie is rond de mediale malleolus, maar het eczeem kan zich uitbreiden tot de knie.

Ook wordt gekeken naar andere tekenen van CVI, zoals varices, oedeem, hyperpigmentatie, atrophie blanche (witte atrofische gebieden), lipodermatosclerose (chronische ontstekingsreactie van dermis en subcutis) en ulceraties.

Het is vaak lastig om onderscheid te maken tussen hypostatisch eczeem en allergisch contacteczeem, omdat allergisch contacteczeem een frequente complicatie is bij de lokale behandeling van hypostatisch eczeem. Daarnaast kan het dragen van therapeutisch-elastische kousen huiddirritatie geven [1, 6].

Bij het onderzoek moet ook worden gelet op bacteriële superinfecties bij het eczeem. Deze kunnen beperkt blijven tot impetiginisatie, maar ook diepere infecties zoals cellulitis en erysipelas komen voor.

Daarnaast is alertheid geboden op het ontstaan van wondjes en een mogelijk beginnend ulcus [6].

Aanvullend onderzoek

Wanneer het klinisch beeld niet duidelijk of de presentatie atypisch is, kan aanvullend onderzoek, zoals een biopsie of plakproeven, duidelijkheid geven. Dit is echter in de meeste gevallen niet nodig [6].

Beleid

- *Compressietherapie.* De basis van de behandeling van hypostatisch eczeem is behandeling van de onderliggende oorzaak, de CVI. De belangrijkste component is ambulante compressietherapie, gevolgd door steunkousen, waardoor de veneuze insufficiëntie zo veel mogelijk wordt gecompenseerd [7].
- *Lokale therapie* bestaat uit een klasse-1- of klasse-2-corticosteroïd, een- of tweemaal per dag. Langdurig gebruik dient te worden ontraden in verband met een verhoogd risico op atrofie en ulceraties. Indifferente middelen kunnen hiernaast worden gebruikt voor de behandeling van de droge huid [1].
- *Antibiotica* zijn geïndiceerd als er sprake is van een bacteriële superinfectie [6].
- *Ulcus cruris venosum.* Ook bij een ulcus cruris venosum bestaat de behandeling uit ambulante compressietherapie en wondbehandeling [8].

> **Wat is aangetoond?**
> Uit de enige RCT met lokale corticosteroïden bij hypostatisch eczeem blijkt een positief effect. Lokale applicatie van betamethasonvaleraat 0,12 % (een klasse-3-corticosteroïd), tweemaal per dag gedurende 28 dagen, bracht significante verbetering vergeleken met placebo [9].

Overwegingen bij comorbiditeit

Comorbiditeit komt vaak voor bij CVI. Met name diabetes mellitus, hartfalen, hypertensie, adipositas, reumatologische en neurologische aandoeningen kunnen de genezing van huidproblemen zoals hypostatisch eczeem of een veneus ulcus bemoeilijken [8].

Aandachtspunten bij de verzorging

Bij ouderen met beperkte ADL-vaardigheden moet thuiszorg worden ingeschakeld voor het aanbrengen van de compressietherapie. Om de huid in goede conditie te houden is het advies deze dagelijks in te smeren met een indifferente crème of zalf.

Wanneer verwijzen?

Voor alleen hypostatisch eczeem is verwijzen in principe niet nodig. Bij uitgebreide CVI is het echter raadzaam de patiënt te verwijzen naar een dermatoloog of vaatchirurg.

Preventie en voorlichting

De huisarts kan de patiënt verwijzen naar informatie op https://tinyurl.com/hypostatisch-eczeem.

Literatuur

1. Dirven-Meijer PC, De Kock CA, Nonneman MGM, Van Sleeuwen D, De Witt-de Jong AWF, Burgers JS, et al. NHG-Standaard eczeem. Huisarts Wet. 2014;57(5):240–52.
2. Walma EP, Eekhof JAH, Nikkels J, Buis P, Jans PGW, Slok-Raymakers EAM, Verlee E. NHG-Standaard varices (tweede herziening). Huisarts Wet. 2009;52(8):391–402.
3. Barron GS, Jacob SE, Kirsner RS. Dermatologic complications of chronic venous disease: medical management and beyond. Ann Vasc Surg. 2007;21:652–62.
4. Veraart JC. Chronische veneuze insufficiëntie. Ned Tijdschr Geneeskd. 2002;146:199–203.
5. Rudikoff D, Cohen SR, Scheinfeld N. Atopic dermatitis and eczematous disorders. Boca Raton (FL): CRC Press; 2014.
6. Van Vloten WA, Degreef HJ, Stolz E, Vermeer BJ, Willemze R. Dermatologie en venereologie. 3^e druk. Maarssen: Elsevier gezondheidszorg; 2009.

7. Sundaresan S, Migden MR, Silapunt S. Stasis dermatitis: pathophysiology, evaluation, and management. Am J Clin Dermatol. 2017;18:383–90.
8. Van Hof N, Balak FSR, Apeldoorn L, De Nooijer HJ, Vleesch DV, Rijn V, et al. NHG-Standaard ulcus cruris venosum (tweede herziening). Huisarts Wet. 2010;53:321–33.
9. Weiss SC, Nguyen J, Chon S, Kimball AB. A randomized controlled clinical trial assessing the effect of betamethasone valerate 0.12 % foam on the shortterm treatment of stasis dermatitis. J Drugs Dermatol. 2005;4:339–45.

56 Hyperkeratose van de voet: eelt, eeltknobbels en eeltkloven

Martine van de Weert en Jacqueline Dekker

Kernpunten

- Hyperkeratose is een reactie op overmatige druk- en wrijfkrachten, meestal door niet-passend schoeisel.
- Onbehandelde hyperkeratose kan leiden tot ulceraties, vooral bij ouderen met diabetes mellitus.
- De mediale zijde van het eerste metatarsofalangeale gewricht is het vaakst aangedaan.
- Hyperkeratose moet, na verweken van de hoornlaag, verwijderd worden met een rasp of puimsteen, indien de patiënt dat zelf kan.
- Als mensen niet in staat zijn tot zelfzorg en bij mensen met diabetische neuropathie in de podotherapeutische praktijk kan ook gebruik worden gemaakt van een scalpel.
- Eventuele kloven kunnen behandeld worden met een ontsmettende zalf of hydraterende crème.

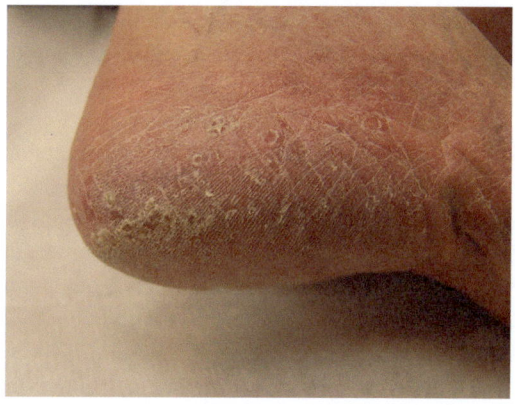

Figuur 56.1 Callus aan de hiel

Definitie

Hyperkeratose van de voeten, eeltknobbels of callus, is een verhoorning van de huid, vaak veroorzaakt door druk- of wrijfkrachten. Callus is wit-geel, voelt hard aan en vertoont soms kloven. Meestal ontstaat callus op de bal van de voet of op de hiel, plaatsen waar de huid op benige uitsteeksels drukt (fig. 56.1). Ook bij standsafwijkingen van de tenen kan op de drukpunten een dikke eeltlaag ontstaan. In tegenstelling tot eksterogen (clavi, likdoorns) heeft eelt geen kern of 'pit' (H. 60 Clavus/eksteroog).

Etiologie/pathogenese

De epidermis (opperhuid) met daaronder de dermis (lederhuid) vormen samen de cutis [1]. De epidermis bestaat zelf uit vijf lagen. Van binnen naar buiten zijn dat het stratum basale, het stratum spinosum, het stratum granulosum, het stratum lucidum (alleen in dikkere huid, bijvoorbeeld op de voetzolen) en het stratum corneum. Aan het huidoppervlak schilferen voortdurend cellen af die vernieuwd moeten worden. Dit proces begint bij de onderste laag keratinocyten in het stratum basale. Deze cellen worden steeds verder naar boven geduwd en veranderen daardoor geleidelijk van vorm en functie. Dit proces duurt twee tot vijf weken. De keratinocyten schilferen uiteindelijk in dode en verhoornde toestand van het huidoppervlakte af.

Hyperkeratose is een reactie van de huid, vooral van het stratum corneum en stratum granulosum, die zich verdikken als reactie op overmatige druk- en wrijfkrachten. Dit is een beschermingsreactie, maar door de verdikking komt er nog meer druk op dat huidgedeelte, waardoor de verdikking toeneemt en pathologisch wordt. Er ontstaan pijnklachten en beperkingen.

De plaats waar hyperkeratose het meest voorkomt, is de mediale zijde van het eerste metatarsofalangeale (MTP-)gewricht, gevolgd door de mediale zijde van het eerste distale interfalangeale (DIP-)gewricht [2]. Ook de plantaire zijde van de MTP-gewrichten is vaak aangedaan, het meest bij de eerste straal, gevolgd door de tweede, derde en vijfde straal [3].

Bij ouderen – en bij vrouwen meer dan mannen – komt hyperkeratose vaker voor als gevolg van een aantal leeftijdgebonden factoren [4]. Ten eerste gaan de huid en het subcutane vetweefsel atrofiëren. Dit heeft als gevolg dat het natuurlijke schokabsorberend vermogen van de huid afneemt. Hierdoor wordt de druk tijdens het gaan en staan verhoogd, met een daarbij verhoogd risico op hyperkeratose. Daarnaast hebben ouderen vaker andere voet- en vormafwijkingen. Denk hierbij aan hallux valgus, hallux rigidus, overliggende tenen of hamertenen. Deze afwijkingen kunnen de natuurlijke biomechanische afwikkeling van de voet tijdens het lopen veranderen, met verhoogde druk op uitstekende delen als gevolg.

Ouderen met voetdeformiteiten hebben vaak ook problemen met het vinden van passend schoeisel. Normale confectieschoenen houden vaak geen rekening met mogelijke uitstekende botdelen als gevolg van voetdeformiteiten. Hierdoor ontstaat er vaak ook een verhoogde druk in gesloten schoenen, met hyperkeratose als gevolg [5].

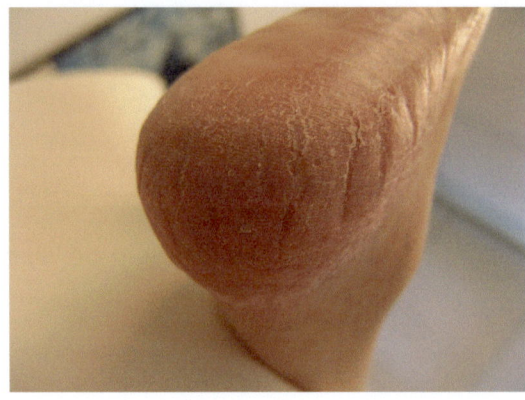

Figuur 56.2 In eelt aan de hiel kunnen pijnlijke kloven ontstaan

Als zich eenmaal hyperkeratose heeft ontwikkeld, gedraagt het zich als een vreemd lichaam, wat ertoe bijdraagt dat de druk onder de voet verhoogd wordt [4]. Als deze eeltlaag uitdroogt, kan die gaan scheuren. Wanneer tijdens het lopen de wanden van de kloven uiteenwijken, is dat erg pijnlijk. Bovendien kunnen de kloven gaan ontsteken, waardoor de pijn toeneemt en de kans op genezing afneemt. Onbehandelde hyperkeratose kan leiden tot schade aan dieper gelegen weefsels en tot ulceraties, vooral bij diabetes mellitus [6] (fig. 56.2).

Patiënten met diabetes mellitus hebben een verhoogd risico op wonden aan de voeten. Doordat ze als gevolg van de verminderde sensibiliteit minder snel pijnklachten ervaren van het aanwezige eelt, kan de continue druk van de knobbel op de huid necrose doen ontstaan. Daarnaast is er – als gevolg van de combinatie van neuropathie met circulatiestoornissen en perifere atherosclerose – bij mensen met diabetes mellitus sprake van een slechtere genezing van de wonden, waardoor eeltknobbels aanleiding kunnen geven tot druknecrose en slecht helende ulcera.

Ook verschillende huidaandoeningen kunnen aanleiding geven tot eeltvorming. Meestal zijn dit lang bestaande dermatomycosen, zoals tinea pedis en onychomycose, en ook tylotisch eczeem en atypische psoriasis geven eeltvorming, al dan niet met kloven. Tylotisch eczeem geeft sterke eeltvorming, in principe aan handen en voeten, maar het komt soms ook alleen aan de voeten voor. De precieze oorzaak is onbekend. Het eczeem is meestal symmetrisch en is het sterkst op de drukpunten van de voet. Er bestaat een aantal zeldzame geno-dermatosen met eeltvorming op handpalmen en voetzolen als gevolg; de meesten hiervan, maar niet alle, komen reeds op jonge leeftijd tot expressie [7]. Ten slotte wordt keratosis plantoplantaris bij ouderen in zeldzame gevallen gezien als paraneoplastisch fenomeen [8].

Differentiaaldiagnose

Differentiaaldiagnostisch is het onderscheid met voetwratten soms moeilijk te maken. Voetwratten geven echter een onderbreking van de huidlijnen en hebben vaak kenmerkende zwarte puntjes. Doordat zowel abnormale drukbelasting als dermatomycosen zeer vaak voorkomen, moet rekening worden gehouden met een grote overlap van mogelijke oorzaken. Het komt voor dat patiënten zowel een dermatomycose hebben als een abnormale drukbelasting van de voet door bijvoorbeeld te krappe schoenen.

Epidemiologie

De prevalentie van hyperkeratose in de algemene bevolking is hoog. De literatuur vermeldt percentages van 30–65 % van de mensen boven de 65 jaar [4]. Ongeveer de helft van de 65-jarigen heeft een hallux valgus of afwijkingen aan de andere tenen. Voor de meeste mensen zijn eeltknobbels echter geen reden om de huisarts te bezoeken.

Hyperkeratose heeft geen aparte ICPC-code en wordt waarschijnlijk geregistreerd onder de ICPC-codes L17 (Voet/teen symptomen/klachten) of S20 (Likdoorn/eeltknobbel). Onder 75-plussers is de prevalentie van 'voetklachten' bij vrouwen 31,2 en bij mannen 22,0 per 1.000 patiënten per jaar [9]. De prevalentie van ICPC-code S20 onder 75-plussers is bij vrouwen 9,9 en bij mannen 5,4 per 1.000 patiënten per jaar.

Waarmee komt de patiënt?

De oudere patiënt komt meestal met vragen over drukpunten op de voeten, een schimmelinfectie van de voeten of kloofvorming. Ook het gevoel 'een kiezelsteentje in de schoen te hebben' is een vaak genoemde klacht. Soms komt de patiënt met klachten van pijn aan de voeten, bewegingsbeperkingen, verminderde balans en verminderde mobiliteit. De pijn kan zijn veroorzaakt doordat de eeltlaag uitdroogt en is gaan scheuren. Tijdens het lopen wijken dan de wanden van de kloven uiteen en dat is erg pijnlijk.

Ook problemen met het vinden van passende schoenen kunnen een reden zijn om de huisarts te bezoeken. De patiënt heeft deze klachten dan vaak al maanden tot zelfs jaren.

Anamnese

De huisarts vraagt:

- hoelang de klachten bestaan;
- wanneer ze voornamelijk optreden;
- wat voor soort schoenen de patiënt draagt en of deze goed passen;
- naar plekken op de voet waar schoenen drukken of ongemakkelijk zitten;
- wat voor beperkingen de patiënt ervaart;
- hoeveel de patiënt per dag loopt;
- naar verschijnselen van diabetes mellitus, circulatiestoornissen en artrose.

Onderzoek

Allereerst is inspectie van de voeten belangrijk. De huisarts ziet een wit-gelige ruwe plaque die soms kloofvorming vertoont. De eeltvorming kan diffuus zijn of de vorm van knobbels hebben aangenomen. Voorkeurslokalisaties zijn de plantaire zijde van de MTP-gewrichten en dan voornamelijk de eerste (roll-off hyperkeratose), tweede en vijfde straal, maar ook andere plaatsen op de voet komen voor.

Ook naar andere drukpunten op de voeten wordt gekeken. Palperen kan aanwijzingen geven over de betrokkenheid van benige uitsteeksels. Inspecteer ook altijd de schoenen van de patiënt: zitten er drukpunten in en is de schoen wijd genoeg of juist te wijd?

Bepaalde aandoeningen, zoals wratten, tinea pedis, tylotisch eczeem en atypische psoriasis, kunnen met overmatige eeltvorming gepaard gaan. Omdat deze aandoeningen specifieke behandeling vereisen, dienen ze van callus te worden onderscheiden. Bij eeltvorming door een dermatomycose zijn de teennagels en de huid tussen de tenen vaak aangedaan.

Controleer de vascularisatie van de voeten door naar de kleur te kijken, de pulsaties te palperen, de capillaire refill te bepalen en te voelen hoe warm of koud de voeten zijn. Ook inspectie van de voetstand is nuttig: kijk naar hallux valgus of hallux rigidus, hamer- of klauwtenen en overlappende tenen.

Bij patiënten met diabetes zijn standsafwijkingen van de voet of ernstige neuropathie een indicatie voor minstens driemaandelijkse controle door de huisarts of podotherapeut vanwege het hoge risico op een nieuw ulcus [10].

Beleid

Informatie
Adviseer de patiënt schoenen te dragen die goed steunen, maar ook voldoende ruimte geven en niet veel druk zetten op (uitstekende) delen van de tenen of de voet. Eeltproblemen zijn vaak het gevolg van verkeerd schoeisel. Een suggestie is om de patiënt de binnenzool uit de schoen te laten halen en erop te laten staan. Dit maakt vaak zichtbaar dat de voet er ruim overheen steekt en de schoen dus te klein is. Wanneer de patiënt geen goede schoenen kan vinden, moet hij verwezen worden naar een orthopeed of orthopedisch schoenmaker.

Eelt verwijderen
De behandeling bestaat in de eerste plaats uit verwijdering van het overtollige eelt [11–15]. Dit kan met behulp van een rasp, puimsteen of scalpel. Dat gaat het gemakkelijkst na een voetbad of na applicatie van keratolytische crèmes (salicylzuur 20–40 %, KOH of trichloorazijnzuur) of commerciële crèmes, of langer durend met ureumbevattende crèmes. Het verwijderen van eelt met een rasp of puimsteen en het aanbrengen van pads kan de patiënt zelf doen.

Keratolytische producten
Producten als salicylzuur verweken de hoornlaag en kunnen al naargelang de dikte van het eelt worden aangebracht met behulp van pleisters of crèmes. De concentratie van het salicylzuur in de zalf kan, indien gewenst, tot 40 % worden verhoogd. Na verweking is het eelt eenvoudiger te verwijderen [15]. Vaselinebevattende hydraterende crèmes kunnen gebruikt worden om scheuren in de huid (kloven) te herstellen of te voorkomen [16].

Pleister
Een pleister die de wondranden samentrekt, kan de genezing versnellen en secundaire infecties voorkomen.

Podotherapie
Bij patiënten met perifere neuropathie moet men terughoudend zijn met zelfzorg omdat het risico bestaat dat men verkeerd aangebrachte materialen niet voelt, waardoor kans op wonden en andere complicaties bestaat. Bij therapieresistentie, voor ouderen die niet meer in staat zijn zelf de voeten te verzorgen en voor mensen met diabetes en sensibiliteitsstoornissen kan ook de hulp van een podotherapeut of pedicure worden ingeschakeld. Podotherapeuten kunnen ook inlegzolen aanmeten om drukpunten te ontlasten.

Onderliggende aandoeningen
Aandoeningen, zoals dermatomycosen, voetwratten, tylotisch eczeem of atypische psoriasis die met eeltvorming gepaard gaan, vereisen een specifieke behandeling die buiten het bestek van dit hoofdstuk valt. De meeste neuropathische of neuro-ischemische voetulcera bij patiënten met diabetes mellitus type 2 zijn het gevolg van chronische druk door slecht zittende schoenen of voetafwijkingen [6].

Operatie

Chirurgische verwijdering van botuitsteeksels of aanpassing van de stand van de voet is alleen geïndiceerd als conservatieve behandeling onvoldoende resultaat heeft.

> **Wat is aangetoond?**
> Van weinig van de bovenstaande adviezen is de effectiviteit in gerandomiseerde klinische studies aangetoond. Hierbij moet bedacht worden dat afwezigheid van bewijs niet het bewijs van ineffectiviteit aantoont. Met name voor sinds jaar en dag naar tevredenheid toegepaste behandelingen, zoals de combinatie van voetbaden en puimsteen of rasp voor het verwijderen van eelt, is geen goed onderzoek te vinden.
> Het bewijs voor het effect van met een scalpel verwijderen van eelt op plekken met druk en pijn is niet eenduidig. Diverse onderzoeken vonden geen significante reductie in pijn tussen debridement van eelt met een scalpel in vergelijking met het behandelen met de stompe kant van de scalpel (gesimuleerd debridement, placebobehandeling) bij mensen met reuma [17, 18] of bij ouderen [19, 20]. In contrast toonde een recent onderzoek naar verwijderen met een scalpel wel een significante vermindering van pijn aan [14]. In deze studie ondergingen 48 mensen van 65 jaar of ouder met plantaire hyperkeratose debridement met scalpel en 50 gesimuleerd debridement. De afname van de pijn, zoals gemeten met scores op een VAS-schaal van 0–100, verschilde 13,35 punten (95 %-BI 8,55 tot 18,15). De reden voor de verschillen in uitkomsten zijn waarschijnlijk het gevolg van verschillen in de studiepopulaties, waaronder selectie of uitsluiting van mensen met reuma, diabetes en andere risicofactoren en follow-upduur. Onderzoeken waarin debridement werd vergeleken met behandeling met keratolytica, lieten een snellere pijnreductie na debridement zien [15, 21].

Overwegingen bij comorbiditeit

Bij reumatische aandoeningen komt eeltvorming door vormafwijkingen van de voet vaak voor. Bij vasculaire afwijkingen aan de benen en bij diabetes is extra voorzichtigheid bij de behandeling van hyperkeratosen geboden vanwege de kans op ulceraties. Bij infectie wordt overlegd met, en zo nodig verwezen naar, de diabetische voetpoli of de chirurg. Door de mogelijke neuropathie van de voet bij diabetes moet men terughoudend zijn met behandeling door middel van zelfzorg en met chirurgisch ingrijpen.

Aandachtspunten bij de verzorging

De voeten van ouderen met diabetes of met vaatafwijkingen moeten regelmatig gecontroleerd worden. Wanneer de patiënt nog mobiel is, probeert men schoenen te vinden die geen drukpunten geven. Patiënten die minder mobiel zijn, hebben baat bij zachte schoenen die, opnieuw, geen druk geven op uitstekende delen van de voet (kader 56.1).

Behandeling door een pedicure is nuttig. Ouderen zullen daar veel gebruik van maken, aangezien ze zelf vaak niet goed in staat zijn hun voeten te verzorgen. Ook ouderen met diabetes mellitus kunnen het best worden behandeld worden door een podotherapeut of pedicure met een aantekening voor behandeling van de diabetische voet.

> **Kader 56.1 Schoenadvies**
> Schoenen koopt men het best aan het eind van de dag.
>
> Beoordeling op het rek:
> - Is de hak niet te hoog?
> - Sluit de schoen over de wreef?
> - Is de zool niet te glad?

> **Beoordeling in de hand:**
> - Is de schoen rond de hiel stevig?
> - Buigt de schoen bij de bal?
> - Is de zool niet te slap?
>
> **Beoordeling aan de voet:**
> - Is de schoen een duimdikte langer dan de voet?
> - Is de schoen breed genoeg zonder te schuiven?
> - Hebben de tenen genoeg ruimte omhoog?

Wanneer verwijzen?

Patiënten met ernstige eeltplekken of wanneer bovenbeschreven zelfzorg onvoldoende effect heeft wordt zo nodig geadviseerd een podotherapeut of pedicure te bezoeken. Patiënten met diabetes of reuma worden bij wondjes of grotere eeltranden naar een voetenpoli, orthopeed of chirurg verwezen [10].

Patiënten met een diabetische voet (een infectie, ulceratie of aantasting van dieper gelegen weefselstructuren in de voet, samenhangend met neurologische afwijkingen en verschillende graden van perifeer vaatlijden in de onderste extremiteit), worden verwezen naar de chirurg.

Preventie en voorlichting

In de eerste plaats moet de patiënt goed passende schoenen dragen zonder hoge hak. Het overtollige eelt moet regelmatig verwijderd worden met een eeltrasp of puimsteen, of door de pedicure.

Informatie over schoenen voor ouderen is te vinden op de website www.dediabetesschoen.nl/ of op info.nu: https://tinyurl.com/schoenen-voor-ouderen.

Literatuur

1. Junqueira LC. Functionele histologie. 14th ed. Amsterdam: Reed Business Education; 2014.
2. Menz HB. Biomechanics of the ageing foot and ankle: a mini-review. Gerontology. 2015;61:381–8.
3. Spink MJ, Menz HB, Lord SR. Distribution and correlates of plantar hyperkeratotic lesions in older people. J Foot Ankle Res. 2009;2:8.
4. Menz HB, Zammit GV, Munteanu SE. Plantar pressures are higher under callused regions of the foot in older people. Clin Exp Dermatol. 2007;32:375–80.
5. Buldt AK, Menz HB. Incorrectly fitted footwear, foot pain and foot disorders: a systematic search and narrative review of the literature. J Foot Ankle Res. 2018;11:43.
6. Bus SA, Van Netten JJ, Hinchliffe RJ, Apelqvist J, Lipsky BA, Schaper NC; IWGDF Editorial Board. Standards for the development and methodology of the 2019 International Working Group on the Diabetic Foot guidelines. Diabetes Metab Res Rev. 2020:e3267. Available from: www.iwgdfguidelines.org.
7. Itin PH, Fistarol SK. Palmoplantar keratodermas. Clin Dermatol. 2005;23:15–22.
8. Bazex A, Griffith A. Acrokeratosis paraneoplastica – A new cutaneous marker of malignancy. Br J Dermatol. 1980;103:301–6.
9. Van der Linden MW, Westert GP, De Bakker DH, Schellevis FG. Tweede Nationale Studie naar ziekten en verrichtingen in de huisartsenpraktijk: Klachten en aandoeningen in de bevolking en in de huisartsenpraktijk. Utrecht/Bilthoven: NIVEL/RIVM; 2004. Available from: www.nivel.nl/nationalestudie (geraadpleegd september 2015).
10. Barents ESE, Bilo HJG, Bouma M, Van den Brink-Muinen A, Dankers M, Van den Donk M, et al. NHG-Standaard Diabetes mellitus type 2 (Vierde (partiële) herziening, september 2018). Available from: https://www.nhg.org/standaarden/volledig/nhg-standaard-diabetes-mellitus-type-2; niet aangepast deel: Rutten GEHM, De Grauw WJC, Nijpels G, Houweling ST, Van de Laar FA, Bilo HJ, et al. NHG-Standaard Diabetes mellitus type 2 (derde herziening). Huisarts Wet. 2013;56:512–25.
11. Goldstein BG, Goldstein AO. Overview of benign lesions of the skin. Waltham (MA): UpToDate; 2019. Available from: http://uptodate.com (geraadpleegd januari 2020).
12. https://www.huidziekten.nl/zakboek/dermatosen/ctxt/Callus.htm (geraadpleegd januari 2020).
13. https://www.huidinfo.nl/h/hielkloven/ (geraadpleegd januari 2020).

14. Araguas Garcia C, Corbi Soler F. Effect of debridement of plantar hyperkeratoses on gait in older people – An exploratory trial. Arch Gerontol Geriatr. 2018;78:7–13.
15. Hashmi F, Nester CJ, Wright CR, Lam S. The evaluation of three treatments for plantar callus: a three-armed randomised, comparative trial using biophysical outcome measures. Trials. 2016;17:251.
16. Gin H, Rorive M, Gautier S, Condomines M, Saint Aroman M, Garrigue E. Treatment by a moisturizer of xerosis and cracks of the feet in men and women with diabetes: a randomized, double-blind, placebo-controlled study. Diabet Med. 2017;34:1309–17.
17. Davys HJ, Turner DE, Helliwell PS, Conaghan PG, Emery P, Woodburn J. Debridement of plantar callosities in rheumatoid arthritis: a randomized controlled trial. Rheumatology (Oxford). 2005;44:207–10.
18. Siddle HJ, Redmond AC, Waxman R, Dagg AR, Alcacer-Pitarch B, Wilkins RA, et al. Debridement of painful forefoot plantar callosities in rheumatoid arthritis: the CARROT randomised controlled trial. Clin Rheumatol. 2013;32:567–74.
19. Stephenson J, Farndon L, Concannon M. Analysis of a trial assessing the long-term effectiveness of salicylic acid plasters compared with scalpel debridement in facilitating corn resolution in patients with multiple corns. J Dermatol. 2016;43:662–9.
20. Landorf KB, Morrow A, Spink MJ, Nash CL, Novak A, Potter J, et al. Effectiveness of scalpel debridement for painful plantar calluses in older people: a randomized trial. Trials. 2013;44:243.
21. Gijón-Noguerón G, García-Paya I, Morales-Asencio JM, Jiménez-Cebrián A, Ortega-Ávila AB, Cervera-Marín JA. Short-term effect of scalpel debridement of plantar callosities versus treatment with salicylic acid patches: the EMEDESCA randomized controlled trial. J Dermatol. 2017;44:706–9.

57 Hallux valgus

Ella Barg

Kernpunten

- De oorzaak van hallux valgus is waarschijnlijk multifactorieel; soms komt de aandoening familiair voor.
- Hallux valgus moet worden onderscheiden van hallux rigidus, waarbij dorsale flexie van de grote teen pijnlijk is.
- Conservatieve maatregelen (goed schoeisel, voetoefeningen, steunzolen) kunnen wellicht de progressie van de afwijking vertragen.
- Alleen bij ernstige pijn of hinder is chirurgische interventie aangewezen.

Definitie

Hallux valgus is een veelvoorkomende aandoening die lastig en pijnlijk kan zijn, en vaak ook als ontsierend wordt ervaren [1]. Er is een standsafwijking van de grote teen, die een valgusstand naar lateraal inneemt (abductie), waarbij bovendien rotatie optreedt en de nagel naar de middenlijn draait (pronatie) [1]. Dit gaat gepaard met een varusstand van het eerste os metatarsale, waarbij het kopje naar mediaal uitsteekt. Door de grote teen wordt druk uitgeoefend op de tweede en soms ook andere tenen. Dit kan leiden tot een flexiecontractuur van de tweede teen. De term 'bunion' duidt op de zwelling, veroorzaakt door het prominerende kopje van het eerste os metatarsale. Deze zwelling kan toenemen door lokale ontsteking van het kopje en de tegenoverliggende bursa en door eeltvorming. Radiologische criteria wisselen, maar over het algemeen wordt een abductiehoek van meer dan 14,5° als abnormaal beschouwd.

Etiologie/pathogenese

In 80 % van de gevallen is pijn de voornaamste klacht [2, 3]. Over het spontane beloop van hallux valgus is weinig bekend. De aandoening ontstaat meestal unilateraal, maar ontwikkelt zich vaak tot een bilaterale afwijking [1]. De progressie van de vergroeiing en van symptomen gaat bij sommige patiënten snel; bij anderen blijft de aandoening asymptomatisch [1, 4].

De precieze oorzaak die ten grondslag ligt aan het ontstaan van een hallux valgus, is vooralsnog onopgehelderd [1]. Waarschijnlijk is het ontstaan multifactorieel bepaald. Naast anatomische en mechanische afwijkingen van de eerste straal wordt hallux valgus geassocieerd met hypermobiliteit van de gewrichten en overmatige pronatie van de voet [5, 6]. Daarnaast wordt een belangrijke rol toebedeeld aan het dragen van slecht passend schoeisel, zoals te nauwe schoenen of schoenen met hoge hakken [7, 8]. Als indirect bewijs geldt de lage prevalentie van hallux valgus in bevolkingsgroepen die traditioneel sandalen of helemaal geen schoenen dragen en de hogere prevalentie bij vrouwen [6–8].

Waarom de één met te nauwe schoenen geen standsafwijking ontwikkelt en de ander met goed passend schoeisel juist een ernstige hallux valgus krijgt, blijft onduidelijk. Mogelijk verergert slecht schoeisel onderliggende mechanische of anatomische afwijkingen en beïnvloedt het daardoor het secundaire ontstaan van een hallux valgus.

In een aantal gevallen is hallux valgus familiair bepaald [3]. Hallux valgus wordt relatief vaker gezien bij ziekten die gepaard gaan met gewrichtsontstekingen, zoals reumatoïde artritis.

Differentiaaldiagnose

Hallux valgus moet worden onderscheiden van de hallux rigidus, die ontstaat als gevolg van artrose van het metatarsofalangeale-I-gewricht en een ander beleid vereist. Bij de hallux rigidus is de dorsale flexie van de grote teen pijnlijk en beperkt.

Epidemiologie

De prevalentie van hallux valgus in de algemene bevolking is 20–440 per 1.000 personen, afhankelijk van de populatie en de inclusiecriteria [1, 3]. De prevalentie neemt toe met de leeftijd. Ongeveer 33 % van de volwassenen heeft in enige mate een valgusstand van de grote teen [9]. In de huisartsenpraktijk wordt de aandoening geregistreerd onder ICPC-code L98.03 (Hallux valgus). De incidentie in de leeftijd > 15 jaar is 1 per 1.000 patiënten per jaar [3]. Het komt zeven keer zo vaak voor bij vrouwen als bij mannen.

Waarmee komt de patiënt?

De patiënt komt op het spreekuur met pijnklachten van de voet(en). De patiënt heeft problemen bij het vinden van geschikt schoeisel. Vooral langere afstanden lopen en staan geven problemen.

Anamnese

De huisarts vraagt:

- wanneer de klachten begonnen zijn;
- of er sprake is van andere gewrichtsklachten;
- met welk schoeisel de klachten vooral optreden;
- of het lastig is om passende schoenen te vinden;
- of het probleem in de familie voorkomt;
- wat de oudere er zelf al aan gedaan heeft (steunzolen, aangepast schoeisel).

Onderzoek

De diagnose 'hallux valgus' is eenvoudig te stellen bij lichamelijk onderzoek. De huisarts kijkt naar de vorm en stand van de voeten. Bij een hallux valgus vindt men de karakteristieke varusstand van het os metatarsale I en valgusstand met pronatie van de grote teen. Tevens ziet men vaak een bunion ter hoogte van het kopje van het os metatarsale I: een zwelling veroorzaakt door het prominerende kopje van het eerste os metatarsale (fig. 57.1).

De hallux valgus dient te worden onderscheiden van hallux rigidus: bij hallux rigidus is de dorsale flexie van de grote teen pijnlijk en beperkt.

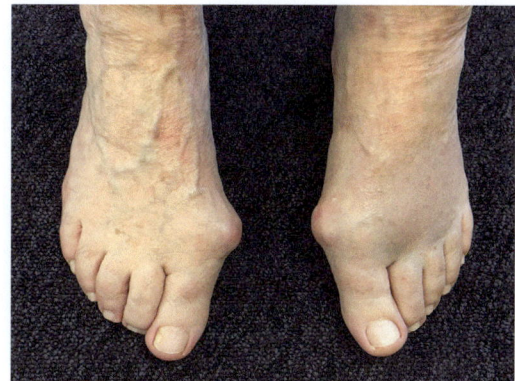

Figuur 57.1 Oudere met hallux valgus beiderzijds. Aan de mediale zijde van het basisgewricht van beide grote tenen is een rode verhevenheid (bunion) te zien

Beleid

Conservatieve behandeling
Behandeling bestaat uit adviezen ten aanzien van schoeisel (wijd, lage hakken), voetoefeningen ter behoud van de beweeglijkheid van het gewricht, steunzolen (eventueel met teenscheider) of een nachtspalk om de valgusstand tegen te gaan [2] en voor pijnreductie [9, 10]. Eventueel applicatie van ijs bij ontsteking van de knokkel. Het gunstige effect van steunzolen en nachtspalken is niet overtuigend aangetoond.

Chirurgische interventie
Dit is te overwegen bij ernstige pijn en hinder.

> **Wat is aangetoond?**
> In een niet-geblindeerd onderzoek (69 patiënten) werd het gebruik van steunzolen vergeleken met afwachtend beleid [9]. Na zes maanden was de pijn, gescoord op een VAS-schaal, sterker afgenomen met steunzolen, maar na een jaar was er geen verschil meer in pijnscore. Een ander onderzoek waarin steunzolen werden vergeleken met afwachtend beleid vond geen voordeel van steunzolen [11].
>
> In een review werd geconcludeerd dat chirurgische behandeling (osteotomie) effectiever is dan conservatieve therapie [1]. Er was echter geen duidelijk verschil in effectiviteit tussen de verschillende chirurgische ingrepen. In een gerandomiseerd onderzoek werd chirurgische behandeling vergeleken met afwachtend beleid, met of zonder steunzolen, gedurende een jaar [12]. Na een jaar onderging twee derde van de steunzolen- en controlegroep alsnog chirurgische behandeling. Na twee jaar was de pijn in de drie groepen vergelijkbaar.

Overwegingen bij comorbiditeit

Bij patiënten met diabetes mellitus is het ontstaan van ulceraties een lastige complicatie.

Aandachtspunten bij de verzorging

Inspectie van de voeten is van groot belang om tijdig problemen (beginnende ulceratie) te onderkennen.

Wanneer verwijzen?

Bij ernstige pijn of hinder, of sterke wens van de patiënt, wordt verwezen voor chirurgische behandeling.

Preventie en voorlichting

Wanneer adviezen als goed passende schoenen niet volstaan, zal in overleg met de patiënt een inschatting moeten worden gemaakt van de voor- en nadelen van chirurgische behandeling. Van de conservatieve behandelingen is momenteel niet of onvoldoende aangetoond dat ze progressie en klachten van hallux valgus tegengaan. Afwachten lijkt geen nadelige invloed te hebben op de uitkomst van de operatie.

Literatuur

1. Klugarova J, Hood V, Bath-Hextall F, Klugar M, Mareckova J, Kelnarova Z. Effectiveness of surgery for adults with hallux valgus deformity: a systematic review. JBI Database System Rev Implement Rep. 2017;15(6):1671–710.
2. Badlissi F, Dunn JE, Link CL, Keysor JJ, McKinlay JB, Felson DT. Foot musculoskeletal disorders, pain, and foot-related functional limitation in older persons. J Am Geriatr Soc. 2005;53:1029–33.
3. Gorter KJ, Louwerens JWK. Voetklachten. In: De Jongh TOH, De Vries H, Grundmeijer HGLM, redactie. Diagnostiek van alledaagse klachten. Bouwstenen voor rationeel probleem oplossen. 2e druk. Houten: Bohn Stafleu van Loghum; 2005. pag. 721–30.

Literatuur

4. Van Hussen F. Operatie van hallux valgus wegens varusstand van het os metatarsale I. Ned Tijdschr Geneeskd. 1986;130:2030–2.
5. Ferrari J. Bunions. BMJ Clin Evid. 2009;2009:1112.
6. Roukis TS, Landsman AS. Hypermobility of the first ray: a critical review of the literature. J Foot Ankle Surg. 2003;42(6):377–90.
7. Menz H, Morris M. Footwear characteristics and foot problems in older people. Gerontology. 2005;51:346–51.
8. Dawson J, Thorogood M, Marks SA, Juszczak E, Dodd C, Lavis G, et al. The prevalence of foot problems in older women: a cause for concern. J Public Health Med. 2002;24:77–84.
9. Torkki M, Malmivaara A, Seitsalo S, Hoikka V, Laippala P, Paavolainen P. Surgery vs orthosis vs watchful waiting for hallux valgus: a randomized controlled trial. JAMA. 2001;285:2474–80.
10. Tehraninasr A, Saeedi H, Forogh B, Bahramizadeh M, Keyhani MR. Effects of insole with toe-separator and night splint on patients with painful hallux valgus: a comparative study. Prosthet Orthot Int. 2008;32(1):79–83.
11. Kilmartin T, Barrington R, Wallace W. A controlled prospective trial of a foot orthosis for juvenile hallux valgus. J Bone Joint Surg (Br). 1994;76:210–4.
12. Torkki M, Malmivaara A, Seitsalo S, Hoikka V, Laippala P, Paavolainen P. Hallux valgus: immediate operation versus 1 year of waiting with or without orthoses. A randomized controlled trial of 209 patients. Acta Orthop Scand. 2003;74:209–15.

58 Hamerteen

Anne van der Hoeven

Kernpunten

- Een hamerteen is een standsafwijking van een van de kleine tenen waarbij het proximale interfalangeale gewricht in flexie staat in combinatie met een hyperextensie dan wel neutrale stand van het metatarsofalangeale gewricht.
- Pijnklachten en drukulcera zijn de voornaamste redenen om de huisarts te contacteren.
- De behandeling is in principe conservatief met de inzet van drukverlagende hulpmiddelen en aanpassing van het schoeisel.

Definitie

De hamerteen is een standsafwijking van een van de kleine tenen. Karakteristiek voor de hamerteen is de soepele dan wel rigide flexiestand van het proximale interfalangeale (PIP-)gewricht in combinatie met een hyperextensiestand van het distale interfalangeale (DIP-)gewricht. Daarbij kan het metatarsofalangeale (MTP-)gewricht zowel in neutrale als in extensiestand staan (fig. 58.1) [1].

Etiologie/pathogenese

Het ontstaan van een hamerteen is het gevolg van anatomische veranderingen in de voorvoet. Onder fysiologische omstandigheden vormen

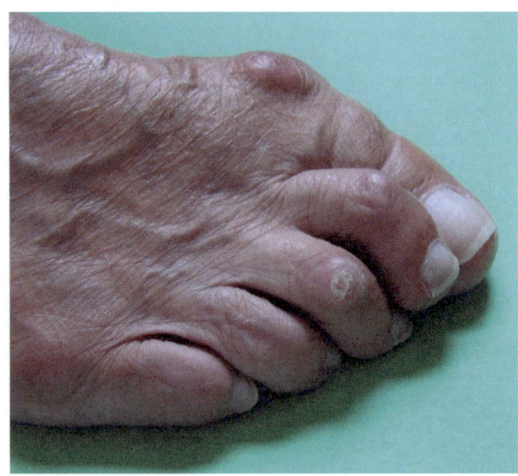

Figuur 58.1 Hamerteen van de tweede teen van de rechtervoet

de distale metatarsalia een boog in zowel het coronale als frontale vlak. De configuratie van deze bogen wordt met name in stand gehouden door de collaterale ligamenten en de plantaire plaat, samen het capsuloligamentaire apparaat genoemd [2]. Behoud van beide bogen is essentieel om de krachten die worden uitgeoefend door de flexoren en extensoren, en daarmee de neutrale stand van de teen, in balans te houden [1, 3]. Door verzwakking van het capsuloligamentaire apparaat ontstaat er een disbalans tussen extensor- en flexorkrachten op de kleine tenen, waarbij de lange extensor de overhand krijgt. Hierdoor ontstaat eerst een hamerteen, waarbij het PIP-gewricht in flexie wordt getrokken. Met het verder verzwakken van de plantaire plaat zakt het MTP-gewricht uit naar dorsaal en ontstaat er tevens een extensiestand van het MTP-gewricht, waarbij dit uiteindelijk geheel naar dorsaal kan luxeren [1].

Risicofactoren voor verzwakking van het capsuloligamentaire apparaat, en daarmee het ontstaan van een hamerstand, zijn uiteraard een hogere leeftijd, maar ook het structureel dragen van te kleine schoenen of hoge hakken. Andere factoren die de kans op het krijgen van een hamerteen vergroten, zijn het doormaken van recidiverende artritiden, het hebben van een neuromusculaire ziekte of een relatief lang metatarsium. Dit laatste is tevens de reden waarom een hamerstand het vaakst voorkomt aan de tweede straal [1].

In een vroeg stadium bestaat er vaak een flexibele standsafwijking die nog manueel te corrigeren is. Zonder chirurgische correctie zal er na verloop van tijd een rigide contractuur ontstaan [1]. Pijnklachten bij een hamerstand ontstaan door het schuren van de dorsale zijde van het PIP-gewricht tegen de bovenzijde van de schoen. Daarnaast ontstaan er pijnklachten door direct contact van het uitgezakte MTP-gewricht met de onderlaag.

Differentiaaldiagnose

Een klauwteen lijkt qua stand op een hamerteen, maar het ontstaansmechanisme verschilt. Anders dan bij de hamerteen staat bij een klauwteen het MTP-gewricht per definitie in hyperextensie en het PIP-gewricht in flexie. Een klauwstand komt minder vaak voor en is vaker geassocieerd met onderliggende neuromusculaire aandoeningen [1].

Bij een 'mallet' teen is er sprake van een geïsoleerde flexiestand van het DIP-gewricht. Meestal is continue druk door te kleine schoenen de oorzaak, al kan een malletstand ook ontstaan door traumatische ruptuur van de strekpees [4].

Epidemiologie

Uit de schaarse cijfers over het voorkomen van voetproblemen onder de oudere populatie blijkt een prevalentie van maar liefst 50–68 % als het gaat om een standsafwijkingen van een van de tenen. Waarbij de hamerteen, met een prevalentie van 35 %, de meest voorkomende standsafwijking van de kleine tenen is. De prevalentie van pijnklachten binnen deze groep ligt met 24 % echter een stuk lager [5, 6]. Een hamerstand komt vaker voor bij vrouwen [2].

Waarmee komt de patiënt?

De patiënt kan zich op het spreekuur presenteren met pijnklachten aan de dorsale zijde van het PIP-gewricht dan wel (of in combinatie) met pijn aan de plantaire zijde van het MTP-gewricht. In het geval van een asymptomatische hamerteen is het mogelijk dat de patiënt zich wil laten informeren over de prognose en de noodzaak tot correctie.

Anamnese

De huisarts vraagt naar:

- de reden van presentatie: pijn, mate disfunctioneren, cosmetisch storend;
- het soort schoeisel: reeds aangepast, vaak hoge hakken;
- reeds ingezette maatregelen of aanpassingen: inzet pedicure, aangepast schoeisel of gebruik van drukverlagende hulpmiddelen;
- voorgeschiedenis en comorbiditeit: trauma, gewrichtsontstekingen, diabetes mellitus, neurologische stoornissen of perifeer vaatlijden.

Onderzoek

Lichamelijk onderzoek

Bij het lichamelijk onderzoek zijn er twee belangrijke zaken om vast te stellen. Ten eerste: is de hamerstand corrigeerbaar oftewel flexibel? Dit maakt namelijk uit voor de behandelingsmogelijkheden. En vervolgens: waar op de teen/voet zijn tekenen van verhoogde druk zichtbaar? Is dat alleen op de dorsale zijde van het PIP-gewricht of ook onder het MTP-gewricht en de top van de teen?

Verder maakt men een inschatting van de neurovasculaire status van de voet door de pulsaties van de a. dorsalis pedis en de a. tibialis posterior te palperen en sensibiliteitsonderzoek uit te voeren. Ook is het verstandig om een blik te werpen op het schoeisel van de patiënt.

Aanvullend onderzoek

Beeldvormend onderzoek heeft geen plaats bij de diagnostiek dan wel de behandeling van hamertenen binnen de huisartspraktijk. Het stellen van de diagnose gebeurt op klinische gronden [2].

Beleid

De behandeling van de symptomatische hamerteen bij ouderen is in principe conservatief, ongeacht of er sprake is van een flexibele dan wel een rigide contractuur. Het doel is tweeledig: opheffen van de pijnklachten met, indien mogelijk, correctie van de teen- of voorvoetstand [4]. Aanpassen van het schoeisel vormt hierbij de basis: een wijdere en langere neus van de schoen, tezamen met een dieper liggend voetbed zorgt voor meer bewegingsvrijheid van de afwijkende teen. Daarnaast kunnen schuim- of gelteenhoesjes en -pads het naar dorsaal prominerende PIP-gewricht beschermen tegen schuur- en drukplekken. Aan de plantaire zijde kunnen donutvormige pads of een op maat gemaakte gel-teenkam voor een betere drukverdeling onder de kopjes van de metatarsalia zorgen [4, 7].

Indien er sprake is van een flexibele hamerteen dan kan er ter correctie van de standsafwijking een Budin-splint gebruikt worden, om zo de kans op het ontstaan van klachten en complicaties te verkleinen. Dit laatste zal bij ouderen slechts zelden het geval zijn [8].

Operatieve correctie dient alleen overwogen te worden indien conservatieve maatregelen onvoldoende verlichting van de klachten geven en er sprake is van een hoge lijdensdruk. Uiteenzetting van de verschillende soorten procedures met daarbij de voor- en nadelen valt buiten het bestek van dit boek. Bij ouderen lijkt amputatie van de afwijkende teen een veilige, effectieve en relatief simpele oplossing te zijn [9].

> **Wat is aangetoond?**
> De literatuur over de effectiviteit van de verschillende conservatieve maatregelen is schaars, zeker waar het gaat om de oudere populatie. Gecontroleerde studies zijn niet gedaan. Bovenstaande adviezen zijn dan ook gebaseerd op consensus en expert opinions.

Overwegingen bij comorbiditeit

Bij oudere patiënten met diabetes of een slechte vasculaire status van de voet dient men meer beducht te zijn op het ontstaan van drukulcera. Dit omdat genezing langer duurt en vaker gecompliceerd wordt door infectie. De inzet van een pedicure in een vroeg stadium heeft naast een preventieve ook een signalerende functie. Bij diabetici en patiënten met perifeer vaatlijden moet chirurgische correctie eerder overwogen worden. Hiervoor geldt de minimaal invasieve percutane flexor tenotomie over het algemeen als de meest aangewezen procedure [10].

Aandachtspunten bij de verzorging

Regelmatige inspectie van de voeten kan het ontstaan van ulcera mogelijk voorkomen. Afhankelijk van de functionele status van de oudere kan de inzet van een pedicure hierbij gewenst zijn. Verder moet aan alle ouderen die met een hamerteen op het spreekuur komen, geadviseerd worden om zo veel mogelijk platte schoenen met een wijde neus te dragen. Er is immers gebleken dat het dragen van niet goed passend schoeisel veel voorkomt onder ouderen [6].

Wanneer verwijzen?

Patiënten bij wie conservatieve maatregelen onvoldoende effect hebben en er zwaarwegende argumenten vóór standscorrectie bestaan, kunnen verwezen worden naar de orthopedisch of plastisch chirurg.

Literatuur

1. Malhotra K, Davda K, Singh D. The pathology and management of lesser toe deformities. EFORT Open Rev. 2016;1(11):409–19.
2. Akoh CC, Phisitkul P. Plantar plate injury and angular toe deformity. Foot Ankle Clin. 2018;23(4):703–13.
3. Shirzad K, Kiesau CD, DeOrio JK, Parekh SG. Lesser toe deformities. J Am Acad Orthop Surg. 2011;19(8):505–14.
4. Federer AE, Tainter DM, Adams SB, Schweitzer KM Jr. Conservative management of metatarsalgia and lesser toe deformities. Foot Ankle Clin. 2018;23(1):9–20.
5. Badlissi F, Dunn JE, Link CL, Keysor JJ, McKinlay JB, Felson DT. Foot musculoskeletal disorders, pain, and foot-related functional limitation in older persons. J Am Geriatr Soc. 2005;53(6):1029–33.
6. Menz HB, Morris ME. Footwear characteristics and foot problems in older people. Gerontology. 2005;51(5):346–51.
7. Johnson S, Branthwaite H, Naemi R, Chockalingam N. The effect of three different toe props on plantar pressure and patient comfort. J Foot Ankle Res. 2012;5(1):22.
8. Mueller CM, Boden SA, Boden AL, Maidman SD, Cutler A, Mignemi D, et al. Complication rates and short-term outcomes after operative hammertoe correction in older patients. Foot Ankle Int. 2018;39(6):681–8.
9. Gallentine JW, DeOrio JK. Removal of the second toe for severe hammertoe deformity in elderly patients. Foot Ankle Int. 2005;26(5):353–8.
10. Scott JE, Hendry GJ, Locke J. Effectiveness of percutaneous flexor tenotomies for the management and prevention of recurrence of diabetic toe ulcers: a systematic review. J Foot Ankle Res. 2016;9:25.

59 Ingegroeide teennagel

Just Eekhof en Bart van Wijk

Kernpunten

- Bij een ingegroeide teennagel groeit de distale rand van de nagel in het omliggende mediale of laterale nagelbed.
- Wanneer door slechte vaatstatus van de desbetreffende voet de kans op verstoorde wondgenezing groot is, wordt voor een conservatieve behandeling gekozen.
- Wanneer chirurgische behandeling nodig is, is partiële nagelextractie met fenol de behandeling van eerste keus.
- Recht afknippen van de teennagel vermindert het risico op ingegroeide teennagels.

Definitie

Bij een ingegroeide teennagel is er sprake van ingroei van de distale rand van de nagel (meestal de laterale) in het omliggende nagelbed (fig. 59.1). De teen is pijnlijk rood en gezwollen. Naarmate de afwijking langer bestaat, kan er door chronische ontsteking of prikkeling granulatieweefsel ('wild vlees') ontstaan. Dit kan leiden tot een pussende wond [1].

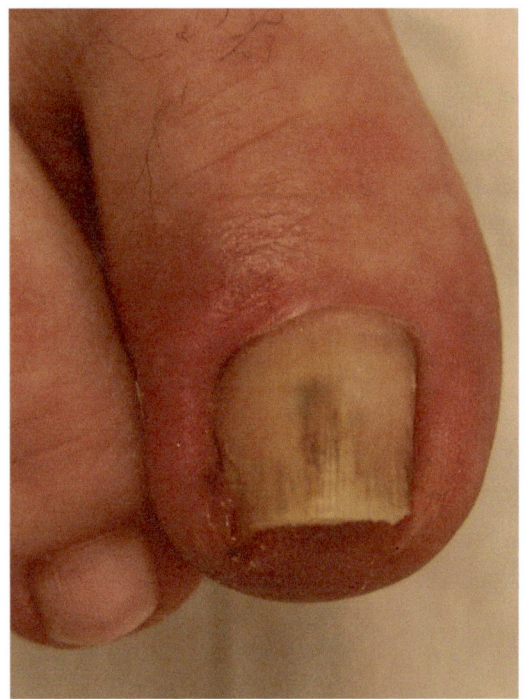

Figuur 59.1 Een ingegroeide teennagel aan de laterale hoek bij een 70-jarige man

Etiologie/pathogenese

De oorzaak van een ingegroeide nagel is niet geheel duidelijk. Een te hoge lokale druk van buitenaf door slecht zittend schoeisel en een foutieve nagelkniptechniek zijn de belangrijkste factoren die kunnen bijdragen aan het ontstaan.

De aandoening komt nagenoeg niet voor bij mensen die doorgaans op blote voeten lopen [2, 3].

Een hoger risico op ingroeien wordt gezien bij nagels met aan de randen een sterkere kromming. Bovendien kunnen een doorgemaakt trauma aan de grote teen, overmatig zweten en verkeerd knippen en pulken aan teennagels een rol spelen bij het ontstaan [3]. Bij ouderen kunnen specifieke problemen een rol spelen, zoals verhoogde druk op de laterale nagelrand van de grote teen door hallux valgus of onychomycose.

Hoewel alle nagels kunnen ingroeien, gebeurt dit in de meeste gevallen met de nagel van de grote teen. Door de verhoogde druk van de nagelrand op de onderliggende huid kan een klein huiddefect ontstaan, met als gevolg secundaire infectie en hypertrofie van granulatieweefsel.

Een ingegroeide teennagel kan worden onderverdeeld in verschillende stadia. Stadium I geeft erytheem, zwelling van de nagelrand, oedeemvorming en pijn bij druk. Bij een stadium II is ook sprake van ontsteking en infectie van het omliggende nagelbed. In stadium III is er een chronische ontsteking die leidt tot de vorming van granulatieweefsel (fig. 59.2) [2, 4].

Differentiaaldiagnose

Bij een ingegroeide teennagel zal zelden over de diagnose getwijfeld worden. Differentiaaldiagnostisch moet onder andere worden gedacht aan een trauma van de teen, infecties (o.a. onychomycose), een tumor van het nagelbed en een periunguaal fibroom.

Epidemiologie

De ingegroeide teennagel wordt bij de huisarts geregistreerd onder ICPC-code S94.01 (Unguis incarnatus). De incidentie voor de hele populatie is 7,0 en de prevalentie 5,9 per 1.000 ingeschreven patiënten per jaar. Het komt bij vrouwen iets vaker voor dan bij mannen, respectievelijk 7,4 en 6,6 per 1.000 patiënten per jaar. Ingegroeide teennagels komen boven de leeftijd van 75 jaar vaker voor wanneer vergeleken wordt met de incidentie voor de gehele populatie: voor mannen 8,8 en vrouwen 8,4 per 1.000 ingeschreven patiënten per jaar [5].

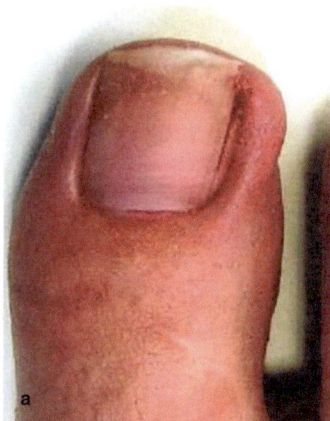 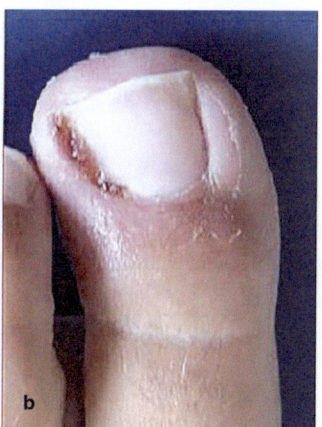 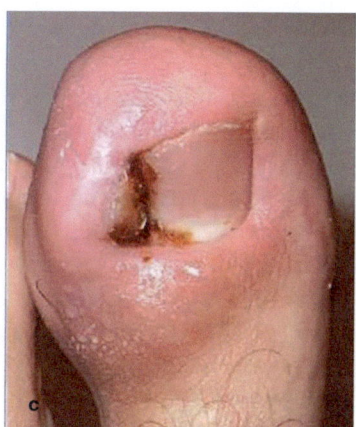

Figuur 59.2 Ingegroeide teennagel: (**a**) stadium I kenmerkt zich door zwelling van de nagelrand, oedeemvorming, erytheem en pijn bij druk; (**b**) in stadium II is er ook ontsteking en infectie van het omliggende nagelbed; (**c**) stadium III bestaat uit er een chronische ontsteking en vorming van granulatieweefsel

Waarmee komt de patiënt?

De patiënt presenteert zich meestal met klachten van pijn, roodheid en zwelling aan de grote teen. De pijn verergert bij staan en lopen. Het dragen van (strakke) schoenen is vaak onmogelijk. Wanneer de patiënt het spreekuur bezoekt, bestaan de klachten meestal al langere tijd. Soms heeft men zelf geprobeerd wat aan de kwaal te doen door het bijknippen van de nagelrand of het nemen van sodabaden.

Bij ouderen wordt ook vaak door mantelzorgers, de thuiszorg en/of pedicure geadviseerd naar de huisarts te gaan in verband met een niet-genezend wondje aan de teen.

Anamnese

De huisarts vraagt:

- wanneer de klachten begonnen zijn;
- naar de wijze van nagelknippen;
- of patiënt ooit eerder last heeft gehad van deze klachten;
- naar het dragen van strakke schoenen;
- naar een eventueel initiërend trauma of manipulatie aan de nagel;
- ziekten in de voorgeschiedenis (arteriële vaatstoornissen, diabetes, enz.).

Onderzoek

Het stellen van de diagnose levert meestal geen problemen op. Het is niet moeilijk om een ingegroeide nagel te onderscheiden van een paronychia en andere infecties. In tegenstelling tot de ingegroeide teennagel is bij een paronychia de ontsteking meestal proximaal gelokaliseerd en gaat deze vaak gepaard met een klein pushaardje. Ook ontstaat er bij een paronychia geen granulatieweefsel [6].

Beleid

Voorlichting

De huisarts geeft allereerst adviezen. Sodabadjes en baden in lauwwarm water met andere middelen is niet zinvol. Ook natte verbanden om de teen helpen niet bij de genezing. Als de teen echt ontstoken is, is het wel verstandig om er een pleister op te doen. Als de teen pijnlijk is, is het verstandig ruime schoenen te dragen, zodat er geen druk komt op de teen en teennagel.

Conservatieve behandeling

Bij een gezonde oudere, bij wie geen twijfel bestaat over de vascularisatie van de desbetreffende voet, zijn de therapeutische opties niet anders dan bij een volwassene. Bij chronisch zieken met kans op gestoorde wondgenezing wordt in eerste instantie voor een conservatief beleid gekozen. Bij lichte klachten wordt veelal begonnen met het geven van adviezen. Soms helpt het om het centrale deel van de nagel dun af te slijpen, waardoor de spanning op de nagelrand vermindert.

Vaak wordt bij lichte klachten, oftewel stadium I, gestart met conservatieve behandeling. Hiermee wordt bedoeld het reinigen van de eventuele ontsteking, het vijlen van de nagel, het recht afknippen van de nagel, het dragen van wijde schoenen en het aanstippen van hypertrofisch weefsel met zilvernitraat [2].

Wanneer conservatieve behandeling niet afdoende is, hebben sommige huisartsen ervaring dat het plaatsen van een watje onder het ingegroeide deel van de nagel de klachten kan doen verminderen. Een andere optie is het plaatsen van een rubbergootje (fig. 59.3a). Bij deze methode, ook wel bekend als de gutter-behandeling, wordt een dun siliconenbuisje over het ingegroeide deel van de nagel heen geschoven [2, 4]. De effectiviteit van behandelingen met plastic gootjes of watten is echter niet aangetoond.

Een andere behandeling is orthonyxie. Daarbij wordt een klein omegavormig metalen klemmetje met haakjes over de laterale nagelranden op de nagel geplaatst, waardoor

Figuur 59.3 Conservatieve behandelingen. (**a**) Bij de gutter-behandeling wordt een plastic gootje ('gutter') over de nagel geschoven, waardoor de druk op de nagelrand vermindert. (**b**) Orthonyxie bestaat uit plaatsing van een klein omegavormig metalen klemmetje met haakjes over de laterale nagelranden, waardoor de druk op het omringende nagelbed wordt verminderd

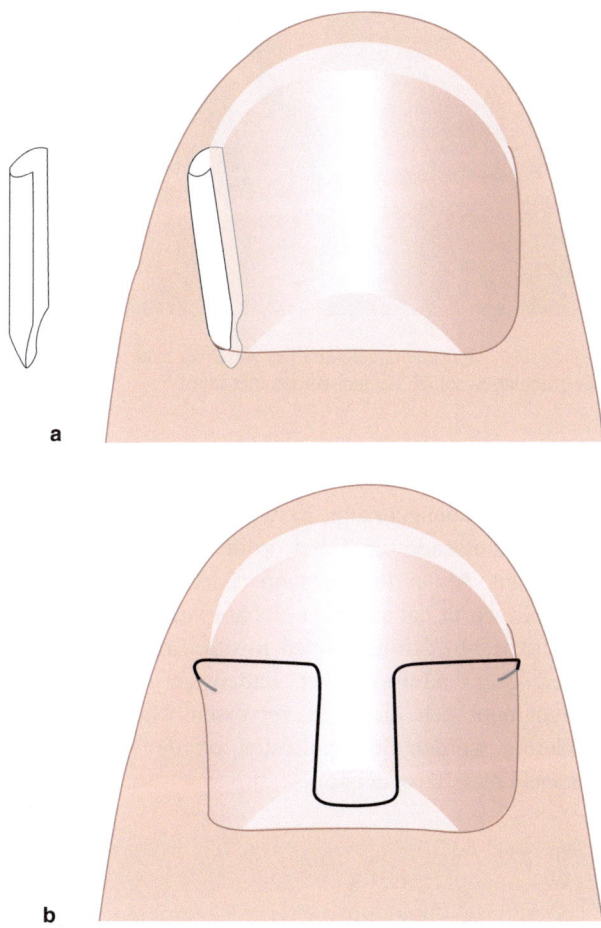

de spanning van de nagel op de nagelranden afneemt (fig. 59.3b). Een nadeel bij een ontstoken teen is dat voor het aanbrengen van de beugel ook anesthesie moet worden aangebracht, waardoor het niet meer een conservatieve behandeling is en weinig voordeel heeft boven een chirurgische behandeling.

Chirurgische behandeling

Bij stadium II en III, of wanneer eerdere behandelingen hebben gefaald, wordt vaak een chirurgische behandeling toegepast. Er zijn verschillende chirurgische methodieken toepasbaar. In Nederland is de partiële nagelextractie de behandeling van eerste keus [7]. Deze methode is gericht op het verwijderen van een verticale strook van de nagel en het nagelbed aan de zijde waar de nagelwal ontstoken is (fig. 59.4).

Een andere methode was de wigexcisie (verwijdering van een wig van de nagel samen met het nagelbed en de matrix en een deel van de laterale nagelwal). Na de introductie van de partiële nagelextractie met applicatie van fenol is deze therapie bijna geheel verlaten.

De partiële nagelextractie met applicatie van fenol is eenvoudig uit te voeren en kost weinig tijd. Dit maakt de methode gemakkelijk toepasbaar in de eerste lijn. Na Oberst-anesthesie wordt op een kwart van de aangedane zijde de laterale rand van de nagel ingeknipt met een rechte schaar tot en met de matrix onder de nagelriem. De nagelriem zelf wordt niet ingeknipt. Het laterale deel van de nagel wordt verwijderd met een extractietang. Met een scherpe lepel wordt de matrix van de nagel mechanisch weggeschraapt. Daarna wordt een wattenstaafje,

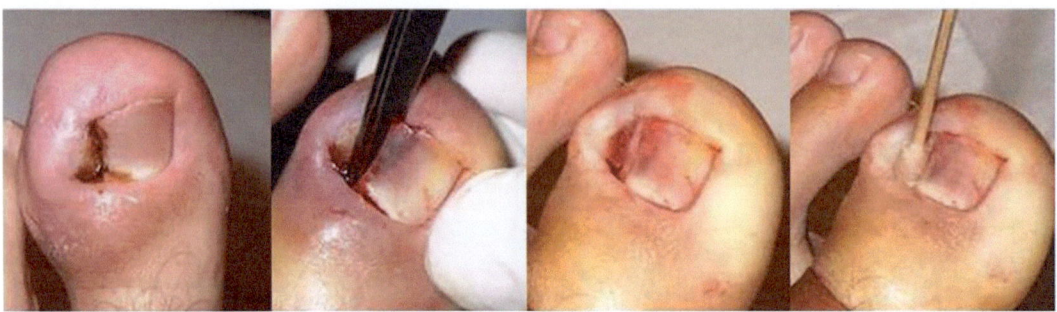

Figuur 59.4 Partiële nagelextractie, van links naar rechts: ingegroeide teennagel; het inknippen; na verwijdering van het granulatieweefsel; het aanstippen met fenol

gedoopt in fenol 80 %, onder de nagelriem in het nagelbed aangebracht. Er wordt goed opgelet dat het etsende fenol niet op de omringende huid komt. Als er toch iets op de omringende huid lekt wordt dat snel met alcohol verwijderd. Dit staafje blijft drie minuten in situ. Sommige onderzoekers adviseren het wattenstaafje elke minuut door een nieuw te verversen. Na verwijdering worden de fenolresten uit de wond gespoeld met 70 % alcohol [4, 7].

Wat is aangetoond?
Specifieke literatuur over ingegroeide teennagels bij ouderen is niet beschikbaar. Sowieso is voor alle leeftijdsgroepen relatief weinig bekend over het effect van conservatieve behandelingen. Conservatieve behandelingen worden geacht effectief te zijn in het beginstadium van een ingegroeide teennagel, maar goed wetenschappelijk bewijs ontbreekt [4]. Het aanstippen met zilvernitraat en het omhoogbrengen van de nagelhoek met een wattenpropje hebben mogelijk enig gunstig effect bij het beginstadium van een ingegroeide teennagel. Degelijk wetenschappelijk bewijs hiervoor ontbreekt echter [4].
In een onderzoek waar orthonyxie werd vergeleken met partiële nagelresectie werd geen significant verschil gevonden op recidivering van de ingroei (RR 0,89; 95 %-BI 0,77 tot 1,04) [4, 8].

Uit diverse publicaties blijkt dat de partiële nagelextractie met chemische ablatie met fenol de effectiefste en eenvoudigste chirurgische behandelmethode is. Er is aangetoond dat bij deze methode minder recidieven optreden dan bij een chirurgische ingreep zonder chemische ablatie (RR 0,36; 95 %-BI 0,23 tot 0,56). De applicatie van fenol na een chirurgische ingreep verhoogt de kans op een postoperatieve infectie niet (RR 1,04; 95 %-BI 0,55 tot 1,96). Ook was er geen verschil in patiënttevredenheid (RR 1,48; 95 %-BI 0,87 tot 2,52) bij patiënten bij wie chemische ablatie werd uitgevoerd versus patiënten bij wie dat niet gebeurde [4].
Er is geen wetenschappelijk bewijs dat pre-, intra- of postoperatieve behandelingen, zoals honinggazen en jodiumgazen, de kans op infectie, minder pijn of snellere genezing beïnvloeden [4].

Overwegingen bij comorbiditeit

Bij een patiënt met diabetes mellitus of wanneer de vaatstatus van de betreffende voet slecht is, wordt bij voorkeur voor een conservatieve behandeling gekozen.
Wanneer chirurgische interventie noodzakelijk wordt geacht, maakt men eerst een inschatting van de lokale vaatstatus: hoe ziet de huid

eruit, zijn er pulsaties en hoe is de capillaire refill? Bij een slechte of verminderde vaatstatus en bij diabetes mellitus wordt de patiënt naar de chirurg verwezen.

Wanneer verwijzen?

Het verwijsbeleid bij deze aandoening hangt vaak samen met de affiniteit van een huisarts met kleine chirurgische ingrepen. Ouderen met een goede vaatstatus kunnen meestal in eerste instantie in de huisartsenpraktijk worden behandeld. Klinisch manifest arterieel vaatlijden, gecompliceerde diabetes en systeemziekte van het bewegingsapparaat zijn contra-indicaties voor behandeling in de eerste lijn. Ook bij recidiverende klachten ondanks chirurgische behandeling kan een verwijzing naar de chirurg worden overwogen.

Preventie en voorlichting

De belangrijkste adviezen ter voorkoming van een ingegroeide nagel zijn het recht afknippen van de nagels en het dragen van ruim schoeisel. Nagelpeuteren moet worden afgeraden. Bij nagels met een sterke kromming zou het vijlen van het bovenvlak van de nagel een preventief effect kunnen hebben. Ouderen met (en zonder) comorbiditeit kunnen baat hebben bij behandeling door een (medisch) pedicure.

De huisarts kan de patiënt verwijzen naar informatie op https://tinyurl.com/ingegroeide-teennagel.

Literatuur

1. Dieudonné M, Eekhof JAH, Knuistingh Neven A. Ingegroeide teennagel. Huisarts Wet. 2002;45:138–9.
2. Eekhof JAH, Van Wijk B, Knuistingh Neven A, Van der Wouden JC. Behandeling van ingegroeide teennagels. Ned Tijdschr Geneeskd. 2012;156:A5403.
3. Heidelbaugh JJ, Lee H. Management of the ingrown toenail. Am Fam Physician. 2009;79(4):303–8.
4. Eekhof JAH, Van Wijk B, Knuistingh Neven A, Van der Wouden JC. Interventions for ingrowing toenails. Cochrane Database Syst Rev. 2012;(4):CD001541.
5. Nielen MMJ, Spronk I, Davids R, Zwaanswijk M, Verheij RA, Korevaar JC. Incidentie en prevalentie van gezondheidsproblemen in de Nederlandse huisartsenpraktijk in 2014. NIVEL. Available from: https://www.nivel.nl/nl/nivel-zorgregistraties-eerste-lijn/incidenties-en-prevalenties. (geraadpleegd april 2016).
6. Bons SCS, Bouma M, Draijer LW, Koning S, Mulder L, Warnier MJ, Wichers IM; NHG-werkgroep Bacteriële huidinfecties. NHG-Standaard Bacteriële huidinfecties (tweede herziening). Huisarts Wet. 2017;60(5):224–33.
7. Eekhof JAH, Goudswaard AN. Ingegroeide teennagel. In: Goudswaard AN, In 't Veld CJ, Kramer WLM, redactie. Handboek verrichtingen in de huisartsenpraktijk. Houten: Prelum Uitgeverij; 2018.
8. Kruijff S, Van Det RJ, Van der Meer GT, Van den Berg ICMAE, Van der Palen J, Geelkerken RH. Partial matrix excision or orthonyxia for ingrowing toenails. J Am Coll Surg. 2008;206:148–53.

60 Clavus/eksteroog

Ruud Kievit

Kernpunten

- Een clavus is een vaak pijnlijke hyperkeratotische papel met verhoornde kern op de voeten ten gevolge van verhoogde mechanische stress.
- Het wegnemen van verhoogde mechanische stress is de hoeksteen van de behandeling.
- Aanvullende behandelopties zijn verweken met salicylzuurzalf 40 % en chirurgische excisie.

Definitie

Een clavus (eksteroog/likdoorn) is een veelvoorkomende goedaardige, maar vaak pijnlijke scherp begrensde hyperkeratotische papel met een verhoornde kern. De aandoening komt vaker voor op oudere leeftijd. Er wordt onderscheid gemaakt tussen een harde clavus (meest voorkomend) en een zachte clavus. De harde clavus bestaat uit een droge harde verhoornde kern en wordt vooral gezien op het dorsum van de tenen of de bal van de voet. De zachte clavus kenmerkt zich door maceratie en wordt vaak gezien tussen de tenen en dan voornamelijk in de interdigitale ruimte van dig. IV–V.

Etiologie/pathogenese

Een clavus wordt gevormd door verhoogde mechanische stress op de huid, zoals druk of wrijving. Als beschermingsmechanisme op deze mechanische stress worden de keratinocyten in de hoornlaag gestimuleerd, waardoor hyperkeratose ontstaat [1]. Uit deze hyperkeratose kan een verhoornde kern ontstaan die zich in de dermis drukt en daar pijn en soms inflammatie veroorzaakt. Door de hyperkeratose kan de lokale druk verder toenemen, waardoor de aandoening zichzelf in stand houdt. Een clavus wordt meestal gezien ter hoogte van een benig uiteinde omdat de druk daar het hoogst is.

Er zijn verschillende zowel intrinsieke als extrinsieke oorzaken mogelijk voor de verhoogde mechanische stress. Vaak is er sprake van een combinatie van oorzaken.

Extrinsieke oorzaken zijn te krap zittende schoenen, op hakken lopen of schoenen met onregelmatigheden waardoor er drukpunten op de huid ontstaan.

Bij ouderen worden er vaker standsafwijkingen en deformiteiten van de voeten gezien die een intrinsieke oorzaak kunnen zijn. In combinatie met slecht schoeisel zorgen ze voor lokale verhoogde druk. Veelvoorkomende oorzaken zijn de hamerteen, hallux valgus of een exostose.

Anamnese

Door de pijnlijke aard van de laesies zijn eksterogen zeker in een oudere populatie geassocieerd met een verminderde loopsnelheid, verminderde balans, verminderde kwaliteit van leven en verhoogde afhankelijkheid [2]. Clavi worden vaker gezien bij patiënten met diabetes mellitus (en andere aandoeningen met polyneuropathie) en reumatoïde artritis.

Differentiaaldiagnose

De clavus onderscheidt zich van een callus (eelt) en bunion (een pijnlijke eeltknobbel vaak op een uitstekend gewricht, waarbij de slijmbeurs en het bot ontstoken zijn) doordat een clavus een verhoornde kern heeft. Om te kunnen differentiëren tussen een clavus en verruca plantaris kan het nodig zijn om de bovenste hoornlaag weg te schrapen, waarbij bij een verruca puntbloedingen kunnen ontstaan of zwarte stippen zichtbaar worden [3].

Epidemiologie

Een clavus wordt in de huisartspraktijk geregistreerd onder de ICPC-code S20 (Likdoorn(s)/eeltknobbel(s)) [4]. De gezamenlijke incidentie is voor zowel mannen als vrouwen 4,1 per 1.000 patiënten per jaar. De aandoening wordt vaker gezien op oudere leeftijd met een geschatte prevalentie van 58 % bij 65-plussers [5].

Waarmee komt de patiënt?

De patiënt komt met een geleidelijk ontstane pijnlijke plek aan de voeten. De plek voelt hard, wanneer gelokaliseerd tussen de tenen vaak zacht, is enkele millimeters groot en is iets gelig verkleurd. Deze plek is meestal gelokaliseerd aan de dorsolaterale zijde van dig. V (fig. 60.1), de dorsale zijde van de interfalangeale falanxen, de bal van de voet of tussen de tenen. De pijn ontstaat vooral bij belasting. Door de pijnklachten zal de patiënt soms moeilijk kunnen lopen en kan daarbij een antalgisch looppatroon aannemen.

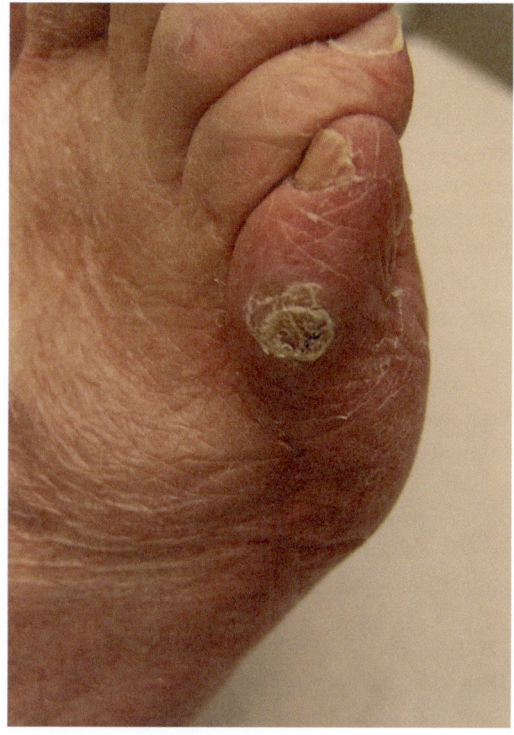

Figuur 60.1 Eksteroog op een drukpunt waarbij rond de pit een soort slijmbeurs kan ontstaan

Anamnese

De huisarts vraagt naar:

- de duur van de klachten;
- wanneer de pijn ontstaat (meestal bij belasting);
- het soort schoeisel (strakke schoenen of hakken);
- wat de patiënt eerder al heeft gedaan (ruimere schoenen, steunzolen, likdoornpleisters);
- de mate van voetverzorging (pedicure);
- relevante comorbiditeit (diabetes mellitus, reumatoïde artritis).

Onderzoek

Bij het onderzoek wordt gezocht naar de aanwezigheid van een hyperkeratotische papel met een verhoornde kern. Omliggende roodheid suggereert aanwezigheid van inflammatie. Palpatie van deze papel zal pijnlijk zijn. Bij mensen met diabetes mellitus of een slechte vasculaire status wordt met name aandacht besteed aan de eventuele aanwezigheid van een ulcus.

Er wordt gekeken naar de aanwezigheid van intrinsieke oorzaken, zoals deformiteiten als een hamerteen of standsafwijkingen van de voet. Het looppatroon wordt onderzocht op afwijkingen.

Schoenen worden gecontroleerd op drukpunten (suggestief hiervoor zijn lokale slijtplekken) en hoeveel ruimte de voeten en tenen hebben wanneer de schoenen worden gedragen.

Beleid

Wegnemen van de verhoogde mechanische stress is de hoeksteen van de behandeling om de vicieuze cirkel te doorbreken. Drukpunten in schoeisel moeten worden vermeden evenals het lopen op hakken. Bij deformiteiten aan de voet kan verwijzing naar een orthopedisch schoenmaker zinvol zijn.

Salicylzuurzalf 40 % of likdoornpleisters kunnen worden gebruikt om de callus te laten verweken. De omliggende huid wordt beschermd met vaseline of een likdoornring, waarna de zalf op de callus wordt aangebracht en deze met een pleister wordt afgedekt. De pleister blijft enkele dagen zitten, waarna de behandeling wordt herhaald tot de clavus verdwenen is. Wanneer het patiënten niet zelfstandig lukt om de zalf aan te brengen, moet dit door iemand anders worden gedaan.

Chirurgische excisie van de callus kan geïndiceerd zijn indien het regelmatig (laten) aanbrengen van salicylzuurzalf of likdoornpleisters praktische problemen oplevert. Na lokale verdoving kan de callus met een mesje of scherpe lepel worden verwijderd.

Wat is aangetoond?
Er is beperkt bewijs over de meest effectieve clavusbehandeling. Een RCT concludeert dat chirurgische excisie vergeleken met een placebobehandeling op korte termijn (6 weken) een kleine maar niet significante vermindering van pijnklachten geeft bij een oudere populatie. Langer termijn onderzoek ontbreekt [6].

In een andere RCT werd na twaalf maanden geen significant verschil gevonden in het aantal volledig verdwenen of kleiner geworden clavi bij gebruik van salicylzuurpleisters in vergelijking met chirurgische excisie [7]. In de pleistergroep was de clavus genezen bij 20/43 (47 %) patiënten, tegenover 16/51 (31 %) patiënten in de excisiegroep (OR 1,94 [0,78, 4,79], $p=0,153$). Een vergelijkbaar opgezette RCT toonde evenmin een verbetering van de kwaliteit van leven tussen beide interventies gedurende de follow-up tot twaalf maanden [5]. Pleisters en excisie zijn dus gelijkwaardige therapeutische opties; beide geven frequente recidieven.

Wanneer verwijzen?

Een verwijzing naar een orthopedisch schoenmaker om de schoenen aan te laten passen kan geïndiceerd zijn bij patiënten met deformiteiten aan de voet.

Indien de huisarts dit niet zelf doet, kan voor chirurgische excisie verwezen worden naar een (medisch) pedicure.

Literatuur

1. Freeman DPM. Corns and calluses resulting from mechanical hyperkeratosis. Am Fam Physician. 2002;65:2277–80.
2. Rodríguez-Sanz D, et al. Foot disorders in the elderly: a mini-review. Dis Mon. 2018;64:64–91.
3. Singh D, Bentley G, Trevino SG. Callosities, corns, and calluses. BMJ. 1996;312(7043):1403–6.
4. NIVEL. Zorgregistraties eerste lijn. Incidenties en prevalenties. Available from: https://www.nivel.nl/nl/nivel-zorgregistraties-eerste-lijn/incidenties-en-prevalenties (geraadpleegd oktober 2019).
5. Stephenson J, Farndon L, Concannon M. Analysis of a trial assessing the long-term effectiveness of salicylic acid plasters compared with scalpel debridement in facilitating corn resolution in patients with multiple corns. J Dermatol. 2016;43(6):662–9.
6. Landorf KB, Morrow A, Spink MJ, Nash CL, Novak A, Bird AR, et al. Effectiveness of scalpel debridement for painful plantar calluses in older people: a randomized trial. J Foot Ankle Res. 2011;4:O23.
7. Farndon LJ, Vernon W, Walters SJ, Dixon S, Bradburn M, Concannon M, PotterJ. The effectiveness of salicylic acid plasters compared with 'usual' scalpel debridement of corns: a randomized controlled trial. J Foot Ankle Res. 2013;6:40.

Illustratieverantwoording

Eekhof, huisarts, Leiden

Figuren 1.1, 2.1, 4.2, 8.1, 10.1, 11.1, 13.1, 15.1, 16.1a/b, 17.1, 18.1, 18.3, 18.4, 18.5, 19.1, 19.2, 20.1, 21.1, 22.1, 22.2, 22.3, 22.4, 23.1, 23.2, 23.3, 23.4, 24.1, 25.3, 25.4, 30.1, 31.1, 31.2, 32.1, 35.1, 36.1, 38.1, 39.1, 39.2, 40.1, 41.1, 43.1, 44.1a/b, 44.2, 47.1, 48.2, 48.3, 48.4, 53.1, 54.2, 55.1, 56.1, 56.2, 57.1, 58.1, 59.1, 59.2a/b/c, 59.4, 60.1

Stichting Farmaceutische Kengetallen

Figuur 4.1

Scherptong-Engbers, huisarts, Warmond

Figuren 14.1, 28.1, 38.2, 54.3a/b/c

Leenheers

Figuren 18.2, 20.2, 20.3, 20.4

Opstelten, huisarts, Amersfoort

Figuren 25.1, 25.2, 25.4

Warnecke et al. (2019)

Figuur 27.1

Breuker, illustrator, Haarlem

Figuren 33.1, 33.2

Bos, huisarts, Zuidschermer

Figuur 44.1a

ugc.futurelearn.com

Figuur 46.1

J. Eekhof et al. (Red.), *Kleine Kwalen en alledaagse klachten bij ouderen*,
https://doi.org/10.1007/978-90-368-2549-8

Register

4DKL. *Zie* vier dimensionale klachtenlijst
5-alfa-reductaseremmers, bij mictieklachten, 290
5-fluoro-uracilcrème, bij actinische keratose, 97

A
ablatio retinae, 239
acamprosaat, 30
acenocoumarol, bij intertrigo, 108
acetylcholine, 52
acetylsalicylzuur, 160
aciclovir
    bij herpes zoster, 141
    bij oogontsteking, 142
actinische keratose, 95
    op onderbeen, 98
acute prostatitis, 288
acute wond, 118
    behandeling, 121
adapaleen, bij lentigo solaris, 112
ADH-concentratie, 276
adrenaline, 39
AES. *Zie* apathie evaluatie schaal
AHO-hoortoestel, 180
alcohol
    bij essentiële tremor, 61, 63
    polyneuropathie, 70
    slapeloosheid, 11
alcoholgebruik, 26
    tolerantie, 27
alfablokker
    bij mictieklachten, 290
    bij nycturie, 278
    contra-indicaties, 291
alfuzosine
    bij mictieklachten mannen, 290
    bij nycturie, 278
alginaat, 125
    bij skin tear/scheurwond, 131
alginogel, 125
allergisch contacteczeem, 318
allergische rinitis, 159
alprazolam, bij essentiële tremor, 63
ALS. *Zie* amyotrofe laterale sclerose

Alzheimer, ziekte van, 39, 44, 52, 154
    reukverlies, 164
amoxicilline/clavulaanzuur, 297
amylase, 209
amyotrofe laterale sclerose (ALS), 148
    slikklachten, 210
Anel, proef van, 225
anosmie, 164
anti-epileptica
    bij jeuk, 88
antibiotica
    bij cellulitis, 136
    bij heesheid, 150
    bij mondhoekragaden, 201
    bij UWI, 297
    bij wondinfectie, 123
antibiotische crème
    bij mondhoekragaden, 201
antibiotische oogzalf
    bij ectropion, 231
    bij entropion, 236
anticholinergica
    als oorzaak van droge mond, 195
    bij overmatige speekselproductie, 212
    bij urge-incontinentie, 284
    contra-indicaties, 212
antidepressiva
    bij apathie, 54
    bij jeuk, 88
    tremor, 62
antihistaminica
    bij jeuk, 88
    bij rinitis, 161, 162
antihypertensiva, 7
antimycotica, 107
antimycotische crème
    bij mondhoekragaden, 201
antipsychotica
    alcoholgebruik, 31
    bij apathie, 54
antivirale middelen
    bij herpes zoster, 141
anxiolytica, vallen, 56
aortastenose, licht in het hoofd, 4

apathie, 50
    diagnostische psychiatrische criteria, 50
    vs. dementie, 52
    vs. depressie, 52
apathie evaluatie schaal (AES), 53
artritis, 304
    psoriatrische, 304
artrose, 308
    CMC-I-gewricht, 308
    degeneratieve, 309
    duim, 308
    hand-, 303
aspecifieke mictieklachten, 287
aspiratiepneumonie, 204, 210
asymptomatische bacteriurie, 294
    urine-incontinentie, 285
ataxie, 72
atomoxetine, 7
atrofie
    bij gehoorverlies, 177
    vaginale, 293
    van duimmuis, 310
    van orgaan van Corti, 177
    vulvovaginale, 265
atrophie blanche, 318
atropine, bij sialorroe, 212
audiometrie, 179
autonome klachten, 71
azelastine, 161

B
Babinski-reflex, 70
bacteriële infectie, 105, 133
    mondhoekragaden, 200
bacteriële superinfectie, 106, 318
    fusidinezuurcrème, 107
bacteriurie, 294
    urine-incontinentie, 285
badolie, 92
BAK. *Zie* benzalkonium
balansoefeningen, 58
balgevoel, 271
ballonspuit, 174
baroreflex, 3
barrièrecrème
    bij intertrigo, 107
    bij mondhoekragaden, 201
barrièrefunctie huid, 85
Bartonella henselae, 116
bekkenbodem
    bij prolaps, 269
    onderzoek, 283
bekkenbodemdisfunctie, 257
bekkenbodemfysiotherapie
    bij stressincontinentie, 284
bekkenbodemtraining
    bij prolaps, 271
    bij soiling, 263

bekkenkam, 249
Bell-verlamming, 229
bemoeilijkte mictie, 287
benigne paroxysmale positieduizeligheid (BPPD), 185
    Dix-Hallpike-kanteltest, 187
    Epley-manoeuvre, 188
benigne prostaathyperplasie, 7, 276, 288
benigne tremor, 66
benzalkonium (BAK), 218
benzodiazepineagonisten, 21
benzodiazepinen, 21, 153
    alcoholgebruik, 31
    bij essentiële tremor, 63
    bij slapeloosheid, 13
    bij tremor, 68
    bijwerkingen, 22
bètablokker, 4, 160, 165, 241
    slapeloosheid, 11
bevochtigers, 267
bewegingsonzekerheid, 184
    behandeling, 189
    oorzaken van, 185
bijvoeding, 79
bisacodyl
    bij obstipatie, 257
    bij overloopdiarree, 263
blaas
    mictieklachten, 287
    overactieve, 276, 290
blaascapaciteit, verminderde, 276
blaaskatheterisatie, 283
blaastraining, 284
bladderscan, 283
blefaritis, 217
    stafylokokken-, 231
bloedbeeld, 73
bloedbepalingen, 73
bloeddruk
    meten, 5
    streefwaarden, 7
bloeddrukdaling
    regelmechanismen, 3
bloedneus, 168
bloedvatverwijding, 115
bloedvin, 115
blue-black sign, 102
BMI. *Zie* body mass index
body mass index (BMI)
    bepalen, 78
    bij ondervoeding, 76
botox, bij tremor, 68
botuline-injecties
    bij sialorroe, 212
botulinetoxinebehandeling
    bij entropion, 236
    bij tremor, 64
BPPD. *Zie* benigne paroxysmale positieduizeligheid
bulb syringe, 174
bumetanide, bij nycturie, 278

bunion, 328, 343

C

cachexie, 77
CAD. *Zie* Consultatiebureau voor Alcohol en Drugs
cafeïne
    bij essentiële tremor, 61
    slapeloosheid, 11
calcineurineremmers, bij jeuk, 88
callus, 321, 343
calprotectine, 262
candida-infectie, 106
    ragaden, 200
candidiasis, 106
capsaïcine
    bij jeuk, 88
    bij polyneuropathie, 73
capsuloligamentaire apparaat, 332
carbomeer, 231
    bij entropion, 236
cariës, 203
carpaletunnelsyndroom, 309
caviteit, 203
CBS. *Zie* syndroom van Charles Bonnet
cellulitis, 133
    onderbeen, 317
    orbitale, 134
    periorbitale, 134
    preseptale, 134
    recidiverende, 136
cerebellaire tremor, 62
cerebrale autoregulatie, 4
cerebrovasculaire insufficiëntie, 4
cerumenlusje, 174
cerumenprop, 172
cetirizine, 162
Cetomacrogolzalf FNA®, 88, 92
cetrimide, 218
CGT. *Zie* cognitieve gedragstherapie
Charles Bonnet, syndroom van, 238
cheilitis angularis, 199
chlooramfenicol, 231
chloordiazepoxide, 30
chloorhexidine, 206
cholinesteraseremmers
    bij apathie, 54
    bij syndroom van Charles Bonnet, 241
chronisch vestibulair syndroom, 185
    behandeling, 188
chronische polyneuropathie, 70
chronische prostatitis, 288
chronische veneuze insufficiëntie (CVI), 120, 317
chronische wond, 118
    behandeling, 122
cicatrieel ectropion, 229
cicatrieel entropion, 234
cilia, 158, 228
cinnarizine, 62

ciprofloxacine, 297
circulerend volume, oorzaken verlaging, 4
claritromycine, 241
    bij cellulitis, 135
claudicatio intermittens, 17
clavus, 342
clindamycine, bij cellulitis, 135
clonazepam, bij essentiële tremor, 63
CMC-I-artrose, 308
CMC-I-gewricht, 308
CO-intoxicatie, 186
coagulator, 116
Cobbse hoek, 247
codeïne, 153
cognitieve gedragstherapie (CGT)
    bij slapeloosheid, 13
    bij valangst, 58
cognitieve stoornis, screening, 46
collagenase, 122
colorette, 106
compressietherapie
    bij cellulitis, 135
    bij hypostatisch eczeem, 319
    bij oedeem, 131
condoomkatheter, 283
conjunctiva, 229
    keratitis sicca, 219
Consultatiebureau voor Alcohol en Drugs (CAD), 31
contacteczeem, 90
    allergisch, 318
contactlaxantia, bij obstipatie, 257
cornea, 229
corneale prikkeling, 223
cortex, 52
corticosteroïden
    bij artrose CMC-gewricht, 311
    bij hypostatisch eczeem, 319
    bij noduli van Heberden, 305
    bij reukverlies, 166
    dermale, 88
    metabolisme, 80
    neusspray, 161, 165
    slapeloosheid, 11
cortisol, 39
corynebacterium minutissimum, 105
costo-iliacaal syndroom, 249
cotrimoxazol
    bij *Candida*-infectie, 107
    bij UWI met weefselinvasie, 297
cranberryproducten en UWI, 298
craquelé-eczeem, 91
crème, 87
    bij eelt, 324
cryotherapie
    bij actinische keratose, 97
    bij lentigo solaris, 112
    bij verruca seborrhoica, 102
cumarinederivaten
    alcoholgebruik, 31

bij intertrigo, 108
neusbloeding, 170
curettage, bij verruca seborrhoica, 102
cutis, 321
CVI. *Zie* chronische veneuze insufficiëntie
cystitis, 288, 293
behandeling, 297
cystokèle, 269

D
D-mannose en UWI, 298
dacryocystitis, 224
darm, kenmerken veroudering, 254
DDT. *Zie* dye disappearance test
debridement, 122
decubitus, 264
decubituswond, 119
deep brain stimulation, 64, 68
defecatie, 254
defecatiepatroon, veranderd, 255
degeneratie, 177
degeneratieve artrose, 309
dehydratie, 294
dysfonie, 148
fecale incontinentie, 260
delayed OH, 3
delier, 239
dementie, 44
en slechthorendheid, 181
screening, 46
slikproblemen, 157
vs. apathie, 52
depressie
alcoholgebruik, 31
vs. apathie, 52
dermatomycose, 107, 322
dermatoscopie, 111
dermatosis papulosa nigra, 101
dermis, 128, 321
desequilibrium, 184
desloratadine, 162
desmopressine
bij mictieklachten mannen, 290
bij nycturie, 278
detrusor, 281
diabetes mellitus, behandeling, 73
diabetische polyneuropathie, 70
diabetische voet, 326
diathermie, 102
diazepam, 241
afbouwen, 23
diclofenac
bij artrose CMC-gewricht, 311
pijnbestrijding, 305
diepe hersenstimulatie, 64, 68
diëtist, 80
DIP-gewricht
bij hamerteen, 332

bij hyperkeratose, 322
bij mallet teen, 333
dipslide, 295
dipstick, 295
dissectie arteria vertebralis, 190
distichiasis, 234
distraction test, 235
disulfiram, 30
diuretica, 4, 80, 154, 160, 218, 278
slapeloosheid, 11
Dix-Hallpike-kanteltest, 187
dopamine, 52
dopamineagonisten, 241
bij RLS, 18
dots, 111
draaiduizeligheid, 184
oorzaken van, 185
orthostatische hypotensie, 4
drinkvoeding, 79
droge huid, 90
bij jeuk, 87
droge mond, 195
droge-ogensyndroom, 217
duim, 308
gewrichten carpometacarpale regio, 309
duimmuis, 310
duizeligheid, 184
oorzaken van, 185
orthostatische hypotensie, 4
duloxetine, 311
bij neuropathische pijn, 74
bij pijnlijke polyneuropathie, 73
dye disappearance test (DDT), 225
dysfagie, 152
door medicatie, 153
dysfonie, 147
dyspareunie, bij postmenopauzale vrouwen, 265
dystone tremor, 62, 66
dysurie, 294

E
E. coli, urineweginfectie, 293
early onset drinkers, 27
ectropion, 223, 225, 228
eczeem
corticosteroïden, 88
hypostatisch, 317
ortho-ergisch, 90
seborroïsch, 105
tylotisch, 322
variceus, 317
eczema cruris, 317
eelt, 324, 343
verwijderen, 324
eeltknobbels, 321
eenzaamheid, 38
risicofactoren, 39
eenzaamheidsschaal, 40

eilandjes voor de kust, 106
eilandpleister, 125
eiwitinname verlagen, 79
eiwitsuppletie, 79
eksteroog, 342
elastische kousen, 7, 136
    huidirritatie, 318
elastische riem, 252
elektrocauterisatie, 102
elektrocoagulatie, 116
elektromyografie (EMG), 72
EMG. *Zie* elektromyografie
emollientia, 92
emotionele mishandeling, 33
encopresis, 260
enkel-armindex, 121
entropion, 219, 223, 233
epiblefaron, 234
epidermis, 128, 321
epilepsie, 22
    bij visusproblematiek, 239
epiphora, 158, 223
epistaxis, 168
Epley-manoeuvre, 188
erysipelas, 133
    onderbeen, 317
erytrasma, 105
essentiële tremor, 61
externe anale sfincter, 254

F
Fabry, ziekte van, 116
facialisparese, 140, 218
    paralytisch ectropion, 229
    tranenvloed, 224
famciclovir, 141
familiaire tremor, 66
fasische contracties, 254
fecale incontinentie, 260
fenol, 339
fenomeen van Meyerson, 102
fenprocoumaron, bij intertrigo, 108
fenylefrine, 263
feochromocytoom, 62
FES. *Zie* floppy eyelid syndrome
fesoterodine, 285
fibrinebeslag, 122
fijnkorrelig pigment, 111
financiële mishandeling, 34
finasteride, 290
flankpijn, 294
flapverwonding, 130
Fletcher-index, 179
flikkerscotoom, 239
floppy eyelid syndrome (FES), 218, 291
flucloxacilline
    bij cellulitis, 135
    bij huidinfectie/ragaden, 201

fludrocortison, 7
fluisterspraaktest, 179
flunarizine, 62
fluoresceïne, 219, 225
fluticasonpropionaat, 162
folie, 125
    bij skin tear/scheurwond, 131
fosfomycine, 297
frontostriatale circuits, 51
functionele urine-incontinentie, 281
furosemide, bij nycturie, 278
fusidinezuur
    bij bacteriële superinfectie, 107
    bij mondhoekragaden, 201
fysiologische tremor, 62, 66
fysiotherapie
    bij artrose CMC-gewricht, 310
    bij chronisch vestibulair syndroom, 188
    bij hyperkyfose, 247
    bij prolaps, 271
    bij valangst, 58

G
GABA. *Zie* gamma-aminoboterzuur
gabapentine
    als oorzaak van luchtweginfectie, 160
    bij jeuk, 88
    bij neuropathische pijn, 74
    bij pijnlijke polyneuropathie, 73
    bij tremor, 68
gamma-aminoboterzuur (GABA), 21
    tremor, 66
GDS. *Zie* geriatric depression scale
gebitsproblemen, 203
gebitsprothese, 204
geheugen, 43
gehoorgang, 172
gehoorverlies, 177
geldteltremor, 61
gele crustae, 201
gele wond, 120
    behandeling, 122
geleidingsanosmie, 164
gellhornpessarium, 272
gemaskeerde stressincontinentie, 272
gemengde incontinentie, 281
geriatric depression scale (GDS)
    bij apathie, 53
    eenzaamheid, 40
gesloten wond, 121
gezichtsvelduitval, 238
gingivitis, 203, 206
glasvochttroebeling, 239
glijmiddel, 267
glycopyrronium, 212
Goblet-cellen, 158
gordelroos, 139
granulatieweefsel, 336

grind-provocatietest, 310
Guillain-Barré-syndroom, 69
gutter-behandeling, 338
Gynofit®, 267

H

haemangioma senilis, 115
Hailey-Hailey, ziekte van, 105
hallucinaties
    afleidingstechnieken, 241
    gezichtsveldvullende, 239
    visuele, 238
hallux rigidus, 329
hallux valgus, 328
hamerteen, 332
handartrose, 303
harde clavus, 342
head impulse test (HIT), 187
head turning sign, 46
Heberden, noduli van, 303
heesheid, 147
hemangioom, 115
hematoom, 35
hemolacria, 226
hemolytische streptokok, 133
hemorroïden, 260
hernia nuclei pulposi, 71
herpes zoster, 139
herpes zoster oticus, 140
    behandeling, 142
herpes zoster ophthalmicus, 140, 141
    behandeling, 142
hersenstaminfarct, 239
Het PSA-gehalte, 289
heupfractuur, 24
HIT. *Zie* head impulse test
hoornlaag, 90
hoortoestel, 179
    oorsmeer, 173
    problemen met, 181
horlogeglasverband, 235
huid, 90
    bacteriële infectie, 133
    barrièrefunctie, 85
    bij veroudering, 128
    lagen, 128
    uitdroging, 90
    verhoorning van, 321
    wondgenezing, 118
huidflapverwonding, 128
huiduitslag
    bij gordelroos, 139, 140
    bij ouderdomsjeuk, 86
    uitgedroogde, 91
huidzorg, 108
huisvrouwenduim, 308
humaan papillomavirus, 100
Hutchinson, teken van, 140, 142

hyaluronzuur
    bij artrose CMC-gewricht, 311
    bij ectropion, 231
hydrocolloïdverband, 131
hydrocortison, 88, 107
hydrofiber, 126
    bij skin tear/scheurwond, 131
hydrogel, 122
    bij skin tear/scheurwond, 131
hydroxyzine, 88
hyperkeratose, 266, 321
    eksteroog, 342
hyperkyfose, 245
hyperpigmentatie, 112
hypersalivatie, 209, 210
hypertensie, 7
    behandeling bij ouderen, 7
hyperthyreoïdie, 86
    essentiële tremor, 62
hypnic jerks, 16
hypnogram, 10
hypnotica, 13
    chronisch gebruik, 21
hypoglykemie, 62
    duizeligheid, 186
hypokinetisch-rigide syndroom, 66
hyponatriëmie, 278
hyposmie, 164
hypostatisch eczeem, 317
hypotensie
    orthostatische, 3
    postprandiale, 4
hypromellose
    bij droge ogen, 218
    bij ectropion, 230
    bij entropion, 236

I

IAD. *Zie* incontinence associated dermatitis
ibuprofen, 160
    bij artrose CMC-gewricht, 311
    pijnbestrijding, 305
ijzergebreksanemie bij neusbloeding, 170
ileus, 255
iliocostalefrictiesyndroom, 249
imidazolderivaat, 107
imiquimod, 98
    bij verruca seborrhoica, 103
impetiginisatie, 200
incontinence associated dermatitis (IAD), 263
incontinentia alvi, 260
incontinentie, 261
    fecale, 260
    overloop-, 281
    stress-, 281
    urgency-, 281
    urine-, 281
incontinentiemateriaal, 283, 291

indifferente zalf, 87, 92
infectie
    bacteriële, 105, 106
    wond, 123
inferieure pariëtale cortex, 52
inflammatiefase, 118
ingegroeide teennagel, 336
initiële orthostatische hypotensie, 3
insomnie, 9
    chronische, 9
    psychofysiologische, 11
insuline, 80
    duizeligheid, 186
intentietremor, 66
Internationale Prostaat Symptoom Score (IPSS)
    bij mictieklachten, 289
intertrigo, 105
intra-abdominale druk, 273
involutioneel ectropion, 228
involutioneel entropion, 233
inzakkingsfractuur, 246
ipratropium, 153
    bij sialorroe, 212
ipratropiumbromide, 161
    contra-indicaties, 162
IPSS. *Zie* Internationale Prostaat Symptoom Score

J
jeuk, 85

K
kakosmie, 164
kamerhoekglaucoom, 162
keratinisatie, 90
keratinocyten, 100
    atypische, 95
    bij lentigo solaris, 109
    schilferen, 322
keratitis punctata, 219, 225, 234
keratitis sicca, 219
keratoconjunctivitis sicca, 229, 231
keratolytica, bij eelt, 324
keratosis actinica, 95
keratosis plantoplantaris, 323
kersenwrat, 115
Keuzeprotocol Hoorzorg, 179
Kiesselbachi, locus, 168
klauwteen, 333
Klebsiella pneumoniae, 293
klieren van Meibom, 217
kloktekentest
    bi apathie, 53
    bij vergeetachtigheid, 46
kloven, 322
koolmonoxide-intoxicatie, 186
koorddansgang, 58
Korsakov-syndroom, 30

kortetermijngeheugen, 43
kromme rug, 245
kubuspessarium, 272
kuitkrampen, 17
kunstgebit, 204
    mondhoekragaden, 200
kunstspeeksel, 197
kunsttranen, 218
    bij ectropion, 230
    bij entropion, 236
kyfose, 245, 251
    rugorthese, 252

L
labyrintitis, 185
lactulose, 256
lagophthalmos, 218, 219
Lanettecrème FNA®, 88, 92
lapwond, 128
    Payne-Martin-classificatie, 129
laryngitis, 147
larynx, 148
    carcinoom, 148
lasercoagulatie, 117
lasertherapie, 97
    bij lentigo solaris, 112
late onset drinkers, 27
LBD. *Zie* Lewy-body-dementie
lederhuid, 321
leeftijdgerelateerde maculadegeneratie (LMD), 239
lentigo actinica, 109
lentigo benigna, 109
lentigo maligna, 110, 111
lentigo senilis, 109
lentigo simplex, 110
lentigo solaris, 109
Leser-Trélat, syndroom van, 101
leukocytentest, 295
levervlek, 109
levothyroxine, 62
Lewy-body-dementie (LBD), 44, 55, 239
lichamelijke mishandeling, 33
lichen sclerosus, 266, 288
lichenificatie, 86
licht in het hoofd, 4, 184
    behandeling, 188
    oorzaken van, 185
lidocaïne
    bij acute wond, 122
    bij polyneuropathie, 73
    contra-indicaties, 252
likdoorn, 342
likdoornpleister, 344
lipodermatosclerose, 318
lisdiuretica, 186
    bij nycturie, 278
    blaasvulling, 285
lithium, 67, 285

als oorzaak van polyurie, 288
als oorzaak van RLS, 17
als oorzaak van tremor, 62
dysfagie, 153
LMD. *Zie* leeftijdgerelateerde maculadegeneratie
locus Kiesselbachi, 168
logopedie, 150
  bij dysfagie, 156
lokale oestrogenen, 266
loopneus, 158
loperamide, 263
lorazepam, 30
lower urinary tract-symptomen (LUTS), 283
  residuvorming/urineweginfectie, 293
luchtweginfectie
  bij slikstoornis, 211
  door medicatie, 160
  door slechte mondhygiëne, 155
LUTS. *Zie* lower urinary tract-symptomen
lymfoedeem, 135

M
m. levator palpebrae, 228
m. orbicularis oculi, 228
m. tarsalis, 228, 233
macrogol, 256
maculadegeneratie, 239
magnesiumoxide, 257
mallet teen, 333
Malnutrition Universal Screening Tool (MUST), 121
materiële mishandeling, 34
MCI. *Zie* mild cognitive impairment
mechanisch ectropion, 229
medicatie
  als oorzaak van apathie, 54
  als oorzaak van droge huid, 91
  als oorzaak van droge monde, 195
  als oorzaak van droge ogen, 218
  als oorzaak van duizeligheid, 186
  als oorzaak van gebitsproblemen, 204
  als oorzaak van hallucinaties, 241
  als oorzaak van incontinentie, 285
  als oorzaak van jeuk, 86
  als oorzaak van loopneus, 160
  als oorzaak van mictieklachten, 288
  als oorzaak van neusbloeding, 168
  als oorzaak van nycturie, 277
  als oorzaak van obstipatie, 255
  als oorzaak van orthostatische hypotensie, 4
  als oorzaak van reukverlies, 165
  als oorzaak van slapeloosheid, 11
  als oorzaak van slikstoornissen, 153, 210
  als oorzaak van tremor, 62
  bij hallucinaties, 241
  bloeddrukverhogende, 7
  voedselinname, 79
Meibom, klieren van, 217
Meibomian Gland Dysfunction (MGD), 217, 219

melanine, 109
melanoacanthoma, 101
melanocyten, 109
melanoom, 110, 116
  blue-black sign, 102
melatonine, 11, 13
Ménière, ziekte van, 185
menopauze, 265
Merocel®, 170
methylfenidaat, 54
methylnaltrexon, 257
metoclopramide
  dysfagie, 153
  tremor, 62
Meyerson, fenomeen van, 102
MGD. *Zie* Meibomian Gland Dysfunction
miconazol
  bij *Candida*-infectie, 107
  bij jeuk, 107
  bij mondhoekragaden, 201
  geneesmiddeleninteractie, 108, 201
mictie, bemoeilijkte bij mannen, 287
mictiedagboek, 283
mictieklachten, 288
midodrine, 7
midurethraal bandje, 285
migraine
  bij visusproblematiek, 239
  vestibulaire, 185, 188
mild cognitive impairment (MCI), 41, 44
  eenzaamheid, 44
mini mental state examination (MMSE)
  bij hallucinaties, 241
  eenzaamheid, 40
  na verwijderen oorsmeer, 173
  vergeetachtigheid, 46
Mini Nutritional Assessment (MNA), 121
mirabegron, 284
mirtazapine, 68
MMSE. *Zie* Mini Mental State Examination
MNA. *Zie* Mini Nutritional Assessment
MoCA. *Zie* Montreal Cognitive Assessment
modafinil, 54
mondhoekragaden, 199
mondhygiëne, 204
mondverzorging, 197, 207
moniliasis, 106
mononeuropathie multiplex, 71
Montreal cognitive assessment (MoCA)
  eenzaamheid, 40
  vergeetachtigheid, 47
MTP-gewricht
  bij hamerteen, 332
  bij hyperkeratose, 322
  bij klauwteen, 333
mucine, 197
multipele mononeuropathie, 69, 71
MUST. *Zie* Malnutrition Universal Screening Tool
myasthenia gravis, 71

myoclonus nocturnus, 16

N
nachtelijk plassen, 275
nachtelijke kuitkrampen, 17
nachtelijke polyurie, 276
nadruppelen, 290
nagelextractie, partiële, 339
narcolepsie, 240
necrose
    verwijderen, 122
    zwarte, 122, 134
nervus larengeus recurrens, 148
netvliesaandoeningen, 239
neuralgie, postherpetische, 140
neuritis vestibularis, 185
    behandeling, 188
neurocognitieve stoornis, 44
neurologisch onderzoek, 72
neuromusculaire ziekte, 71
neuropathie, 69, 324
    perifere, 69
    pijnstilling, 74
neusbloeding, 168
neusslijmvlies, 158, 168
    zwelling, 164
neusspoelen, 161
neusspray, 161
neustampon, 170
nierfalen, 79
nierfunctiestoornissen, 298
nierloges, 289
niet-benzodiazepinen, 13, 21
niet-REM-slaap, 9
nitriettest, 295
nitrofurantoïne, 297
Noduli van Heberden, 303
normal-pressure hydrocephalus (NPH), 44
nortriptyline, 153
    bij neuropathische pijn, 74
    bij pijnlijke polyneuropathie, 73
NPH. *Zie* normal-pressure hydrocephalus
NSAID's, 160, 252
    bij artrose CMC-gewricht, 311
    bij noduli van Heberden, 306
    slapeloosheid, 11
nycturie, 275

O
obstipatie, 254, 260
obstructieveslaapapneusyndroom (OSAS), 11
    floppy eyelid syndrome, 218
    nycturie, 276
    slaapmedicatie, 24
oculaire migraine, 239
Oculotect®, 218
OD. *Zie* orofaryngeale dysfagie

oedeem, 106, 120, 277, 317
    wondgenezing, 131
oefentherapie
    bij hyperkyfose, 247
    bij valangst, 58
oestrogeendeficiëntie, 267
oestrogeenspiegel, 265
oestrogenen
    bij dyspareunie oudere vrouw, 266
    bij prolaps, 271
omeprazol, 311
onderooglid, 224
    manuele provocatietest, 235
ondervoeding, 76
onthoudingsverschijnselen, 27
    bestrijding van, 30
onychomycose, 322, 337
oog
    droog, 217, 229
    ectropion, 228
    rood, 142
    tranend, 223
oogdruppels, 221
    als oorzaak van droge ogen, 218
    bij ectropion, 231
    bij entropion, 236
oogharen, 234
ooglid, 228, 233
    naar binnen gekeerd, 233
    naar buiten gekeerd, 228
    onderste, 233
ooglidrand, 225
ooglidrandhygiëne, 221
ooglidrandontsteking, 217
oogontsteking, 142
oogzalf, 221, 231
    bij ectropion, 231
    bij entropion, 236
oorsmeer, 172
    bij hoortoestel, 173
oorsmeeroplosser, 175
oorspuit, 175
oorsuizen, 177, 185
opiaten, 153
    alcoholgebruik, 31
opioïden, 86, 119, 186, 255
    bij neuropathische pijn, 74
    laxans, 257
opperhuid, 321
orbitale cellulitis, 134
orofaryngeale dysfagie (OD), 152, 154
ortho-ergisch eczeem, 90
orthonyxie, 338
orthostase
    bij duizeligheid, 185
    TCA-gebruik, 74
orthostatische hypotensie, 3
    door medicatie, 4
os metacarpale I, 309

os scaphoideus, 309
os trapezium, 309
os trapezoideus, 309
OSAS. *Zie* obstructieveslaapapneusyndroom
os metatarsale, standsafwijking, 328
osteoartrose van hand, 303
osteoporose, 246, 252
    adviezen, 252
otitis externa, 174
otoscopie, 175
ouderdomshemangioom, 115
ouderdomsjeuk, 85
ouderdomsslechthorendheid, 177
ouderdomsvergeetachtigheid, 44
ouderdomsvlek, 109
ouderdomswrat, 100
ouderenmishandeling, 33
    signalen, 34
overactieve blaas, 276, 290
overloopblaas, 281
    bladderscan, 283
overloopdiarree, 263
overloopincontinentie, 281
oxybutynine, 153
    bij incontinentie, 284
    bij nycturie, 278

P

paraffine, 87, 92
paralytisch ectropion, 229
paraneoplastische neuropathie, 69
Parkinson-tremor, 61
Parkinson, ziekte van, 62
    reukverlies, 164
parodontitis, 203
paronychia, 338
parosmie, 164
partiële nagelextractie, 339
passageklachten, 152
Payne-Martin-classificatie, 129
pedunculo hallucinose, 239
pelvic organ prolapse quantification (POP-Q), 269
perceptieanosmie, 164
perifeer arterieel vaatlijden, 121
perifere neuropathie, 69, 324
periodic leg movement disorder (PLMD), 11, 16
periodic leg movements in sleep (PLMS), 16
periorbitale cellulitis, 134
perlèche, 199
pessarium, 271
    bij stressincontinentie, 284
pigment, fijnkorrelig, 111
pigmentvlekken, 111
pijnstilling
    bij acute wond, 122
    bij neuropathie, 74
pilocarpine, 197
PIP-gewricht
    bij hamerteen, 332
    bij klauwteen, 333
plasdagboek, 277
plassen op aansporing, 283
plassen op de klok, 283, 284
plaveiselcelcarcinoom, 95
PLMD. *Zie* periodic leg movement disorder
PLMS. *Zie* periodic leg movements in sleep
podotherapie, 324
point rubis, 115
polycythaemia vera, 86
polydipsie, 287
polyneuropathie, 69
    diabetische, 70
polysomnografie (PSG), 18
polyurie, 287
    nachtelijke, 276
pompfunctie, verminderde, 4
POP-Q. *Zie* pelvic organ prolapse quantification
postfall syndrome, 56
postherpetische neuralgie, 140
postinflammatoire hyperpigmentatie, 112
postprandiale hypotensie, 4
pramipexol, 18
prednisolon, 62
pregabaline
    bij neuropathische pijn, 74
    bij pijnlijke polyneuropathie, 73
presbyacusis, 177
presbyfagie, 152
presbyfonie, 147
preseptale cellulitis, 134
presyncope, 184
prilocaïne, 122
primaire insomnie, 11
primaire presbyfagie, 152
primidon
    bij essentiële tremor, 63, 67
proef van Anel, 225
prolaps, 269
proliferatiefase, 118
promethazine, 196
    bij jeuk, 88
Prontosan®, 124
propranolol
    bij essentiële tremor, 63, 67
prostaatcarcinoom, 287, 289
prostaathypertrofie, 7, 162, 276
    mictieklachten, 288
    urine-incontinentie, 282
prostatitis, 288
Protagens®, 218
PROVOKE, 87
prucalopride, 257
prurigo nodularis, 86
    cortocosteroïden, 88
pruritus cum materia, 85
pruritus senilis, 85
pruritus sine materia, 85

PSG. *Zie* polysomnografie
psoriasis inversa, 105
psoriatrische artritis, 304
psychofysiologische insomnie, 11
psyllium, 256
    bij overloopdiarree, 263
pulpitis, 203
puncta lacrimalis, 229

R
ragaden, 199
Ramsay-Hunt-syndroom, 140
recidiverende cellulitis, 136
recruitment, 177
rectaal toucher
    bij mictieklachten mannen, 289
    bij soiling, 262
    prostaatcarcinoom, 288
rectokèle, 256, 269
rectum, 260
reflectoir tranen, 223
REM-slaap, 9
remodelleringsfase, 118
Replens®, 267
residuvorming, 293
restless legs syndrome (RLS)
    slapeloosheid, 11, 16
retelijst, 128
retentieblaas bij pessarium, 272
retinale scheur, 239
retinoïden, 103
reuk, 164
reuktraining, 166
reukvermogen, verminderd, 164
reumatoïde artritis, 304
rib-tipsyndroom, 249
ribs-on-pelvissyndroom, 249
ringpessarium, 271
rinitis, 158, 226
    allergische, 159
Rinne, stemvorkproef, 179
rinosinusitis, 160
risperidon, 153
    als oorzaak van luchtweginfectie, 160
    als oorzaak van slikstoornis, 210
    speekselafvoer, 211
rivastigmine
    bij LBD, 55
    verhoogde speekselproductie, 210
RLS. *Zie* restless legs syndrome
rode wond, 120
    behandeling, 122
Romberg-test, 72
rood oog, 142
ropinirol, 18
rotigotinepleister, 18
Rowland Universal Dementia Assessment Scale (RUDAS), 47

rubbergootje, 338
ruby spot, 115
RUDAS. *Zie* Rowland Universal Dementia Assessment Scale
rugorthese, 252
rusteloze benen, 16
rusttremor, 66

S
salicylzuur
    bij callus, 344
    bij eelt, 324
sarcopenie, 77
satellietlaesies, 106
scabiës, 87
scheurwond, 128
    Payne-Martin-classificatie, 129
schilferen, 322
schoeisel
    als oorzaak van hallux valgus, 328
    als oorzaak van ingegroeide teennagel, 336
    als oorzaak van mallet teen, 333
    bij eksteroog, 342
schoeisel bij eelt, 324
schoenadvies bij eeltvorming, 325
scopolamine, 212
scotoom, 239
screening
    apathie, 53
    artrose duim, 310
    bij mictieklachten, 289
    cognitieve stoornis, 46
    Dix-Hallpike-kanteltest, 187
    eenzaamheid, 40
    entropion, 234
    Epley-manoeuvre, 188
    head impulse test, 187
    looppatroon, 57
    ondervoeding, 78
    syndroom van Charles Bonnet, 241
seborroe, 172
seborroïsch eczeem, 105
sebum, 90
secundaire insomnie, 11
secundaire presbyfagie, 152
sediment, 296
seksueel misbruik, 34
seniele tremor, 66
sennosiden, 257
sensorische klachten, 71
sepsis, 135
serotonineheropnameremmers (SSRI's)
    bij apathie, 55
    bij depressie, 52
    bij jeuk, 88
    slapeloosheid, 11
sfincter, 254, 260
Short Falls Efficacy Scale-International, 57

Short Nutritional Assessment Questionnaire (SNAQ), 121
sialoadenitis, 196
sialorroe, 209
siliconenringpessarium, 271
siliconenschuimverband, 126
siliconenverband, 125
 bij skin tear/scheurwond, 131
Sjögren-syndroom
 droge ogen, 218
 pilocarpine, 197
skin tear, 128
 Payne-Martin-classificatie, 129
slaap-waakritme, 11
slaapadviezen, 13
slaapcyclus, 9
slaapmedicatie
 afbouwen, 23
 chronisch gebruik, 21
 heupfractuur, 24
Slachtofferhulp Nederland, 37
slapeloosheid, 9
slechthorendheid, 177
 cerumen, 179
slijmbekercellen, 158
slijmvlies, 158
slikklachten, 210
slikstoornissen, 152
 door medicatie, 153
sliktherapie, 211
sliktraining, 156
slow wave sleep, 9
smetten, 105
snapback test, 225, 235
SNAQ. *Zie* Short Nutritional Assessment Questionnaire
SNAQ65+, 78
soiling, 260
spalk
 bij artrose CMC-gewricht, 311
 bij hallus valgus, 330
spastische dysfonie, 148
speeksel, 209
speekselklieren, 196, 209
speekselproductie, 195, 209
 stimuleren, 197
 verhoogde, 210
 verminderde, 196
speekselvloed, 209
spierfalen, 77
spierpompfunctie, verminderde, 4
spierzwakte, 5, 71, 210
 symmetrische, 70
splanchnicus vaatbed, 3
SSRI's. *Zie* serotonineheropnameremmers
stafylokokkenblefaritis, 231
standsafwijking
 in de rug, 247
 van distale falanx, 305
 van grote teen, 328
 van ooglid, 218
 van tenen, 321, 333
 van voet bij DM, 324
Staphylococcus aureus, 105, 133
stembanden
 functie, 147
 knobbels, 148
 paralyse, 148
stemhygiëne, 149
stemtremor, 148
stemvorkproef, 179
Steri-strips®
 bij ectropion, 230
 bij entropion, 236
steunkousen, 188, 319
steunzolen, bij hallux valgus, 330
stomatitis angularis, 199
stopbrief, 24
stratum basale, 322
stratum corneum, 90, 322
stratum granulosum, 322
Streptococcus pyogenes, 133
streptokok, 133
stressincontinentie, 281
 bekkenbodemfysiotherapie, 284
 gemaskeerde, 272
stuccokeratose, 101
sulfonylureumderivaten, 186
sympathicolytica, 7
syncope, 57
syndroom van Charles Bonnet (CBS), 238
syndroom van Korsakov, 30
syndroom van Leser-Trélat, 101
syndroom van Sjögren
 droge ogen, 218
 pilocarpine, 197
systolische bloeddruk
 hersteltijd, 4
 streefwaarden, 7

T

tacrolimuszalf, 88
tai chi, 58
talgklieren, 90
tamponneren neusbloeding, 170
tamsulosine, 160
 bij mictieklachten mannen, 290
 bij nycturie, 278
tandbederf, 203
tandplaque, 203
tandsteen, 203
tandvleeshyperplasie, 204
tarsus, 228, 233
tear break-up time, 219
teen, standsafwijking, 321, 333
teennagel, ingegroeide, 336
teken van Hutchinson, 140, 142
tele-health, 79

Register

temazepam, 13
tendovaginitis van de Quervain, 309
TENS. *Zie* transcutane elektroneurostimulatie
test of induced entropion-2, 235
test van Romberg, 72
tetanusprofylaxe, 121
TGUGT. *Zie* Timed Get-Up-and-Go-Test
thalamotomie, 68
thiaminedeficiëntie, 70
thiaminesuppletie, 30
Thilo-Tears®, 218
Timed Get-Up-and-Go-Test (TGUGT), 57
tinea pedis, 322
titubatie, 66
tolterodine, 153
    bij urge-incontinentie, 284
tonische contracties, 254
torticollis, 66
traanafvoersysteem, 224
traanfilm, 217
    tear break-up time, 219
traanvervangende middelen
    bij ectropion, 230
    bij entropion, 236
traanvocht, 223
traanzakontsteking, 225
tractie-shifttest, 310
tranende ogen, 158, 223
tranenvloed, 223
    bij entropion, 234
    bloederige, 226
tranexaminezuur, 170
transcutane elektroneurostimulatie (TENS), 74
trapeziometacarpaal gewricht, 308
tremor
    cerebellaire, 62
    dystone, 62, 66
    essentiële, 61
    stem-, 148
    van het hoofd, 66
    ziekte van Parkinson, 61
tretinoïne, 112
trichiasis, 223, 233
trichloorazijnzuur
    bij eelt, 324
    bij lentigo solaris, 112
triggerduim, 309
trilharen, 158
trimethoprim, 297
trommelvliesperforatie, 174
tubaire catarre, 173
tylotisch eczeem, 322

U

uitspuiten oor, 174
ulcus corneae, 234
ulcus cruris, 119
ulcus cruris venosum, 317

unguentum cetomacrogolis FNA, 87, 92
unguentum lanette FNA, 87, 92
unguis incarnatus, 337
urethra, 281
urethradivertikel, 270
urethrastrictuur, 288
urethritis, 288
ureum, 88, 92
urgency-incontinentie, 281
urine-incontinentie, 281
urinedipstick, 295
urinekweek, 296
urineonderzoek, 289
urineproductie, toegenomen, 276
urineretentie, 282
    acute, 288
    bij prostaathypertrofie, 162
urineweginfectie, 293
    bij prolaps, 269
urosepsis, 295
UV-straling, 109

V

vaatweerstand, 3
    verlaagde, 4
vagina, 269
vaginale atrofie, 297
vaginale fluor, 266
vaginale oestrogenen
    bij dyspareunie oudere vrouw, 267
    bij prolaps, 271
vaginawandcyste, 270
valaciclovir, 142
valangst, 56
varicellazostervirus (VZV), 139
varices, 17
variceus eczeem, 317
vasculitisneuropathie, 69
vaseline, 87, 92
    bij huidkloven, 324
Vaselinecetomacrogolcrème FNA®, 97
vaselinegazen, 131
Vaselinelanettecrème FNA®, 88
Veilig Thuis, 36
veneuze pooling, 4
venlafaxine, 153
    bij hallucinaties, 241
    bij neuropathische pijn, 74
    bij pijnlijke polyneuropathie, 73
venous lakes, 116
veranderd defecatiepatroon, 255
verbandmiddelen, 122, 125
    bij skin tear/scheurwond, 130
verblijfskatheter
    bacteriurie, 294
    bij mictieklachten, 290
vergeetachtigheid, 43
verminderd reukvermogen, 164

verruca plantaris, 343
verruca seborrhoica, 100
verruca senilis, 100
verslikken, 152
vertigo, 184
vertraagde orthostatische hypotensie, 3
verwaarlozing, 34
verzakking, 269
vestibulair syndroom, 185
    behandeling, 188
vestibulaire migraine, 185
    behandeling, 188
vestibulaire neuritis, 185
    behandeling, 188
vestibulaire revalidatie, 188
vezels, 256
vier dimensionale klachtenlijst (4DKL)
    bij apathie, 53
    eenzaamheid, 40
visuele hallucinaties, 238
visusproblematiek, 239
vitaminedeficiëntie, 30
    polyneuropathie, 70
voet
    diabetische, 326
    hallux valgus, 328
    vascularisatie, 324
    wratten, 323
voetdeformiteiten, 322
vragenlijst
    apathie, 53
    cognitieve stoornis, 46
    eenzaamheid, 40
    hoorzorg, 179
    mictieklachten, 289
    syndroom van Charles Bonnet, 241
    valangst, 57
vulvovaginale atrofie, 265
VZV. *Zie* varicellazostervirus

W

waterpokken, 139
waterstofperoxide, 102
wazig zien, 219
Weber, stemvorkproef, 179
weefselinvasie, 293
    tekenen van, 295
weefsellijm, 130
wervelfractuur, 246, 251
wervelinzakking, 247
wervelkolom
    kyfose, 245
    standsverandering, 249
wigexcisie bij ingegroeide teennagel, 339
wild vlees, 336
wimpers, 228
wimperstand, 223

wond, 118
    geïnfecteerd, 122
    reinigen, 121
    scheur-, 128
wondbedekker, 122
    eigenschappen, 126
wondbehandeling, complexe wonden, 124
wondgenezing, 118
    bij oedeem, 131
wondinfectie, 121
wondkweek, 121
wondranden, 120
wondroos, 133
wrat, 115

X

xeroderma, 90
xerose, 85, 90
xerosis, 85
xerosis cutis, 85, 87, 90
xerostomie, 195
    dysfagie, 153
xylometazoline, 160, 161

Z

Z-deformiteit, 310
zachte clavus, 342
zalf, 87
zeepgebruik, 91
ziekte van Alzheimer, 44, 52, 154
    eenzaamheid, 39
    reukverlies, 164
ziekte van Fabry, 116
ziekte van Hailey-Hailey, 105
ziekte van Ménière, 185
ziekte van Parkinson, 44
    apathie, 52
    hallucinaties, 239
    reukverlies, 164
    symptomen, 62
zilver, 126
zilvernitraat, bij ingegroeide teennagel, 338
zinkoxide, 107, 264, 291
zolpidem, 13, 21
zonnebrandcrème, 113
zopiclon, 21
zwarte necrose, 122, 134
zwarte wond, 120
    behandeling, 122